100种珍本古医籍校注集成

中医四大经典全书

东汉·张仲景等 撰
刘从明 王明惠 杨磊 点校

中医古籍出版社

图书在版编目（CIP）数据

中医四大经典全书/（东汉）张仲景等撰；刘从明，王明惠，杨磊点校 .
—北京：中医古籍出版社，2018. 1

ISBN 978 – 7 – 5152 – 1460 – 3

Ⅰ. ①中… Ⅱ. ①张… ②刘… ③王… ④杨… Ⅲ. ①中医典籍 – 选集
Ⅳ. ①R2 – 5

中国版本图书馆 CIP 数据核字（2017）第 086903 号

100 种珍本古医籍校注集成

中医四大经典全书

（东汉）张仲景等撰

刘从明　王明惠　杨　磊　点校

责任编辑　赵东升

封面设计　陈　娟

出版发行　中医古籍出版社

社　　址　北京东直门内南小街 16 号（100700）

印　　刷　河北三河市潮河印业有限公司

开　　本　787 × 1092mm　1/16

印　　张　48. 25

字　　数　700 千字

版　　次　2018 年 1 月第 1 版　2018 年 1 月第 1 次印刷

书　　号　ISBN 978 – 7 – 5152 – 1460 – 3

定　　价　148. 00 元

《100种珍本古医籍校注集成》专家委员会

《100种珍本古医籍校注集成》编委会

序　一

中医药是中华民族的瑰宝，在我国各族人民长期的生产生活实践和与疾病作斗争中逐步形成并不断丰富发展，为中华民族的繁衍昌盛做出了重要贡献。作为中国特色医药卫生体系的重要组成部分，至今仍在维护人民健康中发挥着独特作用。中医药天地一体、天人合一、天地人和、和而不同的思想基础，整体观、系统论、辨证论治的指导原则，以人为本、大医精诚的核心价值，不仅贯穿于中医药对生命、健康和疾病的认知理论和防病治病、养生康复的临床实践，而且深刻地体现了中华民族的认知方式、价值取向和审美情趣，具有超前性和先进性。随着健康观念变化和医学模式转变，中医药越来越显示出其宝贵价值、独特优势和旺盛的生命力。

中医药古籍作为保存和传播中医药宝贵遗产的知识载体，记载了几千年来医药学家防病治病的临床经验、方药研究成果和医学理论体系，是不可再生的珍贵资源，是中医药学继承、发展、创新的源泉，具有重要的历史、文化和科学价值。但是由于种种原因，中医药古籍的保护、整理与利用状况令人担忧。这些珍贵的典籍有的流失海外，国内已不存；有的尘封闭锁，不为人所知所用；有的由于多年的自然侵蚀和保管条件缺乏而面临绝本的危险。抢救和保护好这些珍贵的历史文化遗产已刻不容缓。

国家十分重视中医药古籍的保护、整理和利用。《国务院关于扶持和促进中医药事业发展的若干意见》明确指出，要做好中医药继承工作，开展中医药古籍普查登记，建立综合信息数据库和珍贵古籍名录，加强整理、出版、研究和利用，为做好中医药古籍保护、整理和利用工作指明了方向。近年来，国家中医药管理局系统组织开展了中医药古籍文献整理研究。中国中医科学院在抢救珍贵的中医药孤本、善本古籍方面开展了大量工作，中医古籍出版社先后影印出版了大型系列古籍丛书、珍本医书、经典名著等，在中医古籍整理研究及出版方面积累了丰富的经验。此次，中医古籍出版社确立“100 种珍本古医籍校注集成”项目，组织全国权威的中医药文献专家，成立专门的选编工作委员会，多方面充分论证，重点筛选出学术价值、文献价值、版本价值较高的 100 种亟待抢救的濒危版本进行校勘整理和出版，对于保护中医药古籍，传承祖先医学财富，更好地为中医药临床、科研、教学服务，弘扬中医药文化都具有十分重要的意义。衷心希望中国中医科学院、中医古籍出版社以整理研究高水平、出版质量高标准的要求把这套中医药古籍整理出版好，使之发挥应有的作用。也衷心希望有更多的专家学者能参与到中医药古籍的保护、整理和利用工作中来，共同为推进中医药继承与创新而努力。

中华人民共和国卫生部副部长
国家中医药管理局局长
中华中医药学会会长
王国强

2010 年 1 月 6 日

序　二

中医药学以临床疗效为基础，在累代实践、认识的观察链条中凝结着珍贵的生命科学知识。这些知识记载在中医药古籍文献中，如震惊世界科技界并获1992年中国十大科技成就奖之一的青蒿素就是受距今1600多年前晋代医家葛洪《肘后备急方》中记载启示研制成功的。因此可以说，中医药学的创新离不开古医籍文献。换句话说，中医药古籍文献是中医药学发展的源头活水。要想很好地发掘利用中医古文献，其前提就是对其进行整理研究。然而，大量古医籍未得到应有的整理和出版，中医古籍中蕴藏的丰富知识财富未得到充分的研究与利用，极大地影响了中医学的继承发展以及特色优势的保持与发挥。为使珍贵中医典籍保存下来，以广流传，服务于中医临床、科研及教学，中医古籍的整理、研究及出版具有非常意义。

《国务院关于扶持和促进中医药事业发展的若干意见》指出，中医药（民族医药）是我国各族人民在几千年生产生活实践和与疾病作斗争中逐步形成并不断丰富发展的医学科学，为中华民族繁衍昌盛做出了重要贡献，对世界文明进步产生了积极影响。新中国成立特别是改革开放以来，党中央、国务院高度重视中医药工作，中医药事业取得了显著成就。但也要清醒地看到，当前中医药事业发展还面临不少问题，不能适应人民群众日益增长的健康需求。意见明确提出："做好中医药继承工作。开展中医药古籍普查登记，建立综合信息数据库和珍贵古籍名录，加强整理、出版、研究和利用。"

中医古籍出版社承担的"100种珍本古医籍校注集成"项目，是集信息收集、文献调查、鉴别研究、编辑出版等多方面工作为一体的系统工程，是中医药继承工作的具体实施。其主要内容是经全国权威的中医文献研究专家充分论证，重点筛选出学术价值、文献价值、版本价值较高的100种亟待抢救的濒危版本、珍稀版本中医古籍以及中医古籍中未经近现代整理排印的有价值的，或者有过流传但未经整理或现在已难以买到的本子，进行研究整理，编成中医古籍丛书或集成，进而出版，使古籍既得到保护、保存，又使其发挥作用。该项目可实现3项功能，即抢救濒危中医古籍，实现文献价值；挖掘中医古籍中的沉寂信息，盘活中医药文献资料，并使其展现时代风貌，实现学术价值；最充分地发挥中医药古代文献中所蕴含的能量，为中医临床、科研及教学服务，实现实用价值。

当前，中医药事业正处在战略发展机遇期，愿“100种珍本古医籍校注集成”项目顺利进行，为推动中医药事业持续健康发展、弘扬中华文化作出应有的贡献。

中国中医科学院首席研究员 曹洪欣

2011年3月6日

前　言

《黄帝内经》《伤寒论》《金匮要略》《温病条辨》，是中医学发展史上重要的四部经典著作，从古至今，被历代医家奉为珍籍之秘典和临证之法宝。现今高等中医院校普遍把这四部著作设置为中医学经典必修课程，实乃学医之津梁，入门之先导。本书集四部经典著作为一册，精选善本，点校整理，为广大读者系统学习和临床应用提供便利。

（一）

《黄帝内经》全面总结了秦汉以前的医学成就，确立了中医理论体系的基本框架。包括阴阳五行、脏腑气血、经络腧穴、病因病机、各种病症、诊法治则、预防养生、运气学说等。内容广博而深奥，为中医理论之渊薮。举凡阴阳五行对中医理论之指导；藏象学说及脏腑经络临床辨证之规律；养生气功之理论；人与自然相参相应之学说；不治已病治未病之预防思想；以脉学为主而又望闻问切全面论述之诊断；针砭灸摩、汤液醪醴之运用；治病求本统领下之标本缓急先后及因人因地因时制宜之治则；对咳、疟、痹、风、厥、痿及热病、奇病等具体疾病之认识等等均有较详之论述。

《伤寒论》《金匮要略》集汉代以前医学之大成，系统地阐述了外感疾病及杂病的辨证论治，理法方药俱全，奠定了辨证论治的基础，在中医学发展史上具有划时代的意义和承前启后的作用，被后世医家奉为经典。突出成就：其一，确立了六经辨证体系。对伤寒六经病各立主证治法，如“太阳伤寒”用麻黄汤；“太阳中风”用桂枝汤；阳明经证用白虎汤；阳明腑证用承气汤；少阳病用小柴胡汤……归纳总结了不同的病程阶段和证候类型的证治经验，有机地将理、法、方、药加以融会，示人以证治要领。其二，是对中医方剂学的重大贡献。提出了完整的组方原则，介绍了伤寒用汗、吐、下等治法，并将八法具体运用到方剂之中，介绍了桂枝汤、麻黄汤、大青龙汤、小青龙汤、白虎汤、麻黄杏仁石膏甘草汤、葛根黄芩黄连汤、大承气汤、小承气汤、调胃承气汤、大柴胡汤、小柴胡汤等代表名方。一千多年来经历代医家的反复应用，屡试有效。后世誉之为“众方之祖”，尊之为“经方”。

《温病条辨》，在清代众多温病学家成就的基础上，进一步建立了完全独立于伤寒的温病学说体系，创立了三焦辨证纲领。全书以三焦辨证为主干，前后贯穿，释解温病全过程辨治，同时参以仲景六经辨证、刘河间温热病机、叶天士卫气营血辨证及吴又可《温疫论》等诸说。认为伤寒六经辨证是由浅入深，由表入里，须横看；三焦辨证则自上而下，须竖看。两种辨证体系有对立统一、一纵一横之妙。从历史发展的角度来看，该辨证体系与张仲景伤寒六经辨证、叶天士温热卫气营血辨证理论互为羽翼，成为温病创新理论之一。在治法上，以温邪易耗阴液为立法的依据，倡导养阴保液之法，并据临床实践，提炼叶天士医案温病治法，化裁处方，以切实用。如分出清络、清营、育阴多种治法；又以银翘散为辛凉平剂，桑菊饮为辛凉轻剂，白虎汤为辛凉重剂，使温病治法用方层次清晰。

（二）

《黄帝内经》最早见于班固的《汉书·艺文志》，《素问》《九卷》之名则最早见于张仲景《伤寒杂病论·序》，而将《素问》《灵枢》合称为《内经》，始自晋·皇甫谧的《针灸甲乙经》。

《素问》版本、注本较多，隋唐时期，以杨上善《黄帝内经太素》和王冰《黄帝内经素问》影响最大。但杨上善注本《黄帝内经太素》已残缺不全。全元起注本《训解》，宋后遗佚不见。王冰将《素问》原九卷八十一篇，编次整理成二十四卷八十一篇，至此开始有完整的版本。《素问》传本至宋代，出现很多错讹。宋仁宗嘉祐年间，高保衡、林亿等奉诏整理医籍，林亿等参阅众本，在王冰注本的基础上进行深入的“新校正”，正谬误6000余字，增注义2000余条，定名为《重广补注黄帝内经素问》，成为后世《素问》刊行的定本。此后各种《素问》刊本的文字，均以此本为依据，没有再做更大的改动。《素问》现存最早版本是金刻残本，尚存11卷；通行本是明嘉靖二十九年（1550）武陵顾从德影宋刻本。此次点校即以此为底本，只保留《素问》原文，删去王冰编次时所加的注释。遴选了刊刻较精的几种版本进行了校勘，并参校了《甲乙经》《太素》《类经》等。其中《刺法论篇第七十二》《本病论篇第七十三》只有篇名，无正文。此次点校据京口文成堂本补遗。

《灵枢》又称《灵枢经》《九卷》《针经》，原为九卷八十一篇。其版本、注本较之《素问》为少，种类、名称颇为混乱。南宋·史崧将其家藏的《灵枢》重新编校后改为二十四卷八十一篇，并镂空刊行，流传至今。现行本已将原二十四卷合并为十二卷。《灵枢》现存最早版本为元后至元五年（1339）胡氏古林书堂刻本。另有明成化八年

（1472）熊宗立种德堂刻本、嘉靖间吴悌刻本、清咸丰二年（1852）钱熙祚守山阁校刻本等。而刊刻精善，流传较广的为明赵府居敬堂刻本。此次点校，即以赵府居敬堂刻本为底本，只留原文，删去原本很少的音释，并与《甲乙经》《太素》等进行校勘。

《伤寒论》原名《伤寒杂病论》，是我国东汉著名医学家张仲景经典著作，全书10卷，共22篇，列方113首，应用药物82种。第一卷为“辨脉法”和“平脉法”两篇，主要论述伤寒及杂病的脉、证与预后。第二卷为“伤寒例”“辨痓湿暍脉证”“太阳病脉证并治上”，主要总论六经发生、发展、治疗、预后的一般规律、痓湿暍的证治。第三卷至第六卷，主要论述太阳、阳明、少阳、太阴、少阴、厥阴等六经病的脉、证、治疗与预后。第七卷至第十卷主要论述霍乱、阴阳易、劳复的证治及伤寒病的可汗不可汗、可吐不可吐、可下不可下等。后世多数学者认为，“辨脉法”“平脉法”“伤寒例”三篇及“痓湿暍”“汗、吐、下可与不可”等条文非仲景笔，系王叔和编撰增入，故自明代以后多删而不录，本次点校整理则全部补入，以求全貌。

《伤寒论》原书撰毕后没有多久，就开始散乱，后经西晋王叔和整理编次，才使得这部不朽著作流传下来。此后数百年被广泛传抄，出现多种传本。至北宋治平年间，校正医书局成立，选高继冲进献本为底本，由孙奇、林亿等校定，于1065年由朝廷诏命国子监雕版刊行，名为定本《伤寒论》，结束了从汉末至宋凡八百余年传本歧出、条文错乱的局面。这就是现在我们常说的宋本《伤寒论》的来历。

金皇统四年即南宋绍兴十四年（1144），成无己《注解伤寒论》刊行，有详注，逐渐取代白文本《伤寒论》。至元代，白文本《伤寒论》除少数藏书家偶有其书外，社会上已无该书。

明万历二十七年（1599），江苏常熟藏书家赵开美偶然得到北宋刻本《伤寒论》十卷，请优秀刻工将此书收刻于《仲景全书》中。北宋原刻本旋即丢失，现今仍在留存在世的只有赵开美本，共有五部。赵开美本逼真宋版，后世尊称赵开美本为宋本《伤寒论》。此次点校即以赵开美摹宋刻本为底本进行整理。除了直接改正其中明显的错字之外，其余文字一律不加改动。

《金匮要略》是张仲景所著《伤寒杂病论》的杂病部分，也是我国现存最早的一部论述杂病诊治的专书。《伤寒杂病论》问世后，因战乱而散失。西晋王叔和经过广泛搜集，将原书伤寒部分编成《伤寒论》10卷，而未见到杂病部分。到北宋仁宗时，一位叫王洙的翰林学士在馆阁残旧书籍里发现了一部《伤寒杂病论》的节略本，叫做《金匮玉函要略方》，一共有3卷。上卷讲伤寒病，中卷讲杂病，下卷记载方剂及妇科病的治疗。至神宗熙宁时，宋廷召集林亿等人对此节略本进行校订。因为《伤寒论》已有比较完整的王叔和编次的单行本，于是就把上卷删去，而只保留中、下卷。为了临床方便，又把下卷的方剂部分分别列在各种证候之下，仍编为上、中、下 3 卷。此外，还采集各家方书中转载仲景治疗杂病的医方及后世一些医家的良方，分类附在每篇之末，题名为“金匮要略方论”，后人简称为《金匮要略》。“金匮”是存放古代帝王圣训和实录的地方。

北宋校正医书局校勘的《金匮要略方论》初刊在宋治平三年（1066），但原刊本已佚。南宋时有一版本为书帕本，此本虽已早佚，但现存一种明代无名氏据南宋书帕本的仿刻本，中国科学院图书馆有藏。元代根据南宋书帕本的复刻本在北京大学图书馆藏有一种，书名为《新编金匮方论》，卷首有“邓珍序”，作序时间为“至元庚辰”（1340），这是现存最早的一种《金匮要略》刊本。明代万历二十七年（1599），赵开美在刊《仲景全书》时据邓珍本重新刊刻的《金匮要略方论》（称赵开美本），为现存较早、且为国内学者公认较好的《金匮》传本。明嘉靖年间（约 1522 ~ 1566）俞桥氏刊《金匮要略方论》（称俞桥本）。明万历二十九年（1601）吴勉学校刊《古今医统正脉全书》时刊入《金匮玉函要略方论》（称《医统正脉》本）。《四部丛刊》第 2 次刊印（即 1936 年印本）改用吴本，不再用俞桥本。清以后刊本较多，主要有康熙二十二年（1683）文瑞堂刊本，康熙六十年（1721）宝纶堂刊本，光绪二十年（1894）成都邓氏崇文斋刊本，以及 1912 年江东书局石印本，1954 年商务印书馆排印本，1964 年人民卫生出版社排印本等。此次点校以元代邓珍仿宋刻本《新编金匮方论》为底本进行整理。

《温病条辨》，清代吴瑭（鞠通）著（1798）。乾隆五十八年（1793），北京温疫流行，吴瑭一展身手，救治了数十人。长期的阅读积累，又经过成功的临床实践，吴瑭开始著书立说。嘉庆三年（1798），吴氏将书初步完成。直到嘉庆甲子年（1804），吴氏将此书展示给友人徵保。再经过 10 年，书终告完成，并刊于嘉庆癸酉年（1813）。本次点校即以嘉庆癸酉年（1813）问心堂初刊本为底本，同时参考道光乙未年（1835）鹤皋叶氏重刻本和光绪乙未年（1895）的版本整理而成。

《温病条辨》仿《伤寒论》体例，分条列论，以求简要易诵，又恐简而不明，且免后人妄注，于是吴瑭在各条之下详加辨析议论，故以“条辨”命名。共 6 卷，另有卷首 1 卷。卷首为“原病篇”，引《内经》以求温病之原始。正文前 3 卷为全书的中心，专论温病。此 3 卷依次分上、中、下三焦设立篇目，分别论述三焦温病，并出治法。卷四为“杂说”，论救逆及病后调治法。此后附“解产难”（论产后调治与产后惊风诸症）、“解儿难”（论小儿急慢惊风痘症等）二篇（原作一卷，后析为卷五、卷六）。

本次中医四大经典点校整理过程中，所遵循的原则是：凡底本与校对本字句不一，系校对本错漏者，一律保持原貌，不出校。底本与校本字句不一，显示底本错讹脱漏者，则直接予以改动，并作校记。底本与校本字句不一，须两存其意者，不改原文，只作校记。凡通假字、异体字，必须改动者，则予改动，无须改动者，保持原貌，不作校记。错别字则径改。

点校者

2017 年 8 月

总目录

黄帝内经

战国·佚名 著

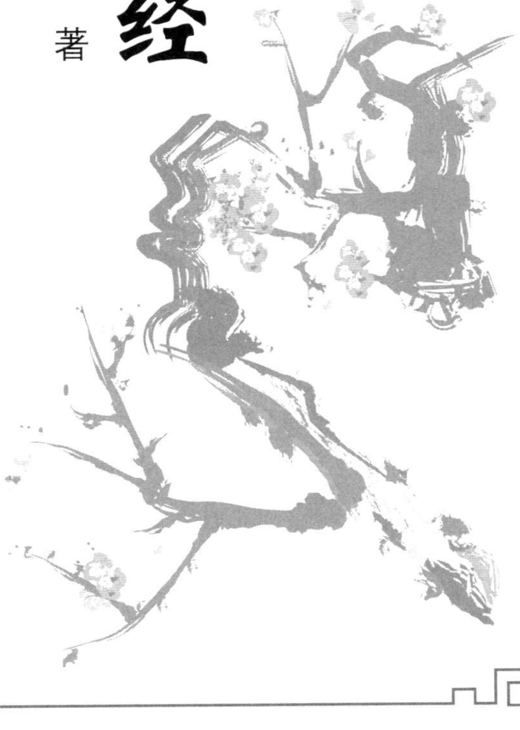

目 录

素 问

灵 枢

素问

黄帝内经素问·序

启玄子　王冰　撰

夫释缚脱艰，全真导气，拯黎元于仁寿，济羸劣以获安者，非三圣道则不能致之矣。孔安国序《尚书》曰：伏羲、神农、黄帝之书，谓之三坟，言大道也。班固《汉书·艺文志》曰：《黄帝内经》十八卷。《素问》即其经之九卷也，兼《灵枢》九卷，乃其数焉。虽复年移代革，而授学犹存，惧非其人，而时有所隐，故第七一卷，师氏藏之，今之奉行，惟八卷尔。然而其文简，其意博，其理奥，其趣深，天地之象分，阴阳之候列，变化之由表，死生之兆彰，不谋而遐迩自同，勿约而幽明斯契，稽其言有征，验之事不忒，诚可谓至道之宗，奉生之始矣。

假若天机迅发，妙识玄通，蒇谋虽属乎生知，标格亦资于诂训，未尝有行不由径，出不由户者也。然刻意研精，探微索隐，或识契真要，则目牛无全，故动则有成，犹鬼神幽赞，而命世奇杰，时时间出焉。则周有秦公，汉有淳于公，魏有张公、华公，皆得斯妙道者也。咸日新其用，大济蒸人，华叶递荣，声实相副，盖教之著矣，亦天之假也。

冰弱龄慕道，夙好养生，幸遇真经，式为龟镜。而世本纰缪，篇目重叠，前后不伦，文义悬隔，施行不易，披会亦难，岁月既淹，袭以成弊。或一篇重出，而别立二名；或两论并吞，而都为一目；或问答未已，别树篇题；或脱简不书，而云世缺；重《经合》而冠《针服》，并《方宜》而为《咳篇》，隔《虚实》而为《逆从》，合《经络》而为《论要》，节《皮部》为《经络》，退《至教》以先针，诸如此流，不可胜数。且将升岱岳，非径奚为，欲诣扶桑，无舟莫适。乃精勤博访，而并有其人，历十二年，方臻理要，询谋得失，深遂夙心。时于先生郭子斋堂，受得先师张公秘本，文字昭晰，义理环周，一以参详，群疑冰释。恐散于末学，绝彼师资，因而撰注，用传不朽，兼旧藏之卷，合八十一篇二十四卷，勒成一部。冀乎究尾明首，寻注会经，开发童蒙，宣扬至理而已。其中简脱文断，义不相接者，搜求经论所有，迁移以补其处。篇目坠缺，指事不明者，量其意趣，加字以昭其义。篇论吞并，义不相涉，缺漏名目者，区分事类，别目以冠篇首。君臣请问，礼仪乖失者，考校尊卑，增益以光其意。错简碎文，前后重迭者，详其指趣，削去繁杂，以存其要。辞理秘密，难粗论述者，别撰《玄珠》，以陈其道。凡所加字，皆朱书其文，使今古必分，字不杂糅。庶厥昭彰圣旨，敷畅玄言，有如列宿高悬，奎张不乱，深泉净滢，鳞介咸分，君臣无夭枉之期，夷夏有延龄之望。俾工徒勿误，学者惟明，至道流行，徽音累属，千载之后，方知大圣之慈惠无穷。

时大唐宝应元年岁次壬寅序

卷第一

上古天真论篇第一

昔在黄帝，生而神灵，弱而能言，幼而徇齐，长而敦敏，成而登天。乃问于天师曰：余闻上古之人，春秋皆度百岁，而动作不衰；今时之人，年半百而动作皆衰者，时世异耶？人将失之耶？岐伯对曰：上古之人，其知道者，法于阴阳，和于术数，食饮有节，起居有常，不妄作劳，故能形与神俱，而尽终其天年，度百岁乃去。今时之人不然也，以酒为浆，以妄为常，醉以入房，以欲竭其精，以耗散其真，不知持满，不时御神，务快其心，逆于生乐，起居无节，故半百而衰也。

夫上古圣人之教下也，皆谓之虚邪贼风，避之有时，恬惔虚无，真气从之，精神内守，病安从来。是以志闲而少欲，心安而不惧，形劳而不倦，气从以顺，各从其欲，皆得所愿。故美其食，任其服，乐其俗，高下不相慕，其民故曰朴。是以嗜欲不能劳其目，淫邪不能惑其心，愚智贤不肖不惧于物，故合于道。所以能年皆度百岁而动作不衰者，以其德全不危也。

帝曰：人年老而无子者，材力尽邪？将天数然也？岐伯曰：女子七岁，肾气盛，齿更发长；二七而天癸至，任脉通，太冲脉盛，月事以时下，故有子；三七，肾气平均，故真牙生而长极；四七，筋骨坚，发长极，身体盛壮；五七，阳明脉衰，面始焦，发始堕；六七，三阳脉衰于上，面皆焦，发始白；七七，任脉虚，太冲脉衰少，天癸竭，地道不通，故形坏而无子也。丈夫八岁，肾气实，发长齿更；二八，肾气盛，天癸至，精气溢泻，阴阳和，故能有子；三八，肾气平均，筋骨劲强，故真牙生而长极；四八，筋骨隆盛，肌肉满壮；五八，肾气衰，发堕齿槁；六八，阳气衰竭于上，面焦，发鬓颁白；七八，肝气衰，筋不能动，天癸竭，精少，肾脏衰，形体皆极；八八，则齿发去。肾者主水，受五脏六腑之精而藏之，故五脏盛，乃能泻①。今五脏皆衰，筋骨解堕，天癸尽矣。故发鬓白，身体重，行步不正，而无子耳。

帝曰：有其年已老而有子者何也？岐伯曰：此其天寿过度，气脉常通，而肾气有余也。此虽有子，男不过尽八八，女不过尽七七，而天地之精气皆竭矣。

帝曰：夫道者年皆百数，能有子乎？岐伯曰：夫道者能却老而全形，身年虽寿，能生子也。

黄帝曰：余闻上古有真人者，提挈天地，把握阴阳，呼吸精气，独立守神，肌肉若一，故能寿敝天地，无有终时，此其道生。中古之时，有至人者，淳德全道，和于阴阳，调于四时，去世离俗，积精全神，游行天地之间，视听八达之外，此盖益其寿命而强者也，亦归于真人。其次有圣人者，处天地之和，从八风之理，适嗜欲于世俗之间，无恚嗔之心，行不欲离于世，被服章，举不欲观于俗，外不劳形于事，内无思想之患，以恬愉为务，以自得为功，形体不敝，精神不散，亦可以百数。其次有贤人者，法则天地，象似日月，辩列星辰，逆从阴阳，分别四时，将从上古合同于道，亦可使益寿而有极时。

四气调神大论篇第二

春三月，此谓发陈，天地俱生，万物以荣，夜卧早起，广步于庭，被

① 泻：原作“写”，古泻与写通。以下同。

发缓形，以使志生，生而勿杀，予而勿夺，赏而勿罚，此春气之应，养生之道也。逆之则伤肝，夏为寒变，奉长者少。

夏三月，此谓蕃秀，天地气交，万物华实，夜卧早起，无厌于日，使志无怒，使华英成秀，使气得泄，若所爱在外，此夏气之应，养长之道也。逆之则伤心，秋为痎疟，奉收者少，冬至重病。

秋三月，此谓容平，天气以急，地气以明，早卧早起，与鸡俱兴，使志安宁，以缓秋刑，收敛神气，使秋气平，无外其志，使肺气清，此秋气之应，养收之道也。逆之则伤肺，冬为飧泄，奉藏者少。

冬三月，此谓闭藏，水冰地坼，无扰乎阳，早卧晚起，必待日光，使志若伏若匿，若有私意，若已[1]有得，去寒就温，无泄皮肤，使气亟夺，此冬气之应，养藏之道也。逆之则伤肾，春为痿厥，奉生者少。

天气，清净光明者也，藏德不止，故不下也。天明则日月不明，邪害空窍，阳气者闭塞，地气者冒明，云雾不精，则上应白露不下；交通不表，万物命故不施，不施则名木多死；恶气不发，风雨不节，白露不下，则菀槁不荣；贼风数至，暴雨数起，天地四时不相保，与道相失，则未央绝灭。惟圣人从之，故身无奇病，万物不失，生气不竭。

逆春气，则少阳不生，肝气内变。逆夏气，则太阳不长，心气内洞。逆秋气，则太阴不收，肺气焦满。逆冬气，则少阴不藏，肾气独沉。

夫四时阴阳者，万物之根本也，所以圣人春夏养阳，秋冬养阴，以从其根，故与万物沉浮于生长之门。逆其根，则伐其本，坏其真矣。故阴阳四时者，万物之终始也，死生之本也，逆之则灾害生，从之则苛疾不起，是谓得道。道者，圣人行之，愚者佩之。

从阴阳则生，逆之则死，从之则治，逆之则乱。反顺为逆，是谓内格。是故圣人不治已病治未病，不治已乱治未乱，此之谓也。夫病已成而后药之，乱已成而后治之，譬犹渴而穿井，斗而铸锥，不亦晚乎！

---

① 已：原作“巳”，下同。

生气通天论篇第三

黄帝曰：夫自古通天者生之本，本于阴阳。天地之间，六合之内，其气九州九窍、五脏、十二节，皆通乎天气。其生五，其气三，数犯此者，则邪气伤人，此寿命之本也。

苍天之气，清净则志意治，顺之则阳气固，虽有贼邪，弗能害也，此因时之序。故圣人传精神，服天气，而通神明。失之则内闭九窍，外壅肌肉，卫气散解，此谓自伤，气之削也。

阳气者，若天与日，失其所则折寿而不彰，故天运当以日光明。是故阳因而上，卫外者也。

因于寒，欲如运枢，起居如惊，神气乃浮。因于暑，汗，烦则喘喝，静则多言，体若燔炭，汗出而散。因于湿，首如裹，湿热不攘，大筋緛短，小筋弛①长，緛短为拘，弛长为痿。因于气，为肿，四维相代，阳气乃竭。

阳气者，烦劳则张，精绝辟积，于夏使人煎厥。目盲不可以视，耳闭不可以听，溃溃乎若坏都，汩汩乎不可止。

阳气者，大怒则形气绝，而血菀于上，使人薄厥。有伤于筋，纵，其若不容。汗出偏沮，使人偏枯。汗出见湿，乃生痤痱。高梁之变，足生大丁，受如持虚。劳汗当风，寒薄为皶，郁乃痤。

阳气者，精则养神，柔则养筋。开阖不得，寒气从之，乃生大偻。陷脉为瘘，留连肉腠。俞气化薄，传为善畏，及为惊骇。营气不从，逆于肉理，乃生痈肿。魄汗未尽，形弱而气烁，穴俞以闭，发为风疟。故风者，百病之始也，清静则肉腠闭拒，虽有大风苛毒，弗之能害，此因时之序也。

故病久则传化，上下不并，良医弗为。故阳蓄积病死，而阳气当隔，

---

① 弛：原作“弛”。下同。

隔者当泻，不亟正治，粗乃败之。

故阳气者，一日而主外，平旦人气生，日中而阳气隆，日西而阳气已虚，气门乃闭。是故暮而收拒，无扰筋骨，无见雾露，反此三时，形乃困薄。

岐伯曰：阴者，藏精而起亟也；阳者，卫外而为固也。阴不胜其阳，则脉流薄疾，并乃狂。阳不胜其阴，则五脏气争，九窍不通。是以圣人陈阴阳，筋脉和同，骨髓坚固，气血皆从。如是则内外调和，邪不能害，耳目聪明，气立如故。

风客淫气，精乃亡，邪伤肝也。因而饱食，筋脉横解，肠澼为痔。因而大饮，则气逆。因而强力，肾气乃伤，高骨乃坏。

凡阴阳之要，阳密乃固，两者不和，若春无秋，若冬无夏，因而和之，是谓圣度。故阳强不能密，阴气乃绝，阴平阳秘，精神乃治，阴阳离决，精气乃绝。

因于露风，乃生寒热。是以春伤于风，邪气留连，乃为洞泄。夏伤于暑，秋为痎疟。秋伤于湿，上逆而咳，发为痿厥。冬伤于寒，春必温病。四时之气，更伤五脏。

阴之所生，本在五味，阴之五宫，伤在五味。是故味过于酸，肝气以津，脾气乃绝。味过于咸，大骨气劳，短肌，心气抑。味过于甘，心气喘满，色黑，肾气不衡。味过于苦，脾气不濡，胃气乃厚。味过于辛，筋脉沮弛，精神乃央。是故谨和五味，骨正筋柔，气血以流，腠理以密，如是则骨气以精，谨道如法，长有天命。

金匮真言论篇第四

黄帝问曰：天有八风，经有五风，何谓？岐伯对曰：八风发邪，以为经风，触五脏，邪气发病。所谓得四时之胜者，春胜长夏，长夏胜冬，冬胜夏，夏胜秋，秋胜春，所谓四时之胜也。

东风生于春，病在肝，俞在颈项；南风生于夏，病在心，俞在胸胁；西风生于秋，病在肺，俞在肩背；北风生于冬，病在肾，俞在腰股；中央为土，病在脾，俞在脊。故春气者病在头，夏气者病在脏，秋气者病在肩背，冬气者病在四肢。故春善病鼽衄，仲夏善病胸胁，长夏善病洞泄寒中，秋善病风疟，冬善病痹厥。故冬不按跷，春不鼽衄，春不病颈项、仲夏不病胸胁，长夏不病洞泄寒中，秋不病风疟，冬不病痹厥、飧泄，而汗出也。

夫精者，身之本也。故藏于精者，春不病温。夏暑汗不出者，秋成风疟。此平人脉法也。

故曰：阴中有阴，阳中有阳。平旦至日中，天之阳，阳中之阳也；日中至黄昏，天之阳，阳中之阴也；合夜至鸡鸣，天之阴，阴中之阴也；鸡鸣至平旦，天之阴，阴中之阳也。故人亦应之。夫言人之阴阳，则外为阳，内为阴。言人身之阴阳，则背为阳，腹为阴。言人身之脏腑中阴阳，则脏者为阴，腑者为阳。肝、心、脾、肺、肾五脏皆为阴，胆、胃、大肠、小肠、膀胱、三焦六腑皆为阳。所以欲知阴中之阴、阳中之阳者，何也？为冬病在阴，夏病在阳，春病在阴，秋病在阳，皆视其所在，为施针石也。故背为阳，阳中之阳，心也；背为阳，阳中之阴，肺也；腹为阴，阴中之阴，肾也；腹为阴，阴中之阳，肝也；腹为阴，阴中之至阴，脾也。此皆阴阳、表里、内外、雌雄相输应也，故以应天之阴阳也。

帝曰：五脏应四时，各有收受乎？岐伯曰：有。东方青色，入通于肝，开窍于目，藏精于肝，其病发惊骇，其味酸，其类草木，其畜鸡，其谷麦，其应四时，上为岁星，是以春气在头也，其音角，其数八，是以知病之在筋也，其臭臊。

南方赤色，入通于心，开窍于耳，藏精于心，故病在五脏，其味苦，其类火，其畜羊，其谷黍，其应四时，上为荧惑星，是以知病之在脉也，其音徵，其数七，其臭焦。

中央黄色，入通于脾，开窍于口，藏精于脾，故病在舌本，其味甘，其类土，其畜牛，其谷稷，其应四时，上为镇星，是以知病之在肉也，其音宫，其数五，其臭香。

西方白色，入通于肺，开窍于鼻，藏精于肺，故病在背，其味辛，其类金，其畜马，其谷稻，其应四时，上为太白星，是以知病之在皮毛也，其音商，其数九，其臭腥。

北方黑色，入通于肾，开窍于二阴，藏精于肾，故病在溪，其味咸，其类水，其畜彘，其谷豆，其应四时，上为辰星，是以知病之在骨也，其音羽，其数六，其臭腐。故善为脉者，谨察五脏六腑，一逆一从，阴阳、表里、雌雄之纪，藏之心意，合心于精，非其人勿教，非其真勿授，是谓得道。

卷第二

阴阳应象大论篇第五

黄帝曰：阴阳者，天地之道也，万物之纲纪，变化之父母，生杀之本始，神明之府也，治病必求于本。

故积阳为天，积阴为地。阴静阳躁，阳生阴长，阳杀阴藏。阳化气，阴成形。寒极生热，热极生寒。寒气生浊，热气生清。清气在下，则生飧泄；浊气在上，则生䐜胀。此阴阳反作，病之逆从也。

故清阳为天，浊阴为地；地气上为云，天气下为雨；雨出地气，云出天气。故清阳出上窍，浊阴出下窍；清阳发腠理，浊阴走五脏；清阳实四肢，浊阴归六腑。

水为阴，火为阳，阳为气，阴为味。味归形，形归气，气归精，精归化，精食气，形食味，化生精，气生形。味伤形，气伤精，精化为气，气伤于味。

阴味出下窍，阳气出上窍。味厚者为阴，薄为阴之阳。气厚者为阳，薄为阳之阴。味厚则泄，薄则通。气薄则发泄，厚则发热。壮火之气衰，少火之气壮。壮火食气，气食少火。壮火散气，少火生气。气味，辛甘发散为阳，酸苦涌泄为阴。

阴胜则阳病，阳胜则阴病。阳胜则热，阴胜则寒。重寒则热，重热则寒。寒伤形，热伤气。气伤痛，形伤肿。故先痛而后肿者，气伤形也；先肿而后痛者，形伤气也。

风胜则动，热胜则肿，燥胜则干，寒胜则浮，湿胜则濡泻。

天有四时五行，以生长收藏，以生寒暑燥湿风。人有五脏化五气，以生喜怒悲忧恐。故喜怒伤气，寒暑伤形。暴怒伤阴，暴喜伤阳。厥气上行，满脉去形。喜怒不节，寒暑过度，生乃不固。故重阴必阳，重阳必阴。故曰：冬伤于寒，春必温病；春伤于风，夏生飧泄；夏伤于暑，秋必痎疟；秋伤于湿，冬生咳嗽。

帝曰：余闻上古圣人，论理人形，列别脏腑，端络经脉，会通六合，各从其经；气穴所发，各有处名；溪谷属骨，皆有所起；分部逆从，各有条理；四时阴阳，尽有经纪；外内之应，皆有表里，其信然乎？

岐伯对曰：东方生风，风生木，木生酸，酸生肝，肝生筋，筋生心，肝主目。其在天为玄，在人为道，在地为化。化生五味，道生智，玄生神，神在天为风，在地为木，在体为筋，在脏为肝，在色为苍，在音为角，在声为呼，在变动为握，在窍为目，在味为酸，在志为怒。怒伤肝，悲胜怒，风伤筋，燥胜风；酸伤筋，辛胜酸。

南方生热，热生火，火生苦，苦生心，心生血，血生脾，心主舌。其在天为热，在地为火，在体为脉，在脏为心，在色为赤，在音为徵，在声为笑，在变动为忧，在窍为舌，在味为苦，在志为喜。喜伤心，恐胜喜；热伤气，寒胜热；苦伤气，咸胜苦。

中央生湿，湿生土，土生甘，甘生脾，脾生肉，肉生肺，脾主口。其在天为湿，在地为土，在体为肉，在脏为脾，在色为黄，在音为宫，在声为歌，在变动为哕，在窍为口，在味为甘，在志为思。思伤脾，怒胜思；湿伤肉，风胜湿；甘伤肉，酸胜甘。

西方生燥，燥生金，金生辛，辛生肺，肺生皮毛，皮毛生肾，肺主鼻。其在天为燥，在地为金，在体为皮毛，在脏为肺，在色为白，在音为商，在声为哭，在变动为咳，在窍为鼻，在味为辛，在志为忧。忧伤肺，喜胜忧；热伤皮毛，寒胜热；辛伤皮毛，苦胜辛。

北方生寒，寒生水，水生咸，咸生肾，肾生骨髓，髓生肝，肾主耳。其在天为寒，在地为水，在体为骨，在脏为肾，在色为黑，在音为羽，在声为呻，在变动为栗，在窍为耳，在味为咸，在志为恐。恐伤肾，思胜恐；寒伤血，燥胜寒；咸伤血，甘胜咸。

故曰：天地者，万物之上下也；阴阳者，血气之男女也；左右者，阴阳之道路也；水火者，阴阳之征兆也；阴阳者，万物之能始也。故曰：阴在内，阳之守也；阳在外，阴之使也。

帝曰：法阴阳奈何？岐伯曰：阳胜则身热，腠理闭，喘粗为之俯仰，汗不出而热，齿干以烦冤，腹满死，能冬不能夏。阴胜则身寒，汗出身常清，数栗而寒，寒则厥，厥则腹满死，能夏不能冬。此阴阳更胜之变，病之形能也。

帝曰：调此二者奈何？岐伯曰：能知七损八益，则二者可调，不知用此，则早衰之节也。年四十，而阴气自半也，起居衰矣。年五十，体重，耳目不聪明矣。年六十，阴痿，气大衰，九窍不利，下虚上实，涕泣俱出矣。故曰：知之则强，不知则老，故同出而名异耳。智者察同，愚者察异，愚者不足，智者有余，有余则耳目聪明，身体轻强，老者复壮，壮者益治。是以圣人为无为之事，乐恬憺之能，从欲快志于虚无之守，故寿命无穷，与天地终，此圣人之治身也。

天不足西北，故西北方阴也，而人右耳目不如左明也。地不满东南，故东南方阳也，而人左手足不如右强也。帝曰：何以然？岐伯曰：东方阳也，阳者其精并于上，并于上则上明而下虚，故使耳目聪明而手足不便也。西方阴也，阴者其精并于下，并于下则下盛而上虚，故其耳目不聪明而手足便也。故俱感于邪，其在上则右甚，在下则左甚，此天地阴阳所不能全也，故邪居之。

故天有精，地有形，天有八纪，地有五里，故能为万物之父母。清阳上天，浊阴归地，是故天地之动静，神明为之纲纪，故能以生长收藏，终而复始。惟贤人上配天以养头，下象地以养足，中傍人事以养五脏。天气通于肺，地气通于嗌，风气通于肝，雷气通于心，谷气通于脾，雨气通于肾。六经为川，肠胃为海，九窍为水注之气。以天地为之阴阳，阳之汗，以天地之雨名之；阳之气，以天地之疾风名之。暴气象雷，逆气象阳。故治不法天之纪，不用地之理，则灾害至矣。

故邪风之至，疾如风雨，故善治者治皮毛，其次治肌肤，其次治筋脉，其次治六腑，其次治五脏。治五脏者，半死半生也。故天之邪气，感则害人五脏；水谷之寒热，感则害于六腑；地之湿气，感则害皮肉筋脉。

故善用针者，从阴引阳，从阳引阴，以右治左，以左治右，以我知彼，以表知里，以观过与不及之理，见微得过，用之不殆。

善诊者，察色按脉，先别阴阳；审清浊，而知部分；视喘息，听音声，而知所苦；观权衡规矩，而知病所主。按尺寸，观浮沉滑涩，而知病所生；以治无过，以诊则不失矣。

故曰：病之始起也，可刺而已；其盛，可待衰而已。故因其轻而扬之，因其重而减之，因其衰而彰之。形不足者，温之以气；精不足者，补之以味。其高者，因而越之；其下者，引而竭之；中满者，泻之于内；其有邪者，渍形以为汗；其在皮者，汗而发之；其慓悍者，按而收之；其实者，散而泻之。审其阴阳，以别柔刚，阳病治阴，阴病治阳，定其血气，各守其乡，血实宜决之，气虚宜掣引之。

阴阴离合论篇第六

黄帝问曰：余闻天为阳，地为阴，日为阳，月为阴，大小月三百六十日成一岁，人亦应之。今三阴三阳，不应阴阳，其故何也？岐伯对曰：阴阳者，数之可十，推之可百，数之可千，推之可万，万之大不可胜数，然其要一也。

天复地载，万物方生，未出地者，命曰阴处，名曰阴中之阴；则出地者，命曰阴中之阳。阳予之正，阴为之主。故生因春，长因夏，收因秋，藏因冬，失常则天地四塞。阴阳之变，其在人者，亦数之可数。

帝曰：愿闻三阴三阳之离合也。岐伯曰：圣人南面而立，前曰广明，后曰太冲，太冲之地，名曰少阴，少阴之上，名曰太阳。太阳根起于至阴，结于命门，名曰阴中之阳。中身而上，名曰广明，广明之下，名曰太阴，太阴之前，名曰阳明，阳明根起于厉兑，名曰阴中之阳。厥阴之表，名曰少阳，少阳根起于窍阴，名曰阴中之少阳。是故三阳之离合也，太阳为开，阳明为阖，少阳为枢。三经者，不得相失也，搏而勿浮，命曰一阳。

帝曰：愿闻三阴。岐伯曰：外者为阳，内者为阴，然则中为阴，其冲在下，名曰太阴，太阴根起于隐白，名曰阴中之阴。太阴之后，名曰少阴，少阴根起于涌泉，名曰阴中之少阴。少阴之前，名曰厥阴，厥阴根起于大敦，阴之绝阳，名曰阴之绝阴。是故三阴之离合也，太阴为开，厥阴为阖，少阴为枢。三经者，不得相失也，搏而勿沉，名曰一阴。阴阳𩠐𩠐①，积传为一周，气里形表而为相成也。

阴阳别论篇第七

黄帝问曰：人有四经十二从，何谓？岐伯对曰：四经应四时，十二从应十二月，十二月应十二脉。

脉有阴阳，知阳者知阴，知阴者知阳。凡阳有五，五五二十五阳。所谓阴者，真脏也，见则为败，败必死也。所谓阳者，胃脘之阳也。别于阳者，知病处也；别于阴者，知死生之期。三阳在头，三阴在手，所谓一也。别于阳者，知病忌时；别于阴者，知死生之期。谨熟阴阳，无与众谋。

所谓阴阳者，去者为阴，至者为阳；静者为阴，动者为阳；迟者为阴，数者为阳。

凡持真脏之脏脉者，肝至悬绝②，十八日死；心至悬绝，九日死；肺至

---

① 𩠐𩠐：形容阴阳之气运停不息。

② 凡持真脏之脉者，肝至悬绝：原作“凡持真脉之脏者，所至悬绝急”，据《太素》改。

悬绝，十二日死；肾至悬绝，七日死；脾至悬绝，四日死。

曰：二阳之病发心脾，有不得隐曲，女子不月；其传为风消，其传为息贲者，死不治。

曰：三阳为病发寒热，下为痈肿，及为痿厥腨痟；其传为索泽，其传为颓疝。

曰：一阳发病，少气、善咳、善泄；其传为心掣，其传为隔。二阳一阴发病，主惊骇、背痛，善噫、善欠，名曰风厥。二阴一阳发病，善胀心满善气。三阳三阴发病，为偏枯痿易，四肢不举。

鼓一阳曰钩，鼓一阴曰毛，鼓阳胜急曰弦，鼓阳至而绝曰石，阴阳相过曰溜。

阴争于内，阳扰于外，魄汗未藏，四逆而起，起则熏肺，使人喘鸣。阴之所生，和本曰和。是故刚与刚，阳气破散，阴气乃消亡。淖则刚柔不和，经气乃绝。

死阴之属，不过三日而死；生阳之属，不过四日而已[①]。所谓生阳死阴者，肝之心谓之生阳，心之肺谓之死阴，肺之肾谓之重阴，肾之脾谓之辟阴，死不治。

结阳者，肿四肢。结阴者，便血一升，再结二升，三结三升。阴阳结斜，多阴少阳曰石水，少腹肿。二阳结谓之消，三阳结谓之隔，三阴结谓之水，一阴一阳结谓之喉痹。

阴搏阳别谓之有子。阴阳虚肠澼死。阳加于阴谓之汗。阴虚阳搏谓之崩。三阴俱搏，二十日夜半死。二阴俱搏，十三日夕时死。一阴俱搏，十日平旦[②]死。三阳俱搏且鼓，三日死。三阴三阳俱搏，心腹满，发尽，不得隐曲，五日死。二阳俱搏，其病温，死不治，不过十日死。

---

① 原作“死”，据《太素》改。

② 平旦：原无，据《太素》补。

卷第三

灵兰秘典论篇第八

黄帝问曰：愿闻十二脏之相使，贵贱何如？岐伯对曰：悉乎哉问也，请遂言之。心者，君主之官也，神明出焉。肺者，相傅之官，治节出焉。肝者，将军之官，谋虑出焉。胆者，中正之官，决断出焉。膻中者，臣使之官，喜乐出焉。脾胃者，仓廪之官，五味出焉。大肠者，传道之官，变化出焉。小肠者，受盛之官，化物出焉。肾者，作强之官，伎巧出焉。三焦者，决渎之官，水道出焉。膀胱者，州都之官，津液藏焉，气化则能出矣。凡此十二官者，不得相失也。故主明则下安，以此养生则寿，殁世不殆，以为天下则大昌。主不明则十二官危，使道闭塞而不通，形乃大伤，以此养生则殃，以为天下者，其宗大危，戒之戒之！

至道在微，变化无穷，孰知其原！窘乎哉，肖[①]者瞿瞿，孰知其要！闵闵之当，孰者为良！恍惚之数，生于毫氂，毫氂之数，起于度量，千之万之，可以益大，推之大之，其形乃制。

黄帝曰：善哉，余闻精光之道，大圣之业，而宣明大道，非斋戒择吉日，不敢受也。黄帝乃择吉日良兆，而藏灵兰之室，以传保焉。

---

① 肖：原作“消”，据《太素》改。

六节藏象论篇第九

黄帝问曰：余闻天以六六之节，以成一岁，地[1]以九九制会，计人亦有三百六十五节以为天地，久矣。不知其所谓也？岐伯对曰：昭乎哉问也，请遂言之。夫六六之节，九九制会者，所以正天之度、气之数也。天度者，所以制日月之行也；气数者，所以纪化生之用也。天为阳，地为阴；日为阳，月为阴；行有分纪，周有道理，日行一度，月行十三度而有奇焉，故大小月三百六十五日而成岁，积气余而盈闰矣。立端于始，表正于中，推余于终，而天度毕矣。

帝曰：余已闻天度矣，愿闻气数何以合之？岐伯曰：天以六六为节，地以九九制会，天有十日，日六竟而周甲，甲六复而终岁，三百六十日法也。夫自古通天者，生之本，本于阴阳，其气九州九窍，皆通乎天气。故其生五，其气三，三而成天，三而成地，三而成人，三而三之，合则为九，九分为九野，九野为九藏，故形藏四，神藏五，合为九藏以应之也。

帝曰：余已闻六六之节[2]九九之会也，夫子言积气盈闰，愿闻何谓气？请夫子发蒙解惑焉。岐伯曰：此上帝所秘，先师传之也。帝曰：请遂闻之。岐伯曰：五日谓之候，三候谓之气，六气谓之时，四时谓之岁，而各从其主治焉。五运相袭，而皆治之，终朞之日，周而复始，时立气布，如环无端，候亦同法。故曰：不知年之所加，气之盛衰，虚实之所起，不可以为工矣。

帝曰：五运之始，如环无端，其太过不及何如？岐伯曰：五气更立，各有所胜，盛虚之变，此其常也。帝曰：平气何如？岐伯曰：无过者也。

---

① 地：原作“人”，据下文改。

② 之节：原无，据上文补。

帝曰：太过不及奈何？岐伯曰：在经有也。帝曰：何谓所胜？岐伯曰：春胜长夏，长夏胜冬，冬胜夏，夏胜秋，秋胜春，所谓得五行时之胜，各以气命其脏。帝曰：何以知其胜？岐伯曰：求其至也，皆归始春，未至而至，此谓太过，则薄所不胜，而乘所胜也，命曰气淫。不分邪僻内生工不能禁[①]。至而不至，此谓不及，则所胜妄行，而所生受病，所不胜薄之也，命曰气迫。所谓求其至者，气至之时也。谨候其时，气可与期，失时反候，五治不分，邪僻内生，工不能禁也。

帝曰：有不袭乎？岐伯曰：苍天之气，不得无常也。气之不袭，是谓非常，非常则变矣。帝曰：非常而变奈何？岐伯曰：变至则病，所胜则微，所不胜则甚，因而重感于邪，则死矣。故非其时则微，当其时则甚也。

帝曰：善！余闻气合而有形，因变以正名，天地之运，阴阳之化，其于万物，孰少孰多，可得闻乎？岐伯曰：悉哉问也！天至广不可度，地至大不可量，大神灵问，请陈其方。草生五色，五色之变，不可胜视，草生五味，五味之美，不可胜极，嗜欲不同，各有所通。天食人以五气，地食人以五味。五气人鼻，藏于心肺，上使五色修明，音声能彰。五味入口，藏于肠胃，味有所藏，以养五气，气和而生，津液相成，神乃自生。

帝曰：藏象何如？岐伯曰：心者，生之本，神之变也，其华在面，其充在血脉，为阳中之太阳，通于夏气。肺者，气之本，魄之处也，其华在毛，其充在皮，为阳中之太阴，通于秋气。肾者，主蛰，封藏之本，精之处也，其华在发，其充在骨，为阴中之少阴，通于冬气。肝者，罢极之本，魂之居也，其华在爪，其充在筋，以生血气，其味酸，其色苍，此为阳中之少阳，通于春气。脾胃大肠小肠三焦膀胱者，仓廪之本，营之居也，名曰器，能化糟粕，转味而入出者也，其华在唇四白，其充在肌，其味甘，其色黄，此至阴之类，通于土气。凡十一脏，取决于胆也。

---

① 不分邪僻内生工不能禁：此十字王冰注以为错简，应删。

故人迎一盛，病在少阳，二盛病在太阳，三盛病在阳明，四盛以上为格阳。寸口一盛，病在厥阴，二盛病在少阴，三盛病在太阴，四盛以上为关阴。人迎与寸口俱盛四倍以上为关格，关格之脉羸[①]，不能极于天地之精气，则死矣。

五脏生成篇第十

心之合脉也，其荣色也，其主肾也。肺之合皮也，其荣毛也，其主心也。肝之合筋也，其荣爪也，其主肺也。脾之合肉也，其荣唇也，其主肝也。肾之合骨也，其荣发也，其主脾也。

是故多食咸，则脉凝泣而变色；多食苦，则皮槁而毛拔；多食辛，则筋急而爪枯；多食酸，则肉胝胎而唇揭；多食甘，则骨痛而发落，此五味之所伤也。故心欲苦，肺欲辛，肝欲酸，脾欲甘，肾欲咸，此五味之所合也。

五脏之气，故色见青如草兹者死，黄如枳实者死，黑如炲者死，赤如衃血者死，白如枯骨者死，此五色之见死也。青如翠羽者生，赤如鸡冠者生，黄如蟹腹者生，白如豕膏者生，黑如乌羽者生，此五色之见生也。生于心，如以缟[②]裹朱；生于肺，如以缟裹红；生于肝，如以缟裹绀；生于脾，如以缟裹栝楼实；生于肾，如以缟裹紫，此五脏所生之外荣也。色味当五脏：白当肺、辛，赤当心、苦，青当肝、酸，黄当脾、甘，黑当肾、咸。故白当皮，赤当脉，青当筋，黄当肉，黑当骨。

诸脉者皆属于目，诸髓者皆属于脑，诸筋者皆属于肝[③]，诸血者皆属于心，诸气者皆属于肺，此四肢八溪之朝夕也。

故人卧血归于肝，肝受血而能视，足受血而能步，掌受血而能握，指

① 羸：原作“赢”，形近似误。
② 缟：白绢。
③ 肝：原作“节”，据《太素》改。

受血而能摄。卧出而风吹之，血凝于肤者为痹，凝于脉者为泣，凝于足者为厥，此三者，血行而不得反其空，故为痹厥也。人有大谷十二分，小溪三百五十四名，少十二俞，此皆卫气之所留止，邪气之所客也，针石缘而去之。

诊病之始，五决为纪，欲知其始，先建其母。所谓五决者，五脉也。是以头痛巅疾，下虚上实，过[①]在足少阴、巨阳，甚则入肾。徇蒙招尤，目冥耳聋，下实上虚，过在足少阳、厥阴，甚则入肝。腹满䐜胀，支膈胠胁，下厥上冒，过在足太阴、阳明。咳嗽上气，厥在胸中，过在手阳明、太阴。心烦头痛，病在膈中，过在手巨阳、少阴。

夫脉之小、大、滑、涩、浮、沉，可以指别；五脏之象，可以类推；五脏相音，可以意识，五色微诊，可以目察。能合脉色，可以万全。赤，脉之至也，喘而坚，诊曰有积气在中，时害于食，名曰心痹，得之外疾，思虑而心虚，故邪从之。白，脉之至也，喘而浮，上虚下实，惊，有积气在胸中，喘而虚，名曰肺痹，寒热，得之醉而使内也。青，脉之至也，长而左右弹，有积气在心下支胠，名曰肝痹，得之寒湿，与疝同法，腰痛足清头痛。黄，脉之至也，大而虚，有积气在腹中，有厥气，名曰厥疝，女子同法，得之疾使四肢汗出当风。黑，脉之至也，上坚而大，有积气在小腹与阴，名曰肾痹，得之沐浴清水而卧。凡相五色之奇脉[②]，面黄目青，面黄目赤，面黄目白，面黄目黑者，皆不死也。面青目赤，面赤目白，面青目黑，面黑目白，面赤目青，皆死也。

五脏别论篇第十一

黄帝问曰：余闻方士，或以脑髓为脏，或以肠胃为脏，或以为腑，敢

---

① 过：即病。

② “之奇脉”三字。据《太素》《甲乙经》及下文义，当删除。

问更相反，皆自谓是，不知其道，愿闻其说。

岐伯对曰：脑、髓、骨、脉、胆女子胞，此六者，地气之所生也，皆藏于阴而象于地，故藏而不泻，名曰奇恒之府。夫胃、大肠、小肠、三焦、膀胱，此五者，天气之所生也，其气象天，故泻而不藏，此受五脏浊气，名曰传化之府，此不能久留输泻者也。魄门亦为五脏使，水谷不得久藏。所谓五脏者，藏精气而不泻也，故满而不能实。六腑者，传化物而不藏，故实而不能满也。所以然者，水谷入口，则胃实而肠虚；食下，则肠实而胃虚。故曰实而不满，满而不实也。

帝曰：气口何以独为五脏主？岐伯曰：胃者，水谷之海，六腑之大源也。五味入口，藏于胃以养五脏气，气口亦太阴也。是以五脏六腑之气味，皆出于胃，变见于气口。故五气入鼻，藏于心肺，心肺有病，而鼻为之不利也。凡治病必察其上[①]下，适其脉，观其志意，与其病也。拘于鬼神者，不可与言至德。恶于针石者，不可与言至巧。病不许治者，病必不治，治之无功矣。

① 上：原作无此字，据《太素》补。

卷第四

异法方宜论篇第十二

黄帝问曰：医之治病也，一病而治各不同，皆愈何也？岐伯对曰：地势使然也。故东方之域，天地之所始生也，鱼盐之地，海滨傍水，其民食鱼而嗜咸，皆安其处，美其食，鱼者使人热中，盐者胜血，故其民皆黑色疏理，其病皆为痈疡，其治宜砭石，故砭石者，亦从东方来。

西方者，金玉之域，沙石之处，天地之所收引也，其民陵居而多风，水土刚强，其民不衣而褐荐，其民华食而脂肥，故邪不能伤其形体，其病生于内，其治宜毒药，故毒药者，亦从西方来。

北方者，天地所闭藏之域也，其地高陵居，风寒冰冽，其民乐野处而乳食，脏寒生满病，其治宜灸焫。故灸焫者，亦从北方来。

南方者，天地所长养，阳之所盛处也，其地下，水土弱，雾露之所聚也，其民嗜酸而食胕。故其民皆致理而赤色，其病挛痹，其治宜微针。故九针者，亦从南方来。

中央者，其地平以湿，天地所以生万物也众，其民食杂而不劳，故其病多痿厥寒热，其治宜导引按跷，故导引按跷者，亦从中央出也。故圣人杂合以治，各得其所宜，故治所以异而病皆愈者，得病之情，知治之大体也。

移精变气论篇第十三

黄帝问曰：余闻古之治病，惟其移精变气，可祝由而已。今世治病，毒药治其内，针石治其外，或愈或不愈，何也？

岐伯对曰：往古人居禽兽之间，动作以避寒，阴居以避暑，内无眷慕之累，外无伸宦之形，此恬憺之世，邪不能深入也。故毒药不能治其内，针石不能治其外，故可移精祝由而已。当今之世不然，忧患缘其内，苦形伤其外，又失四时之从，逆寒暑之宜，贼风数至，虚邪朝夕，内至五脏骨髓，外伤空窍肌肤，所以小病必甚，大病必死，故祝由不能已也。

帝曰：善。余欲临病人，观死生，决嫌疑，欲知其要，如日月光，可得闻乎？岐伯曰：色脉者，上帝之所贵也，先师之所传也。上古使僦贷季，理色脉而通神明，合之金木水火土四时，八风六合，不离其常，变化相移，以观其妙，以知其要，欲知其要，则色脉是矣。色以应日，脉以应月，常求其要，则其要也。夫色之变化，以应四时之脉，此上帝之所贵，以合于神明也，所以远死而近生。生道以长，命曰圣王。中古之治病，至而治之，汤液十日，以去八风五痹之病，十日不已，治以草苏草荄之枝，本末为助，标本已得，邪气乃服。暮世之治病也则不然，治不本四时，不知日月，不审逆从，病形已成，乃欲微针治其外，汤液治其内，粗工凶凶，以为可攻，故病未已，新病复起。

帝曰：愿闻要道。岐伯曰：治之要极，无失色脉，用之不惑，治之大则。逆从倒行，标本不得，亡神失国。去故就新，乃得真人。帝曰：余闻其要于夫子矣，夫子言不离色脉，此余之所知也。岐伯曰：治之极于一。帝曰：何谓一？岐伯曰：一者因得之。帝曰：奈何？岐伯曰：闭户塞牖，系之病者，数问其情，以从其意，得神者昌，失神者亡。帝曰：善。

汤液醪醴论篇第十四

黄帝问曰：为五谷汤液及醪醴奈何？岐伯对曰：必以稻米，炊之稻薪，稻米者完，稻薪者坚。帝曰：何以然？岐伯曰：此得天地之和，高下之宜，故能至完，伐取得时，故能至坚也。

帝曰：上古圣人作汤液醪醴，为而不用何也？岐伯曰：自古圣人之作汤液醪醴者，以为备耳，夫上古作汤液，故为而弗服也。中古之世，道德稍衰，邪气时至，服之万全。帝曰：今之世不必已何也？岐伯曰：当今之世，必齐毒药攻其中，镵石针艾治其外也。帝曰：形弊血尽而功不立者何？岐伯曰：神不使也。帝曰：何谓神不使？岐伯曰：针石，道也。精神不进，志意不治，故病不可愈。今精坏神去，荣卫不可复收。何者？嗜欲无穷，而忧患不止，精气弛坏，荣泣卫除，故神去之而病不愈也。

帝曰：夫病之始生也，极微极精，必先入结于皮肤。今良工皆称曰：病成名曰逆，则针石不能治，良药不能及也。今良工皆得其法，守其数，亲戚兄弟远近音声日闻于耳，五色日见于目，而病不愈者，亦何暇不早乎？岐伯曰：病为本，工为标，标本不得，邪气不服，此之谓也。

帝曰：其有不从毫毛而生，五脏阳以竭也，津液充郭，其魄独居，孤精于内，气耗于外，形不可与衣相保，此四极急而动中，是气拒于内，而形施于外，治之奈何？岐伯曰：平治于权衡，去宛陈莝，微动四极，温衣，缪刺其处，以复其形。开鬼门，洁净府，精以时服，五阳已布，疏涤五脏，故精自生，形自盛，骨肉相保，巨气乃平。帝曰：善。

玉版论要篇第十五

黄帝问曰：余闻揆度奇恒，所指不同，用之奈何？岐伯对曰：揆度者，度病之浅深也。奇恒者，言奇病也。请言道之至数，五色脉变，揆度奇恒，道在于一。神转不回，回则不转，乃失其机，至数之要，迫近以微，著之玉版，命曰合玉机。

客①色见上下左右，各在其要。其色见浅者，汤液主治，十日已。其见深者，必齐主治，二十一日已。其见大深者，醪酒主治，百日已。色夭面脱，不治，百日尽已。脉短气绝死，病温虚甚死。

色见上下左右，各在其要。上为逆，下为从。女子右为逆，左为从；男子左为逆，右为从。易，重阳死，重阴死。阴阳反作，治在权衡相夺，奇恒事也，揆度事也。

搏脉痹躄，寒热之交。脉孤为消气，虚泄为夺血。孤为逆，虚为从。行奇恒之法，以太阴始。行所不胜曰逆，逆则死；行所胜曰从，从则活。八风四时之胜，终而复始，逆行一过，不复可数，论要毕矣。

诊要经终论篇第十六

黄帝问曰：诊要何如？岐伯对曰：正月二月，天气始方，地气始发，人气在肝。三月四月，天气正方，地气定发，人气在脾。五月六月，天气盛，地气高，人气在头。七月八月，阴气始杀，人气在肺。九月十月，阴

① 客：原作“容”，据《太素》及新校正引全本改。

气始冰，地气始闭，人气在心。十一月十二月，冰复，地气合，人气在肾。

故春刺散俞，及与分理，血出而止，甚者传气，间者环也。夏刺络俞，见血而止，尽气闭环，痛病必下。秋刺皮肤，循理，上下同法，神变而止。冬刺俞窍于分理，甚者直下，间者散下。春夏秋冬，各有所刺，法其所在。

春刺夏分，脉乱气微，入淫骨髓，病不能愈，令人不嗜食，又且少气。春刺秋分，筋挛逆气，环为咳嗽，病不愈，令人时惊，又且哭。春刺冬分，邪气著藏，令人胀，病不愈，又且欲言语。

夏刺春分，病不愈，令人解堕。夏刺秋分，病不愈，令人心中欲无言，惕惕如人将捕之。夏刺冬分，病不愈，令人少气，时欲怒。

秋刺春分，病不已，令人惕然欲有所为，起而忘之。秋刺夏分，病不已，令人益嗜卧，又且善梦。秋刺冬分，病不已，令人洒洒时寒。

冬刺春分，病不已，令人欲卧不能眠，眠而有见。冬刺夏分，病不愈，气上，发为诸痹。冬刺秋分，病不已，令人善渴。

凡刺胸腹者，必避五脏。中心者环死，① 中脾者五日死，中肾者七日死，中肺者五日死，中膈者，皆为伤中，其病虽愈，不过一岁必死。刺避五脏者，知逆从也。所谓从者，膈与脾肾之处，不知者反之。刺胸腹者，必以布憿著之，乃从单布上刺，刺之不愈复刺。刺针必肃，刺肿摇针，经刺勿摇，此刺之道也。

帝曰：愿闻十二经脉之终奈何？岐伯曰：太阳之脉，其终也，戴眼反折瘛疭，其色白，绝汗乃出，出则死矣。少阳终者，耳聋百节皆纵，目睘绝系，绝系一日半死，其死也，色先青白，乃死矣。阳明终者，口目动作，善惊妄言，色黄，其上下经盛，不仁，则终矣。少阴终者，面黑，齿长而垢，腹胀闭，上下不通而终矣。太阴终者，腹胀闭不得息，善噫善呕，呕则逆，逆则面赤，不逆则上下不通，不通则面黑皮毛焦而终矣。厥阴终者，中热嗌干，善溺心烦，甚则舌卷卵上缩而终矣。此十二经之所败也。

---

① 据《刺禁论》：此处疑缺“中肝者五日死”。

卷第五

脉要精微论篇第十七

黄帝问曰：诊法何如？岐伯对曰：诊法常以平旦，阴气未动，阳气未散，饮食未进，经脉未盛，络脉调匀，气血未乱，故乃可诊有过之脉。切脉动静而视精明，察五色，观五脏有余不足，六腑强弱，形之盛衰，以此参伍，决死生之分。

夫脉者，血之府也，长则气治，短则气病，数则烦心，大则病进，上盛则气高，下盛则气胀，代则气衰，细则气少，涩则心痛，浑浑革至如涌泉，病进而色弊，绵绵其去如弦绝，死。

夫精明五色者，气之华也，赤欲如白裹朱，不欲如赭；白欲如鹅羽，不欲如盐；青欲如苍璧之泽，不欲如蓝；黄欲如罗裹雄黄，不欲如黄土；黑欲如重漆色，不欲如地苍。五色精微象见矣，其寿不久也。夫精明者，所以视万物，别白黑，审短长。以长为短，以白为黑，如是则精衰矣。

五脏者，中之守也，中盛脏满，气胜伤恐者，声如从室中言，是中气之湿也。言而微，终日乃复言者，此夺气也。衣被不敛，言语善恶，不避亲疏者，此神明之乱也。仓廪不藏者，是门户不要也。水泉不止者，是膀胱不藏也。得守者生，失守者死。

夫五脏者，身之强也，头者精明之府，头倾视深，精神将夺矣。背者胸中之府，背曲肩随，府将坏矣。腰者肾之府，转摇不能，肾将惫矣。膝者筋之府，屈伸不能，行则偻附，筋将惫矣。骨者髓之府，不能久立，行则振掉，骨将惫矣。得强则生，失强则死。

岐伯曰：反四时者，有余为精，不足为消。应太过，不足为精；应不足，有余为消。阴阳不相应，病名曰关格。

帝曰：脉其四时动奈何？知病之所在奈何？知病之所变奈何？知病乍在内奈何？知病乍在外奈何？请问此五者，可得闻乎？岐伯曰：请言其与天运转大也。万物之外，六合之内，天地之变，阴阳之应，彼春之暖，为夏之暑，彼秋之忿，为冬之怒，四变之动，脉与之上下，以春应中规，夏应中矩，秋应中衡，冬应中权。是故冬至四十五日，阳气微上，阴气微下；夏至四十五日，阴气微上，阳气微下。阴阳有时，与脉为期，期而相失，知脉所分，分之有期，故知死时。微妙在脉，不可不察，察之有纪，从阴阳始，始之有经，从五行生，生之有度，四时为宜，补泻勿失，与天地如一，得一之情，以知死生。是故声合五音，色合五行，脉合阴阳。

是知阴盛则梦涉大水恐惧，阳盛则梦大火燔灼，阴阳俱盛则梦相杀毁伤；上盛则梦飞，下盛则梦堕；甚饱则梦予，甚饥则梦取；肝气盛则梦怒，肺气盛则梦哭；短虫多则梦聚众，长虫多则梦相击毁伤。

是故持脉有道，虚静为保。春日浮，如鱼之游在波，夏日在肤，泛泛乎万物有余；秋日下肤，蛰虫将去；冬日在骨，蛰虫周密，君子居室。故曰：知内者按而纪之，知外者终而始之。此六者，持脉之大法。

心脉搏坚而长，当病舌卷不能言；其软而散者，当消环自已。肺脉搏坚而长，当病唾血；其耎而散者，当病灌汗，至令[①]不复散发也。肝脉搏坚而长，色不青，当病坠若搏，因血在胁下，令人喘逆；其耎而散色泽者，当病溢饮，溢饮者渴暴多饮，而易人肌皮肠胃之外也。胃脉搏坚而长，其色赤，当病折髀；其耎而散者，当病食痹。脾脉搏坚而长，其色黄，当病少气；其耎而散色不泽者，当病足骱肿，若水状也。肾脉搏坚而长，其色黄而赤者，当病折腰；其耎而散者，当病少血，至令不复也。

帝曰：诊得心脉而急，此为何病？病形何如？岐伯曰：病名心疝，少

---

① 令：原作“今”，据《太素》改。下同。

腹当有形也。帝曰：何以言之？岐伯曰：心为牡脏，小肠为之使，故曰少腹当有形也。帝曰：诊得胃脉，病形何如？岐伯曰：胃脉实则胀，虚则泄。帝曰：病成而变何谓？岐伯曰：风成为寒热，瘅成为消中，厥成为巅疾，久风为飧泄，脉风成为疠，病之变化，不可胜数。

帝曰：诸痈肿筋挛骨痛，此皆安生？岐伯曰：此寒气之肿，八风之变也。帝曰：治之奈何？岐伯曰：此四时之病，以其胜治之愈也。

帝曰：有故病五脏发动，因伤脉色，各何以知其久暴至之病乎？岐伯曰：悉乎哉问也！征其脉小色不夺者，新病也；征其脉不夺其色夺者，此久病也；征其脉与五色俱夺者，此久病也；征其脉与五色俱不夺者，新病也。肝与肾脉并至，其色苍赤，当病毁伤不见血，已见血，湿若中水也。尺内两旁，则季胁也，尺外以候肾，尺里以候腹中。附上，左外以候肝，内以候膈；右外以候胃，内以候脾。上附上，右外以候肺，内以候胸中；左外以候心，内以候膻中。前以候前，后以候后。上竟上者，胸喉中事也；下竟下者，少腹腰股膝胫足中事也。

粗大者，阴不足阳有余，为热中也。来疾去徐，上实下虚，为厥巅疾；来徐去疾，上虚下实，为恶风也。故中恶风者，阳气受也。有脉俱沉细数者，少阴厥也；沉细数散者，寒热也；浮而散者为眴仆。诸浮不躁者皆在阳，则为热；其有躁者在手。诸细而沉者皆在阴，则为骨痛；其有静者在足。数动一代者，病在阳之脉也，泄及便脓血。诸过者切之，涩者阳气有余也，滑者阴气有余也。阳气有余为身热无汗，阴气有余为多汗身寒，阴阳有余则无汗而寒。推而外之，内而不外，有心腹积也。推而内之，外而不内，身有热也。推而上之，上而不下，腰足清也。推而下之，下而不上，头项痛也。按之至骨，脉气少者，腰脊痛而身有痹也。

平人气象论篇第十八

黄帝问曰：平人何如？岐伯对曰：人一呼脉再动，一吸脉亦再动，呼吸定息脉五动，闰以太息，命曰平人。平人者，不病也。常以不病调病人，医不病，故为病人平息以调之为法。

人一呼脉一动，一吸脉一动，曰少气。人一呼脉三动，一吸脉三动而躁，尺热曰病温，尺不热脉滑曰病风，脉涩曰痹。人一呼脉四动以上曰死，脉绝不至曰死，乍疏乍数曰死。

平人之常气禀于胃，胃者平人之常气也，人无胃气曰逆，逆者死。春胃微弦曰平，弦多胃少曰肝病，但弦无胃曰死，胃而有毛曰秋病，毛甚曰今病。脏真散于肝，肝藏筋膜之气也。夏胃微钩曰平，钩多胃少曰心病，但钩无胃曰死，胃而有石曰冬病，石甚曰今病。脏真通于心，心藏血脉之气也。长夏胃微软弱曰平，弱多胃少曰脾病，但代无胃曰死，软弱有石曰冬病，弱甚曰今病。脏真濡于脾，脾藏肌肉之气也。秋胃微毛曰平，毛多胃少曰肺病，但毛无胃曰死，毛而有弦曰春病，弦甚曰今病。脏真高于肺，以行荣卫阴阳也。冬胃微石曰平，石多胃少曰肾病，但石无胃曰死，石而有钩曰夏病，钩甚曰今病。脏真下于肾，肾藏骨髓之气也。

胃之大络，名曰虚里，贯膈络肺，出于左乳下，其动应衣，脉宗气也。盛喘数绝者，则病在中；结而横，有积矣；绝不至曰死。乳之下其动应衣，宗气泄也。

欲知寸口太过与不及，寸口之脉中手短者，曰头痛。寸口脉中手长者，曰足胫痛。寸口脉中手促上击者，曰肩背痛。寸口脉沉而坚者，曰病在中。寸口脉浮而盛者，曰病在外。寸口脉沉而弱，曰寒热及疝瘕少腹痛。寸口脉沉而横，曰胁下有积，腹中有横积痛。寸口脉沉而喘，曰寒热。脉盛滑坚者，曰病在外。脉小实而坚者，病在内。脉小弱以涩，谓之久病。脉滑浮而疾者，谓之新病。脉急者，曰疝瘕少腹痛。脉滑曰风。脉涩曰痹。缓而滑曰热中。盛而紧曰胀。

脉从阴阳，病易已；脉逆阴阳，病难已。脉得四时之顺，曰病无他；脉反四时及不间脏，曰难已。

臂多青脉，曰脱血。尺脉缓涩，谓之解㑊安卧。尺热①脉盛，谓之脱血。尺涩脉滑，谓之多汗。尺寒脉细，谓之后泄。脉尺粗常热者，谓之热中。

肝见庚辛死，心见壬癸死，脾见甲乙死，肺见丙丁死，肾见戊己死，是谓真脏见皆死。

颈脉动疾喘②咳，曰水。目裹微肿如卧蚕起之状，曰水。溺黄赤安卧者，黄疸。已食如饥者，胃疸。面肿曰风，足胫肿曰水，目黄者曰黄疸。妇人手少阴脉动甚者，妊子也。

脉有逆从四时，未有脏形，春夏而脉瘦③，秋冬而脉浮大，命曰逆四时也。风热而脉静，泄而脱血脉实，病在中脉虚，病在外脉涩坚者，皆难治，命曰反四时也。

人以水谷为本，故人绝水谷则死，脉无胃气亦死。所谓无胃气者，但得真脏脉不得胃气也。所谓脉不得胃气者，肝不弦肾不石也。

太阳脉至，洪大以长，少阳脉至，乍数乍疏，乍短乍长；阳明脉至，浮大而短。

夫平心脉来，累累如连珠，如循琅玕，曰心平，夏以胃气为本。病心脉来，喘喘连属，其中微曲，曰心病。死心脉来，前曲后居，如操带钩，曰心死。

平肺脉来，厌厌聂聂，如落榆荚，曰肺平，秋以胃气为本。病肺脉来，不上不下，如循鸡羽，曰肺病。死肺脉来，如物之浮，如风吹毛，曰肺死。

平肝脉来，软弱招招，如揭长竿末梢，曰肝平，春以胃气为本。病肝脉来，盈实而滑，如循长竿，曰肝病。死肝脉来，急益劲，如新张弓弦，曰肝死。

平脾脉来，和柔相离，如鸡践地，曰脾平，长夏以胃气为本。病脾脉

---

① 尺热：原无此二字，据《太素》及上下文义补。
② 疾喘：原作“喘疾”，据《太素》改。
③ 瘦：新校正云按《玉机真脏论》作“沉涩”。

来，实而盈数，如鸡举足，曰脾病。死脾脉来，锐坚如鸟[1]之喙，如鸟之距，如屋之漏，如水之流，曰脾死。

平肾脉来，喘喘累累如钩，按之而坚，曰肾平，冬以胃气为本。病肾脉来，如引葛，按之益坚，曰肾病。死肾脉来，发如夺索，辟辟如弹石，曰肾死。

① 鸟：原作“马”，据《脉经》“如鸟之啄”改。

卷第六

玉机真脏论篇第十九

黄帝问曰：春脉如弦，何如而弦？岐伯对曰：春脉者肝也，东方木也，万物之所以始生也，故其气来，软弱轻虚而滑，端直以长，故曰弦，反此者病。帝曰：何如而反？岐伯曰：其气来实而强，此谓太过，病在外；其气来不实而微，此谓不及，病在中。帝曰：春脉太过与不及，其病皆何如？岐伯曰：太过则令人善忘[①]，忽忽眩冒而巅疾；其不及则令人胸痛引背，下则两胁胠满。帝曰：善。

夏脉如钩，何如而钩？岐伯曰：夏脉者心也，南方火也，万物之所以盛长也，故其气来盛去衰，故曰钩，反此者病。帝曰：何如而反？岐伯曰：其气来盛去亦盛，此谓太过，病在外；其气来不盛去反盛，此谓不及，病在中。帝曰：夏脉太过与不及，其病皆何如？岐伯曰：太过则令人身热而肤痛，为浸淫；其不及则令人烦心，上见咳唾，下为气泄。帝曰：善。

秋脉如浮，何如而浮？岐伯曰：秋脉者肺也，西方金也，万物之所以收成也，故其气来，轻虚以浮，来急去散，故曰浮，反此者病。帝曰：何如而反？岐伯曰：其气来，毛而中央坚，两旁虚，此谓太过，病在外；其气来，毛而微，此谓不及，病在中。帝曰：秋脉太过与不及，其病皆何如？岐伯曰：太过则令人逆气而背痛，愠愠然；其不及则令人喘，呼吸少气而

① 忘：王冰注为“怒”。

咳，上气见血，下闻病音。帝曰：善。

冬脉如营，何如而营？岐伯曰：冬脉者肾也，北方水也，万物之所以合藏也，故其气来沉以搏，故曰营，反此者病。帝曰：何如而反？岐伯曰：其气来如弹石者，此谓太过，病在外；其去如数者，此谓不及，病在中。帝曰：冬脉太过与不及，其病皆何如？岐伯曰：太过则令人解㑊，脊脉痛而少气不欲言；其不及则令人心悬如病饥，𦛗中清，脊中痛，少腹满，小便变①。帝曰：善。

帝曰：四时之序，逆从之变异也，然脾脉独何主？岐伯曰：脾脉者土也，孤脏以灌四旁者也。帝曰：然则脾善恶，可得见之乎？岐伯曰：善者不可得见，恶者可见。帝曰：恶者何如可见？岐伯曰：其来如水之流者，此谓太过，病在外；如鸟之喙者，此谓不及，病在中。帝曰：夫子言脾为孤脏，中央土以灌四旁，其太过与不及，其病皆何如？岐伯曰：太过则令人四肢不举；其不及，则令人九窍不通，名曰重强。

帝瞿然而起，再拜而稽首曰：善。吾得脉之大要，天下至数，五色脉变，揆度奇恒，道在于一，神转不回，回则不转，乃失其机，至数之要，迫近以微，著之玉版，藏之于②腑，每旦读之，名曰《玉机》。

五脏受气于其所生，传之于其所胜，气舍于其所生，死于其所不胜。病之且死，必先传行至其所不胜，病乃死。此言气之逆行也，故死。肝受气于心，传之于脾，气舍于肾，至肺而死。心受气于脾，传之于肺，气舍于肝，至肾而死。脾受气于肺，传之于肾，气舍于心，至肝而死。肺受气于肾，传之于肝，气舍于脾，至心而死。肾受气于肝，传之于心，气舍于肺，至脾而死。此皆逆死也。一日一夜五分之，此所以占死生之早暮也。

黄帝曰：五脏相通，移皆有次，五脏有病，则各传其所胜。不治，法三月若六月，若三日若六日，传五脏而当死，是顺传所胜之次。故

① 变：《脉经》作“黄赤”。

② 于：原作“脏”，据《太素》改。

曰：别于阳者，知病从来；别于阴者，知死生之期。言知至其所困而死。

是故风者百病之长也，今风寒客于人，使人毫毛毕直，皮肤闭而为热，当是之时，可汗而发也；或痹不仁肿痛，当是之时，可汤熨及火灸刺而去之。弗治，病人舍于肺，名曰肺痹，发咳上气。弗治，肺即传而行之肝，病名曰肝痹，一名曰厥，胁痛出食，当是之时，可按若刺耳。弗治，肝传之脾，病名曰脾风，发瘅，腹中热，烦心出黄，当此之时，可按可药可浴。弗治，脾传之肾，病名曰疝瘕，少腹冤热而痛，出白，一名曰蛊，当此之时，可按可药。弗治，肾传之心，病筋脉相引而急，病名曰瘛，当此之时，可灸可药。弗治，满十日，法当死。肾因传之心，心即复反传而行之肺，发寒热，法当三岁死，此病之次也。然其卒发者，不必治于传，或其传化有不以次，不以次入者，忧恐悲喜怒，令不得以其次，故令人有大病矣。因而喜大虚则肾气乘矣，怒则肝气乘矣，悲则肺气乘矣，恐则脾气乘矣，忧则心气乘矣，此其道也。故病有五，五五二十五变，及其传化。传，乘之名也。

大骨枯槁，大肉陷下，胸中气满，喘息不便，其气动形，期六月死，真脏脉见，乃予之期日。大骨枯槁，大肉陷下，胸中气满，喘息不便，内痛引肩项，期一月死，真脏见，乃予之期日。大骨枯槁，大肉陷下，胸中气满，喘息不便，内痛引肩项，身热脱肉破䐃，真脏见，十月之内死。大骨枯槁，大肉陷下，肩髓内消，动作益衰，真脏来见，期一岁死，见其真脏，乃予之期日。大骨枯槁，大肉陷下，胸中气满，腹内痛，心中不便，肩项身热，破䐃脱肉，目眶陷，真脏见，目不见人，立死，其见人者，至其所不胜之时则死。

急虚身中卒至，五脏绝闭，脉道不通，气不往来，譬于堕溺，不可为期。其脉绝不来，若人一息五六至，其形肉不脱，真脏虽不见，犹死也。

真肝脉至，中外急，如循刀刃责责然，如按琴瑟弦，色青白不泽，毛折，乃死。真心脉至，坚而搏，如循薏苡子累累然，色赤黑不泽，毛折，乃死。真肺脉至，大而虚，如以毛羽中人肤，色白赤不泽，毛折，乃死。

真肾脉至，搏而绝，如指弹石辟辟然，色黑黄不泽，毛折，乃死。真脾脉至，弱而乍数乍疏，色黄青不泽，毛折，乃死。诸真脏脉见者，皆死不治也。

黄帝曰：见真脏曰死，何也？岐伯曰：五脏者皆禀气于胃，胃者五脏之本也，脏气者，不能自至[①]于手太阴，必因于胃气，乃至于手太阴也，故五脏各以其时，自为而至于手太阴也。故邪气胜者，精气衰也，故病甚者，胃气不能与之俱至于手太阴，故真脏之气独见，独见者病胜脏也，故曰死。帝曰：善。

黄帝曰：凡治病，察其形气色泽，脉之盛衰，病之新故，乃治之无后其时。形气相得，谓之可治；色泽以浮，谓之易已；脉从四时，谓之可治；脉弱以滑，是有胃气，命曰易治，取之以时。形气相失，谓之难治；色夭不泽，谓之难已；脉实以坚，谓之益甚；脉逆四时，为不可治。必察四难，而明告之。

所谓逆四时者，春得肺脉，夏得肾脉，秋得心脉，冬得脾脉，其至皆悬绝沉涩者，命曰逆。四时未有脏形，于春夏而脉沉涩，秋冬而脉浮大，名曰逆四时也。

病热脉静，泄而脉大，脱血而脉实，病在中脉实坚，病在外脉不实坚者，皆难治。

黄帝曰：余闻虚实以决死生，愿闻其情。岐伯曰：五实死，五虚死。帝曰：愿闻五实五虚。岐伯曰：脉盛，皮热，腹胀，前后不通，闷瞀，此谓五实。脉细，皮寒，气少，泄利前后，饮食不入，此谓五虚。帝曰：其时有生者何也？岐伯曰：浆粥入胃，泄注止，则虚者活；身汗得后利，则实者活。此其候也。

---

① 至：原作“致”，据下文改。

三部九候论篇第二十

黄帝问曰：余闻九针于夫子，众多博大，不可胜数。余愿闻要道，以属子孙，传之后世，著之骨髓，藏之肝肺，歃血而受，不敢妄泄，令合天道，必有终始，上应天光星辰历纪，下副四时五行，贵贱更立[①]，冬阴夏阳，以人应之奈何？愿闻其方。岐伯对曰：妙乎哉问也！此天地之至数。帝曰：愿闻天地之至数，合于人形血气，通决死生，为之奈何？岐伯曰：天地之至数，始于一，终于九焉。一者天，二者地，三者人，因而三之，三三者九，以应九野。故人有三部，部有三候，以决死生，以处百病，以调虚实，而除邪疾。

帝曰：何谓三部？岐伯曰：有下部，有中部，有上部，部各有三候，三候者，有天有地有人也，必指而导之，乃以为真。上部天，两额之动脉；上部地，两颊之动脉；上部人，耳前之动脉。中部天，手太阴也；中部地，手阳明也；中部人，手少阴也。下部天，足厥阴也；下部地，足少阴也；下部人，足太阴也。故下部之天以候肝，地以候肾，人以候脾胃之气。帝曰：中部之候奈何？岐伯曰：亦有天，亦有地，亦有人。天以候肺，地以候胸中之气，人以候心。帝曰：上部以何候之？岐伯曰：亦有天，亦有地，亦有人。天以候头角之气，地以候口齿之气，人以候耳目之气。三部者，各有天，各有地，各有人。三而成天，三而成地，三而成人。三而三之，合则为九，九分为九野，九野为九脏。故神脏五，形脏四，合为九脏。五脏已败，其色必夭，夭必死矣。

帝曰：以候奈何？岐伯曰：必先度其形之肥瘦，以调其气之虚实，实则泻之，虚则补之。必先去其血脉而后调之，无问其病，以平为期。帝曰：决死生奈何？岐伯曰：形盛脉细，少气不足以息者危。形瘦脉大，胸中多

---

① 立：原作“互”，据元胡刻本，明居敬堂本，正统道藏本改。

气者死。形气相得者生，参伍不调者病。三部九候皆相失者死。上下左右之脉相应如参舂者病甚。上下左右相失不可数者死。中部之候虽独调，与众脏相失者死。中部之候相减者死。目内陷者死。

帝曰：何以知病之所在？岐伯曰：察九候独小者病，独大者病，独疾者病，独迟者病，独热者病，独寒者病，独陷下者病。以左手足上[①]去踝五寸按之，以[②]右手足当踝而弹之，其应过五寸以上，蠕蠕然者不病；其应疾，中手浑浑然者病；中手徐徐然者病；其应上不能至五寸，弹之不应者死。是以脱肉身不去者死。中部乍疏乍数者死。其脉代而钩者，病在络脉。九候之相应也，上下若一，不得相失。一候后则病，二候后则病甚，三候后则病危。所谓后者，应不俱也。察其腑脏，以知死生之期，必先知经脉，然后知病脉，真脏脉见者胜死。足太阳气绝者，其足不可屈伸，死必戴眼。

帝曰：冬阴夏阳奈何？岐伯曰：九候之脉，皆沉细悬绝者为阴，主冬，故以夜半死。盛躁喘数者为阳，主夏，故以日中死。是故寒热病者，以平旦死。热中及热病者，以日中死。病风者，以日夕死。病水者，以夜半死。其脉乍疏乍数乍迟乍疾者，日乘四季死。形肉已脱，九候虽调，犹死。七诊[③]虽见，九候皆从者不死。所言不死者，风气之病及经月之病，似七诊之病而非也，故言不死。若有七诊之病，其脉候亦败者死矣，必发哕噫。必审问其所始病，与今之所方病，而后各切循其脉，视其经络浮沉，以上下逆从循之，其脉疾者不病，其脉迟者病，脉不往来者死，皮肤著者死。帝曰：其可治者奈何？岐伯曰：经病者治其经，孙络病者治其孙络血，血病身有痛者治其经络。其病者在奇邪，奇邪之脉则缪刺之。留瘦不移，节而刺之。上实下虚，切而从之，索其结络脉，刺出其血，以见通之。瞳子高者太阳不足，戴眼者太阳已绝，此决死生之要，不可不察也。手指及手外踝上五指留针。

---

① 原作“上上”，据《甲乙经》删去一“上”字。

② 以：原作“庶”，据《甲乙经》改。

③ 七诊：指七种脉象：独小，独大、独疾、独迟、独热、独寒、独下。

卷第七

经脉别论篇第二十一

黄帝问曰：人之居处动静勇怯，脉亦为之变乎？岐伯对曰：凡人之惊恐恚劳动静，皆为变也。是以夜行则喘出于肾，淫气病肺。有所堕恐，喘出于肝，淫气害脾。有所惊恐，喘出于肺，淫气伤心。度水跌仆，喘出于肾与骨，当是之时，勇者气行则已，怯者则着而为病也。故曰：诊病之道，观人勇怯骨肉皮肤，能知其情，以为诊法也。

故饮食饱甚，汗出于胃；惊而夺精，汗出于心；持重远行，汗出于肾；疾走恐惧，汗出于肝；摇体劳苦，汗出于脾。故春秋冬夏，四时阴阳，生病起于过用，此为常也。

食气入胃，散精于肝，淫气于筋。食气入胃，浊气归心，淫精于脉。脉气流经，经气归于肺，肺朝百脉，输精于皮毛。毛脉合精，行气于腑。腑精神明，留于四脏，气归于权衡。权衡以平，气口成寸，以决死生。

饮入于胃，游溢精气，上输于脾。脾气散精，上归于肺，通调水道，下输膀胱。水精四布，五经并行，合于四时五脏阴阳，揆度以为常也。

太阳脏独至，厥喘虚气逆，是阴不足阳有余也，表里当俱泻，取之下俞。阳明脏独至，是阳气重并也，当泻阳补阴，取之下俞。少阳脏独至，是厥气也，跻前卒大，取之下俞，少阳独至者，一阳之过也。太阴脏搏者，用心省真，五脉气少，胃气不平，三阴也，宜治其下俞，补阳泻阴。二阴独啸，少阴厥也[1]，阳并于上，四脉争张，气归于肾，宜治其经络，泻阳补阴。一阴至，厥阴之治也，真虚痟心，厥气留薄，发为白汗，调食和药，治在下俞。

帝曰：太阳脏何象？岐伯曰：象三阳而浮也。帝曰：少阳脏何象？岐伯曰：象一阳也，一阳脏者，滑而不实也。帝曰：阳明脏何象？岐伯曰：象大浮也，太阴脏搏，言伏鼓也。二阴搏至，肾沉不浮也。

脏气法时论篇第二十二

黄帝问曰：合人形以法四时五行而治，何如而从？何如而逆？得失之意，愿闻其事。岐伯对曰：五行者，金木水火土也，更贵更贱，以知死生，以决成败，而定五脏之气，间甚之时，死生之期也。

帝曰：愿卒闻之。岐伯曰：肝主春，足厥阴少阳主治，其日甲乙，肝苦急，急食甘以缓之。心主夏，手少阴太阳主治，其日丙丁，心苦缓，急食酸以收之。脾主长夏，足太阴阳明主治，其日戊己，脾苦湿，急食苦以燥之。肺主秋，手太阴阳明主治，其日庚辛，肺苦气上逆，急食苦以泄之。肾主冬，足少阴太阳主治，其日壬癸，肾苦燥，急食辛以润之，开腠理，致津液，通气也。

病在肝，愈于夏，夏不愈，甚于秋，秋不死，持于冬，起于春，禁当风。肝病者，愈在丙丁，丙丁不愈，加于庚辛，庚辛不死，持于壬癸，起于甲乙。肝病者，平旦慧，下晡甚，夜半静。肝欲散，急食辛以散之，用辛补之，酸泻之。

病在心，愈在长夏，长夏不愈，甚于冬，冬不死，持于春，起于夏，

---

① 二阴独啸，少阴厥也：原作“一阳独啸，少阳厥也”。据新校正按全元起本改。

禁温食热衣。心病者，愈在戊己，戊己不愈，加于壬癸，壬癸不死。持于甲乙，起于丙丁。心病者，日中慧，夜半甚，平旦静。心欲软，急食咸以软之，用咸补之，甘泻之。

病在脾，愈在秋，秋不愈，甚于春，春不死，持于夏，起于长夏，禁温食饱食湿地濡衣。脾病者，愈在庚辛，庚辛不愈，加于甲乙，甲乙不死，持于丙丁，起于戊己。脾病者，日昳慧，日出甚，下晡静。脾欲缓，急食甘以缓之，用苦泻之，甘补之。

病在肺，愈在冬，冬不愈，甚于夏，夏不死，持于长夏，起于秋，禁寒饮食寒衣。肺病者，愈在壬癸，壬癸不愈，加于丙丁，丙丁不死，持于戊己，起于庚辛。肺病者，下晡慧，日中甚，夜半静。肺欲收，急食酸以收之，用酸补之，辛泻之。

病在肾，愈在春，春不愈，甚于长夏，长夏不死，持于秋，起于冬，禁犯焠烎热食温炙衣。肾病者，愈在甲乙，甲乙不愈，甚于戊己，戊己不死，持于庚辛，起于壬癸。肾病者，夜半慧，四季甚，下晡静。肾欲坚，急食苦以坚之，用苦补之，咸泻之。

夫邪气之客于身也，以胜相加，至其所生而愈，至其所不胜而甚，至于所生而持，自得其位而起。必先定五脏之脉，乃可言间甚之时，死生之期也。

肝病者，两胁下痛引少腹，令人善怒，虚则目䀮䀮无所见，耳无所闻，善恐如人将捕之，取其经，厥阴与少阳，气逆，则头痛耳聋不聪颊肿。取血者。

心病者，胸中痛，胁支满，胁下痛，膺背肩甲间痛，两臂内痛，虚则胸腹大，胁下与腰相引而痛，取其经，少阴太阳，舌下血者。其变病，刺郄中血者。

脾病者，身重善饥[1]肉痿，足不收，行善瘛[2]，脚下痛，虚则腹满肠鸣，

① 饥：原作“肌”，据朝鲜刻本改。

② 行善瘛：行走时，抬不起脚。

飧泄食不化，取其经，太阴阳明少阴血者。

肺病者，喘咳逆气，肩背痛，汗出，尻阴股膝髀腨胻足皆痛，虚则少气不能报息，耳聋嗌干，取其经，太阴足太阳之外厥阴内血者。

肾病者，腹大胫肿，喘咳身重，寝汗出，憎风，虚则胸中痛，大腹小腹痛，清厥意不乐，取其经，少阴太阳血者。

肝色青，宜食甘，粳米、牛肉、枣、葵皆甘。心色赤，宜食酸，小豆、犬肉、李韭、皆酸。肺色白，宜食苦，麦、羊肉、杏、薤皆苦。脾色黄，宜食咸，大豆、豕肉栗、藿皆咸。肾色黑，宜食辛，黄黍、鸡肉、桃、葱皆辛。辛散，酸收，甘缓，苦坚，咸软。

毒药攻邪，五谷为养，五果为助，五畜为益，五菜为充，气味合而服之，以补精益气。此五者，有辛酸甘苦咸，各有所利，或散或收，或缓或急，或坚或软，四时五脏，病随五味所宜也。

宣明五气篇第二十三

五味所入：酸入肝，辛入肺，苦入心，成入肾，甘入脾，是谓五入。

五气所病：心为噫，肺为咳，肝为语，脾为吞，肾为欠为嚏，胃为气逆，为哕为恐，大肠小肠为泄，下焦溢为水，膀胱不利为癃，不约为遗溺，胆为怒，是谓五病。

五精所并：精气并于心则喜，并于肺则悲，并于肝则忧，并于脾则畏，并于肾则恐，是谓五并，虚而相并者也。

五脏所恶：心恶热，肺恶寒，肝恶风，脾恶湿，肾恶燥，是谓五恶。

五脏化液：心为汗，肺为涕，肝为泪，脾为涎，肾为唾，是谓五液。

五味所禁：辛走气，气病无多食辛；咸走血，血病无多食咸；苦走骨，骨病无多食苦；甘走肉，肉病无多食甘；酸走筋，筋病无多食酸。是谓五禁，无令多食。

五病所发：阴病发于骨，阳病发于血，阴病发于肉，阳病发于冬，阴病发于夏，是谓五发。

五邪所乱：邪入于阳则狂，邪入于阴则痹，搏阳则为巅疾，搏阴则为喑[①]，阳入之阴则静，阴出之阳则怒，是谓五乱。

五邪所见：春得秋脉，夏得冬脉，长夏得春脉，秋得夏脉，冬得长夏脉，名曰阴出之阳，病善怒不治，是谓五邪，皆同命，死不治。

五脏所藏：心藏神，肺藏魄，肝藏魂，脾藏意，肾藏志，是谓五脏所藏。

五脏所主：心主脉，肺主皮，肝主筋，脾主肉，肾主骨，是谓五主。

五劳所伤：久视伤血，久卧伤气，久坐伤肉，久立伤骨，久行伤筋，是谓五劳所伤。

五脉应象：肝脉弦，心脉钩，脾脉代，肺脉毛，肾脉石，是谓五脏之脉。

血气形志篇第二十四

夫人之常数，太阳常多血少气，少阳常少血多气，阳明常多气多血，少阴常少血多气，厥阴常多血少气，太阴常多气少血，此天之常数。足太阳与少阴为表里，少阳与厥阴为表里，阳明与太阴为表里，是为足阴阳也。手太阳与少阴为表里，少阳与心主为表里，阳明与太阴为表里，是为手之阴阳也。今知手足阴阳所苦，凡治病必先去其血，乃去其所苦，伺之所欲，然后泻有余，补不足。

欲知背俞，先度其两乳间，中折之，更以他草度去半已，即以两隅相拄也，乃举以度其背，令其一隅居上，齐脊大椎，两隅在下，当其下隅者，

---

① 喑：原作“瘖”，下同。

肺之俞也。复下一度，心之俞也。复下一度，左角肝之俞也，右角脾之俞也。复下一度，肾之俞也。是谓五脏之俞，灸刺之度也。

形乐志苦，病生于脉，治之以灸刺；形乐志乐，病生于肉，治之以针石；形苦志乐，病生于筋，治之以熨引；形苦志苦，病生于咽嗌，治之以百药；形数惊恐，经络不通，病生于不仁，治之以按摩醪药。是谓五形志也。

刺阳明出血气，刺太阳出血恶气，刺少阳出气恶血，刺太阴出气恶血，刺少阴出气恶血，刺厥阴出血恶气也。

卷第八

宝命全形论篇第二十五

黄帝问曰：天复地载，万物悉备，莫贵于人，人以天地之气生，四时之法成，君王众庶，尽欲全形，形之疾病，莫知其情，留淫日深，着于骨髓，心私虑之。余欲针除其疾病，为之奈何？岐伯对曰：夫盐之味咸者，其气令器津泄；弦绝者，其音嘶败；木敷者，其叶发；病深者，其声哕。人有此三者，是谓坏府，毒药无治，短针无取，此皆绝皮伤肉，血气争黑。

帝曰：余念其痛，心为之乱惑反甚，其病不可更代，百姓闻之，以为残贼，为之奈何？岐伯曰：夫人生于地，悬命于天，天地合气，命之曰人。人能应四时者，天地为之父母；知万物者，谓之天子。天有阴阳，人有十二节；天有寒暑，人有虚实。能经天地阴阳之化者，不失四时；知十二节之理者，圣智不能欺也；能存八动之变，五胜更立；能达虚实之数者，独出独入，呿吟至微，秋毫在目。

帝曰：人生有形，不离阴阳，天地合气，别为九野，分为四时，月有小大，日有短长，万物并至，不可胜量，虚实呿吟，敢问其方？岐伯曰：木得金而伐，火得水而灭，土得木而达，金得火而缺，水得土而绝，万物尽然，不可胜竭。故针有悬布天下者五，黔首共余[1]食，莫知之也。一曰治神，二曰知养身，三曰知毒药为真，四曰制砭石小大，五曰知腑脏血气之

① 余：《太素》作“饮”。

诊。五法俱立，各有所先。今末世之刺也，虚者实之，满者泄之，此皆众工所共知也。若夫法天则地，随应而动，和之者若响，随之者若影，道无鬼神，独来独往。

帝曰：愿闻其道。岐伯曰：凡刺之真，必先治神，五脏已定，九候已备，后乃存针，众脉不见，众凶弗闻，外内相得，无以形先，可玩往来，乃施于人。人有虚实，五虚勿近，五实勿远，至其当发，间不容瞚。手动若务，针耀而匀，静意视义，观适之变，是谓冥冥，莫知其形，见其乌乌，见其稷稷，从见其飞，不知其谁，伏如横弩，起如发机。

帝曰：何如而虚？何如而实？岐伯曰：刺实者须其虚，刺虚者须其实，经气已至，慎守勿失，深浅在志，远近若一，如临深渊，手如握虎，神无营于众物。

八正神明论篇第二十六

黄帝问曰：用针之服，必有法则焉，今何法何则？岐伯对曰：法天则地，合以天光。帝曰：愿卒闻之。岐伯曰：凡刺之法，必候日月星辰，四时八正之气，气定乃刺之。是故天温日明，则人血淖液而卫气浮，故血易泻，气易行；天寒日阴，则人血凝泣而卫气沉。月始生，则血气始精，卫气始行；月郭满，则血气实，肌肉坚；月郭空，则肌肉减，经络虚，卫气去，形独居。是以因天时而调血气也。是以天寒无刺，天温无疑。月生无泻，月满无补，月郭空无治，是谓得时而调之。因天之序，盛虚之时，移光定位，正立而待之。故曰[①]月生而泻，是谓脏虚，月满而补，血气扬溢，络有留血，命曰重实；月郭空而治，是谓乱经。阴阳相错，真邪不别，沉以留止，外虚内乱，淫邪乃起。

---

① 曰：原作“日”，据朝鲜刻本、《太素》改。

帝曰：星辰八正何候？岐伯曰：星辰者，所以制日月之行也。八正者，所以候八风之虚邪以时至者也。四时者，所以分春秋冬夏之气所在，以时调之也，八正之虚邪，而避之勿犯也。以身之虚，而逢天之虚，两虚相感，其气至骨，入则伤五脏，工候救之，弗能伤也，故曰：天忌不可不知也。帝曰：善。其法星辰者，余闻之矣，愿闻法往古者。岐伯曰：法往古者，先知针经也。验于来今者，先知日之寒温，月之虚盛，以候气之浮沉，而调之于身，观其立有验也。观于[①]冥冥者，言形气荣卫之不形于外，而工独知之，以日之寒温，月之虚盛，四时气之浮沉，参伍相合而调之，工常先见之，然而不形于外，故曰观于冥冥焉。通于无穷者，可以传于后世也，是故工之所以异也，然而不形见于外，故俱不能见也。视之无形，尝之无味，故谓冥冥，若神仿佛。虚邪者，八正之虚邪气也。正邪者，身形若用力汗出，腠理开，逢虚风，其中人也微，故莫知其情，莫见其形。上工救其萌芽[②]，必先见三部九候之气，尽调不败而救之，故曰上工。下工救其已成，救其已败。救其已成者，言不知三部九候之相失，因病而败之也。知其所在者，知诊三部九候之病脉处而治之，故曰守其门户焉，莫知其情而见邪形也。

帝曰：余闻补泻，未得其意。岐伯曰：泻必用方，方者，以气方盛也，以月方满也，以日方温也，以身方定也，以息方吸而内针，乃复候其方吸而转针，乃复候其方呼而徐引针，故曰泻必用方，其气而[③]行焉。补必用员，员者行也，行者移也，刺必中其荣，复以吸排针也。故员与方，非针也。故养神者，必知形之肥瘦，荣卫血气之盛衰。血气者，人之神，不可不谨养。

帝曰：妙乎哉论也！合人形于阴阳四时，虚实之应，冥冥之期，其非夫子孰能通之。然夫子数言形与神，何谓形？何谓神？愿卒闻之。岐伯曰：请言形，形乎形，目冥冥，问其所病，索之于经，慧然在前，按之不得，不知其情，故曰形。帝曰：何谓神？岐伯曰：请言神，神乎神，耳不闻，目明，心开而志先，慧然独悟，口弗能言，俱视独见，适若昏，昭然独明，

① 于：原作“其”，据《太素》改。
② 芽：原作“牙”，据文义改。
③ 而：周本作“易”。

若风吹云，故曰神。三部九候为之原，九针之论不必存也。

离合真邪论篇第二十七

黄帝问曰：余闻九针九篇，夫子乃因而九之，九九八十一篇，余尽通其意矣。经言气之盛衰，左右倾移，以上调下，以左调右，有余不足，补泻于荥输，余知之矣。此皆荣卫之倾移，虚实之所生，非邪气从外入于经也。余愿闻邪气之在经也，其病人何如？取之奈何？

岐伯对曰：夫圣人之起度数，必应于天地，故天有宿度，地有经水，人有经脉。天地温和，则经水安静；天寒地冻，则经水凝泣；天暑地热，则经水沸溢；卒风暴起，则经水波涌而陇起。夫邪之入于脉也，寒则血凝泣，暑则气淖泽，虚邪因而入客，亦如经水之得风也，经之动脉，其至也亦时陇起，其行于脉中循循然，其至寸口中手也，时大时小，大则邪至，小则平，其行无常处，在阴与阳，不可为度，从而察之，三部九候，卒然逢之，早遏其路。吸则内针，无令气忤，静以久留，无令邪布，吸则转针，以得气为故，候呼引针，呼尽乃去，大气皆出，故命曰泻。

帝曰：不足者补之奈何？岐伯曰：必先扪而循之，切而散之，推而按之，弹而怒之，抓而下之，通而取之，外引其门，以闭其神，呼尽内针，静以久留，以气至为故，如待所贵，不知日暮，其气以至，适而自护，候吸引针，气不得出，各在其处，推阖其门，令神气存，大气留止，故命曰补。

帝曰：候气奈何？岐伯曰：夫邪去络入于经也，舍于血脉之中，其寒温未相得，如涌波之起也，时来时去，故不常在。故曰方其来也，必按而止之，止而取之，无逢其冲而泻之。真气者，经气也，经气太虚，故曰其来不可逢，此之谓也。故曰候邪不审，大气已过，泻之则真气脱，脱则不复，邪气复至，而病益蓄，故曰其往不可追，此之谓也。不可挂以发者，待邪之至时而发针泻矣，若先若后者，血气已尽，其病不可下，故曰知其可取如发机，不知其取如扣椎，故曰知机道者不可挂以发，不知机者扣之不发，此之谓也。

帝曰：补泻奈何？岐伯曰：此攻邪也，疾出以去盛血，而复其真气，此邪新客，溶溶未有定处也，推之则前，引之则止，逆而刺之，温血也。刺出其血，其病立已。

帝曰：善。然真邪以合，波陇不起，候之奈何？岐伯曰：审扪循三部九候之盛虚而调之，察其左右上下相失及相减者，审其病脏以期之。不知三部者，阴阳不别，天地不分。地以候地，天以候天，人以候人，调之中府，以定三部，故曰刺不知三部九候病脉之处，虽有大过且至，工不能禁也。诛罚无过，命曰大惑，反乱大经，真不可复，用实为虚，以邪为真，用针无义，反为气贼，夺人正气，以从为逆，荣卫散乱，真气已失，邪独内着，绝人长命，予人夭[①]殃，不知三部九候，故不能久长。因不知合之四时五行，因加相胜，释邪攻正，绝人长命。邪之新客来也，未有定处，推之则前，引之则止，逢而泻之，其病立已。

通评虚实论篇第二十八

黄帝问曰：何谓虚实？岐伯对曰：邪气盛则实，精气夺则虚。帝曰：虚实何如？岐伯曰：气虚者肺虚也，气逆者足寒也，非其时则生，当其时则死。余脏皆如此。

帝曰：何谓重实？岐伯曰：所谓重实者，言大热病，气热脉满，是谓重实。帝曰：经络俱实何如？何以治之？岐伯曰：经络皆实，是寸脉急而尺缓也，皆当治之，故曰滑则从，涩则逆也。夫虚实者，皆从其物类始，故五脏骨肉滑利，可以长久也。帝曰：络气不足，经气有余，何如？岐伯

---

① 夭：原作“天”，形近致误。据元刻本改。

曰：络气不足，经气有余者，脉口热而尺寒也，秋冬为逆，春夏为从，治主病者。帝曰：经虚络满何如？岐伯曰：经虚络满者，尺热满脉口寒涩也，此春夏死秋冬生也。帝曰：治此者奈何？岐伯曰：络满经虚，灸阴刺阳；经满络虚，刺阴灸阳。

帝曰：何谓重虚？岐伯曰：脉气上虚尺虚，是谓重虚。帝曰：何以治之？岐伯曰：所谓气虚者，言无常也。尺虚者，行步恇然。脉虚者，不象阴也。如此者，滑则生，涩则死也。帝曰：寒气暴上，脉满而实何如？岐伯曰：实而滑则生，实而逆则死。帝曰：脉实满，手足寒，头热，何如？岐伯曰：春秋则生，冬夏则死。脉浮而涩，涩而身有热者死。帝曰：其形尽满何如？岐伯曰：其形尽满者，脉急大坚，尺涩而不应也，如是者，故从则生，逆则死。

帝曰：何谓从则生，逆则死？岐伯曰：所谓从者，手足温也。所谓逆者，手足寒也。帝曰：乳子而病热，脉悬小者何如？岐伯曰：手足温则生，寒则死。帝曰：乳子中风热，喘鸣肩息者，脉何如？岐伯曰：喘鸣肩息者，脉实大也，缓则生，急则死。

帝曰：肠澼便血何如？岐伯曰：身热则死，寒则生。帝曰：肠澼下白沫何如？岐伯曰：脉沉则生，脉浮则死。帝曰：肠澼下脓血何如？岐伯曰：脉悬绝则死，滑大则生。帝曰：肠澼之属，身不热，脉不悬绝何如？岐伯曰：滑大者曰生，悬涩者曰死，以脏期之。

帝曰：癫疾何如？岐伯曰：脉搏大滑，久自已；脉小坚急，死不治。帝曰：癫疾之脉，虚实何如？岐伯曰：虚则可治，实则死。

帝曰：消瘅虚实何如？岐伯曰：脉实大，病久可治；脉悬小坚，病久不可治。帝曰：形度骨度脉度筋度，何以知其度也？

帝曰：春亟治经络，夏亟治经俞，秋亟治六腑，冬则闭塞。闭塞者，用药而少针石也。所谓少针石者，非痈疽之谓也，痈疽不得顷时回。痈不知所，按之不应手，乍来乍已，刺手太阴旁三痏与缨脉各二。腋[①]痈大热，

① 腋：原作“掖”，据朝鲜刻本、《甲乙经》改。下同。

刺足少阳五，刺而热不止，刺手心主三，刺手太阴经络者大骨之会各三。暴痈筋软，随分而痛，魄汗不尽，胞气不足，治在经俞。

腹暴满，按之不下，取手太阳经络者，胃之募也，少阴俞去脊椎三寸旁五，用员利针。霍乱，刺俞旁五，足阳明及上旁三。刺痫惊脉五，针手太阴各五，刺经太阳五，刺手少阴经络旁者一，足阳明一，上踝五寸刺三针。

凡治消瘅仆击，偏枯痿厥，气满发逆，甘[①]肥贵人，则高梁之疾也。隔塞闭绝，上下不通，则暴忧之病也。暴厥而聋，偏塞闭不通，内气暴薄也。不从内外中风之病，故瘦留着也。蹠跛，寒风湿之病也。

黄帝曰：黄疸暴痛，癫疾厥狂，久逆之所生也。五脏不平，六腑闭塞之所生也。头痛耳鸣，九窍不利，肠胃之所生也。

太阴阳明论篇第二十九

黄帝问曰：太阴阳明为表里，脾胃脉也，生病而异者何也？岐伯对曰：阴阳异位，更虚更实，更逆更从，或从内，或从外，所从不同，故病异名也。帝曰：愿闻其异状也。岐伯曰：阳者，天气也，主外；阴者，地气也，主内。故阳道实，阴道虚。故犯贼风虚邪者，阳受之；食饮不节起居不时者，阴受之。阳受之则入六腑，阴受之则入脏。入六腑则身热不时卧，上为喘呼；入五脏则䐜满闭塞，下为飧泄，久为肠澼。故喉主天气，咽主地气。故阳受风气，阴受湿气。故阴气从足上行至头，而下行循臂至指端；阳气从手上行至头，而下行至足。故曰阳病者上行极而下，阴病者下行极而上。故伤于风者，上先受之；伤于湿者，下先受之。

帝曰：脾病而四肢不用何也？岐伯曰：四肢皆禀气于胃，而不得至经，必因于脾，乃得禀也。今脾病不能为胃行其津液，四肢不得禀水谷气，气

① 甘：原无此字，据守山阁本补。

日以衰，脉道不利，筋骨肌肉，皆无气以生，故不用焉。

帝曰：脾不主时何也？岐伯曰：脾者土也，治中央，常以四时长四脏，各十八日寄治，不得独主于时也。脾脏者常著胃土之精也，土者生万物而法天地，故上下至头足，不得主时也。

帝曰：脾与胃以膜相连耳，而能为之行其津液何也？岐伯曰：足太阴者三阴也，其脉贯胃属脾络嗌，故太阴为之行气于三阴。阳明者表也，五脏六腑之海也，亦为之行气于三阳。脏腑各因其经而受气于阳明，故为胃行其津液。四肢不得禀水谷气，日以益衰，阴道不利，筋骨肌肉无气以生，故不用焉。

阳明脉解篇第三十

黄帝问曰：足阳明之脉病，恶人与火，闻木音则惕然而惊，钟鼓不为动，闻木音而惊何也？愿闻其故。岐伯对曰：阳明者胃脉也，胃者土也，故闻木音而惊者，土恶木也。帝曰：善。其恶火何也？岐伯曰：阳明主肉，其脉血气盛，邪客之则热，热甚则恶火。帝曰：其恶人何也？岐伯曰：阳明厥则喘而惋，惋则恶人。帝曰：或喘而死者，或喘而生者，何也？岐伯曰：厥逆连脏则死，连经则生。

帝曰：善。病甚则弃衣而走，登高而歌，或至不食数日，逾垣上屋，所上之处，皆非其素所能也，病反能者何也？岐伯曰：四肢者诸阳之本也，阳盛则四肢实，实则能登高也。帝曰：其弃衣而走者何也？岐伯曰：热盛于身，故弃衣欲走也。帝曰：其妄言骂詈不避亲疏而歌者何也？岐伯曰：阳盛则使人妄言骂詈、不避亲疏而不欲食，不欲食故妄走也。

卷第九

热论篇第三十一

黄帝问曰：今夫热病者，皆伤寒之类也，或愈或死，其死皆以六七日之间，其愈皆以十日以上者何也？不知其解，愿闻其故。岐伯对曰：巨阳者，诸阳之属也，其脉连于风府，故为诸阳主气也。人之伤于寒也，则为病热，热虽甚不死；其两感于寒而病者，必不免于死。

帝曰：愿闻其状。岐伯曰：伤寒一日，巨阳受之，故头项痛腰脊强。二日阳明受之，阳明主肉，其脉挟鼻络于目，故身热目疼而鼻干，不得卧也。三日少阳受之，少阳主胆，其脉循胁络于耳，故胸胁痛而耳聋。三阳经络皆受其病，而未入于脏者，故可汗而已。四日太阴受之，太阴脉布胃中络于嗌，故腹满而嗌干。五日少阴受之，少阴脉贯肾络于肺，系舌本，故口燥舌干而渴。六日厥阴受之，厥阴脉循阴器而络于肝，故烦满而囊缩。三阴三阳，五脏六腑皆受病，荣卫不行，五脏不通，则死矣。

其不两感于寒者，七日巨阳病衰，头痛少愈；八日阳明病衰，身热少愈；九日少阳病衰，耳聋微闻；十日太阴病衰，腹减如故，则思饮食；十一日少阴病衰，渴止不满，舌干已而嚏；十二日厥阴病衰，囊纵少腹微下，大气皆去，病日已矣。帝曰：治之奈何？岐伯曰：治之各通其脏脉，病日衰已矣。其未满三日者，可汗而已；其满三日者，可泄而已。

帝曰：热病已愈，时有所遗者何也？岐伯曰：诸遗者，热甚而强食之，故有所遗也。若此者，皆病已衰而热有所藏，因其谷气相薄，两热相合，故有所遗也。帝曰：善。治遗奈何？岐伯曰：视其虚实，调其逆从，可使必已矣。帝曰：病热当何禁之？岐伯曰：病热少愈，食肉则复，多食则遗，此其禁也。

帝曰：其病两感于寒者，其脉应与其病形何如？岐伯曰：两感于寒者，病一日则巨阳与少阴俱病，则头痛口干而烦满；二日则阳明与太阴俱病，则腹满身热，不欲食谵言；三日则少阳与厥阴俱病，则耳聋囊缩而厥，水浆不入，不知人，六日死。帝曰：五脏已伤，六腑不通，荣卫不行，如是之后，三日乃死何也？岐伯曰：阳明者，十二经脉之长也，其血气盛，故不知人，三日其气乃尽，故死矣。凡病伤寒而成温者，先夏至日者为病温，后夏至日者为病暑，暑当与汗皆出，勿止。

刺热篇第三十二

肝热病者，小便先黄，腹痛多卧身热，热争则狂言及惊，胁满痛，手足躁，不得安卧，庚辛甚，甲乙大汗，气逆则庚辛死，刺足厥阴少阳，其逆则头痛员员，脉引冲头也。

心热病者，先不乐，数日乃热，热争则卒心痛，烦闷善呕，头痛面赤无汗，壬癸甚，丙丁大汗，气逆则壬癸死，刺手少阴太阳。

脾热病者，先头重颊痛，烦心颜青，欲呕身热，热争则腰痛不可用俯仰，腹满泄，两颔痛，甲乙甚，戊己大汗，气逆则甲乙死，刺足太阴阳明。

肺热病者，先淅然厥，起毫毛，恶风寒，舌上黄身热。热争则喘咳，痛走胸膺背，不得大息，头痛不堪，汗出而寒，丙丁甚，庚辛大汗，气逆则丙丁死，刺手太阴阳明，出血如大豆，立已。

肾热病者，先腰痛骱痠，苦渴数饮，身热，热争则项痛而强，骱寒且痠，足下热，不欲言，其逆则项痛员员淡淡然，戊己甚，壬癸大汗，气逆则戊己死，刺足少阴太阳，诸汗者，至其所胜日汗出也。

肝热病者左颊先赤；心热病者颜先赤；脾热病者鼻先赤；肺热病者右颊先赤；肾热病者颐先赤。病虽未发，见赤色者刺之，名曰治未病。热病从部所起者，至期而已；其刺之反者，三周而已；重逆则死。诸当汗者，至其所胜日，汗大出也。

诸治热病，以饮之寒水乃刺之，必寒衣之，居止寒处，身寒而止也。

热病先胸胁痛，手足躁，刺足少阳，补足太阴，病甚者为五十九刺。热病始手臂痛者，刺手阳明太阴而汗出止。热病始于头首者，刺项太阳而汗出止。热病始于足胫者，刺足阳明而汗出止。热病先身重骨痛，耳聋好瞑，刺足少阴，病甚为五十九刺。热病先眩冒而热，胸胁满，刺足少阴少阳。

太阳之脉，色荣颧骨，热病也，荣未夭[①]，曰今且得汗，待时而已。与厥阴脉争见者，死期不过三日，其热病内连肾，少阳之脉色也。少阳之脉，色荣颊前，热病也，荣未夭，曰今且得汗，待时而已，与少阴脉争见者，死期不过三日。

热病气穴：三椎下间主胸中热，四椎下间主膈中热，五椎下间主肝热，六椎下间主脾热，七椎下间主肾热，荣在骶也。项上三椎，陷者中也。颊下逆颧为大瘕，下牙车为腹满，颧后为胁痛，颊上者膈上也。

评热病论篇第三十三

黄帝问曰：有病温者，汗出辄复热，而脉躁疾不为汗衰，狂言不能食，病名为何？岐伯对曰：病名阴阳交，交者死也。帝曰：愿闻其说。岐伯曰：人所以汗出者，皆生于谷，谷生于精，今邪气交争于骨肉而得汗者，是邪却而精胜也，精胜则当能食而不复热。复热者邪气也，汗者精气也，今汗

① 夭：原作“交”。据《甲乙经》《太素》改。

出而辄复热者，是邪胜也，不能食者，精无俾也，病而留者，其寿可立而倾也。且夫《热论》曰：汗出而脉尚躁盛者死。今脉不与汗相应，此不胜其病也，其死明矣。狂言者是失志，失志者死。今见三死，不见一生，虽愈必死也。

帝曰：有病身热汗出烦满，烦满不为汗解，此为何病？岐伯曰：汗出而身热者风也，汗出而烦满不解者厥也，病名曰风厥。帝曰：愿卒闻之。岐伯曰：巨阳主气，故先受邪，少阴与其为表里也，得热则上从之，从之则厥也。帝曰：治之奈何？岐伯曰：表里刺之，饮之服汤。

帝曰：劳风为病何如？岐伯曰：劳风法在肺下，其为病也，使人强上冥视，唾出若涕，恶风而振寒，此为劳风之病。帝曰：治之奈何？岐伯曰：以救俯仰。巨阳引精者三日，中年者五日，不精者七日，咳出青黄涕，其状如脓，大如弹丸，从口中若鼻中出，不出则伤肺，伤肺则死也。

帝曰：有病肾风者，面胕痝然壅，害于言，可刺不？岐伯曰：虚不当刺，不当刺而刺，后五日其气必至。帝曰：其至何如？岐伯曰：至必少气时热，时热从胸背上至头，汗出手热，口干苦渴，小便黄，目下肿，腹中鸣，身重难以行，月事不来，烦而不能食，不能正偃，正偃则咳甚，病名曰风水，论在《刺法》中。

帝曰：愿闻其说。岐伯曰：邪之所凑，其气必虚，阴虚者阳必凑之，故少气时热而汗出也。小便黄者，少腹中有热也。不能正偃者，胃中不和也。正偃则咳甚，上迫肺也。诸有水气者，微肿先见于目下也。帝曰：何以言？岐伯曰：水者阴也，目下亦阴也，腹者至阴之所居，故水在腹者，必使目下肿也。真气上逆，故口苦舌干，卧不得正偃，正偃则咳出清水也。诸水病者，故不得卧，卧则惊，惊则咳甚也。腹中鸣者，病本于胃也。薄脾则烦不能食，食不下者，胃脘隔也。身重难以行者，胃脉在足也。月事不来者，胞脉闭也，胞脉者属心而络于胞中，今气上迫肺，心气不得下通，故月事不来也。帝曰：善。

逆调论篇第三十四

黄帝问曰：人身非常温也，非常热也，为之热而烦满者何也？岐伯对曰：阴气少而阳气胜，故热而烦满也。帝曰：人身非衣寒也，中非有寒气也，寒从中生者何？岐伯曰：是人多痹气也，阳气少，阴气多，故身寒如从水中出。

帝曰：人有四肢热，逢风寒如炙如火者何也？岐伯曰：是人者，阴气虚，阳气盛，四肢者阳也，两阳相得而阴气虚少，少水不能灭盛火，而阳独治，独治者不能生长也，独胜而止耳，逢风而如炙如火者，是人当肉烁也。帝曰：人有身寒，汤火不能热，厚衣不能温，然不冻栗，是为何病？岐伯曰：是人者，素肾气胜，以水为事，太阳气衰，肾脂枯不长，一水不能胜两火，肾者水也，而生于骨，肾不生则髓不能满，故寒甚至骨也。所以不能冻栗者，肝一阳也，心二阳也，肾孤脏也，一水不能胜二火，故不能冻栗，病名曰骨痹，是人当挛节也。

帝曰：人之肉苛者，虽近衣絮，犹尚苛也，是谓何疾？岐伯曰：荣气虚，卫气实也，荣气虚则不仁，卫气虚则不用，荣卫俱虚，则不仁且不用，肉如故也，人身与志不相有，曰死。

帝曰：人有逆气不得卧而息有音者，有不得卧而息无音者，有起居如故而息有音者，有得卧行而喘者，有不得卧不能行而喘者，有不得卧卧而喘者，皆何脏使然？愿闻其故。岐伯曰：不得卧而息有音者，是阳明之逆也，足三阳者下行，今逆而上行，故息有音也。阳明者胃脉也，胃者六腑之海，其气亦下行，阳明逆不得从其道，故不得卧也。《下经》曰：胃不和则卧不安。此之谓也。夫起居如故而息有音者，此肺之络脉逆也，络脉不得随经上下，故留经而不行，络脉之病人也微，故起居如故而息有音也。夫不得卧卧则喘者，是水气之客也，夫水者循津液而流也，肾者水脏，主津液，主卧与喘也。帝曰：善。

卷第十

疟论篇第三十五

黄帝问曰：夫痎疟皆生于风，其蓄作有时者何也？岐伯对曰：疟之始发也，先起于毫毛，伸欠乃作，寒栗鼓颔，腰脊俱痛，寒去则内外皆热，头痛如破，渴欲冷饮。帝曰：何气使然？愿闻其道。岐伯曰：阴阳上下交争，虚实更作，阴阳相移也。阳并于阴，则阴实而阳虚，阳明虚则寒栗鼓颔也；巨阳虚则腰背头项痛；三阳俱虚则阴气胜，阴气胜则骨寒而痛；寒生于内，故中外皆寒；阳盛则外热，阴虚则内热，外内皆热则喘而渴，故欲冷饮也。此皆得之夏伤于暑，热气盛，藏于皮肤之内，肠胃之外，此荣气之所舍也。此令人汗空疏，腠理开，因得秋气，汗出遇风，及得之以浴，水气舍于皮肤之内，与卫气并居。卫气者，昼日行于阳，夜行于阴，此气得阳而外出，得阴而内薄，内外相薄，是以日作。

帝曰：其间日而作者何也？岐伯曰：其气之舍深，内薄于阴，阳气独发，阴邪内著，阴与阳争不得出，是以间日而作也。帝曰：善。其作日晏与其日早者，何气使然？岐伯曰：邪气客于风府，循膂而下，卫气一日一夜大会于风府，其明日日下一节，故其作也晏，此先客于脊背也，每至于风府则腠理开，腠理开则邪气入，邪气入则病作，以此日作稍益晏也。其出于风府，日下一节，二十五日下至骶骨，二十六日入于脊内，注于伏膂之脉，其气上行，九日出于缺盆之中，其气日高，故作日益早也。其间日发者，由邪气内薄于五脏，横连募原也，其道远，其气深，其行迟，不能与卫气俱行，不得皆出，故间日乃作也。

帝曰：夫子言卫气每至于风府，腠理乃发，发则邪气入，入则病作。今卫气日下一节，其气之发也不当风府，其日作者奈何？岐伯曰：此邪气客于头项循膂而下者也，故虚实不同，邪中异所，则不得当其风府也。故邪中于头项者，气至头项而病；中于背者，气至背而病；中于腰脊者，气至腰脊而病；中于手足者，气至手足而病。卫气之所在，与邪气相合，则病作。故风无常府，卫气之所发，必开其腠理，邪气之所合，则其府也。帝曰：善。夫风之与疟也，相似同类，而风独常在，疟得有时而休者何也？岐伯曰：风气留其处，故常在；疟气随经络沉以内薄，故卫气应乃作。

帝曰：疟先寒而后热者何也？岐伯曰：夏伤于大暑，其汗大出，腠理开发，因遇夏气凄沧之水寒，藏于腠理皮肤之中，秋伤于风，则病成矣。夫寒者阴气也，风者阳气也，先伤于寒而后伤于风，故先寒而后热也，病以时作，名曰寒疟。帝曰：先热而后寒者何也？岐伯曰：此先伤于风而后伤于寒，故先热而后寒也，亦以时作，名曰温疟。其但热而不寒者，阴气先绝，阳气独发，则少气烦冤，手足热而欲呕，名曰瘅疟。

帝曰：夫经言有余者泻之，不足者补之。今热为有余，寒为不足。夫疟者之寒，汤火不能温也，及其热，冰水不能寒也，此皆有余不足之类。当此之时，良工不能止，必须其自衰乃刺之，其故何也？愿闻其说。岐伯曰：经言无刺熇熇之热，无刺浑浑之脉，无刺漉漉之汗，故为其病逆，未可治也。夫疟之始发也，阳气并于阴，当是之时，阳虚而阴盛，外无气，故先寒栗也。阴气逆极，则复出之阳，阳与阴复并于外，则阴虚而阳实，故先热而渴。夫疟气者，并于阳则阳胜，并于阴则阴胜，阴胜则寒，阳胜则热。疟者，风寒之气不常也，病极则复。至病之发也，如火之热，如风雨不可当也。故经言曰：方其盛时必毁，因其衰也，事必大昌。此之谓也。夫疟之未发也，阴未并阳，阳未并阴，因而调之，真气得安，邪气乃亡，故工不能治其已发，为其气逆也。

帝曰：善。攻之奈何？早晏何如？岐伯曰：疟之且发也，阴阳之且移也，必从四末始也，阳已伤，阴从之，故先其时坚束其处，令邪气不得入，阴气不得出，审候见之，在孙络盛坚而血者皆取之，此真往而未得并者也。

帝曰：疟不发，其应何如？岐伯曰：疟气者，必更盛更虚，当气之所在也，病在阳，则热而脉躁；在阴，则寒而脉静；极则阴阳俱衰，卫气相离，故病得休；卫气集，则复病也。

帝曰：时有间二日或至数日发，或渴或不渴，其故何也？岐伯曰：其间日者，邪气与卫气客于六腑，而有时相失，不能相得，故休数日乃作也。疟者，阴阳更胜也，或甚或不甚，故或渴或不渴。

帝曰：《论》言夏伤于暑，秋必病疟，今疟不必应者何也？岐伯曰：此应四时者也。其病异形者，反四时也。其以秋病者寒甚，以冬病者寒不甚，以春病者恶风，以夏病者多汗。

帝曰：夫病温疟与寒疟而皆安舍？舍于何脏？岐伯曰：温疟者，得之冬中于风，寒气藏于骨髓之中，至春则阳气大发，邪气不能自出，因遇大暑，脑髓烁，肌肉消，腠理发泄，或有所用力，邪气与汗皆出，此病藏于肾，其气先从内出之于外也。如是者，阴虚而阳盛，阳盛则热矣，衰则气复反入，入则阳虚，阳虚则寒矣，故先热而后寒，名曰温疟。

帝曰：瘅疟何如？岐伯曰：瘅疟者，肺素有热气盛于身，厥逆上冲，中气实而不外泄，因有所用力，腠理开，风寒舍于皮肤之内、分肉之间而发，发则阳气盛，阳气盛而不衰则病矣。其气不及于阴，故但热而不寒，邪[1]气内藏于心，而外舍于分肉之间，令人消烁脱肉，故命曰瘅疟。帝曰：善。

刺疟篇第三十六

足太阳之疟，令人腰痛头重，寒从背起，先寒后热，熇熇暍暍然，热止汗出，难已，刺郄中出血。

---

① 邪：原无此字，据《千金方》补。

足少阳之疟，令人身体解㑊，寒不甚，热不甚，恶见人，见人心惕惕然，热多汗出甚，刺足少阳。

足阳明之疟，令人先寒，洒淅洒淅，寒甚久乃热，热去汗出，喜见日月光火气乃快然，刺足阳明跗上。

足太阴之疟，令人不乐，好大息，不嗜食，多寒热汗出，病至则善呕，呕已乃衰，即取之。

足少阴之疟，令人呕吐甚，多寒热，热多寒少，欲闭户牖而处，其病难已。

足厥阴之疟，令人腰痛少腹满，小便不利如癃状，非癃也，数便，意恐惧，气不足，腹中悒悒，刺足厥阴。

肺疟者，令人心寒，寒甚热，热间善惊，如有所见者，刺手太阴阳明。心疟者，令人烦心甚，欲得清水，反寒多，不甚热，刺手少阴。肝疟者，令人色苍苍然，太息，其状若死者，刺足厥阴见血。脾疟者，令人寒，腹中痛，热则肠中鸣，鸣已汗出，刺足太阴。肾疟者，令人洒洒然，腰脊痛宛转，大便难，目眴眴然，手足寒，刺足太阳少阴。胃疟者，令人且[①]病也，善饥而不能食，食而支满腹大，刺足阳明、太阴横脉出血。

疟发身方热，刺跗上动脉，开其空，出其血，立寒。疟方欲寒，刺手阳明太阴、足阳明太阴。疟脉满大，急刺背俞，用中针，旁伍胠俞各一，适肥瘦出其血也。疟脉小实，急灸胫少阴，刺指井。疟脉满大，急刺背俞，用五胠俞背、俞各一，适行至于血也。

疟脉缓大虚，便宜用药，不宜用针。凡治疟先发，如食顷乃可以治，过之则失时也。诸疟而脉不见，刺十指间出血，血去必已，先视身之赤如小豆者尽取之。十二疟者，其发各不同时，察其病形，以知其何脉之病也。先其发时如食顷而刺之，一刺则衰，二刺则知，三刺则已，不已刺舌下两脉出血，不已刺郄中盛经出血，又刺项以下夹[②]脊者必已。舌下两脉者，廉

① 且：《太素》作“旦”

② 夹：原作“侠”，形近致误。下同。

泉也。

刺疟者，必先问其病之所先发者，先刺之。先头痛及重者，先刺头上及两额两眉间出血。先项背痛者，先刺之。先腰脊痛者，先刺郄中出血。先手臂痛者，先刺手少阴阳明十指间。先足胫痠痛者，先刺足阳明十指间出血。

风疟，疟发则汗出恶风，刺三阳经背俞之血者。骱痠痛甚，按之不可，名曰胕髓病，以镵针针绝骨出血，立已。身体小痛，刺至阴，诸阴之井无出血，间日一刺。疟不渴，间日而作，刺足太阳。渴而间日作，刺足少阳。温疟汗不出，为五十九刺。

气厥论篇第三十七

黄帝问曰：五脏六腑，寒热相移者何？岐伯曰：肾移寒于脾[①]，痈肿少气。脾移寒于肝，痈肿筋挛。肝移寒于心，狂隔中。心移寒于肺，肺消，肺消者饮一溲二，死不治。肺移寒于肾，为涌水，涌水者，按腹不坚，水气客于大肠，疾行则鸣濯濯如囊裹浆，水之病也。

脾移热于肝，则为惊衄。肝移热于心，则死。心移热于肺，传为膈消。肺移热于肾，传为柔痓。肾移热于脾，传为虚，肠澼死，不可治。胞移热于膀胱，则癃溺血。膀胱移热于小肠，膈肠不便，上为口糜。小肠移热于大肠，为虙瘕，为沉。大肠移热于胃，善食而瘦又入，谓之食亦[②]。胃移热于胆，亦曰食亦。胆移热于脑，则辛頞鼻渊，鼻渊者，浊涕下不止也，传为衄衊瞑目，故得之气厥也。

① 脾：原作“肝”，据《太素》《甲乙经》改。
② 食亦：病名。消谷善食，倦怠无力。

咳论篇第三十八

黄帝问曰：肺之令人咳何也？岐伯对曰：五脏六腑皆令人咳，非独肺也。帝曰：愿闻其状。岐伯曰：皮毛者肺之合也，皮毛先受邪气，邪气以从其合也。其寒饮食入胃，从肺脉上至于肺则肺寒，肺寒则外内合邪因而客之，则为肺咳。五脏各以其时受病，非其时各传以与之。

人与天地相参，故五脏各以治时，感于寒则受病，微则为咳，甚者为泄为痛。乘秋则肺先受邪，乘春则肝先受之，乘夏则心先受之，乘至阴则脾先受之，乘冬则肾先受之。

帝曰：何以异之？岐伯曰：肺咳之状，咳而喘息有音，甚则唾血。心咳之状，咳则心痛，喉中介介如梗状，甚则咽肿喉痹。肝咳之状，咳则两胁下痛，甚则不可以转，转则两胠下满。脾咳之状，咳则右胁下痛阴阴引肩背，甚则不可以动，动则咳剧。肾咳之状，咳则腰背相引而痛，甚则咳涎。

帝曰：六腑之咳奈何？安所受病？岐伯曰：五脏之久咳，乃移于六腑。脾咳不已，则胃受之，胃咳之状，咳而呕，呕甚则长虫出。肝咳不已，则胆受之，胆咳之状，咳呕胆汁。肺咳不已，则大肠受之，大肠咳状，咳而遗矢。心咳不已，则小肠受之，小肠咳状，咳而失气，气与咳俱失。肾咳不已，则膀胱受之，膀胱咳状，咳而遗溺。久咳不已，则三焦受之，三焦咳状，咳而腹满，不欲食饮，此皆聚于胃，关于肺，使人多涕唾而面浮肿气逆也。帝曰：治之奈何？岐伯曰：治脏者治其俞，治腑者治其合，浮肿者治其经。帝曰：善。

卷第十一

举痛论篇第三十九

黄帝问曰：余闻善言天者，必有验于人；善言古者，必有合于今；善言人者，必有厌于己。如此，则道不惑而要数极，所谓明也。今余问于夫子，令言而可知，视而可见，扪而可得，令验于己而发蒙解惑，可得而闻乎？岐伯再拜稽首对曰：何道之问也？帝曰：愿闻人之五脏卒痛，何气使然？岐伯对曰：经脉流行不止，环周不休，寒气入经而稽迟，泣而不行，客于脉外则血少，客于脉中则气不通，故卒然而痛。

帝曰：其痛或卒然而止者，或痛甚不休者，或痛甚不可按者，或按之而痛止者，或按之无益者，或喘动应手者，或心与背相引而痛者，或胁肋与少腹相引而痛者，或腹痛引阴股者，或痛宿昔而成积者，或卒然痛死不知人有少间复生者，或痛而呕者，或腹痛而后泄者，或痛而闭不通者，凡此诸痛，各不同形，别之奈何？

岐伯曰：寒气客于脉外则脉寒，脉寒则缩踡，缩踡则脉绌急，绌急则外引小络，故卒然而痛，得炅则痛立止，因重中于寒，则痛久矣。寒气客于经脉之中，与炅气相薄则脉满，满则痛而不可按也，寒气稽留，炅气从上，则脉充大而血气乱，故痛甚不可按也。寒气客于肠胃之间，膜原之下，血不得散，小络急引故痛，按之则血气散，故按之痛止。寒气客于侠脊之脉，则深按之不能及，故按之无益也。寒气客于冲脉，冲脉起于关元，随腹直上，寒气客则脉不通，脉不通则气因之，故揣[①]动应手矣。寒气客于背俞之脉则脉泣，脉泣则血虚，血虚则痛，其俞注于心，故相引而痛，按之则热气至，热气至则痛止矣。寒气客于厥阴之脉，厥阴之脉者，络阴器系于肝，寒气客于脉中，则血泣脉急，故胁肋与少腹相引痛矣。厥气客于阴股，寒气上及少腹，血泣在下相引，故腹痛引阴股。寒气客于小肠膜原之间，络血之中，血泣不得注于大经，血气稽留不得行，故宿昔而成积矣。寒气客于五脏，厥逆上泄，阴气竭，阳气未入，故卒然痛死不知人，气复反则生矣。寒气客于肠胃，厥逆上出，故痛而呕也。寒气客于小肠，小肠不得成聚，故后泄腹痛矣。热气留于小肠，肠中痛，瘅热焦渴则坚干不得出，故痛而闭不通矣。

帝曰：所谓言而可知者也，视而可见奈何？岐伯曰：五脏六腑固尽有部，视其五色，黄赤为热，白为寒，青黑为痛，此所谓视而可见者也。

帝曰：扪而可得奈何？岐伯曰：视其主病之脉，坚而血及陷下者，皆可扪而得也。

帝曰：善。余知百病生于气也，怒则气上，喜则气缓，悲则气消，恐则气下，寒则气收，炅则气泄，惊则气乱，劳则气耗，思则气结，九气不同，何病之生？岐伯曰：怒则气逆，甚则呕血及飧泄，故气上矣。喜则气和志达，荣卫通利，故气缓矣。悲则心系急，肺布叶举，而上焦不通，荣卫不散，热气在中，故气消矣。恐则精却，却则上焦闭，闭则气还，还则下焦胀，故气不行矣。寒则腠理闭，气不行，故气收矣。炅则腠理开，荣卫通，汗大泄，故气泄。惊则心无所倚，神无所归，虑无所定，故气乱矣。劳则喘息汗出，外内皆越，故气耗矣。思则心有所存，神有所归，正气留而不行，故气结矣。

腹中论篇第四十

黄帝问曰：有病心腹满，旦食则不能暮食，此为何病？岐伯对曰：名

① 揣：原作“喘”，据《灵枢》改。

为鼓胀。帝曰：治之奈何？岐伯曰：治之以鸡矢醴，一剂知，二剂已。帝曰：其时有复发者何也？岐伯曰：此饮食不节，故时有病也。虽然其病且已，时故当病，气聚于腹也。

帝曰：有病胸胁支满者，妨于食，病至则先闻腥臊臭，出清液，先唾血，四肢清，目眩，时时前后血，病名为何？何以得之？岐伯曰：病名血枯，此得之年少时，有所大脱血，若醉入房中，气竭肝伤，故月事衰少不来也。帝曰：治之奈何？复以何术？岐伯曰：以四乌鲗骨一藘茹，二物并合之，丸以雀卵，大如小豆，以五丸为后饭，饮以鲍鱼汁，利肠中及伤肝也。

帝曰：病有少腹盛，上下左右皆有根，此为何病？可治不？岐伯曰：病名曰伏梁。帝曰：伏梁何因而得之？岐伯曰：裹大脓血，居肠胃之外，不可治，治之每切按之致死。帝曰：何以然？岐伯曰：此下则因阴，必下脓血，上则迫胃脘，出[1]膈，挟胃脘内痈，此久病也，难治。居脐上为逆，居脐下为从，勿动亟夺。论在《刺法》中。

帝曰：人有身体髀股胻皆肿，环脐而痛，是为何病？岐伯曰：病名伏梁，此风根也。其气溢于大肠而著于肓，肓之原在脐下，故环脐而痛也。不可动之，动之为水溺涩之病。

帝曰：夫子数言热中消中，不可服高梁芳草石药，石药发瘨，芳草发狂。夫热中消中者，皆富贵人也，今禁高梁，是不合其心，禁芳草石药，是病不愈，愿闻其说。岐伯曰：夫芳草之气美，石药之气悍，二者其气急疾坚劲，故非缓心和人，不可以服此二者。帝曰：不可以服此二者，何以然？岐伯曰：夫热气慓悍，药气亦然，二者相遇，恐内伤脾，脾者土也而恶木，服此药者，至甲乙日更论。

帝曰：善。有病膺肿颈痛胸满腹胀，此为何病？何以得之？岐伯曰：名厥逆。帝曰：治之奈何？岐伯曰：灸之则喑，石之则狂，须其气并，乃可治也。帝曰：何以然？岐伯曰：阳气重上，有余于上，灸之则阳气入阴，入则喑；石之则阳气虚，虚则狂；须其气并而治之，可使全也。

---

① 出：原作“生”，据王冰注改。

帝曰：善。何以知怀子之且生也？岐伯曰：身有病而无邪脉也。

帝曰：病热而有所痛者何也？岐伯曰：病热者，阳脉也，以三阳之动也，人迎一盛少阳，二盛太阳，三盛阳明，入阴也。夫阳入于阴，故病在头与腹，乃䐜胀而头痛也。帝曰：善。

刺腰痛篇第四十一

足太阳脉令人腰痛，引项脊尻背如重状，刺其郄中。太阳正经出血，春无见血。

少阳令人腰痛，如以针刺其皮中，循循然不可以俯仰，不可以顾，刺少阳成骨之端出血，成骨在膝外廉之骨独起者，夏无见血。

阳明令人腰痛，不可以顾，顾如有见者，善悲，刺阳明于骨行前三痏，上下和之出血，秋无见血。

足少阴令人腰痛，痛引脊内廉，刺少阴于内踝上二痏，春无见血，出血太多，不可复也。

厥阴之脉令人腰痛，腰中如张弓弩弦，刺厥阴之脉，在腨踵鱼腹之外，循之累累然，乃刺之，其病令人善言默默然不慧，刺之三痏。

解脉令人腰痛，痛引肩，目䀮䀮然，时遗溲，刺解脉，在膝筋肉分间郄外廉之横脉出血，血变而止。

解脉令人腰痛如引带①，常如折腰状，善恐，刺解脉，在郄中结络如黍米，刺之血射以黑，见赤血而已。

同阴之脉，令人腰痛，痛如小锤居其中，怫然肿，刺同阴之脉，在外踝上绝骨之端，为三痏。

阳维之脉令人腰痛，痛上怫然肿，刺阳维之脉，脉与太阳合腨下间，

① 如引带：《甲乙经》作“如裂”，供参考。

去地一尺所。

衡络之脉令人腰痛，不可以俯仰，仰则恐仆，得之举重伤腰，衡络绝，恶血归之，刺之在郄阳筋之间，上郄数寸，衡居为二痏出血。

会阴之脉令人腰痛，痛上漯漯然汗出，汗干令人欲饮，饮已欲走，刺直阳之脉上三痏，在跷上郄下五寸横居，视其盛者出血。

飞阳之脉令人腰痛，痛上怫怫然，甚则悲以恐，刺飞阳之脉，在内踝上二①寸，少阴之前，与阴维之会。

昌阳之脉令人腰痛，痛引膺，目䀮䀮然，甚则反折，舌卷不能言，刺内筋为二痏，在内踝上大筋前、太阴后，上踝二寸所。

散脉令人腰痛而热，热甚生烦，腰下如有横木居其中，甚则遗溲，刺散脉，在膝前骨肉分间，络外廉束脉，为三痏。

肉里之脉令人腰痛，不可以咳，咳则筋缩急，刺肉里之脉为二痏，在太阳之外，少阳绝骨之后。

腰痛侠脊而痛至头几几然，目䀮䀮欲僵仆，刺足太阳郄中出血。腰痛上寒，刺足太阳阳明；上热，刺足厥阴；不可以俯仰，刺足少阳；中热而喘，刺足少阴，刺郄中出血。

腰痛，上寒不可顾，刺足阳明；上热，刺足太阴；中热而喘，刺足少阴。大便难，刺足少阴。少腹满，刺足厥阴。如折不可以俯仰，不可举，刺足太阳。引脊内廉，刺足少阴。

腰痛引少腹控眇，不可以仰，刺腰尻交者，两髁胂上，以月生死为痏数，发针立已，左取右，右取左。

---

① 二寸：原作“五寸”，据《太素》《甲乙经》改。

卷第十二

风论篇第四十二

黄帝问曰：风之伤人也，或为寒热，或为热中，或为寒中，或为疠风，或为偏枯，或为风也，其病各异，其名不同，或内至五脏六腑，不知其解，愿闻其说。

岐伯对曰：风气藏于皮肤之间，内不得通，外不得泄，风者善行而数变，腠理开则洒然寒，闭则热而闷，其寒也则衰食饮，其热也则消肌肉，故使人怢栗而不能食，名曰寒热。

风气与阳明入胃，循脉而上至目内眦，其人肥则风气不得外泄，则为热中而目黄；人瘦则外泄而寒，则为寒中而泣出。

风气与太阳俱入，行诸脉俞，散于分肉之间，与卫气相干，其道不利，故使肌肉愤䐜而有疡，卫气有所凝而不行，故其肉有不仁也。疠者，有荣气热胕，其气不清，故使其鼻柱坏而色败，皮肤疡溃，风寒客于脉而不去，名曰疠风，或名曰寒热。

以春甲乙伤于风者为肝风，以夏丙丁伤于风者为心风，以季夏戊己伤于邪者为脾风，以秋庚辛中于邪者为肺风，以冬壬癸中于邪者为肾风。

风中五脏六腑之俞，亦为脏腑之风，各入其门户所中，则为偏风。风气循风府而上，则为脑风。风入系头，则为目风，眼寒。饮酒中风，则为漏风。入房汗出中风，则为内风。新沐中风，则为首风。久风入中，则为肠风飧泄。外在腠理，则为泄风。故风者百病之长也，至其变化乃为他病也，无常方，然致有风气也。

帝曰：五脏风之形状不同者何？愿闻其诊及其病能。岐伯曰：肺风之状，多汗恶风，色皏然白，时咳短气，昼日则瘥，暮则甚，诊在眉上，其色白。心风之状，多汗恶风，焦绝善怒吓，赤色，病甚则言不可快，诊在口，其色赤。肝风之状，多汗恶风，善悲，色微苍，嗌干善怒，时憎女子，诊在目下，其色青。脾风之状，多汗恶风，身体怠惰，四肢不欲动，色薄微黄，不嗜食，诊在鼻上，其色黄。肾风之状，多汗恶风，面痝然浮肿，腰①脊痛不能正立，其色炲，隐曲不利，诊在颐②上，其色黑。

胃风之状，颈多汗恶风，食饮不下，膈塞不通，腹善满，失衣则䐜胀，食寒则泄，诊形瘦而腹大。首风之状，头面多汗恶风，当先风一日则病甚，头痛不可以出内，至其风日则病少愈。漏风之状，或多汗，常不可单衣，食则汗出，甚则身汗，喘息恶风，衣常濡，口干善渴，不能劳事。泄风之状，多汗，汗出泄衣上，口中干，上渍，其风不能劳事，身体尽痛则寒。帝曰：善。

痹论篇第四十三

黄帝问曰：痹之安生？岐伯对曰：风寒湿三气杂至，合而为痹也。其风气胜者为行痹，寒气胜者为痛痹，湿气胜者为著痹也。帝曰：其有五者何也？岐伯曰：以冬遇此者为骨痹，以春遇此者为筋痹，以夏遇此者为脉痹，以至阴遇此者为肌痹，以秋遇此者为皮痹。

帝曰：内舍五脏六腑，何气使然？岐伯曰：五脏皆有合，病久而不去者，内舍于其合也。故骨痹不已，复感于邪，内舍于肾。筋痹不已，复感

---

① 腰：原无此字，据《太素》补。
② 颐：原作“肌”，据《太素》改。

于邪，内舍于肝。脉痹不已，复感于邪，内舍于心。肌痹不已，复感于邪，内舍于脾。皮痹不已，复感于邪，内舍于肺。所谓痹者，各以其时重感于风寒湿之气也。

凡痹之客五脏者，肺痹者，烦满喘而呕。心痹者，脉不通，烦则心下鼓，暴上气而喘，嗌干善噫，厥气上则恐。肝痹者，夜卧则惊，多饮数小便，上为引如怀。肾痹者，善胀，尻以代踵，脊以代头。脾痹者，四肢解惰，发咳呕汁，上为大塞。肠痹者，数饮而出不得，中气喘争，时发飧泄。胞痹者，少腹膀胱按之内痛，若沃以汤，涩于小便，上为清涕。阴气者，静则神藏，躁则消亡，饮食自倍，肠胃乃伤。淫气喘息，痹聚在肺；淫气忧思，痹聚在心；淫气遗溺，痹聚在肾；淫气乏竭，痹聚在肝；淫气肌绝，痹聚在脾。诸痹不已，亦益内也。其风气胜者，其人易已也。

帝曰：痹，其时有死者，或疼久者，或易已者，其故何也？岐伯曰：其入脏者死，其留连筋骨间者疼久，其留皮肤间者易已。帝曰：其客于六腑者何也？岐伯曰：此亦其食饮居处，为其病本也。六腑亦各有俞，风寒湿气中其俞，而食饮应之，循俞而入，各舍其腑也。帝曰：以针治之奈何？岐伯曰：五脏有俞，六腑有合，循脉之分，各有所发，各随其过，则病瘳也。

帝曰：荣卫之气亦令人痹乎？岐伯曰：荣者，水谷之精气也，和调于五脏，洒陈于六腑，乃能入于脉也，故循脉上下，贯五脏，络六腑也。卫者，水谷之悍气也，其气慓疾滑利，不能入于脉也，故循皮肤之中，分肉之间，熏于肓膜，散于胸腹，逆其气则病，从其气则愈，不与风寒湿气合，故不为痹。

帝曰：善。痹或痛，或不痛，或不仁，或寒，或热，或燥，或湿，其故何也？岐伯曰：痛者，寒气多也，有寒故痛也。其不痛不仁者，病久入深，荣卫之行涩，经络时疏，故不通，皮肤不营，故为不仁。其寒者，阳气少，阴气多，与病相益，故寒也。其热者，阳气多，阴气少，病气胜阳遭阴，故为痹热。其多汗而濡者，此其逢湿甚也，阳气少，阴气盛，两气相感，故汗出而濡也。

帝曰：夫痹之为病，不痛何也？岐伯曰：痹在于骨则重，在于脉则血凝而不流，在于筋则屈不伸，在于肉则不仁，在于皮则寒，故具此五者，则不痛也。凡痹之类，逢寒则急[①]，逢热则纵。帝曰：善。

痿论篇第四十四

黄帝问曰：五脏使人痿何也？岐伯对曰：肺主身之皮毛，心主身之血脉，肝主身之筋膜，脾主身之肌肉，肾主身之骨髓，故肺热叶焦，则皮毛虚弱急薄，著则生痿躄也。心气热，则下脉厥而上，上则下脉虚，虚则生脉痿，枢折挈，胫纵而不任地也。肝气热，则胆泄口苦筋膜干，筋膜干则筋急而挛，发为筋痿。脾气热，则胃干而渴，肌肉不仁，发为肉痿。肾气热，则腰脊不举，骨枯而髓减，发为骨痿。

帝曰：何以得之？岐伯曰：肺者，脏之长也，为心之盖也，有所失亡，所求不得，则发肺鸣，鸣则肺热叶焦。故曰：五脏因肺热叶焦，发为痿躄。此之谓也。悲哀太甚，则胞络绝，胞络绝则阳气内动，发则心下崩，数溲血也。故《本病》曰：大经空虚，发为脉[②]痹，传为脉痿。思想无穷，所愿不得，意淫于外，入房太甚，宗筋弛纵，发为筋痿，及为白淫。故《下经》曰：筋痿者，生于肝，使内也。有渐于湿，以水为事，若有所留，居处相[③]湿，肌肉濡渍，痹而不仁，发为肉痿。故《下经》曰：肉痿者，得之湿地也。有所远行劳倦，逢大热而渴，渴则阳气内伐，内伐则热舍于肾，肾者水脏也，今水不胜火，则骨枯而髓虚，故足不任身，发为骨痿。故《下经》曰：骨痿者，生于大热也。

帝曰：何以别之？岐伯曰：肺热者色白而毛败，心热者色赤而络脉溢，

---

① 急：原作“虫”，据《太素》《甲乙经》改。
② 脉：原作“肌”，据《太素》改。
③ 相：《甲乙经》作“伤”。

肝热者色苍而爪枯，脾热者色黄而肉蠕动，肾热者色黑而齿槁。

帝曰：如夫子言可矣，论言治痿者独取阳明何也？岐伯曰：阳明者，五脏六腑之海，主润宗筋，宗筋主束骨而利机关也。冲脉者，经脉之海也，主渗灌溪谷，与阳明合于宗筋，阴阳总宗筋之会，会于气街，而阳明为之长，皆属于带脉，而络于督脉。故阳明虚则宗筋纵，带脉不引，故足痿不用也。

帝曰：治之奈何？岐伯曰：各补其荥而通其俞，调其虚实，和其逆顺，筋脉骨肉。各以其时受月，则病已矣。帝曰：善。

厥论篇第四十五

黄帝问曰：厥之寒热者何也？岐伯对曰：阳气衰于下，则为寒厥；阴气衰于下，则为热厥。

帝曰：热厥之为热也，必起于足下者何也？岐伯曰：阳气起于足五指之表，阴脉者集于足下而聚于足心，故阳气胜则足下热也。

帝曰：寒厥之为寒也，必从五指而上于膝者何也？岐伯曰：阴气起于五指之里，集于膝下而聚于膝上，故阴气胜则从五指至膝上寒，其寒也，不从外，皆从内也。

帝曰：寒厥何失而然也？岐伯曰：前阴者，宗筋之所聚，太阴阳明之所合也。春夏则阳气多而阴气少，秋冬则阴气盛而阳气衰。此人者质壮，以秋冬夺于所用，下气上争，不能复，精气溢下，邪气因从之而上也，气因于中，阳气衰，不能渗营其经络，阳气日损，阴气独在，故手足为之寒也。

帝曰：热厥何如而然也？岐伯曰：酒入于胃，则络脉满而经脉虚，脾主为胃行其津液者也，阴气虚则阳气入，阳气入则胃不和，胃不和则精气竭，精气竭则不营其四肢也。此人必数醉若饱以入房，气聚于脾中不得散，酒气与谷气相薄，热盛于中，故热遍于身内热而溺赤也。夫酒气盛而慓悍，肾气有衰，阳气独胜，故手足为之热也。

帝曰：厥或令人腹满，或令人暴不知人，或至半日远至一日乃知人者何也？岐伯曰：阴气盛于上则下虚，下虚则腹胀满，阳气盛于上则下气重上而邪气逆，逆则阳气乱，阳气乱则不知人也。

帝曰：善。愿闻六经脉之厥状病能也。岐伯曰：巨阳之厥，则肿首头重，足不能行，发为眴仆。阳明之厥，则癫疾欲走呼，腹满不得卧，面赤而热，妄见而妄言。少阳之厥，则暴聋颊肿而热，胁痛，骺不可以运。太阴之厥，则腹满䐜胀，后不利，不欲食，食则呕，不得卧。少阴之厥，则口干溺赤，腹满心痛。厥阴之厥，则少腹肿痛，腹胀泾溲不利，好卧屈膝，阴缩肿，骺内热。盛则泻之，虚则补之，不盛不虚，以经取之。

太阴厥逆，骺急挛，心痛引腹，治主病者。少阴厥逆，虚满呕变，下泄清，治主病者。厥阴厥逆，挛腰痛，虚满前闭谵言，治主病者。三阴俱逆，不得前后，使人手足寒，三日死。太阳厥逆，僵仆呕血善衄，治主病者。少阳厥逆，机关不利，机关不利者，腰不可以行，项不可以顾，发肠痈不可治，惊者死。阳明厥逆，喘咳身热，善惊衄呕血。

手太阴厥逆，虚满而咳，善呕沫，治主病者。手心主少阴厥逆，心痛引喉，身热死，不可治。手太阳厥逆，耳聋泣出，项不可以顾，腰不可以俯仰，治主病者。手阳明、少阳厥逆，发喉痹，嗌肿，痓[①]，治主病者。

---

① 痓：原作“痉”。

卷第十三

病能论篇第四十六

黄帝问曰：人病胃脘痈者，诊当何如？岐伯对曰：诊此者当候胃脉，其脉当沉细，沉细者气逆，逆者人迎甚盛，甚盛则热，人迎者胃脉也，逆而盛，则热聚于胃口而不行，故胃脘为痈也。

帝曰：善。人有卧而有所不安者何也？岐伯曰：脏有所伤，及精有所之寄则安，故人不能悬其病也。

帝曰：人之不得偃卧者何也？岐伯曰：肺者脏之盖也，肺气盛则脉大，脉大则不得偃卧，论在《奇恒阴阳》中。

帝曰：有病厥者，诊右脉沉而紧，左脉浮而迟，不知①，病主安在？岐伯曰：冬诊之，右脉固当沉紧，此应四时，左脉浮而迟，此逆四时，在左当主病在肾，颇关在肺，当腰痛也。帝曰：何以言之？岐伯曰：少阴脉贯肾络肺，今得肺脉，肾为之病，故肾为腰痛之病也。

帝曰：善。有病颈痈者，或石治之，或针灸治之，而皆已，其治②安在？岐伯曰：此同名异等者也。夫痈气之息者，宜以针开除去之，夫气盛血聚者，宜石而泻之，此所谓同病异治也。

帝曰：有病怒狂者，此病安生？岐伯曰：生于阳也。帝曰：阳何以使

① 知：原作“然”，据《甲乙经》改。
② 治：原作“真”，据《甲乙经》改。

人狂？岐伯曰：阳气者，因暴折而难决，故善怒也，病名曰阳厥。帝曰：何以知之？岐伯曰：阳明者常动，巨阳少阳不动，不动而动大疾，此其候也？帝曰：治之奈何？岐伯曰：夺其食即已，夫食入于阴，长气于阳，故夺其食即已。使之服以生铁落[①]为饮，夫生铁落者，下气疾也。

帝曰：善。有病身热解堕，汗出如浴，恶风少气，此为何病？岐伯曰：病名曰酒风。帝曰：治之奈何？岐伯曰：以泽泻、术各十分，麋衔五分，合以三指撮为后饭。

所谓深之细者，其中手如针也，摩之切之，聚者坚也，博者大也。《上经》者，言气之通天也。《下经》者，言病之变化也。《金匮》者，决死生也。《揆度》者，切度之也。《奇恒》者，言奇病也。所谓奇者，使奇病不得以四时死也。恒者，得以四时死也。所谓揆者，方切求之也，言切求其脉理也。度者，得其病处，以四时度之也。

奇病论篇第四十七

黄帝问曰：人有重身，九月而喑，此为何也？岐伯对曰：胞之络脉绝也。帝曰：何以言之？岐伯曰：胞络者系于肾，少阴之脉，贯肾系舌本，故不能言。帝曰：治之奈何？岐伯曰：无治也，当十月复。《刺法》曰：无损不足，益有余，以成其疹[②]。所谓无损不足者，身羸瘦，无用镵石也。无益其有余者，腹中有形而泄之，泄之则精出而病独擅中，故曰疹成也。

帝曰：病胁下满气逆，二三岁不已，是为何病？岐伯曰：病名曰息积，此不妨于食，不可灸刺，积为导引服药，药不能独治也。

帝曰：人有身体髀股骭皆肿，环脐而痛，是为何病？岐伯曰：病名曰伏

---

① 落：原作“洛”。

② 以成其疹：此四字后，原作有“然后调之”四字。据《太素》《甲乙经》改。

梁，此风根也。其气溢于大肠而著于肓，肓之原在脐下，故环脐而痛也。不可动之，动之为水溺涩之病也。

帝曰：人有尺脉数甚，筋急而见，此为何病？岐伯曰：此所谓疹筋，是人腹必急，白色黑色见，则病甚。帝曰：人有病头痛以数岁不已，此安得之，名为何病？岐伯曰：当有所犯大寒，内至骨髓，髓者以脑为主，脑逆故令头痛，齿亦痛，病名曰厥逆。帝曰：善。

帝曰：有病口甘者，病名为何？何以得之？岐伯曰：此五气之溢也，名曰脾瘅。夫五味入口，藏于胃，脾为之行其精气，津液在脾，故令人口甘也，此肥美之所发也，此人必数食甘美而多肥也，肥者令人内热，甘者令人中满，故其气上溢，转为消渴。治之以兰，除陈气也。

帝曰：有病口苦，取阳陵泉，口苦者病名为何？何以得之？岐伯曰：病名曰胆瘅。夫肝者，中之将也，取决于胆，咽为之使。此人者，数谋虑不决，故胆虚气上溢而口为之苦，治之以胆募俞，治在《阴阳十二官相使》中。

帝曰：有癃者，一日数十溲，此不足也。身热如炭，颈膺如格，人迎躁盛，喘息气逆，此有余也。太阴脉微细如发者，此不足也。其病安在？名为何病？岐伯曰：病在太阴，其盛在胃，颇在肺，病名曰厥，死不治，此所谓得五有余二不足也。帝曰：何谓五有余二不足？岐伯曰：所谓五有余者，五病之气有余也，二不足者，亦病气之不足也。今外得五有余，内得二不足，此其身不表不里，亦正死明矣。

帝曰：人生而有病癫疾者，病名曰何？安所得之？岐伯曰：病名为胎病，此得之在母腹中时，其母有所大惊，气上而不下，精气并居，故令子发为癫疾也。帝曰：有病痝然如有水状，切其脉大紧，身无痛者，形不瘦，不能食，食少，名为何病？岐伯曰：病生在肾，名为肾风。肾风而不能食善惊，惊已心气痿者死。帝曰：善。

大奇论篇第四十八

肝满肾满肺满皆实，即为肿。肺之雍，喘而两胠满。肝雍，两胠满，卧则惊，不得小便。肾雍，脚[1]下至少腹满，胫有大小，髀骨大跛，易偏枯。

心脉满大，痫瘛筋挛。肝脉小急，痫瘛筋挛。肝脉骛，暴有所惊骇，脉不至若瘖，不治自已。肾脉小急，肝脉小急，心脉小急，不鼓皆为瘕。肾肝并沉为石水，并浮为风水，并虚为死，并小弦欲惊。肾脉大急沉，肝脉大急沉，皆为疝。心脉搏滑急为心疝，肺脉沉搏为肺疝。三阳急为瘕，三阴急为疝，二阴急为痫厥，二阳急为惊。

脾脉外鼓，沉为肠澼，久自已。肝脉小缓为肠游，易治。肾脉小搏沉，为肠澼下血，血温身热者死。心肝澼亦下血，二脏同病者可治，其脉小沉涩为肠澼，其身热者死，热见七日死。

胃脉沉鼓涩，胃外鼓大，心脉小坚急，皆膈偏枯，男子发左，女子发右，不瘖舌转，可治，三十日起，其从者瘖，三岁起，年不满二十者，三岁死。

脉至而搏，血衄身热者死，脉来悬钩浮为常脉。脉至如喘，名曰暴厥，暴厥者不知与人言。脉至如数，使人暴惊，三四日自已。

脉至浮合，浮合如数，一息十至以上，是经气予不足也。微见九十日死。脉至如火薪然，是心精之予夺也，草干而死。脉至如散叶，是肝气予虚也，木叶落而死。脉至如省客，省客者脉塞而鼓，是肾气予不足也，悬去枣华而死。脉至如丸泥，是胃精予不足也，榆荚落而死。脉至如横格，是胆气予不足也，禾熟而死。脉至如弦缕，是胞精予不足也，病善言，下霜而死，不言，可治。

---

① 脚：《太素》《甲乙经》作“胠”，可从。

脉至如交漆，交漆者左右旁至也，微见三十日死。脉至如涌泉，浮鼓肌[①]中，太阳气予不足也，少气味，韭英而死。脉至如颓土之状，按之不得，是肌气予不足也，五色先见，黑白垒发死。脉至如悬雍，悬雍者浮揣切之益大，是十二俞之予不足也，水凝而死。脉至如偃刀，偃刀者浮之小急，按之坚大急，五脏菀熟，寒热独并于肾也，如此其人不得坐，立春而死。脉至如丸滑不直手，不直手者按之不可得也，是大肠气予不足也，枣叶生而死。脉至如华者，令人善恐，不欲坐卧，行立常听，是小肠气予不足也，季秋而死。

脉解篇第四十九

太阳所谓肿腰脽痛者，正月太阳寅，寅太阳也，正月阳气出在上而阴气盛，阳未得自次也，故肿腰脽痛也。病偏虚为跛者，正月阳气冻解地气而出也，所谓偏虚者，冬寒颇有不足者，故偏虚为跛也。所谓强上引背者，阳气大上而争，故强上也。所谓耳鸣者，阳气万物盛上而跃，故耳鸣也。所谓甚则狂癫[②]疾者，阳尽在上而阴气从下，下虚上实，故狂癫疾也。所谓浮为聋者，皆在气也。所谓人中为喑者，阳盛已衰，故为喑也。内夺而厥，则为喑俳，此肾虚也，少阴不至者，厥也。

少阳所谓心胁痛者，言少阳戌[③]也，戌者心之所表也，九月阳气尽而阴气盛，故心胁痛也。所谓不可反侧者，阴气藏物也，物藏则不动，故不可反侧也。所谓甚则跃者，九月万物尽衰，草木毕落而堕，则气去阳而之阴，气盛而阳之下长，故谓跃。

阳明所谓洒洒振寒者，阳明者午也，五月盛阳之阴也，阳盛而阴气加之，故洒洒振寒也。所谓胫肿而股不收者，是五月盛阳之阴也，阳者衰于五月，

---

① 肌：《太素》作“胞”。

② 癫：原作“颠”。

③ 戌：原作“盛”，据《太素》改。

而一阴气上，与阳始争，故胫肿而股不收也。所谓上喘而为水者，阴气下而复上，上则邪客于脏腑间，故为水也。所谓胸痛少气者，水气在脏腑也，水者阴气也，阴气在中，故胸痛少气也。所谓甚则厥，恶人与火，闻木音则惕然而惊者，阳气与阴气相薄，水火相恶，故惕然而惊也。所谓欲独闭户牖而处者，阴阳相薄也，阳尽而阴盛，故欲独闭户牖而居。所谓病至则欲乘高而歌，弃衣而走者，阴阳复争，而外并于阳，故使之弃衣而走也。所谓客孙脉则头痛鼻鼽腹肿者，阳明并于上，上者则其孙络太阴也，故头痛鼻鼽腹肿也。

太阴所谓病胀者，太阴子也，十一月万物气皆藏于中，故曰病胀。所谓上走心为噫者，阴盛而上走于阳明，阳明络属心，故曰上走心为噫也。所谓食则呕者，物盛满而上溢，故呕也。所谓得后与气则快然如衰者，十一月阴气下衰，而阳气且出，故曰得后与气则快然如衰也。

少阴所谓腰痛者，少阴者申[①]也，七[②]月万物阳气皆伤，故腰痛也。所谓呕咳上气喘者，阴气在下，阳气在上，诸阳气浮，无所依从，故呕咳上气喘也。所谓邑邑[③]不能久立，久坐起则目𥉂𥉂无所见者，万物阴阳不定未有主也，秋气始至，微霜始下，而方杀万物，阴阳内夺，故目𥉂𥉂无所见也。所谓少气善怒者，阳气不治，阳气不治则阳气不得出，肝气当治而未得，故善怒，善怒者名曰煎厥。所谓恐如人将捕之者，秋气万物未有毕去，阴气少，阳气入，阴阳相薄，故恐也。所谓恶闻食臭者，胃无气，故恶闻食臭也。所谓面黑如地色者，秋气内夺，故变于色也。所谓咳则有血者，阳脉伤也，阳气未盛于上而脉满，满则咳，故血见于鼻也。

厥阴所谓㿗疝，妇人少腹肿者，厥阴者辰也，三月阳中之阴，邪在中，故曰㿗疝少腹肿也。所谓腰脊痛不可以俯仰者，三月一振荣华，万物一俯而不仰也。所谓㿗癃疝肤胀者，曰阴亦盛而脉胀不通，故曰㿗疝也。所谓甚则嗌干热中者，阴阳相薄而热，故嗌干也。

---

① 申：原作“肾”，据上下文义改。
② 七：原作“十”，据《太素》及上下文义改。
③ 邑邑：原作“色色”，形近而误，据《太素》改。

卷第十四

刺要论篇第五十

黄帝问曰：愿闻刺要。岐伯对曰：病有浮沉，刺有浅深，各至其理，无过其道。过之则内伤，不及则生外壅，壅则邪从之。浅深不得，反为大贼，内动五脏，后生大病。故曰：病有在毫毛腠理者，有在皮肤者，有在肌肉者，有在脉者，有在筋者，有在骨者，有在髓者。

是故刺毫毛腠理无伤皮，皮伤则内动肺，肺动则秋病温疟，泝泝然寒慄。刺皮无伤肉，肉伤则内动脾，脾动则七十二日四季之月，病腹胀烦不嗜食。刺肉无伤脉，脉伤则内动心，心动则夏病心痛。刺脉无伤筋，筋伤则内动肝，肝动则春病热而筋弛。刺筋无伤骨，骨伤则内动肾，肾动则冬病胀、腰痛。刺骨无伤髓，髓伤则销铄胻痠，体解㑊然不去矣。

刺齐论篇第五十一

黄帝问曰：愿闻刺浅深之分。岐伯对曰：刺骨者无伤筋，刺筋者无伤肉，刺肉者无伤脉，刺脉者无伤皮，刺皮者无伤肉，刺肉者无伤筋，刺筋者无伤骨。

帝曰：余未知其所谓，愿闻其解。岐伯曰：刺骨无伤筋者，针至筋而去，不及骨也。刺筋无伤肉者，至肉而去，不及筋也。刺肉无伤脉者，至脉而去，不及肉也。刺脉无伤皮者，至皮而去，不及脉也。所谓刺皮无伤肉者，病在皮中，针入皮中，无伤肉也。刺肉无伤筋者，过肉中筋也。刺筋无伤骨者，过筋中骨也。此之谓反也。

刺禁论篇第五十二

黄帝问曰：愿闻禁数。岐伯对曰；脏有要害，不可不察，肝生于左，肺藏于右，心部于表，肾治于里，脾为之使，胃为之市。鬲肓之上，中有父母，七节之旁，中有小心，从之有福，逆之有咎。

刺中心，一日死，其动为噫。刺中肝，五日死，其动为语。刺中肾，六日死，其动为嚏。刺中肺，三日死，其动为咳。刺中脾，十日死，其动为吞。刺中胆，一日半死，其动为呕。

刺跗上，中大脉，血出不止死。刺面，中溜脉，不幸为盲。刺头，中脑户，入脑立死。刺舌下，中脉太过，血出不止为喑。刺足下布络，中脉，血不出为肿。刺郄，中大脉，令人仆脱色。刺气街，中脉，血不出，为肿，鼠仆。刺脊间，中髓为伛。刺乳上，中乳房，为肿根蚀。刺缺盆，中内陷，气泄，令人喘咳逆。刺手鱼腹内陷，为肿。

无刺大醉，令人气乱。无刺大怒，令人气逆。无刺大劳人，无刺新饱人，无刺大饥人，无刺大渴人，无刺大惊人。

刺阴股中大脉，血出不止死。刺客主人内陷，中脉，为内漏为聋。刺膝髌出液，为跛。刺臂太阴脉，出血多立死。刺足少阴脉，重虚出血，为舌难以言。刺膺中陷中肺，为喘逆仰息。刺肘中内陷，气归之，为不屈伸。刺阴股下三寸内陷，令人遗溺。刺腋下胁间内陷，令人咳。刺少腹中膀胱溺出，令人少腹满。刺腨肠内陷，为肿。刺匡上陷骨中脉，为漏为盲。刺关节中液出，不得屈伸。

刺志论篇第五十三

黄帝问曰：愿闻虚实之要。岐伯对曰：气实形实，气虚形虚，此其常也，反此者病。谷盛气盛，谷虚气虚，此其常也，反此者病。脉实血实，脉虚血虚，此其常也，反此者病。

帝曰：如何而反？岐伯曰：气盛身寒[①]，气虚身热，此谓反也。谷入多而气少，此谓反也。谷不入而气多，此谓反也。脉盛血少，此谓反也。脉小血多，此谓反也。气盛身寒，得之伤寒。气虚身热，得之伤暑。谷入多而气少者，得之有所脱血，湿居下也。谷入少而气多者，邪在胃及与肺也。脉小血多者，饮中热也。脉大血少者，脉有风气，水浆不入，此之谓也。夫实者，气入也。虚者，气出也。气实者，热也。气虚者，寒也。入实者，左手开针空也。入虚者，左手闭针空也。

针解篇第五十四

黄帝问曰：愿闻《九针》之解，虚实之道。岐伯对曰：刺虚则实之者，针下热也，气实乃热也。满而泄之者，针下寒也，气虚乃寒也。菀陈则除之者，出恶血也。邪胜则虚之者，出针勿按。徐而疾则实者，徐出针而疾按之。疾而徐则虚者，疾出针而徐按之。言实与虚者，寒温气多少也。若无若有者，疾不可知也。察后与先者，知病先后也。为虚与实者，工勿失其法。若得若失者，离其法也。虚实之要，九针最妙者，为其各有所宜也。补泻之时者，与气开阖相合也。九针之名，各不同形者，针穷其所当补泻也。

---

① 气盛身寒：原无此四字，据《甲乙经》补。

刺实须其虚者，留针阴气隆至，乃去针也。刺虚须其实者，阳气隆至，针下热乃去针也。经气已至，慎守勿失者，勿变更也。深浅在志者，知病之内外也。近远如一者，深浅其候等也。如临深渊者，不敢堕也。手如握虎者，欲其壮也。神无营于众物者，静志观病人，无左右视也。义无邪下者，欲端以正也。必正其神者，欲瞻病人目制其神，令气易行也。所谓三里者，下膝三寸也。所谓跗之者，举膝分易见也。巨虚者，跷足骱独陷者。下廉者，陷下者也。

帝曰：余闻九针，上应天地四时阴阳，愿闻其方，令可传于后世以为常也。岐伯曰：夫一天、二地、三人、四时、五音、六律、七星、八风、九野，身形亦应之，针各有所宜，故曰九针。人皮应天，人肉应地，人脉应人，人筋应时，人声应音，人阴阳合气应律，人齿面目应星，人出入气应风，人九窍三百六十五络应野。故一针皮，二针肉，三针脉，四针筋，五针骨，六针调阴阳，七针益精，八针除风，九针通九窍，除三百六十五节气，此之谓各有所主也。人心意应八风，人气应天，人发齿耳目五声应五音六律，人阴阳脉血气应地，人肝目应之九。

九窍三百六十五。人一以观动静天，天二以候五色，七星应之，以候发毋泽五音，一以候宫商角徵羽，六律有余不足应之二地，一以候高下有余，九野一节俞应之以候闭节三人变一分人候齿泄多，血少十分角之变五分，以候缓急，六分不足三分寒关节第九分四时人寒、温、燥、湿四时一应之以候相反一四方各作解[①]。

长刺节论篇第五十五

刺家不诊，听病者言，在头，头疾痛，为藏针之，刺至骨病已止[②]，无

---

① 此段疑为衍文，王冰注：“此一百二十四字，蠹简烂文，义理残缺，莫可寻究。”

② 止：原作“上”，据明抄本改。

伤骨肉及皮，皮者道也。

阳[①]刺，入一旁四处，治寒热。深专者，刺大脏，迫脏刺背，背俞也。刺之迫脏，脏会，腹中寒热去而止，与刺之要，发针而浅出血。

治痈[②]肿者刺痈上，视痈小大深浅刺，刺大者多血，小者深之，必端内针为故止。

病在少腹有积，刺皮骺以下，至少腹而止，刺挟脊两旁四椎间，刺两髂髎季胁肋间，导腹中气热下已。

病在少腹，腹痛不得大小便，病名曰疝，得之寒，刺少腹两股间，刺腰髁骨间，刺而多之，尽炅病已。

病在筋，筋挛节痛，不可以行，名曰筋痹，刺筋上为故，刺分肉间，不可中骨也，病起筋炅，病已止。

病在肌肤，肌肤尽痛，名曰肌痹，伤于寒湿，刺大分小分，多发针而深之，以热为故，无伤筋骨，伤筋骨，痈发若变，诸分尽热，病已止。

病在骨，骨重不可举，骨髓酸痛，寒气至，名曰骨痹，深者刺，无伤脉肉为故，其道大分小分，骨热病已止。

病在诸阳脉，且寒且热，诸分且寒且热，名曰狂，刺之虚脉，视分尽热病已止。病初发，岁一发，不治，月一发，不治，月四五发，名曰癫病，刺诸分诸脉，其无寒者以针调之，病已止。

病风且寒且热，炅汗出，一日数过，先刺诸分理络脉；汗出且寒且热，三日一刺，百日而已。

病大风，骨节重，须眉堕，名曰大风，刺肌肉为故，汗出百日，刺骨髓，汗出百日，凡二百日，须眉生而止针。

---

① 阳：原作“阴”，据《太素》改。

② 痈：原作“腐”，据《太素》改。

卷第十五

皮部论篇第五十六

黄帝问曰：余闻皮有分部，脉有经纪，筋有结络，骨有度量，其所生病各异，别其分部，左右上下，阴阳所在，病之始终，愿闻其道。岐伯对曰：欲知皮部以经脉为纪者，诸经皆然。阳明之阳，名曰害蜚，上下同法，视其部中有浮络者，皆阳明之络也，其色多青则痛，多黑则痹，黄赤则热，多白则寒，五色皆见，则寒热也，络盛则入客于经，阳主外，阴主内。

少阳之阳，名曰枢持，上下同法，视其部中有浮络者，皆少阳之络也，络盛则入客于经，故在阳者主内，在阴者主出，以渗于内，诸经皆然。

太阳之阳，名曰关枢，上下同法，视其部中有浮络者，皆太阳之络也，络盛则入客于经。

少阴之阴，名曰枢儒，上下同法，视其部中有浮络者，皆少阴之络也，络盛则入客于经，其人经也，从阳部注于经，其出者，从阴内注于骨。

心主之阴，名曰害肩，上下同法，视其部中有浮络者，皆心主之络也，络盛则入客于经。

太阴之阴，名曰关蛰，上下同法，视其部中有浮络者，皆太阴之络也，络盛则入客于经。凡十二经络脉者，皮之部也。

是故百病之始生也，必先于皮毛，邪中之则腠理开，开则入客于络脉，留而不去，传入于经，留而不去，传入于腑，廪于肠胃。邪之始入于皮也，泝然起毫毛，开腠理；其入于络也，则络脉盛色变；其入客于经也，则感虚乃陷下；其留于筋骨之间，寒多则筋挛骨痛，热多则筋弛骨消，肉烁䐃破，毛直而败。

帝曰：夫子言皮之十二部，其生病皆何如？岐伯曰：皮者脉之部也，邪客于皮则腠理开，开则邪入客于络脉，络脉满则注于经脉，经脉满则入舍于腑脏也，故皮者有分部，不与而生大病也。帝曰：善。

经络论篇第五十七

黄帝问曰：夫络脉之见也，其五色各异，青黄赤白黑不同，其故何也？岐伯对曰：经有常色而络无常变也。

帝曰：经之常色何如？岐伯曰：心赤，肺白，肝青，脾黄，肾黑，皆亦应其经脉之色也。

帝曰：络之阴阳，亦应其经乎？岐伯曰：阴络之色应其经，阳络之色变无常，随四时而行也。寒多则凝泣，凝泣则青黑，热多则淖泽，淖泽则黄赤，此皆常色，谓之无病。五色具见者，谓之寒热。帝曰：善。

气穴论篇第五十八

黄帝问曰：余闻气穴三百六十五以应一岁，未知其所，愿卒闻之。岐伯稽首再拜对曰：窘乎哉问也！其非圣帝，孰能穷其道焉，因请溢意尽言其处。帝捧手逡巡而却曰：夫子之开余道也，目未见其处，耳未闻其数，而目以明，耳以聪矣。岐伯曰：此所谓圣人易语，良马易御也。

帝曰：余非圣人之易语也，世言真数开人意，今余所访问者真数，发蒙解惑，未足以论也。然余愿闻夫子溢志尽言其处，令解其意，请藏之金匮，不敢复出。岐伯再拜而起曰：臣请言之，背与心相控而痛，所治天突与十椎及上纪下纪[①]，上纪者胃脘也，下纪者关元也。背胸邪系阴阳左右，如此其病前后痛涩，胸胁痛而不得息，不得卧，上气短气偏痛，脉满起斜出尻脉，络胸胁支心贯膈，上肩加天突，斜下肩交十椎下。

脏俞五十穴，腑俞七十二穴，热俞五十九穴，水俞五十七穴，头上五行，行五，五五二十五穴，中𦙶两旁各五，凡十穴。大椎上两旁各一，凡二穴。目瞳子浮白二穴，两髀厌分中二穴，犊鼻二穴，耳中多所闻二穴，眉本二穴，完骨二穴，项中央一穴，枕骨二穴，上关二穴，大迎二穴，下关二穴，天柱二穴，巨虚上下廉四穴，曲牙二穴，天突一穴，天府二穴，天牖二穴，扶突二穴，天窗二穴，肩解二穴，关元一穴，委阳二穴，肩贞二穴，喑门一穴，脐一穴，胸俞十二穴，背俞二穴，膺俞十二穴，分肉二穴，踝上横二穴，阴阳跻四穴，水俞在诸分，热俞在气穴，寒热俞在两骸厌中二穴，大禁二十五，在天府下五寸，凡三百六十五穴，针之所由行也。

帝曰：余已知气穴之处，游针之居，愿闻孙络溪谷，亦有所应乎？岐伯曰：孙络三百六十五穴会，亦以应一岁，以溢奇邪，以通荣卫，荣卫稽留，卫散荣溢，气竭血着，外为发热，内为少气，疾泻无怠，以通荣卫，见而泻之，无问所会。帝曰：善。愿闻溪谷之会也。岐伯曰：肉之大会为谷，肉之小会为溪，肉分之间，溪谷之会，以行荣卫，以会大气。邪溢气壅，脉热肉败，荣卫不行，必将为脓，内销骨髓，外破大䐃[②]，留于节腠[③]，必将为败。积寒留舍，荣卫不居，卷肉缩筋，肋肘不得伸，内为骨痹，外为不仁，命曰不足，大寒留于溪谷也。溪谷三百六十五穴会，亦应一岁。其小痹淫溢，循脉往来，微针所及，与法相同。

帝乃避左右而起，再拜曰：今日发蒙解惑，藏之金匮，不敢复出。乃藏之金兰之室，署曰气穴所在。岐伯曰：孙络之脉别经者，其血盛而当泻

① 下纪：原无此二字，据《太素》及上下文义补。
② 䐃：原作“腘”，据《太素》改。
③ 腠：原作“凑”，据《太素》改。

者，亦三百六十五脉，并注于络，传注十二络脉，非独十四络脉也，内解泻于中者十脉。

气府论篇第五十九

足太阳脉气所发者七十八穴：两眉头各一，入发至项[1]三寸半，傍五，相去三寸，其浮气在皮中者凡五行，行五，五五二十五，项中大筋两傍各一，风府两傍各一，夹脊以下至尻尾二十一节十五间各一，五脏之俞各五，六腑之俞各六，委中以下至足小指傍各六俞。

足少阳脉气所发者六十二穴：两角上各二，直目上发际内各五，耳前角上各一，耳前角下各一，锐发下各一，客主人各一，耳后陷中各一，下关各一，耳下牙车之后各一，缺盆各一，腋下三寸，胁下至胠，八间各一，髀枢中，傍各一，膝以下至足小指次指各六俞。

足阳明脉气所发者六十八穴：额颅发际傍各三，面鼽骨空各一，大迎之骨空各一，人迎各一，缺盆外骨空各一，膺中骨间各一，侠鸠尾之外，当乳下三寸，侠胃脘各五，侠脐广三寸各三，下脐二寸侠之各三，气街动脉各一，伏兔上各一，三里以下至足中指各八俞，分之所在穴空。

手太阳脉气所发者三十六穴：目内眦各一，目外各一，鼽骨下各一，耳郭上各一，耳中各一，巨骨穴各一，曲掖上骨穴各一，柱骨上陷者各一，上天窗四寸各一，肩解各一，肩解下三寸各一，肘以下至手小指本各六俞。

手阳明脉气所发者二十二穴：鼻空外廉项上各二，大迎骨空各一，柱骨之会各一，骨禺骨之会各一，肘以下至手大指次指本各六俞。

手少阳脉气所发者三十二穴：鼽骨下各一，眉后各一，角上各一，下完骨后各一，项中足太阳之前各一，侠扶突各一，肩贞各一，肩贞下三寸

---

① 项：原作“顶”。

分间各一，肘以下至手小指次指本各六俞。

督脉气所发者二十八穴：项中央二，发际后中八，面中三，大椎以下至尻尾及傍十五穴，至骶下凡二十一节，脊椎法也。

任脉之气所发者二十八穴：喉中央二，膺中骨陷中各一，鸠尾下三寸，胃脘五寸，胃脘以下至横骨六寸半一。腹脉法也。下阴别一，目下各一，下唇一，龂交一。

冲脉气所发者二十二穴：侠鸠尾外各半寸至脐寸一，侠脐下旁各五分至横骨寸一，腹脉法也。

足少阴舌下，厥阴毛中急脉各一，手少阴各一，阴阳跻各一，手足诸鱼际脉气所发者，凡三百六十五穴也。

卷第十六

骨空论篇第六十

黄帝问曰：余闻风者百病之始也，以针治之奈何？岐伯对曰：风从外入，令人振寒，汗出头痛，身重恶寒，治在风府，调其阴阳，不足则补，有余则泻。

大风颈项痛，刺风府，风府在上椎。大风汗出，灸譩譆，譩譆在背下夹脊傍三寸所，厌之令病者呼譩譆，譩譆应手。

从风憎风，刺眉头。失枕，在肩上横骨间，折使揄臂齐肘正，灸脊中。眇络季胁引少腹而痛胀，刺譩譆。腰痛不可以转摇，急引阴卵，刺八髎与痛上，八髎在腰尻分间。鼠瘘寒热，还刺寒府，寒府在附膝外解营。取膝上外者使之拜，取足心者使之跪。

任脉者，起于中极之下，以上毛际，循腹里上关元，至咽喉，上颐循面入目。冲脉者，起于气街，并少阴之经，侠脐上行，至胸中而散。任脉为病，男子内结七疝，女子带下瘕聚。冲脉为病，逆气里急。督脉为病，脊强反折。

督脉者，起于少腹以下骨中央，女子入系廷孔，其孔，溺孔之端也，其络循阴器合篡间，绕篡后，别绕臀，至少阴与巨阳中络者，合少阴上股内后廉，贯脊属肾，与太阳起于目内眦，上额交巅上，入络脑，还出别下项，循肩髆内，侠脊抵腰中，入循膂络肾；其男子循茎下至篡，与女子等；其少腹直上者，贯脐中央，上贯心入喉，上颐环唇，上系两目之下中央。

此生病，从少腹上冲心而痛，不得前后，为冲疝。其女子不孕，癃痔遗溺嗌干。督脉生病治督脉，治在骨上，甚者在脐下营。

其上气有音者治其喉中央，在缺盆中者。其病上冲喉者治其渐，渐者上侠颐也。蹇膝伸不屈治其楗。坐而膝痛治其机。立而暑[①]解，治其骸关。膝痛，痛及拇指治其腘。坐而膝痛如物隐者，治其关。膝痛不可屈伸，治其背内。连骱若折，治阳明中俞髎。若别，治巨阳少阴荥。淫泺胫痠，不能久立，治少阳之络，在外踝[②]上五寸。辅骨上横骨下为楗，侠髋为机，膝解为骸关，侠膝之骨为连骸，骸下为辅，辅上为腘，腘上为关，头横骨为枕。

水俞五十七穴者，尻上五行，行五，伏兔上两行，行五，左右各一行，行五，踝上各一行，行六穴。髓空在脑后三分，在颅际锐骨之下，一在断基下，一在项后中复骨下，一在脊骨上空在风府上。脊骨下空，在尻骨下空。数髓空在面侠鼻，或骨空在口下当两肩。两髆骨空，在髆中之阳。臂骨空在臂阳，去踝四寸两骨空之间。股骨上空在股阳，出上膝四寸。骱骨空在辅骨之上端。股际骨空在毛中动脉下。尻骨空在髀骨之后，相去四寸。扁骨有渗理凑，无髓孔，易髓无空。

灸寒热之法，先灸项大椎，以年为壮数，次灸橛骨，以年为壮数，视背俞陷者灸之，举臂肩上陷者灸之，两季胁之间灸之，外踝上绝骨之端灸之，足小指次指间灸之，腨下陷脉灸之，外踝后灸之，缺盆骨上切之坚痛如筋者灸之，膺中陷骨间灸之。掌束骨下灸之，脐下关元三寸灸之，毛际动脉灸之，膝下三寸分间灸之，足阳明跗上动脉灸之，巅上一灸之，犬所啮之处灸之三壮，即以犬伤病法灸之，凡当灸二十九处。伤食灸之，不已者，必视其经之过于阳者，数刺其俞而药之。

---

① 暑：疑为“骨”之误。

② 踝：原无此字，据《太素》及文义补。

水热穴论篇第六十一

黄帝问曰：少阴何以主肾？肾何以主水？岐伯对曰：肾者至阴也，至阴者盛水也，肺者太阴也，少阴者冬脉也，故其本在肾，其末在肺，皆积水也。帝曰：肾何以能聚水而生病？岐伯曰：肾者胃之关也，关闭不利，故聚水而从其类也。上下溢于皮肤，故为胕肿。胕肿者，聚水而生病也。

帝曰：诸水皆生于肾乎？岐伯曰：肾者牝脏也，地气上者属于肾，而生水液也，故曰至阴。勇而劳甚则肾汗出，肾汗出逢于风，内不得入于脏腑，外不得越于皮肤，客于玄府，行于皮里，传为胕肿，本之于肾，名曰风水。所谓玄府者，汗空也。

帝曰：水俞五十七处者，是何主也？岐伯曰：肾俞五十七穴，积阴之所聚也，水所从出入也。尻上五行行五者，此肾俞。故水病下为胕肿大腹，上为喘呼，不得卧者，标本俱病，故肺为喘呼，肾为水肿，肺为逆不得卧，分为相输俱受者，水气之所留也。伏兔上各二行行五者，此肾之街也。三阴之所交结于脚也。踝上各一行行六者，此肾脉之下行也，名曰太冲。凡五十七穴者，皆脏之阴络，水之所客也。

帝曰：春取络脉分肉何也？岐伯曰：春者木始治，肝气始生，肝气急，其风疾，经脉常深，其气少，不能深入，故取络脉分肉间。

帝曰：夏取盛经分腠何也？岐伯曰：夏者火始治，心气始长，脉瘦气弱，阳气留溢，热熏分腠，内至于经，故取盛经分腠，绝肤而病去者，邪居浅也。所谓盛经者，阳脉也。

帝曰：秋取经俞何也？岐伯曰：秋者金始治，肺将收杀，金将胜火，阳气在合，阴气初胜，湿气及体，阴气未盛，未能深入，故取俞以泻阴邪，取合以虚阳邪，阳气始衰，故取于合。

帝曰：冬取井荥何也？岐伯曰：冬者水始治，肾方闭，阳气衰少，阴气坚盛，巨阳伏沉，阳脉乃去，故取井以下阴逆，取荥以实阳气。故曰：冬取井荥，春不鼽衄。此之谓也。

帝曰：夫子言治热病五十九俞，余论其意，未能领别其处，愿闻其处，因闻其意。岐伯曰：头上五行行五者，以越诸阳之热逆也。大杼、膺俞、缺盆、背俞，此八者，以泻胸中之热也。气街，三里，巨虚，上下廉，此八者，以泻胃中之热也。云门、髃骨、委中、髓空，此八者，以泻四肢之热也。五脏俞傍五，此十者，以泻五脏之热也。凡此五十九穴者，皆热之左右也。

帝曰：人伤于寒而传为热何也？岐伯曰：夫寒盛则生热也。

卷第十七

调经论篇第六十二

黄帝问曰：余闻刺法言，有余泻之，不足补之，何谓有余？何谓不足？岐伯对曰：有余有五，不足亦有五，帝欲何问？帝曰：愿尽闻之。岐伯曰：神有余有不足，气有余有不足，血有余有不足，形有余有不足，志有余有不足，凡此十者，其气不等也。

帝曰：人有精气津液，四肢九窍，五脏十六部，三百六十五节，乃生百病，百病之生，皆有虚实。今夫子乃言有余有五，不足亦有五，何以生之乎？岐伯曰：皆生于五脏也。夫心藏神，肺藏气，肝藏血，脾藏肉，肾藏志，而此成形。志意通，内连骨髓，而成身形五脏。五脏之道，皆出于经隧，以行血气，血气不和，百病乃变化而生，是故守经隧焉。

帝曰：神有余不足何如？岐伯曰：神有余则笑不休，神不足则悲。血气未并，五脏安定，邪客于形，洒淅起于毫毛，未入于经络也，故命曰神之微。帝曰：补泻奈何？岐伯曰：神有余，则泻其小络之血，出血勿之深斥，无中其大经，神气乃平。神不足者，视其虚络，按而致之，刺而利之，无出其血，无泄其气，以通其经，神气乃平。帝曰：刺微奈何？岐伯曰：按摩勿释，着针勿斥，移气于不足，神气乃得复。

帝曰：善。有余不足奈何？岐伯曰：气有余则喘咳上气，不足则息利少气。血气未并，五脏安定，皮肤微病，命曰白气微泄。帝曰：补泻奈何？岐伯曰：气有余，则泻其经隧，无伤其经，无出其血，无泄其气。不足，则补其经隧，无出其气。帝曰：刺微奈何？岐伯曰：按摩勿释，出针视之，曰我将深之，适人必革，精气自伏，邪气散乱，无所休息，气泄腠理，真气乃相得。

帝曰：善。血有余不足奈何？岐伯曰：血有余则怒，不足则恐。血气未并，五脏安定，孙络外溢，则经有留血。帝曰：补泻奈何？岐伯曰：血有余，则泻其盛经出其血。不足，则视其虚经内针其脉中，久留而视，脉大，疾出其针，无令血泄。帝曰：刺留血奈何？岐伯曰：视其血络，刺出其血，无令恶血得入于经，以成其疾。

帝曰：善。形有余不足奈何？岐伯曰：形有余则腹胀泾溲不利，不足则四肢不用。血气未并，五脏安定，肌肉蠕动，命曰微风。帝曰：补泻奈何？岐伯曰：形有余则泻其阳经，不足则补其阳络。帝曰：刺微奈何？岐伯曰：取分肉间，无中其经，无伤其络，卫气得复，邪气乃索。

帝曰：善。志有余不足奈何？岐伯曰：志有余则腹胀飧泄，不足则厥。血气未并，五脏安定，骨节有动。帝曰：补泻奈何？岐伯曰：志有余则泻然筋血者，不足则补其复溜。帝曰：刺未并奈何？岐伯曰：即取之，无中其经，邪所乃能立虚。

帝曰：善。余已闻虚实之形，不知其何以生。岐伯曰：气血以并，阴阳相倾，气乱于卫，血逆于经，血气离居，一实一虚。血并于阴，气并于阳，故为惊狂。血并于阳，气并于阴，乃为炅中。血并于上，气并于下，心烦惋善怒。血并于下，气并于上，乱而喜忘。帝曰：血并于阴，气并于阳，如是血气离居，何者为实？何者为虚？岐伯曰：血气者，喜温而恶寒，寒则泣不能流，温则消而去之，是故气之所并为血虚，血之所并为气虚。

帝曰：人之所有者，血与气耳。今夫子乃言血并为虚，气并为虚，是无实乎？岐伯曰：有者为实，无者为虚，故气并则无血，血并则无气，今血与气相失，故为虚焉。络之与孙脉俱输于经，血与气并，则为实焉。血之与气并走于上，则为大厥，厥则暴死，气复反则生，不反则死。

帝曰：实者何道从来？虚者何道从去？虚实之要，愿闻其故。岐伯曰：

夫阴与阳皆有俞会，阳注于阴，阴满之外，阴阳匀平，以充其形，九候若一，命曰平人。夫邪之生也，或生于阴，或生于阳。其生于阳者，得之风雨寒暑。其生于阴者，得之饮食居处，阴阳喜怒。

帝曰：风雨之伤人奈何？岐伯曰：风雨之伤人也，先客于皮肤，传入于孙脉，孙脉满则传入于络脉，络脉满则输于大经脉，血气与邪并客于分腠之间，其脉坚大，故曰实。实者外坚充满，不可按之，按之则痛。帝曰：寒湿之伤人奈何？岐伯曰：寒湿之中人也，皮肤不收，肌肉坚紧，荣血泣，卫气去，故曰虚。虚者聂辟，气不足，按之则气足以温之，故快然而不痛。

帝曰：善。阴之生实奈何？岐伯曰：喜怒不节则阴气上逆，上逆则下虚，下虚则阳气走之，故曰实矣。帝曰：阴之生虚奈何？岐伯曰：喜则气下，悲则气消，消则脉虚空，因寒饮食，寒气熏满，则血泣气去，故曰虚矣。

帝曰：经言阳虚则外寒，阴虚则内热，阳盛则外热，阴盛则内寒，余已闻之矣，不知其所由然也。岐伯曰：阳受气于上焦，以温皮肤分肉之间，今寒气在外，则上焦不通，上焦不通，则寒气独留于外，故寒栗。帝曰：阴虚生内热奈何？岐伯曰：有所劳倦，形气衰少，谷气不盛，上焦不行，下脘不通。胃气热，热气熏胸中，故内热。

帝曰：阳盛生外热奈何？岐伯曰：上焦不通利，则皮肤致密，腠理闭塞，玄府不通，卫气不得泄越，故外热。帝曰：阴盛生内寒奈何？岐伯曰：厥气上逆，寒气积于胸中而不泻，不泻则温气去，寒独留，则血凝泣，凝则脉不通，其脉盛大以涩，故中寒。

帝曰：阴与阳并，血气以并，病形以成，刺之奈何？岐伯曰：刺此者取之经隧，取血于营，取气于卫，用形哉，因四时多少高下。帝曰：血气以并，病形以成，阴阳相倾，补泻奈何？岐伯曰：泻实者气盛乃内针，针与气俱内，以开其门如利其户，针与气俱出，精气不伤，邪气乃下，外门不闭，以出其疾，摇大其道，如利其路，是谓大泻，必切而出，大气乃屈。帝曰：补虚奈何？岐伯曰：持针勿置，以定其意，候呼内针，气出针入，针空四塞，精无从去，方实而疾出针，气入针出，热不得还，闭塞其门，邪气布散，精气乃得存，动气候时，近气不失，远气乃来，是谓追之。

帝曰：夫子言虚实者有十，生于五脏，五脏五脉耳。夫十二经脉皆生百病，今夫子独言五脏。夫十二经脉者，皆络三百六十五节，节有病必被经脉，经脉之病皆有虚实，何以合之？岐伯曰：五脏者，故得六腑与为表里，经络支节，各生虚实，其病所居，随而调之。病在脉，调之血；病在血，调之络；病在气，调之卫；病在肉，调之分肉；病在筋，调之筋；病在骨，调之骨。燔针劫刺其下及与急者；病在骨，焠针药熨；病不知所痛，两跻为上；身形有痛，九候莫病，则缪刺之；痛在于左而右脉病者，巨刺之。必谨察其九候，针道备矣。

卷第十八

缪刺论篇第六十三

黄帝问曰：余闻缪刺，未得其意，何谓缪刺？岐伯对曰：夫邪之客于形也，必先舍于皮毛，留而不去，入舍于孙脉①，留而不去，入舍于络脉，留而不去，入舍于经脉，内连五脏，散于肠胃，阴阳俱感，五脏乃伤，此邪之从皮毛而入，极于五脏之次也，如此则治其经焉。今邪客于皮毛，入舍于孙络，留而不去，闭塞不通，不得入于经，流溢于大络，而生奇病也。夫邪客大络者，左注右，右注左，上下左右与经相干，而布于四末，其气无常处，不入于经俞，命曰缪刺。

帝曰：愿闻缪刺，以左取右以右取左奈何？其与巨刺何以别之？岐伯曰：邪客于经，左盛则右病，右盛则左病，亦有移易者，左痛未已而右脉先病，如此者，必巨刺之，必中其经，非络脉也。故络病者，其痛与经脉缪处，故命曰缪刺。

帝曰：愿闻缪刺奈何？取之何如？岐伯曰：邪客于足少阴之络，令人卒心痛暴胀，胸胁支满，无积者，刺然骨之前出血，如食顷而已，不已，左取右，右取左，病新发者，取五日已。

邪客于手少阳之络，令人喉痹舌卷，口干心烦，臂外廉痛，手不及头，刺手小指次指爪甲上，去端如韭叶各一痏，壮者立已，老者有顷已，左取

① 脉：《甲乙经》作“络”。

右，右取左，此新病数日已。

邪客于足厥阴之络，令人卒疝暴痛，刺足大指爪甲上，与肉交者各一痏，男子立已，女子有顷已，左取右，右取左。

邪客于足太阳之络，令人头项肩痛，刺足小指爪甲上，与肉交者各一痏，立已，不已，刺外踝下三痏，左取右，右取左，如食顷已。

邪客于手阳明之络，令人气满胸中，喘息而支胠，胸中热，刺手大指次指爪甲上，去端如韭叶各一痏，左取右，右取左，如食顷已。

邪客于臂掌之间，不可得屈，刺其踝后，先以指按之痛，乃刺之，以月死生为数，月生一日一痏，二日二痏，十五日十五痏，十六日十四痏。

邪客于足阳跻之脉，令人目痛从内眦始，刺外踝之下半寸所各二痏，左刺右，右刺左，如行十里顷而已。

人有所堕坠，恶血留内，腹中满胀，不得前后，先饮利药，此上伤厥阴之脉，下伤少阴之络，刺足内踝之下，然骨之前血脉出血，刺足跗上动脉，不已，刺三毛上各一痏，见血立已，左刺右，右刺左。善悲惊不乐，刺如右方。

邪客于手阳明之络，令人耳聋，时不闻音，刺手大指次指爪甲上，去端如韭叶各一痏，立闻，不已，刺中指爪甲上与肉交者，立闻，其不时闻者，不可刺也。耳中生风者，亦刺之如此数，左刺右，右刺左。

凡痹往来行无常处者，在分肉间痛而刺之，以月死生为数，用针者，随气盛衰，以为痏数，针过其日数则脱气，不及日数则气不泻，左刺右，右刺左，病已止，不已，复刺之如法，月生一日一痏，二日二痏，渐多之，十五日十五痏，十六日十四痏，渐少之。

邪客于足阳明之络，令人鼽衄上齿寒，刺足中指次指爪甲上与肉交者各一痏，左刺右，右刺左。

邪客于足少阳之络，令人胁痛不得息，咳而汗出，刺足小指次指爪甲上，与肉交者各一痏，不得息立已，汗出立止，咳者温衣饮食，一日已，左刺右，右刺左，病立已，不已，复刺如法。

邪客于足少阴之络，令人嗌痛不可内食，无故善怒，气上走贲上，刺足下中央之脉各三痏，凡六刺，立已，左刺右，右刺左。嗌中肿，不能内唾，时不能出唾者，缪刺然骨之前，出血立已，左刺右，右刺左。

邪客于足太阴之络，令人腰痛，引少腹控䏚，不可以仰息，刺腰尻之解，两胂之上，是腰俞，以月死生为痏数，发针立已，左刺右，右刺左。

邪客于足太阳之络，令人拘挛背急，引胁而痛，刺之从项始数脊椎夹脊，疾按之应手而痛，刺之旁三痏，立已。

邪客于足少阳之络，令人留于枢中痛，髀不可举，刺枢中以毫针，寒则久留针，以月死生为数，立已。

治诸经刺之，所过者不病，则缪刺之。耳聋，刺手阳明，不已，刺其通脉出耳前者。齿龋，刺手阳明，不已，刺其脉入齿中，立已。

邪客于五脏之间，其病也，脉引而痛，时来时止，视其病，缪刺之于手足爪甲上，视其脉，出其血，间日一刺，一刺不已，五刺已。

缪传引上齿，齿唇寒痛，视其手背脉血者去之，足阳明中指爪甲上一痏，手大指次指爪甲上各一痏，立已，左取右，右取左。

邪客于手足少阴、太阴、足阳明之络，此五络皆会于耳中，上络左角，五络俱竭，令人身脉皆动，而形无知也，其状若尸，或曰尸厥，刺其足大指内侧爪甲上，去端如韭叶，后刺足心，后刺足中指爪甲上各一痏，后刺手大指内侧，去端如韭叶，后刺手心主、少阴锐骨之端各一痏，立已，不已，以竹管吹其两耳，鬄其左角之发方一寸燔治，饮以美酒一杯，不能饮者灌之，立已。

凡刺之数，先视其经脉，切而从之，审其虚实而调之，不调者经刺之，有痛而经不病者缪刺之，因视其皮部有血络者尽取之，此缪刺之数也。

四时刺逆从论篇第六十四

厥阴有余病阴痹，不足病生热痹，滑则病狐疝风，涩则病少腹积气。

少阴有余病皮痹隐轸，不足病肺痹，滑则病肺风疝，涩则病积溲血。太阴有余病肉痹寒中，不足病脾痹，滑则病脾风疝，涩则病积心腹时满。阳明有余病脉痹身时热，不足病心痹，滑则病心风疝，涩则病积时善惊。太阳有余病骨痹身重，不足病肾痹，滑则病肾风疝，涩则病积善时巅疾。少阳有余病筋痹胁满，不足病肝痹，滑则病肝风疝，涩则病积时筋急目痛。是故春气在经脉，夏气在孙络，长夏气在肌肉，秋气在皮肤，冬气在骨髓中。

帝曰：余愿闻其故。岐伯曰：春者，天气始开，地气始泄，冻解冰释，水行经通，故人气在脉。夏者，经满气溢，入孙络受血，皮肤充实。长夏者，经络皆盛，内溢肌中。秋者，天气始收，腠理闭塞，皮肤引急。冬者盖藏，血气在中，内着骨髓，通于五脏。是故邪气者，常随四时之气血而入客也，至其变化不可为度，然必从其经气，辟除其邪，除其邪则乱气不生。

帝曰：逆四时而生乱气奈何？岐伯曰：春刺络脉，血气外溢，令人少气；春刺肌肉，血气环逆，令人上气；春刺筋骨，血气内着，令人腹胀。夏刺经脉，血气乃竭，令人解㑊；夏刺肌肉，血气内却，令人善恐；夏刺筋骨，血气上逆，令人善怒。秋刺经脉，血气上逆，令人善忘；秋刺络脉，气不外行，令人卧不欲动；秋刺筋骨，血气内散，令人寒栗。冬刺经脉，血气皆脱，令人目不明；冬刺络脉，内气外泄，留为大痹；冬刺肌肉，阳气竭绝，令人善忘。凡此四时刺者，大逆之病，不可不从也，反之，则生乱气相淫病焉。故刺不知四时之经，病之所生，以从为逆，正气内乱，与精相薄，必审九候，正气不乱，精气不转。

帝曰：善。刺五脏，中心一日死，其动为噫。中肝五日死，其动为语。中肺三日死，其动为咳。中肾六日死，其动为嚏欠。中脾十日死，其动为吞。刺伤人五脏必死，其动，则依其脏之所变候知其死也。

标本病传论篇第六十五

黄帝问曰：病有标本，刺有逆从奈何？岐伯对曰：凡刺之方，必别阴阳，前后相应，逆从得施，标本相移，故曰有其在标而求之于标，有其在本而求之于本，有其在本而求之于标，有其在标而求之于本。故治有取标而得者，有取本而得者，有逆取而得者，有从取而得者。故知逆与从，正行无问，知标本者，万举万当，不知标本，是谓妄行。

夫阴阳逆从标本之为道也，小而大，言一而知百病之害，少而多，浅而博，可以言一而知百也。以浅而知深，察近而知远，言标与本，易而勿及。

治反为逆，治得为从。先病而后逆者治其本，先逆而后病者治其本，先寒而后生病者治其本，先病而后生寒者治其本，先热而后生病者治其本，先热而后生中满者治其标，先病而后泄者治其本，先泄而后生他病者治其本，必且调之，乃治其他病，先病而后生[①]中满者治其标，先中满而后烦心者治其本。人有客气有同气。小大不利治其标，小大利治其本。病发而有余，本而标之，先治其本，后治其标。病发而不足，标而本之，先治其标，后治其本。谨察间甚，以意调之，间者并行，甚者独行。先小大不利而后生病者治其本。

夫病传者，心病先心痛，一日而咳，三日胁支痛，五日闭塞不通，身痛体重，三日不已，死，冬夜半，夏日中。

肺病喘咳，三日而胁支满痛，一日身重体痛，五日而胀，十日不已死，冬日入，夏日出。

肝病头目眩胁支满，三日体重身痛，五日而胀，三日腰脊少腹痛，胫

① 生：原作“先”，据《至真要大论》王注引本文改。

瘦，三日不已死，冬日入，夏早食。

脾病身痛体重，一日而胀，二日少腹腰脊痛胫瘦，三日背胆筋痛，小便闭，十日不已死，冬人定，夏晏食。肾病少腹腰脊痛骱瘦，三日背胆筋痛，小便闭，三日腹胀，三日两胁支痛，三日不已，死，冬大晨，夏晏晡。

胃病胀满，五日少腹腰脊痛，骱瘦，三日背胆筋痛，小便闭，五日身体重，六日不已，死，冬夜半后，夏日昳。

膀胱病小便闭，五日少腹胀腰脊痛骱瘦，一日腹胀，一日身体痛，二日不已，死，冬鸡鸣，夏下晡。

诸病以次相传，如是者，皆有死期，不可刺。间一脏止，及至三四脏者，乃可刺也。

卷第十九

天元纪大论篇第六十六

黄帝问曰：天有五行御五位，以生寒暑燥湿风，人有五脏化五气，以生喜怒思忧恐，论言五运相袭而皆治之，终期[①]之日，周而复始，余已知之矣，愿闻其与三阴三阳之候奈何合之？鬼臾区稽首再拜对曰：昭乎哉问也。夫五运阴阳者，天地之道也，万物之纲纪，变化之父母，生杀之本始，神明之府也，可不通乎！故物生谓之化，物极谓之变，阴阳不测谓之神，神用无方谓之圣。夫变化之为用也，在天为玄，在人为道，在地为化，化生五味，道生智，玄生神。神在天为风，在地为木，在天为热，在地为火，在天为湿，在地为土，在天为燥，在地为金，在天为寒，在地为水，故在天为气，在地成形，形气相感而化生万物矣。然天地者，万物之上下也；左右者，阴阳之道路也；水火者，阴阳之征兆也；金木者，生成之终始也。气有多少，形有盛衰，上下相召而损益彰矣。

帝曰：愿闻五运之主时也何如？鬼臾区曰：五气运行，各终期日，非独主时也。帝曰：请闻其所谓也。鬼臾区曰：臣积考《太始天元册》文曰：太虚寥廓，肇基化元，万物资始，五运终天，布气真灵，揔统坤元，九星悬朗，七曜周旋，曰阴曰阳，曰柔曰刚，幽显既位，寒暑弛张，生生化化，品物咸章。臣斯十世，此之谓也。

---

① 终期：岁末。期：一年。

帝曰：善。何谓气有多少，形有盛衰？鬼臾区曰：阴阳之气各有多少，故曰三阴三阳也。形有盛衰，谓五行之治，各有太过不及也。故其始也，有余而往，不足随之，不足而往，有余从之，知迎知随，气可与期。应天为天符，承岁为岁直，三合为治。

帝曰：上下相召奈何？鬼臾区曰：寒暑燥湿风火，天之阴阳也，三阴三阳上奉之。木火土金水火，地之阴阳也，生长化收藏下应之。天以阳生阴长，地以阳杀阴藏。天有阴阳，地亦有阴阳。木火土金水火，地之阴阳也，生长化收藏。故阳中有阴，阴中有阳。所以欲知天地之阴阳者，应天之气，动而不息，故五岁而右迁，应地之气，静而守位，故六期而环会，动静相召，上下相临，阴阳相错，而变由生也。

帝曰：上下周纪，其有数乎？鬼臾区曰：天以六为节，地以五为制。周天气者，六期为一备；终地纪者，五岁为一周。君火以明，相火以位。五六相合而七百二十气，为一纪，凡三十岁；千四百四十气，凡六十岁，而为一周，不及太过，斯皆见矣。

帝曰：夫子之言，上终天气，下毕地纪，可谓悉矣。余愿闻而藏之，上以治民，下以治身，使百姓昭著，上下和亲，德泽下流，子孙无忧，传之后世，无有终时，可得闻乎？鬼臾区曰：至数之机，迫迮以微，其来可见，其往可追，敬之者昌，慢之者亡，无道行私，必得夭殃，谨奉天道，请言真要。

帝曰：善言始者，必会于终，善言近者，必知其远，是则至数极而道不惑，所谓明矣。愿夫子推而次之，令有条理，简而不匮，久而不绝，易用难忘，为之纲纪，至数之要，愿尽闻之。鬼臾区曰：昭乎哉问！明乎哉道！如鼓之应桴，响之应声也。臣闻之，甲己之岁，土运统之；乙庚之岁，金运统之；丙辛之岁，水运统之；丁壬之岁，木运统之；戊癸之岁，火运统之。

帝曰：其于三阴三阳，合之奈何？鬼臾区曰：子午之岁，上见少阴；丑未之岁，上见太阴；寅申之岁，上见少阳；卯酉之岁，上见阳明；辰戌之岁，上见太阳；巳亥之岁，上见厥阴。少阴所谓标也，厥阴所谓终也。

厥阴之上，风气主之；少阴之上，热气主之；太阴之上，湿气主之；少阳之上，相火主之；阳明之上，燥气主之；太阳之上，寒气主之。所谓本也，是谓六元。帝曰：光乎哉道！明乎哉论！请著之玉版，藏之金匮，署曰《天元纪》。

五运行大论篇第六十七

黄帝坐明堂，始正天纲，临观八极，考建五常，请天师而问之曰：论言天地之动静，神明为之纪，阴阳之升降，寒暑彰其兆。余闻五运之数于夫子，夫子之所言，正五气之各主岁尔，首甲定运，余因论之。鬼臾区曰：土主甲己，金主乙庚，水主丙辛，木主丁壬，火主戊癸。子午之上，少阴主之；丑未之上，太阴主之；寅申之上，少阳主之；卯酉之上，阳明主之；辰戌之上，太阳主之；巳亥之上，厥阴主之。不合阴阳，其故何也？岐伯曰：是明道也，此天地之阴阳也。夫数之可数者，人中之阴阳也，然所合，数之可得者也。夫阴阳者，数之可十，推之可百，数之可千，推之可万。天地阴阳者，不以数推以象之谓也。

帝曰：愿闻其所始也。岐伯曰：昭乎哉问也！臣览《太始天元册》文，丹天之气经于牛女戊分，黅天之气经于心尾己分，苍天之气经于危室柳鬼，素天之气经于亢氐昴毕，玄天之气经于张翼娄胃。所谓戊己分者，奎壁角轸，则天地之门户也。夫候之所始，道之所生，不可不通也。

帝曰：善。论言天地者，万物之上下，左右者，阴阳之道路，未知其所谓也。岐伯曰：所谓上下者，岁上下见阴阳之所在也。左右者，诸上见厥阴，左少阴右太阳；见少阴，左太阴右厥阴；见太阴，左少阳右少阴；见少阳，左阳明右太阴；见阳明，左太阳右少阳；见太阳，左厥阴右阳明。所谓面北而命其位，言其见也。

帝曰：何谓下？岐伯曰：厥阴在上则少阳在下，左阳明右太阴；少阴在上则阳明在下，左太阳右少阳；太阴在上则太阳在下，左厥阴右阳明；少阳在上则厥阴在下，左少阴右太阳；阳明在上则少阴在下，左太阴右厥阴；太阳在上则太阴在下，左少阳右少阴。所谓面南而命其位，言其见也。上下相遘，寒暑相临，气相得则和，不相得则病。

帝曰：气相得而病者何也？岐伯曰：以下临上，不当位也。帝曰：动静何如？岐伯曰：上者右行，下者左行，左右周天，余而复会也。帝曰：余闻鬼臾区曰：应地者静。今夫子乃言下者左行，不知其所谓也，愿闻何以生之乎？岐伯曰：天地动静，五行迁复，虽鬼臾区其上候而已，犹不能遍明。夫变化之用，天垂象，地成形，七曜纬虚，五行丽地。地者，所以载生成之形类也。虚者，所以列应天之精气也。形精之动，犹根本之与枝叶也，仰观其象，虽远可知也。

帝曰：地之为下否乎？岐伯曰：地为人之下，太虚之中者也。帝曰：冯乎？岐伯曰：大气举之也。燥以干之，暑以蒸之，风以动之，湿以润之，寒以坚之，火以温之。故风寒在下，燥热在上，湿气在中，火游行其间，寒暑六入，故令虚而生化也。故燥胜则地干，暑胜则地热，风胜则地动，湿胜则地泥，寒胜则地裂，火胜则地固矣。帝曰：天地之气，何以候之？岐伯曰：天地之气，胜复之作，不形于诊也。《脉法》曰：天地之变，无以脉诊。此之谓也。帝曰：间气何如？岐伯曰：随气所在，期于左右。帝曰：期之奈何？岐伯曰：从其气则和，违其气则病，不当其位者病，迭移其位者病，失守其位者危，尺寸反者死，阴阳交者死。先立其年，以知其气，左右应见，然后乃可以言死生之逆顺。

帝曰：寒暑燥湿风火，在人合之奈何？其于万物何以生化？岐伯曰：东方生风，风生木，木生酸，酸生肝，肝生筋，筋生心。其在天为玄，在人为道，在地为化。化生五味，道生智，玄生神，化生气。神在天为风，在地为木，在体为筋，在气为柔，在脏为肝。其性为暄，其德为和，其用为动，其色为苍，其化为荣，其虫毛，其政为散，其令宣发，其变摧拉，其眚为陨，其味为酸，其志为怒。怒伤肝，悲胜怒；风伤肝，燥胜风；酸伤筋，辛胜酸。

南方生热，热生火，火生苦，苦生心，心生血，血生脾。其在天为热，在地为火，在体为脉，在气为息，在脏为心。其性为暑，其德为显，其用为躁，其色为赤，其化为茂，其虫羽，其政为明，其令郁蒸，其变炎烁，其眚燔焫，其味为苦，其志为喜。喜伤心，恐胜喜；热伤气，寒胜热；苦伤气，咸胜苦。

中央生湿，湿生土，土生甘，甘生脾，脾生肉，肉生肺。其在天为湿，在地为土，在体为肉，在气为充，在脏为脾。其性静兼，其德为濡，其用为化，其色为黄，其化为盈，其虫倮，其政为谧，其令云雨，其变动注，其眚淫溃，其味为甘，其志为思。思伤脾，怒胜思；湿伤肉，风胜湿；甘伤脾，酸胜甘。

西方生燥，燥生金，金生辛，辛生肺，肺生皮毛，皮毛生肾。其在天为燥，在地为金，在体为皮毛，在气为成，在脏为肺，其性为凉，其德为清，其用为固，其色为白，其化为敛，其虫介，其政为劲，其令雾露，其变肃杀，其眚苍落，其味为辛，其志为忧。忧伤肺，喜胜忧；热伤皮毛，寒胜热；辛伤皮毛，苦胜辛。

北方生寒，寒生水，水生咸，咸生肾，肾生骨髓，髓生肝。其在天为寒，在地为水，在体为骨，在气为坚，在脏为肾。其性为凛，其德为寒，其用为藏①，其色为黑，其化为肃，其虫鳞，其政为静，其令霰雪②，其变凝冽，其眚冰雹，其味为咸，其志为恐。恐伤肾，思胜恐；寒伤血，燥胜寒；咸伤血，甘胜咸。五气更立，各有所先，非其位则邪，当其位则正。

帝曰：病生之变何如？岐伯曰：气相得则微，不相得则甚。帝曰：主岁何如？岐伯曰：气有余，则制己所胜而侮所不胜；其不及，则己所不胜侮而乘之，己所胜轻而侮之。侮反受邪，侮而受邪，寡于畏也。帝曰：善。

---

① 藏：原脱，据《吴注素问》补。
② 霰雪：原脱，据《吴注素问》补。

六微旨大论篇第六十八

黄帝问曰：呜呼远哉！天之道也，如迎浮云，若视深渊，视深渊尚可测，迎浮云莫知其极。夫子数言谨奉天道，余闻而藏之，心私异之，不知其所谓也。愿夫子溢志尽言其事，令终不灭，久而不绝，天之道可得闻乎？岐伯稽首再拜对曰：明乎哉问天之道也！此因天之序，盛衰之时也。

帝曰：愿闻天道六六之节盛衰何也？岐伯曰：上下有位，左右有纪。故少阳之右，阳明治之；阳明之右，太阳治之；太阳之右，厥阴治之；厥阴之右，少阴治之；少阴之右，太阴治之；太阴之右，少阳治之。此所谓气之标，盖南面而待也。故曰：因天之序，盛衰之时，移光定位，正立而待之。此之谓也。少阳之上，火气治之，中见厥阴；阳明之上，燥气治之，中见太阴；太阳之上，寒气治之，中见少阴；厥阴之上，风气治之，中见少阳；少阴之上，热气治之，中见太阳；太阴之上，湿气治之，中见阳明。所谓本也，本之下，中之见也，见之下，气之标也，本标不同，气应异象。

帝曰：其有至而至，有至而不至，有至而太过，何也？岐伯曰：至而至者和；至而不至，来气不及也；未至而至，来气有余也。帝曰：至而不至，未至而至如何？岐伯曰：应则顺，否则逆，逆则变生，变则病。帝曰：善。请言其应。岐伯曰：物生其应也，气脉其应也。

帝曰：善。愿闻地理之应六节气位何如？岐伯曰：显明之右，君火之位也；君火之右，退行一步，相火治之；复行一步，土气治之；复行一步，金气治之；复行一步，水气治之；复行一步，木气治之；复行一步，君火治之。相火之下，水气承之；水位之下，土气承之；土位之下，风气承之；风位之下，金气承之；金位之下，火气承之；君火之下，阴精承之。帝曰：何也？岐伯曰：亢则害，承乃制，制则生化，外列盛衰，害则败乱，生化大病。

帝曰：盛衰何如？岐伯曰：非其位则邪，当其位则正，邪则变甚，正则微。帝曰：何谓当位？岐伯曰：木运临卯，火运临午，土运临四季，金运临酉，水运临子，所谓岁会，气之平也。帝曰：非位何如？岐伯曰：岁不与会也。帝曰：土运之岁，上见太阴；火运之岁，上见少阳、少阴；金运之岁，上见阳明；木运之岁，上见厥阴；水运之岁，上见太阳，奈何？岐伯曰：天之与会也。故《天元册》曰天符。

帝曰[①]：天符岁会何如？岐伯曰：太一天符之会也。帝曰：其贵贱何如？岐伯曰：天符为执法，岁位为行令，太一天符为贵人。帝曰：邪之中也奈何？岐伯曰：中执法者，其病速而危；中行令者，其病徐而持；中贵人者，其病暴而死。帝曰：位之易也何如？岐伯曰：君位臣则顺，臣位君则逆。逆则其病近，其害速；顺则其病远，其害微。所谓二火也。

帝曰：善。愿闻其步何如？岐伯曰：所谓步者，六十度而有奇，故二十四步积盈百刻而成日也。

帝曰：六气应五行之变何如？岐伯曰：位有终始，气有初中，上下不同，求之亦异也。帝曰：求之奈何？岐伯曰：天气始于甲，地气治于子，子甲相合，命曰岁立，谨候其时，气可与期。

帝曰：愿闻其岁，六气始终，早晏何如？岐伯曰：明乎哉问也！甲子之岁，初之气，天数始于水下一刻，终于八十七刻半；二之气，始于八十七刻六分，终于七十五刻；三之气，始于七十六刻，终于六十二刻半；四之气，始于六十二刻六分，终于五十刻；五之气，始于五十一刻；终于三十七刻半；六之气，始于三十七刻六分，终于二十五刻。所谓初六，天之数也。

乙丑岁，初之气，天数始于二十六刻，终于一十二刻半；二之气，始于一十二六分，终于水下百刻；三之气，始于一刻，终于八十七刻半；四之气，始于八十七刻六分，终于七十五刻；五之气，始于七十六刻，终于六十二刻半；六之气，始于六十二刻六分，终于五十刻。所谓六二，天之

① 帝曰：原无此二字，据文义补。

数也。

丙寅岁，初之气，天数始于五十一刻，终于三十七刻半；二之气，始于三十七刻六分，终于二十五刻；三之气，始于二十六刻，终于一十二刻半；四之气，始于一十二刻六分，终于水下百刻；五之气，始于一刻，终于八十七刻半；六之气，始于八十七刻六分，终于七十五刻。所谓六三，天之数也。

丁卯岁，初之气，天数始于七十六刻，终于六十二刻半；二之气，始于六十二刻六分，终于五十刻；三之气，始于五十一刻，终于三十七刻半；四之气，始于三十七刻六分，终于二十五刻；五之气，始于二十六刻，终于一十二刻半；六之气，始于一十二刻六分，终于水下百刻。所谓六四，天之数也。次戊辰岁，初之气，复始于一刻，常如是无已，周而复始。

帝曰：愿闻其岁候何如？岐伯曰：悉于哉问也！日行一周，天气始于一刻，日行再周，天气始于二十六刻，日行三周，天气始于五十一刻，日行四周，天气始于七十六刻，日行五周，天气复始于一刻，所谓一纪也。是故寅午戌岁气会同，卯未亥岁气会同，辰申子岁气会同，巳酉丑岁气会同，终而复始。

帝曰：愿闻其用也。岐伯曰，言天者求之本，言地者求之位，言人者求之气交。帝曰：何谓气交？岐伯曰：上下之位，气交之中，人之居也。故曰：天枢之上，天气主之；天枢之下，地气主之；气交之分，人气从之，万物由之。此之谓也。

帝曰：何谓初中？岐伯曰：初凡三十度而有奇，中气同法。帝曰：初中何也？岐伯曰：所以分天地也。帝曰：愿卒闻之。岐伯曰：初者地气也，中者天气也。

帝曰：其升降何如？岐伯曰：气之升降，天地之更用也。帝曰：愿闻其用何如？岐伯曰：升已而降，降者谓天；降已而升，升者谓地。天气下降，气流于地；地气上升，气腾于天。故高下相召，升降相因，而变作矣。

帝曰：善。寒湿相遘，燥热相临，风火相值，其有间[①]乎？岐伯曰：气有胜复，胜复之作，有德有化，有用有变，变则邪气居之。帝曰：何谓邪乎？岐伯曰：夫物之生从于化，物之极由乎变，变化之相薄，成败之所由也。故气有往复，用有迟速，四者之有，而化而变，风之来也。帝曰：迟速往复，风所由生，而化而变，故因盛衰之变耳。成败倚伏游乎中何也？岐伯曰：成败倚伏生乎动，动而不已，则变作矣。

帝曰：有期乎？岐伯曰：不生不化，静之期也。帝曰：不生化乎？岐伯曰：出入废则神机化灭，升降息则气立孤危。故非出入，则无以生长壮老已；非升降，则无以生长化收藏。是以升降出入，无器不有。故器者生化之宇，器散则分之，生化息矣。故无不出入，无不升降。化有小大，期有近远，四者之有，而贵常守，反常则灾害至矣。故曰：无形无患。此之谓也。帝曰：善。有不生不化乎？岐伯曰：悉乎哉问也！与道合同，惟真人也。帝曰：善。

① 间：原作“闻”，据明吴悌校刊本改。

卷第二十

气交变大论篇第六十九

黄帝问曰：五运更治，上应天期，阴阳往复，寒暑迎随，真邪相薄，内外分离，六经波荡，五气倾移，太过不及，专胜兼并，愿言其始，而有常名，可得闻乎？岐伯稽首再拜对曰：昭乎哉问也！是明道也。此上帝所贵，先师传之，臣虽不敏，往闻其旨。帝曰：余闻得其人不教，是谓失道，传非其人，慢泄天宝。余诚菲德，未足以受至道；然而众子哀其不终，愿夫子保于无穷，流于无极，余司其事，则而行之奈何？岐伯曰：请遂言之也。《上经》曰：夫道者，上知天文，下知地理，中知人事，可以长久。此之谓也。帝曰：何谓也？岐伯曰：本气位也。位天者，天文也。位地者，地理也。通于人气之变化者，人事也。故太过者先天，不及者后天，所谓治化而人应之也。

帝曰：五运之化，太过何如？岐伯曰：岁木太过，风气流行，脾土受邪。民病飧泄食减，体重烦冤，肠鸣腹支满，上应岁星。甚则忽忽善怒，眩冒巅疾。化气不政，生气独治，云物飞动，草木不宁，甚而摇落，反胁痛而吐甚，冲阳绝者死不治，上应太白星。

岁火太过，炎暑流行，肺金受邪。民病疟，少气咳喘，血溢血泄注下，嗌燥耳聋，中热肩背热，上应荧惑星。甚则胸中痛，胁支满胁痛，膺背肩胛间痛，两臂内痛，身热肤[①]痛而为浸淫。收气不行，长气独明，雨水霜寒，上应辰星。上临少阴少阳，火燔焫，水泉涸，物焦槁，病反谵妄狂越，咳喘息鸣，下甚血溢泄不已，太渊绝者死不治，上应荧惑星。

岁土太过，雨湿流行，肾水受邪。民病腹痛，清厥意不乐，体重烦冤，上应镇星。甚则肌肉萎，足痿不收，行善瘛，脚下痛，饮发中满食减，四肢不举。变生得位，脏气伏，化气独治之，泉涌河衍，涸泽生鱼，风雨大至，土崩溃，鳞见于陆，病腹满溏泄肠鸣，反下甚而太溪绝者死不治，上应岁星。

岁金太过，燥气流行，肝木受邪。民病两胁下少腹痛，目赤痛眦疡，耳无所闻。肃杀而甚，则体重烦冤，胸痛引背，两胁满且痛引少腹，上应太白星。甚则喘咳逆气，肩背痛，尻阴股膝髀腨胻足皆病，上应荧惑星。收气峻，生气下，草木敛，苍干雕陨，病反暴痛，胠胁不可反侧，咳逆甚而血溢，太冲绝者死不治，上应太白星。

岁水太过，寒气流行，邪害心火。民病身热烦心躁悸，阴厥上下中寒，谵妄心痛，寒气早至，上应辰星。甚则腹大胫肿，喘咳，寝汗出憎风，大雨至，埃雾朦郁，上应镇星。上临太阳则雨冰雪，霜不时降，湿气变物，病反腹满肠鸣，溏泄食不化，渴而妄冒，神门绝者死不治，上应荧惑、辰星。

帝曰：善。其不及何如？岐伯曰：悉乎哉问也！岁木不及，燥乃大行，生气失应，草木晚荣，肃杀而甚，则刚木辟着，柔[②]萎苍干，上应太白星，民病中清，胠胁痛，少腹痛，肠鸣溏泄，凉雨时至，上应太白星，其谷苍。上临阳明，生气失政，草木再荣，化气乃急，上应太白、镇星，其主苍早。复则炎暑流火，湿性燥，柔脆草木焦槁，下体再生，华实齐化，病寒热疮疡痱胗痈痤，上应荧惑、太白，其谷白坚。白露早降，收杀气行，寒雨害物，虫食甘黄，脾土受邪，赤气后化，心气晚治，上胜肺金，白气乃屈，其谷不成，咳而鼽，上应荧惑、太白星。

---

① 肤：原作“骨”，据新校正改。

② 柔：原作“恶”，据元刻本改。

岁火不及，寒乃大行，长政不用，物荣而下，凝惨而甚，则阳气不化，乃折荣美，上应辰星，民病胸中痛，胁支满，两胁痛，膺背肩胛间及两臂内痛，郁冒朦昧，心痛暴喑，胸腹大，胁下与腰背相引而痛，甚则屈不能伸，髋髀如别，上应荧惑、辰星，其谷丹。复则埃郁，大雨且至，黑气乃辱，病鹜溏腹满，食饮不下，寒中肠鸣，泄注腹痛，暴挛痿痹，足不任身，上应镇星、辰星，玄谷不成。

岁土不及，风乃大行，化气不令，草木茂荣，飘扬而甚，秀而不实，上应岁星，民病飧泄霍乱，体重腹痛，筋骨繇复，肌肉瞤酸，善怒，脏气举事，蛰虫早附，咸病寒中，上应岁星、镇星，其谷黅。复则收政严峻，名木苍雕，胸胁暴痛，下引少腹，善大息，虫食甘黄，气客于脾，黅谷乃减，民食少失味，苍谷乃损，上应太白、岁星。上临厥阴，流水不冰，蛰虫来见，脏气不用，白乃不复，上应岁星，民乃康。

岁金不及，炎火乃行，生气乃用，长气专胜，庶物以茂，燥烁以行，上应荧惑星，民病肩背瞀重，鼽嚏，血便注下，收气乃后，上应太白星，其谷坚芒。复则寒雨暴至，乃零冰雹霜雪杀物，阴厥且格，阳反上行，头脑户痛，延及囟顶发热，上应辰星，丹谷不成，民病口疮，甚则心痛。

岁水不及，湿乃大行，长气反用，其化乃速，暑雨数至，上应镇星，民病腹满身重，濡泄寒疡流水，腰股痛发，腘腨股膝不便，烦冤足痿清厥，脚下痛，甚则跗肿，脏气不政，肾气不衡，上应辰星，其谷秬。上临太阴，则大寒数举，蛰虫早藏，地积坚冰，阳光不治，民病寒疾于下，甚则腹满浮肿，上应镇星，其主黅谷。复则大风暴发，草偃木零，生长不鲜，面色时变，筋骨并辟，肉瞤瘛，目视䀮䀮，物疏璺，肌肉胗发，气并膈中，痛于心腹，黄气乃损，其谷不登，上应岁星。

帝曰：善。愿闻其时也。岐伯曰：悉哉问也！木不及，春有鸣条律畅之化，则秋有雾露清凉之政，春有惨凄残贼之胜，则夏有炎暑燔烁之复，其眚东，其脏肝，其病内舍胠胁，外在关节。

火不及，夏有炳明光显之化，则冬有严肃霜寒之政，夏有惨凄凝冽之胜，则不时有埃昏大雨之复，其眚南，其脏心，其病内舍膺胁，外在经络。

土不及，四维有埃云润泽之化，则春有鸣条鼓拆之政，四维发振拉飘腾之变，则秋有肃杀霖霪之复，其眚四维，其脏脾，其病内舍心腹，外在肌肉四肢。

金不及，夏有光显郁蒸之令，则冬有严凝整肃之应，夏有炎烁燔燎之变，则秋有冰雹霜雪之复，其眚西，其脏肺，其病内舍膺胁肩背，外在皮毛。

水不及，四维有湍润埃云之化，则不时有和风生发之应，四维发埃昏骤注之变，则不时有飘荡振拉之复，其眚北，其脏肾，其病内舍腰脊骨髓，外在溪谷踹膝。

夫五运之政，犹权衡也，高者抑之，下者举之，化者应之，变者复之，此生长化成收藏之理，气之常也，失常则天地四塞矣。故曰：天地之动静，神明为之纪，阴阳之往复，寒暑彰其兆。此之谓也。

帝曰：夫子之言五气之变，四时之应，可谓悉矣。夫气之动乱，触遇而作，发无常会，卒然灾合，何以期之？岐伯曰：夫气之动变，固不常在，而德化政令灾变，不同其候也。帝曰：何谓也？岐伯曰：东方生风，风生木，其德敷和，其化生荣，其政舒启，其令风，其变振发，其灾散落。南方生热，热生火，其德彰显，其化蕃茂，其政明曜，其令热，其变销烁，其灾燔焫。中央生湿，湿生土，其德溽蒸，其化丰备，其政安静，其令湿，其变骤注，其灾霖溃。西方生燥，燥生金，其德清洁，其化紧敛，其政劲切，其令燥，其变肃杀，其灾苍陨。北方生寒，寒生水，其德凄沧，其化清谧，其政凝肃，其令寒，其变溧冽，其灾冰雪霜雹。是以察其动也，有德有化，有政有令，有变有灾，而物由之，而人应之也。

帝曰：夫子之言岁候，其不及太过，而上应五星。今夫德化政令，灾眚变易，非常而有也，卒然而动，其亦为之变乎。岐伯曰：承天而行之，故无妄动，无不应也。卒然而动者，气之交变也，其不应焉。故曰：应常不应卒。此之谓也。帝曰：其应奈何？岐伯曰：各从其气化也。

帝曰：其行之徐疾逆顺何如？岐伯曰：以道留久，逆守而小，是谓省下。以道而去，去而速来，曲而过之，是谓省遗过也。久留而环，或离或附，是谓议灾与其德也。应近则小，应远则大。芒而大倍常之一，其化甚；

大常之二，其眚即发[①]也。小常之一，其化减；小常之二，是谓临视，省下之过与其德也。德者福之，过者伐之。是以象之见也，高而远则小，下而近则大，故大则喜怒迩，小则祸福远。岁运太过，则运星北越，运气相得，则各行以道。故岁运太过，畏星失色而兼其母；不及，则色兼其所不胜。肖者瞿瞿，莫知其妙，闵闵之当，孰者为良，妄行无征，示畏侯王。

帝曰：其灾应何如？岐伯曰：亦各从其化也，故时至有盛衰，凌犯有逆顺，留守有多少，形见有善恶，宿属有胜负，征应有吉凶矣。帝曰：其善恶何谓也？岐伯曰：有喜有怒，有忧有丧，有泽有燥，此象之常也，必谨察之。帝曰：六者高下异乎？岐伯曰：象见高下，其应一也，故人亦应之。

帝曰：善。其德化政令之动静损益皆何如？岐伯曰：夫德化政令灾变，不能相加也。胜复盛衰，不能相多也。往来小大，不能相过也。用之升降，不能相无也。各从其动而复之耳。帝曰：其病生何如？岐伯曰：德化者气之祥，政令者气之章，变易者复之纪，灾眚者伤之始，气相胜者和，不相胜者病，重感于邪则甚也。帝曰：善。所谓精光之论，大圣之业，宣明大道，通于无穷，究于无极也。余闻之，善言天者，必应于人，善言古者，必验于今，善言气者，必彰于物，善言应者，同天地之化，善言化言变者，通神明之理，非夫子孰能言至道欤！乃择良兆而藏之灵室，每旦读之，命曰《气交变》，非斋[②]戒不敢发，慎传也。

五常政大论篇第七十

黄帝问曰：太虚寥廓，五运回薄，衰盛不同，损益相从，愿闻平气何如而名？何如而纪也？岐伯对曰：昭乎哉问也！木曰敷和，火曰升明，土

① 发：原无，据林亿新校正补。
② 斋：原作“齐”。形近致误。

曰备化，金曰审平，水曰静顺。

帝曰：其不及奈何？岐伯曰：木曰委和，火曰伏明，土曰卑监，金曰从革，水曰涸流。帝曰：太过何谓？岐伯曰：木曰发生，火曰赫曦，土曰敦阜，金曰坚成，水曰流衍。

帝曰：三气之纪，愿闻其候。岐伯曰：悉乎哉问也！敷和之纪，木德周行，阳舒阴布，五化宣平，其气端，其性随，其用曲直，其化生荣，其类草木，其政发散，其候温和，其令风，其脏肝，肝其畏清，其主目，其谷麻，其果李，其实核，其应春，其虫毛，其畜犬，其色苍，其养筋，其病里急支满，其味酸，其音角，其物中坚，其数八。

升明之纪，正阳而治，德施周普，五化均衡，其气高，其性速，其用燔灼，其化蕃茂，其类火，其政明曜，其候炎暑，其令热，其脏心，心其畏寒，其主舌，其谷麦，其果杏，其实络，其应夏，其虫羽，其畜马，其色赤，其养血，其病瞤瘛，其味苦，其音徵，其物脉，其数七。

备化之纪，气协天休，德流四政，五化齐修，其气平，其性顺，其用高下，其化丰满，其类土，其政安静，其候溽蒸，其令湿，其脏脾，脾其畏风，其主口，其谷稷，其果枣，其实肉，其应长夏，其虫倮，其畜牛，其色黄，其养肉，其病痞，其味甘，其音宫，其物肤，其数五。

审平之纪，收而不争，杀而无犯，五化宣明，其气洁，其性刚，其用散落，其化坚敛，其类金，其政劲肃，其候清切，其令燥，其脏肺，肺其畏热，其主鼻，其谷稻，其果桃，其实壳，其应秋，其虫介，其畜鸡，其色白，其养皮毛，其病咳，其味辛，其音商，其物外坚，其数九。

静顺之纪，藏而勿害，治而善下，五化咸整，其气明，其性下，其用沃衍，其化凝坚，其类水，其政流演，其候凝肃，其令寒，其脏肾，肾其畏湿，其主二阴，其谷豆，其果栗，其实濡，其应冬，其虫鳞，其畜彘，其色黑，其养骨髓，其病厥，其味咸，其音羽，其物濡，其数六。

故生而勿杀，长而勿罚，化而勿制，收而勿害，藏而勿抑，是谓平气。

委和之纪，是谓胜生，生气不政，化气乃扬，长气自平，收令乃早，凉雨时降，风云并兴，草木晚荣，苍干雕落，物秀而实，肤肉内充，其气敛，其用聚，其动緛戾拘缓，其发惊骇，其脏肝，其果枣李，其实核壳，其谷稷稻，其味酸辛，其色白苍，其畜犬鸡，其虫毛介，其主雾露凄沧，其声角商，其病摇动注恐，从金化也，少角与判商同，上角与正角同，上商与正商同，其病肢废，痈肿疮疡，其甘虫，邪伤肝也，上宫与正宫同，萧飋肃杀则炎赫沸腾，眚于三，所谓复也，其主飞蠹蛆雉，乃为雷霆。

伏明之纪，是谓胜长，长气不宣，脏气反布，收气自政，化令乃衡，寒清数举，暑令乃薄，承化物生，生而不长，成实而稚，遇化已老，阳气屈伏，蛰虫早藏，其气郁，其用暴，其动彰伏变易，其发痛，其脏心，其果栗桃，其实络濡，其谷豆稻，其味苦咸，其色玄丹，其畜马彘，其虫羽鳞，其主冰雪霜寒，其声徵羽，其病昏惑悲忘，从水化也，少徵与少羽同，上商与正商同，邪伤心也，凝惨凛冽则暴雨霖霪，眚于九，其主骤注雷霆震惊，沉黔淫雨。

卑监之纪，是谓减化，化气不令，生政独彰，长气整，雨乃愆，收气平，风寒并兴，草木荣美，秀而不实，成而秕也，其气散，其用静定，其动疡涌分溃痈肿，其发濡滞，其脏脾，其果李栗，其实濡核，其谷豆麻，其味酸甘，其色苍黄，其畜牛犬，其虫倮毛，其主飘怒振发，其声宫角，其病留满否塞，从木化也，少宫与少角同，上宫与正宫同，上角与正角同，其病飧泄，邪伤脾也，振拉飘扬则苍干散落，其眚四维，其主败折虎狼，清气乃用，生政乃辱。

从革之纪，是谓折收，收气乃后，生气乃扬，长化合德，火政乃宣，庶类以蕃，其气扬，其用躁切，其动铿禁瞀厥，其发咳喘，其脏肺，其果李杏，其实壳络，其谷麻麦，其味苦辛，其色白丹，其畜鸡羊，其虫介羽，其主明曜炎烁，其声商徵，其病嚏咳鼽衄，从火化也，少商与少徵同，上商与正商同，上角与正角同，邪伤肺也，炎光赫烈则冰雪霜雹，眚于七，其主鳞伏彘鼠，岁气早至，乃生大寒。

涸流之纪，是谓反阳，藏令不举，化气乃昌，长气宣布，蛰虫不藏，土润水泉减，草木条茂，荣秀满盛，其气滞，其用渗泄，其动坚止，其发燥槁，其脏肾，其果枣杏，其实濡肉，其谷黍稷，其味甘咸，其色黅玄，其畜彘牛，其虫鳞倮，其主埃郁昏翳，其声羽宫，其病痿厥坚下，从土化也，少羽与少宫同，上宫与正宫同，其病癃闭，邪伤肾也，埃昏骤雨则振拉摧拔，眚于一，其主毛显狐猪，变化不藏。

故乘危而行，不速而至，暴虐无德，灾反及之，微者复微，甚者复甚，气之常也。

发生之纪，是谓启陈，土疏泄，苍气达，阳和布化，阴气乃随，生气淳化，万物以荣，其化生，其气美，其政散，其令条舒，其动掉眩巅疾，其德鸣靡启坼，其变振拉摧拔，其谷麻稻，其畜鸡犬，其果李桃，其色青黄白，其味酸甘辛，其象春，其经足厥阴少阳，其脏肝脾，其虫毛介，其物中坚外坚，其病怒，太角与上商同，上徵则其气逆，其病吐利，不务其德则收气复，秋气劲切，甚则肃杀，清气大至，草木雕零，邪乃伤肝。

赫曦之纪，是谓蕃茂，阴气内化，阳气外荣，炎暑施化，物得以昌，其化长，其气高，其政动，其令鸣显，其动炎灼妄扰，其德暄暑郁蒸，其变炎烈沸腾，其谷麦豆，其畜羊彘，其果杏栗，其色赤白玄，其味苦辛咸，其象夏，其经手少阴太阳，手厥阴少阳，其脏心肺，其虫羽鳞，其物脉濡，其病笑疟，疮疡血流，狂妄目赤，上羽与正徵同，其收齐，其病痓，上徵而收气后也，暴烈其政，脏气乃复，时见凝惨，甚则雨水霜雹切寒，邪伤心也。

敦阜之纪，是谓广化，厚德清静，顺长以盈，至阴内实，物化充成，烟埃朦郁，见于厚土，大雨时行，湿气乃用，燥政乃辟，其化圆，其气丰，其政静，其令周备，其动濡积并稸，其德柔润重淖，其变震惊飘骤崩溃，其谷稷麻，其畜牛犬，其果枣李，其色黅玄苍，其味甘咸酸，其象长夏，其经足太阴阳明，其脏脾肾，其虫倮毛，其物肌核，其病腹满四肢不举，大风迅至，邪伤脾也。

坚成之纪，是谓收引，天气洁，地气明，阳气随，阴治化，燥行其政，物以司成，收气繁布，化洽不终，其化成，其气削，其政肃，其令锐切，其动暴折疡疰，其德雾露萧飔，其变肃杀凋零，其谷稻黍，其畜鸡马，其果桃杏，其色白青丹，其味辛酸苦，其象秋，其经手太阴阳明，其脏肺肝，其虫介羽，其物壳络，其病喘喝，胸凭仰息，上徵与正商同，其生齐，其病咳，政暴变则名木不荣，柔脆焦首，长气斯救，大火流，炎烁且至，蔓将槁，邪伤肺也。

流衍之纪，是谓封藏，寒司物化，天地严凝，藏政以布，长令不扬，其化凛，其气坚，其政谧，其令流注，其动漂泄沃涌，其德凝惨寒雰，其变冰雪霜雹，其谷豆稷，其畜彘牛，其果栗枣，其色黑丹黅，其味咸苦甘，其象冬，其经足少阴太阳，其脏肾心，其虫鳞倮，其物濡满，其病胀，上羽而长气不化也。政过则化气大举，而埃昏气交，大雨时降，邪伤肾也。故曰：不恒其德，则所胜来复，政恒其理，则所胜同化。此之谓也。

帝曰：天不足西北，左寒而右凉，地不满东南，右热而左温，其故何也？岐伯曰：阴阳之气，高下之理，太少之异也。东南方，阳也，阳者其精降于下，故右热而左温。西北方，阴也，阴者其精奉于上，故左寒而右凉。是以地有高下，气有温凉，高者气寒，下者气热，故适寒凉者胀之，温热者疮，下之则胀已，汗之则疮已，此腠理开闭之常，太少之异耳。

帝曰：其于寿夭何如？岐伯曰：阴精所奉其人寿，阳精所降其人夭。帝曰：善。其病也，治之奈何？岐伯曰：西北之气散而寒之，东南之气收而温之，所谓同病异治也。故曰：气寒气凉，治以寒凉，行水渍之。气温气热，治以温热，强其内守。必同其气，可使平也，假者反之。帝曰：善。一州之气，生化寿夭不同，其故何也？岐伯曰：高下之理，地势使然也。崇高则阴气治之，污下则阳气治之，阳胜者先天，阴胜者后天，此地理之常，生化之道也。帝曰：其有寿夭乎？岐伯曰：高者其气寿，下者其气夭，地之小大异也，小者小异，大者大异。故治病者，必明天道地理，阴阳更胜，气之先后，人之寿夭，生化之期，乃可以知人之形气矣。

帝曰：善。其岁有不病，而脏气不应不用者何也？岐伯曰：天气制之，气有所从也。帝曰：愿卒闻之。岐伯曰：少阳司天，火气下临，肺气上从，白起金用，草木眚，火见燔焫，革金且耗，大暑以行，咳嚏鼽衄鼻窒，日疡，寒热胕肿。风行于地，尘沙飞扬，心痛胃脘痛，厥逆膈不通，其主暴速。

阳明司天，燥气下临，肝气上从，苍起木用而立，土乃眚，凄沧数至，木伐草萎，胁痛目赤，掉振鼓栗，筋痿不能久立。暴热至，土乃暑，阳气郁发，小便变，寒热如疟，甚则心痛，火行于槁，流水不冰，蛰虫乃见。

太阳司天，寒气下临，心气上从，而火且明，丹起，金乃眚，寒清时举，胜则水冰，火气高明，心热烦，嗌干善渴，鼽嚏，喜悲数欠，热气妄行，寒乃复，霜不时降，善忘，甚则心痛。土乃润，水丰衍，寒客至，沉阴化，湿气变物，水饮内稸，中满不食，皮痹肉苛，筋脉不利，甚则胕肿，身后痈。

厥阴司天，风气下临，脾气上从，而土且隆，黄起水乃眚，土用革，体重肌肉萎，食减口爽，风行太虚，云物摇动，目转耳鸣。火纵其暴，地乃暑，大热消烁，赤沃下，蛰虫数见，流水不冰，其发机速。

少阴司天，热气下临，肺气上从，白起金用，草木眚，喘呕寒热，嚏鼽衄鼻窒，大暑流行，甚则疮疡燔灼，金烁石流。地乃燥清，凄沧数至，胁痛善太息，肃杀行，草木变。

太阴司天，湿气下临，肾气上从，黑起水变，埃冒云雨，胸中不利，阴痿，气大衰而不起不用。当其时反腰脽痛，动转不便也，厥逆。地乃藏阴，大寒且至，蛰虫早附，心下痞痛，地裂冰坚，少腹痛，时害于食，乘金则止水增，味乃咸，行水减也。

帝曰：岁有胎孕不育，治之不全，何气使然？岐伯曰：六气五类，有相胜制也，同者盛之，异者衰之，此天地之道，生化之常也。故厥阴司天，毛虫静，羽虫育，介虫不成；在泉，毛虫育，倮虫耗，羽虫不育。少阴司天，羽虫静，介虫育，毛虫不成；在泉，羽虫育，介虫耗不育。太阴司天，倮虫静，鳞虫育，羽虫不成；在泉，倮虫育，鳞虫不成。少阳司天，羽虫静，毛虫育，倮虫不成；在泉，羽虫育，介虫耗，毛虫不育。阳明司天，介虫静，羽虫育，介虫不成；在泉，介虫育，毛虫耗，羽虫不成。太阳司天，鳞虫静，倮虫育；在泉，鳞虫耗，倮虫不育。

诸乘所不成之运，则甚也。故气主有所制，岁立有所生，地气制已胜，天气制胜已，天制色，地制形，五类衰盛，各随其气之所宜也。故有胎孕不育，治之不全，此气之常也，所谓中根也。根于外者亦五，故生化之别，有五气五味五色五类五宜也。帝曰：何谓也？岐伯曰：根于中者，命曰神机，神去则机息。根于外者，命曰气立，气止则化绝。故各有制，各有胜，各有生，各有成。故曰：不知年之所加，气之同异，不足以言生化。此之谓也。

帝曰：气始而生化，气散而有形，气布而蕃育，气终而象变，其致一也。然而五味所资，生化有薄厚，成熟有少多，终始不同，其故何也？岐伯曰：地气制之也，非天不生，地不长也。帝曰：愿闻其道。岐伯曰：寒热燥湿，不同其化也。故少阳在泉，寒毒不生，其味辛，其治苦酸，其谷苍丹。阳明在泉，湿毒不生，其味酸，其气湿，其治辛苦甘，其谷丹素。太阳在泉，热毒不生，其味苦，其治淡咸，其谷黅秬。厥阴在泉，清毒不生，其味甘，其治酸苦，其谷苍赤，其气专，其味正。少阴在泉，寒毒不生，其味辛，其治辛苦甘，其谷白丹。太阴在泉，燥毒不生，其味咸，其气热，其治甘咸，其谷黅秬。化淳则咸守，气专则辛化而俱治。

故曰：补上下者从之，治上下者逆之，以所在寒热盛衰而调之。故曰：上取下取，内取外取，以求其过。能毒者以厚药，不胜毒者以薄药。此之谓也。气反者，病在上，取之下；病在下，取之上；病在中，傍取之。治热以寒，温而行之；治寒以热，凉而行之；治温以清，冷而行之；治清以温，热而行之。故消之削之，吐之下之，补之泻之，久新同法。

帝曰：病在中而不实不坚，且聚且散，奈何？岐伯曰：悉乎哉问也！无积者求其藏，虚则补之，药以祛之，食以随之，行水渍之，和其中外，可使毕已。

帝曰：有毒无毒，服有约乎？岐伯曰：病有久新，方有大小，有毒无毒，固宜常制矣。大毒治病，十去其六，常毒治病，十去其七，小毒治病，十去其八，无毒治病，十去其九，谷肉果菜，食养尽之，无使过之，伤其正也。不尽，行复如法，必先岁气，无伐天和，无盛盛，无虚虚，而遗人夭殃，无致邪，无失正，绝人长命。帝曰：其久病者，有气从不康，病去而瘠，奈何？岐伯曰：昭乎哉圣人之问也！化不可代，时不可违。夫经络以通，血气以从，复其不足，与众齐同，养之和之，静以待时，谨守其气，无使倾移，其形乃彰，生气以长，命曰圣王。故大要曰：无代化，无违时，必养必和，待其来复。此之谓也。帝曰：善。

卷第二十一

六元正纪大论篇第七十一

黄帝问曰：六化六变，胜复淫治，甘苦辛咸酸淡先后，余知之矣。夫五运之化，或从天气[①]，或逆天气，或从天气而逆地气，或从地气而逆天气，或相得，或不相得，余未能明其事。欲通天之纪，从地之理，和其运，调其化，使上下合德，无相夺伦，天地升降，不失其宜，五运宣行，勿乖其政，调之正味，从逆奈何？岐伯稽首再拜对曰：昭乎哉问也，此天地之纲纪，变化之渊源，非圣帝孰能穷其至理欤！臣虽不敏，请陈其道，令终不灭，久而不易。

帝曰：愿夫子推而次之，从其类序，分其部主，别其宗司，昭其气数，明其正化，可得闻乎？岐伯曰：先立其年以明其气，金木水火土运行之数，寒暑燥湿风火临御之化，则天道可见，民气可调，阴阳卷舒，近而无惑，数之可数者，请遂言之。

帝曰：太阳之政奈何？岐伯曰：辰戌之纪也。

太阳　太角　太阴　壬辰　壬戌　其运风，其化鸣紊启拆，其变振拉摧拔，其病眩掉目瞑。

太角初正　少徵　太宫　少商　太羽终

太阳　太徵　太阴　戊辰　戊戌同正徵。其运热，其化暄暑郁燠，其

---

① 天气：原作“五气”，据新校正改。

变炎烈沸腾，其病热郁。

太徵　少宫　太商　少羽终　少角初

太阳　太宫　太阴　甲辰岁会同天符　甲戌岁会同天符　其运阴埃，其化柔润重泽，其变震惊飘骤，其病湿下重。

太宫　少商　太羽终　太角初　少徵

太阳　太商　太阴　庚辰　庚戌　其运凉，其化雾露萧飂，其变肃杀雕零，其病燥，背瞀胸满。

太商　少羽终　少角初　太徵　少宫

太阳　太羽　太阴　丙辰天符　丙戌天符初。其运寒，其化凝惨凓冽，其变冰雪霜雹，其病大寒留于溪谷。

太羽终　太角初　少徵太宫少商

凡此太阳司天之政，气化运行先天，天气肃，地气静，寒临太虚，阳气不令，水土合德，上应辰星镇星。其谷玄黅。其政肃，其令徐。寒政大举，泽无阳焰，则火发待时。少阳中治，时雨乃涯，止极雨散，还于太阴，云朝北极，湿化乃布，泽流万物，寒敷于上，雷动于下，寒湿之气，持于气交。民病寒湿，发肌肉萎，足痿不收，濡泻血溢。初之气，地气迁，气乃大温，草乃早荣，民乃厉，温病乃作，身热头痛呕吐，肌腠疮疡。二之气，大凉反至，民乃惨，草乃遇寒，火气遂抑，民病气郁中满，寒乃始。三之气，天政布，寒气行，雨乃降。民病寒，反热中，痈疽注下，心热瞀闷，不治者死。四之气，风湿交争，风化为雨，乃长乃化乃成。民病大热少气，肌肉萎足痿，注下赤白。五之气，阳复化，草乃长乃化乃成，民乃舒。终之气，地气正，湿令行，阴凝太虚，埃昏郊野，民乃惨凄，寒风以至，反者孕乃死。故岁宜苦以燥之温之，必折其郁气，先资其化源，抑其运气，扶其不胜，无使暴过而生其疾，食岁谷以全其真，避虚邪以安其正。适气同异，多少制之，同寒湿者燥热化，异寒湿者燥湿化，故同者多之，异者少之，用寒远寒，用凉远凉，用温远温，用热远热，食宜同法。有假者反常，反是者病，所谓时也。

帝曰：善。阳明之政奈何？岐伯曰：卯酉之纪也。

阳明　少角　少阴　清热胜复同，同正商。丁卯岁会　丁酉其运风清热。

少角初正　太徵　少宫　太商　少羽终

阳明　少徵　少阴　寒雨胜复同，同正商。癸卯同岁会　癸酉同岁会　其运热寒雨。

少徵　太宫　少商　太羽终　太角初

阳明　少宫　少阴　风凉胜复同。己卯　己酉其运雨风凉。

少宫　太商　少羽终　少角初　太徵

阳明　少商　少阴　热寒胜复同，同正商。乙卯天符　乙酉岁会，太一天符。其运凉热寒。

少商　太羽终　太角初　少徵　太宫

阳明　少羽　少阴　雨风胜复同，同少宫。辛卯　辛酉　其运寒雨风。

少羽终　少角初　太徵少宫太商

凡此阳明司天之政，气化运行后天，天气急，地气明，阳专其令，炎暑大行，物燥以坚，淳风乃治，风燥横运，流于气交，多阳少阴，云趋雨府，湿化乃敷。燥极而泽，其谷白丹，间谷命太者，其耗白甲品羽，金火合德，上应太白荧惑。其政切，其令暴，蛰虫乃见，流水不冰，民病咳嗌塞，寒热发，暴振溧癃闷，清先而劲，毛虫乃死，热后而暴，介虫乃殃，其发躁，胜复之作，扰而大乱，清热之气，持于气交。初之气，地气迁，阴始凝，气始肃，水乃冰，寒雨化。其病中热胀，面目浮肿，善眠，鼽衄嚏欠呕，小便黄赤，甚则淋。二之气，阳乃布，民乃舒，物乃生荣。厉大至，民善暴死。三之气，天政布，凉乃行，燥热交合，燥极而泽，民病寒热。四之气，寒雨降，病暴仆，振栗谵妄，少气嗌干引饮，及为心痛，痈肿疮疡，疟寒之疾，骨痿血便。五之气，春令反行，草乃生荣，民气和。终之气，阳气布，候反温，蛰虫来见，流水不冰，民乃康平，其病温。故食岁谷以安其气，食间谷以去其邪，岁宜以咸以苦以辛，汗之清之散之，安其运气，无使受邪，折其郁气，资其化源。以寒热轻重少多其制，同热者多天化，同清者多地化，用凉远凉，用热远热，用寒远寒，用温远温，食宜同法。有假者反之，此其道也。反是者，乱天地之经，扰阴阳之纪也。

帝曰：善。少阳之政奈何？岐伯曰：寅申之纪也。

少阳　太角　厥阴　壬寅同天符　壬申同天符　其运风鼓，其化鸣紊启拆，其变振拉摧拔，其病掉眩支胁惊骇。

太角初正　少徵　太宫　少商　太羽终

少阳　太徵　厥阴　戊寅天符　戊申天符　其运暑，其化喧嚣郁燠，其变炎烈沸腾，其病上热郁血溢血泄心痛。

太徵　少宫　太商　少羽终　少角初

少阳　太宫　厥阴　甲寅　甲申　其运阴雨，其化柔润重泽，其变震惊飘骤，其病体重胕肿痞饮。

太宫　少商　太羽终　太角初　少徵

少阳　太商　厥阴　庚寅　庚申　同正商　其运凉，其化雾露清切，其变肃杀雕零，其病肩背胸中。

太商　少羽终　少角初　太徵　少宫

少阳　太羽　厥阴　丙寅　丙申　其运寒肃，其化凝惨凓冽，其变冰雪霜雹，其病寒浮肿。

太羽终　太角初　少徵　太宫　少商

凡此少阳司天之政，气化运行先天，天气正，地气扰，风乃暴举，木偃沙飞，炎火乃流，阴行阳化，雨乃时应，火木同德，上应荧惑岁星。其谷丹苍，其政严，其令扰。故风热参布，云物沸腾，太阴横流，寒乃时至，凉雨并起。民病寒中，外发疮疡，内为泄满。故圣人遇之，和而不争。往复之作，民病寒热疟泄，聋瞑呕吐，上怫肿色变。

初之气，地气迁，风胜乃摇，寒乃去，候乃大温，草木早荣。寒来不杀，温病乃起，其病气怫于上，血溢目赤，咳逆头痛，血崩胁满，肤腠中疮。二之气，火反郁，白埃四起，云趋雨府，风不胜湿，雨乃零，民乃康。其病热郁于上，咳逆呕吐，疮发于中，胸嗌不利，头痛身热，昏愦脓疮。三之气，天政布，炎暑至，少阳临上，雨乃涯。民病热中，聋瞑血溢，脓疮咳呕，鼽衄渴嚏欠，喉痹目赤，善暴死。四之气，凉乃至，炎暑间化，白露降，民气和平，其病满身重。五之气，阳乃去，寒乃来，雨乃降，气门乃闭，刚木早雕，民避寒邪，君子周密。

终之气，地气正，风乃至，万物反生，霜雾以行。其病关闭不禁，心痛，阳气不藏而咳。抑其运气，赞所不胜，必折其郁气，先取化源，暴过不生，苛疾不起。故岁宜咸辛宜酸，渗之泄之，渍之发之，观气寒温以调其过，同风热者多寒化，异风热者少寒化，用热远热，用温远温，用寒远寒，用凉远凉，食宜同法，此其道也。有假者反之，反是者病之阶也。

帝曰：善。太阴之政奈何？岐伯曰：丑未之纪也。

太阴　少角　太阳　清热胜复同，同正宫。丁丑　丁未　其运风清热。

少角初正　太徵　少宫　太商　少羽终

太阴　少徵　太阳　寒雨胜复同。癸丑癸未其运热寒雨。

少徵　太宫　少商　太羽终　太角

太阴　少宫　太阳　风清胜复同，同正宫。已丑太一天符　己未太一天符　其运雨风清。

少宫　太商　少羽终　少角初　太徵

太阴　少商　太阳　热寒胜复同。乙丑乙未其运凉热寒。

少商　太羽终　太角初　少徵太宫

太阴　少羽　太阳　雨风胜复同，同正宫。　辛丑同岁会

辛未同岁会　其运寒雨风。

少羽终　少角初　太徵　少宫　太商

凡此太阴司天之政，气化运行后天，阴专其政，阳气退辟，大风时起，天气下降，地气上腾，原野昏霜，白埃四起，云奔南极，寒雨数至，物成于差夏。民病寒湿，腹满身䐜愤胕肿，痞逆寒厥拘急。湿寒合德，黄黑埃昏，流行气交，上应镇星辰星。其政肃，其令寂，其谷黅玄。故阴凝于上，寒积于下，寒水胜火，则为冰雹，阳光不治，杀气乃行。故有余宜高，不及宜下，有余宜晚，不及宜早，土之利，气之化也，民气亦从之，间谷命其太也。

初之气，地气迁，寒乃去，春气正，风乃来，生布万物以荣，民气条

舒，风湿相薄，雨乃后。民病血溢，筋络拘强，关节不利，身重筋痿。二之气，大火正，物承化，民乃和，其病温厉大行，远近咸若，湿蒸相薄，雨乃时降。三之气，天政布，湿气降，地气腾，雨乃时降，寒乃随之。感于寒湿，则民病身重胕肿，胸腹满。四之气，畏火临，溽蒸化，地气腾，天气痞隔，寒风晓暮，蒸热相薄，草木凝烟，湿化不流，则白露阴布，以成秋令。民病腠理热，血暴溢疟，心腹满热，胪胀，甚则胕肿。五之气，惨令已行，寒露下，霜乃早降，草木黄落，寒气及体，君子周密，民病皮腠。

终之气，寒大举，湿大化，霜乃积，阴乃凝，水坚冰，阳光不治。感于寒，则病人关节禁固，腰脽痛，寒湿推于气交而为疾也。必折其郁气，而取化源，益其岁气，无使邪胜，食岁谷以全其真，食间谷以保其精。故岁宜以苦燥之温之，甚者发之泄之。不发不泄，则湿气外溢，肉溃皮拆而水血交流。必赞其阳火，令御甚寒，从气异同，少多其判也，同寒者以热化，同湿者以燥化，异者少之，同者多之，用凉远凉，用寒远寒，用温远温，用热远热，食宜同法。假者反之，此其道也，反是者病也。

帝曰：善。少阴之政奈何？岐伯曰：子午之纪也。

少阴　太角　阳明　壬子　壬午　其运风鼓，其化鸣紊启拆，其变振拉摧拔，其病支满。

太角初正　少徵　太宫　少商　太羽终

少阴　太徵　阳明　戊子天符　戊午太一天符　其运炎暑，其化暄曜郁燠，其变炎烈沸腾，其病上热血溢。

太徵　少宫　太商　少羽终　少角初

少阴　太宫　阳明　甲子　甲午　其运阴雨，其化柔润时雨，其变震惊飘骤，其病中满身重。

太宫　少商　太羽终　太角初　少徵

少阴　太商　阳明　庚子同天符　庚午同天符　同正商　其运凉劲，其化雾露萧飋，其变肃杀凋零，其病下清。

太商　少羽终　少角初　太徵　少宫

少阴　太羽　阳明　丙子岁会　丙午　其运寒，其化凝惨凛冽，其变冰雪霜雹，其病寒下。

太羽终　太角初　少徵　太宫　少商

凡此少阴司天之政，气化运行先天，地气肃，天气明，寒交暑，热加燥，云驰雨府，湿化乃行，时雨乃降，金火合德，上应荧惑太白。其政明，其令切，其谷丹白。水火寒热持于气交而为病始也，热病生于上，清病生于下，寒热凌犯而争于中，民病咳喘，血溢血泄鼽嚏，目赤眦疡，寒厥入胃，心痛腰痛，腹大嗌干肿上。

初之气，地气迁，暑①将去，寒乃始，蛰复藏，水乃冰，霜复降，风乃冽②，阳气郁，民反周密，关节禁固，腰脽痛，炎暑将起，中外疮疡。二之气，阳气布，风乃行，春气以正，万物应荣，寒气时至，民乃和。其病淋，目瞑目赤，气郁于上而热。三之气，天政布，大火行，庶类番鲜，寒气时至。民病气厥心痛，寒热更作，咳喘目赤。四之气，溽暑至，大雨时行，寒热互至。民病寒热，嗌干黄瘅，鼽衄饮发。五之气，畏火临，暑反至，阳乃化，万物乃生乃长荣，民乃康，其病温。

终之气，燥令行，余火内格，肿于上，咳喘，甚则血溢。寒气数举，则霿雾翳，病生皮腠，内舍于胁，下连少腹而作寒中，地将易也。必抑其运气，资其岁胜，折其郁发，先取化源，无使暴过而生其病也。食岁谷以全真气，食间谷以辟虚邪。岁宜咸以软之，而调其上，甚则以苦发之；以酸收之，而安其下，甚则以苦泄之。适气同异而多少之，同天气者以寒清化，同地气者以温热化，用热远热，用凉远凉，用温远温，用寒远寒，食宜同法。有假则反，此其道也，反是者病作矣。

帝曰：善。厥阴之政奈何？岐伯曰：巳亥之纪也。

厥阴　少角　少阳　清热胜复同，同正角。丁巳天符　丁亥天符　其运风清热。

---

① 暑：原作“燥”。据新校正改。

② 冽：原作“至”。据新校正改。

少角[初正]　太徵　少宫　太商　少羽[终]

厥阴　少徵　少阳　寒雨胜复同。癸巳[同岁会]　癸亥[同岁会]　其运热寒雨。

少徵　太宫　少商　太羽[终]　太角[初]

厥阴　少宫　少阳　风清胜复同，同正角。己巳　己亥　其运雨风清。

少宫　太商　少羽[终]　少角[初]　太徵

厥阴　少商　少阳　热寒胜复同，同正角。乙巳　乙亥　其运凉热寒。

少商　太羽[终]　太角[初]　少徵　太宫

厥阴　少羽　少阳　雨风胜复同。辛巳辛亥其运寒雨风。

少羽[终]　少角[初]　太徵　少宫　太商

凡此厥阴司天之政，气化运行后天，诸同正岁，气化运行同天，天气扰，地气正，风生高远，炎热从之，云趋雨府，湿化乃行，风火同德，上应岁星荧惑。其政挠，其令速，其谷苍丹，间谷言太者，其耗文角品羽。风燥火热，胜复更作，蛰虫来见，流水不冰，热病行于下，风病行于上，风燥胜复形于中。

初之气，寒始肃，杀气方至，民病寒于右之下。二之气，寒不去，华雪水冰，杀气施化，霜乃降，名草上焦，寒雨数至，阳复化，民病热于中。三之气，天政布，风乃时举，民病泣出耳鸣掉眩。四之气，溽暑湿热相薄，争于左之上，民病黄瘅而为胕肿。五之气，燥湿更胜，沉阴乃布，寒气及体，风雨乃行。

终之气，畏火司令，阳乃大化，蛰虫出见，流水不冰，地气大发，草乃生，人乃舒，其病温厉。必折其郁气，资其化源，赞其运气，无使邪胜。岁宜以辛调上，以咸调下，畏火之气，无妄犯之。用温远温，用热远热，用凉远凉，用寒远寒，食宜同法。有假反常，此之道也，反是者病。

帝曰：善。夫子言可谓悉矣，然何以明其应乎？岐伯曰：昭乎哉问也！夫六气者，行有次，止有位，故常以正月朔日平旦视之，睹其位而知其所在矣。运有余，其至先，运不及，其至后，此天之道，气之常也。运非有余非不足，是谓正岁，其至当其时也。帝曰：胜复之气，其常在也，灾眚时至，候也奈何？岐伯曰：非气化者，是谓灾也。

帝曰：天地之数，终始奈何？岐伯曰：悉乎哉问也！是明道也。数之始，起于上而终于下，岁半之前，天气主之，岁半之后，地气主之，上下交互，气交主之，岁纪毕矣。故曰：位明，气月可知乎，所谓气也。帝曰：余司其事，则而行之，不合其数何也？岐伯曰：气用有多少，化治有盛衰，衰盛多少，同其化也。帝曰：愿闻同化何如？岐伯曰：风温春化同，热曛昏火夏化同，胜与复同，燥清烟露秋化同，云雨昏暝埃长夏化同，寒气霜雪冰冬化同，此天地五运六气之化，更用盛衰之常也。

帝曰：五运行同天化者，命曰天符，余知之矣。愿闻同地化者何谓也？岐伯曰：太过而同天化者三，不及而同天化者亦三，太过而同地化者三，不及而同地化者亦三，此凡二十四岁也。帝曰：愿闻其所谓也。岐伯曰：甲辰甲戌太宫下加太阴，壬寅壬申太角下加厥阴，庚子庚午太商下加阳明，如是者三。癸巳癸亥少徵下加少阳，辛丑辛未少羽下加太阳，癸卯癸酉少徵下加少阴，如是者三。戊子戊午太徵上临少阴，戊寅戊申太徵上临少阳，丙辰丙戌太羽上临太阳，如是者三。丁巳丁亥少角上临厥阴，乙卯乙酉少商上临阳明，己丑己未少宫上临太阴，如是者三。除此二十四岁，则不加不临也。帝曰：加者何谓？岐伯曰：太过而加同天符，不及而加同岁会也。帝曰：临者何谓？岐伯曰：太过不及，皆曰天符，而变行有多少，病形有微甚，生死有早晏耳。

帝曰：夫子言用寒远寒，用热远热，余未知其然也，愿闻何谓远？岐伯曰：热无犯热，寒无犯寒，从者和，逆者病，不可不敬畏而远之，所谓时兴六位也。帝曰：温凉何如？岐伯曰：司气以热，用热无犯，司气以寒，用寒无犯，司气以凉，用凉无犯，司气以温，用温无犯，间气同其主无犯，异其主则小犯之，是谓四畏，必谨察之。帝曰：善。其犯者何如？岐伯曰：天气反时，则可依时，及胜其主则可犯，以平为期，而不可过，是谓邪气反胜者。故曰：无失天信，无逆气宜，无翼其胜，无赞其复，是谓至治。

帝曰：善。五运气行主岁之纪，其有常数乎？岐伯曰：臣请次之。

甲子　甲午岁

上少阴火　中太宫土运　下阳明金　热化二，雨化五，燥化四，所谓正化日也。其化上咸寒，中苦热，下酸热[1]，所谓药食宜也。

乙丑　乙未岁

上太阴土　中少商金运　下太阳水　热化寒化胜复同，所谓邪气化日也。灾七宫。湿化五，清化四，寒化六，所谓正化日也。其化上苦热，中酸和，下甘热，所谓药食宜也。

丙寅　丙申岁

上少阳相火　中太羽水运　下厥阴木　火化二，寒化六，风化三，所谓正化日也。其化上咸寒，中咸温，下辛温[2]，所谓药食宜也。

丁卯岁会　丁酉岁

上阳明金　中少角木运　下少阴火　清化热化胜复同，所谓邪气化日也。灾三宫。燥化九，风化三，热化七，所谓正化日也。其化上苦小温，中辛和，下咸寒，所谓药食宜也。

戊辰　戊戌岁

上太阳水　中太徵火运　下太阴土　寒化六，热化七，湿化五，所谓正化日也。其化上苦温，中甘和，下甘温，所谓药食宜也。

己巳　己亥岁

上厥阴木　中少宫土运　下少阳相火　风化清化胜复同，所谓邪气化日也。灾五宫。风化三，湿化五，火化七，所谓正化日也。其化上辛凉，中甘和，下咸寒，所谓药食宜也。

庚午同天符　庚子岁同天符

上少阴火　中太商金运　下阳明金　热化七，清化九，燥化九，所谓正化日也。其化上咸寒，中辛温，下酸温，所谓药食宜也。

辛未同岁会　辛丑岁同岁会

上太阴土　中少羽水运　下太阳水　雨化风化胜复同，所谓邪气化日也。灾一宫。雨化五，寒化一，所谓正化日也。其化上苦热，中苦和，下

---

① 酸热：《玄珠》作“苦热”。《至真要大论》：“燥淫于内，治以苦温”。

② 辛温：《玄珠》作“辛凉”。《至真要大论》：“风淫于内，治以辛凉”。

苦热[①]，所谓药食宜也。

壬申[同天符]　壬寅岁[同天符]

上少阳相火　中太角木运　下厥阴木　火化二，风化八，所谓正化日也。其化上咸寒，中酸和，下辛凉，所谓药食宜也。

癸酉[同岁会]　癸卯岁[同岁会]

上阳明金　中少徵火运　下少阴火　寒化雨化胜复同，所谓邪气化日也。灾九宫。燥化九，热化二，所谓正化日也。其化上苦小温，中咸温，下咸寒，所谓药食宜也。

甲戌[岁会同天符]　甲辰岁[岁会同天符]

上太阳水　中太宫土运　下太阴土　寒化六，湿化五，正化日也。其化上苦热，中苦温，下苦温，药食宜也。

乙亥　乙巳岁

上厥阴木，中少商金运，下少阳相火，热化寒化胜复同，邪气化日也。灾七宫。风化八，清化四，火化二，正化度也。其化上辛凉，中酸和，下咸寒，药食宜也。

丙子[岁会]　丙午岁

上少阴火　中太羽水运　下阳明金　热化二，寒化六，清化四，正化度也。其化上咸寒，中咸热，下酸温，药食宜也。

丁丑　丁未岁

上太阴土　中少角木运　下太阳水　清化热化胜复同，邪气化度也。灾三宫。雨化五，风化三，寒化一，正化度也。其化上苦温，中辛温，下甘热，药食宜也。

戊寅　戊申岁[天符]

上少阳相火　中太徵火运　下厥阴木　火化七，风化三，正化度也。其化上咸寒，中甘和，下辛凉，药食宜也。

己卯　己酉岁

① 苦热：《玄珠》作“甘温”。《至真要大论》：寒淫于内，治以甘热。

上阳明金　中少宫土运　下少阴火　风化清化胜复同，邪气化度也。灾五宫。清化九，雨化五，热化七，正化度也。其化上苦小温，中甘和，下咸寒，药食宜也。

庚辰　庚戌岁

上太阳水中　太商金运　下太阴土　寒化一，清化九，雨化五，正化度也。其化上苦热，中辛温，下甘热，药食宜也。

辛巳　辛亥岁

上厥阴木　中少羽水运　下少阳相火　雨化风化胜复同，邪气化度也。灾一宫。风化三，寒化一，火化七，正化度也。其化上辛凉，中苦和，下咸寒，药食宜也。

壬午　壬子岁

上少阴火　中太角木运　下阳明金　热化二，风化八，清化四，正化度也。其化上咸寒，中酸凉，下酸温，药食宜也。

癸未　癸丑岁

上太阴土　中少徵火运　下太阳水　寒化雨化胜复同，邪气化度也。灾九宫。雨化五，火化二，寒化一，正化度也。其化上苦温，中咸温，下甘热，药食宜也。

甲申　甲寅岁

上少阳相火　中太宫土运　下厥阴木　火化二，雨化五，风化八，正化度也。其化上咸寒，中咸和，下辛凉，药食宜也。

乙酉[太一天符]　乙卯岁[天符]

上阳明金　中少商金运　下少阴火　热化寒化胜复同，邪气化度也。灾七宫。燥化四，清化四，热化二，正化度也。其化上苦小温，中苦和，下咸寒，药食宜也。

丙戌[天符]　丙辰岁[天符]

上太阳水　中太羽水运　下太阴土　寒化六，雨化五，正化度也。其化上苦热，中咸温，下甘热，药食宜也。

丁亥[天符]　丁巳岁[天符]

上厥阴木　中少角木运　下少阳相火　清化热化胜复同，邪气化度也。灾三宫。风化三，火化七，正化度也。其化上辛凉，中辛和，下咸寒，药食宜也。

戊子[天符]　戊午岁[太一天符]

上少阴火　中太徵火运　下阳明金　热化七，清化九，正化度也。其化上咸寒，中甘寒，下酸温，药食宜也。

己丑[太一天符]　己未岁[太一天符]

上太阴土　中少宫土运　下太阳水　风化清化胜复同，邪气化度也。灾五宫。雨化五，寒化一，正化度也。其化上苦热，中甘和，下甘热，药食宜也。

庚寅　庚申岁

上少阳相火　中太商金运　下厥阴木　火化七，清化九，风化三，正化度也。其化上咸寒，中辛温，下辛凉，药食宜也。

辛卯　辛酉岁

上阳明金　中少羽水运　下少阴火　雨化风化胜复同，邪气化度也。灾一宫。清化九，寒化一，热化七，正化度也。其化上苦小温，中苦和，下咸寒，药食宜也。

壬辰　壬戌岁

上太阳水　中太角木运　下太阴土　寒化六，风化八，雨化五，正化度也。其化上苦温，中酸和，下甘温，药食宜也。

癸巳[同岁会]　癸亥[同岁会]

上厥阴木　中少徵火运　下少阳相火　寒化雨化胜复同，邪气化度也。灾九宫。风化八，火化二，正化度也。其化上辛凉，中咸和，下咸寒，药食宜也。

凡此定期之纪，胜复正化，皆有常数，不可不察。故知其要者，一言而终，不知其要，流散无穷，此之谓也。

帝曰：善。五运之气，亦复岁乎？岐伯曰：郁极乃发，待时而作也。帝曰：请问其所谓也？岐伯曰：五常之气，太过不及，其发异也。帝曰：愿卒闻之。岐伯曰：太过者暴，不及者徐，暴者为病甚，徐者为病持。帝曰：太过不及，其数何如？岐伯曰：太过者其数成，不及者其数生，土常以生也。

帝曰：其发也何如？岐伯曰：土郁之发，岩谷震惊，雷殷气交，埃昏黄黑，化为白气，飘骤高深，击石飞空，洪水乃从，川流漫衍，田牧土驹。化气乃敷，善为时雨，始生始长，始化始成。故民病心腹胀，肠鸣而为数后，甚则心痛胁䐜，呕吐霍乱，饮发注下，胕肿身重。云奔雨府，霞拥朝阳，山泽埃昏，其乃发也，以其四气。云横天山，浮游生灭，怫之先兆。

金郁之发，天洁地明，风清气切，大凉乃举，草树浮烟，燥气以行，霜雾数起，杀气来至，草木苍干，金乃有声。故民病咳逆，心胁满引少腹，善暴痛，不可反侧，嗌干面尘色恶。山泽焦枯，土凝霜卤，怫乃发也，其气五。夜零白露，林莽声凄，怫之兆也。

水郁之发，阳气乃辟，阴气暴举，大寒乃至，川泽严凝，寒雾结为霜雪，甚则黄黑昏翳，流行气交，乃为霜杀，水乃见祥。故民病寒客心痛，腰脽痛，大关节不利，屈伸不便，善厥逆，痞坚腹满。阳光不治，空积沉阴，白埃昏暝，而乃发也，其气二火前后。太虚深玄，气犹麻散，微见而隐，色黑微黄，怫之先兆也。

木郁之发，太虚埃昏，云物以扰，大风乃至，屋发折木，木有变。故民病胃脘当心而痛，上支两胁，膈咽不通，食饮不下，甚则耳鸣眩转，目不识人，善暴僵仆。太虚苍埃，天山一色，或气浊色，黄黑郁若，横云不起雨，而乃发也，其气无常。长川草偃，柔叶呈阴，松吟高山，虎啸岩岫，怫之先兆也。

火郁之发，太虚肿翳，大明不彰，炎火行，大暑至，山泽燔燎，材木流津，广厦腾烟，土浮霜卤，止水乃减，蔓草焦黄，风行惑言，湿化乃后。故民病少气，疮疡痈肿，胁腹胸背，面首四肢，䐜愤胪胀，疡痱呕逆，瘛疭骨痛，节乃有动，注下温疟，腹中暴痛，血溢流注，精液乃少，目赤心热，甚则瞀闷懊侬，善暴死。刻终大温，汗濡玄府，其乃发也，其气四。动复则静，阳极反阴，湿令乃化乃成。华发水凝，山川冰雪，焰阳午泽，怫之先兆也。有怫之应而后报也，皆观其极而乃发也，木发无时，水随火也。

谨候其时，病可与期，失时反岁，五气不行，生化收藏，政无恒也。

帝曰：水发而雹雪，土发而飘骤，木发而毁折，金发而清明，火发而曛昧，何气使然？岐伯曰：气有多少，发有微甚，微者当其气，甚者兼其下，征其下气而见可知也。

帝曰：善。五气之发，不当位者何也？岐伯曰：命其差。帝曰：差有数乎？岐伯曰：后皆三十度而有奇也。

帝曰：气至而先后者何？岐伯曰：运太过则其至先，运不及则其至后，此候之常也。帝曰：当时而至者何也？岐伯曰：非太过非不及，则至当时，非是老眚也。

帝曰：善。气有非时而化者何也？岐伯曰：太过者当其时，不及者归其己胜也。

帝曰：四时之气，至有早晏，高下左右，其候何如？岐伯曰：行有逆顺，至有迟速，故太过者化先天，不及者化后天。

帝曰：愿闻其行何谓也？岐伯曰：春气西行，夏气北行，秋气东行，冬气南行。故春气始于下，秋气始于上，夏气始于中，冬气始于标。春气始于左，秋气始于右，冬气始于后，夏气始于前。此四时正化之常。故至高之地，冬气常在，至下之地，春气常在，必谨察之。帝曰：善。

黄帝问曰：五运六气之应见，六化之正，六变之纪何如？岐伯对曰：夫六气正纪，有化有变，有胜有复，有用有病，不同其候，帝欲何乎？帝曰：愿尽闻之。岐伯曰：请遂言之。夫气之所至也，厥阴所至为和平，少阴所至为暄，太阴所至为埃溽，少阳所至为炎暑，阳明所至为清劲，太阳所至为寒雰，时化之常也。

厥阴所至为风府，为璺启，少阴所至为火府，为舒荣，太阴所至为雨府，为员盈，少阳所至为热府，为行出，阳明所至为司杀府，为庚苍，太阳所至为寒府，为归藏，司化之常也。

厥阴所至为生，为风摇，少阴所至为荣，为形见，太阴所至为化为，云雨，少阳所至为长，为番鲜，阳明所至为收，为雾露，太阳所至为藏，为周密，气化之常也。

厥阴所至为风生，终为肃；少阴所至为热生，中为寒；太阴所至为湿生，终为注雨；少阳所至为火生，终为蒸溽；阳明所至为燥生，终为凉；太阳所至为寒生，中为温。德化之常也。

厥阴所至为毛化，少阴所至为羽化，太阴所至为倮化，少阳所至为羽化，阳明所至为介化，太阳所至为鳞化，德化之常也。

厥阴所至为生化，少阴所至为荣化，太阴所至为濡化，少阳所至为茂化，阳明所至为坚化，太阳所至为藏化，布政之常也。

厥阴所至为飘怒大凉，少阴所至为大暄寒，太阴所至为雷霆骤注烈风，少阳所至为飘风燔燎霜凝，阳明所至为散落温，太阳所至为寒雪冰雹白埃，气变之常也。

厥阴所至为挠动，为迎随，少阴所至为高明焰，为曛，太阴所至为沉阴，为白埃，为晦暝，少阳所至为，光显为彤云，为曛，阳明所至为烟埃，为霜，为劲切，为凄鸣，太阳所至为刚固，为坚芒，为立，令行之常也。

厥阴所至为里急，少阴所至为疡胗身热，太阴所至为积饮痞隔，少阳所至为嚏呕，为疮疡，阳明所至为浮虚，太阳所至为屈伸不利，病之常也。

厥阴所至为支痛，少阴所至为惊惑恶寒战栗谵妄，太阴所至为稸满，少阳所至为惊躁，瞀昧暴病，阳明所至为鼽，尻阴股膝髀腨䯒足病，太阳所至为腰痛，病之常也。

厥阴所至为緛戾，少阴所至为悲妄衄衊，太阴所至为中满霍乱吐下，少阳所至为喉痹，耳鸣呕涌，阳明所至为皴揭，太阳所至为寝汗，痉，病之常也。

厥阴所至为胁痛呕泄，少阴所至为语笑，太阴所至为重胕肿，少阳所至为暴注，瞤瘛暴死，阳明所至为鼽嚏，太阳所至为流泄禁止，病之常也。

凡此十二变者，报德以德，报化以化，报政以政，报令以令，气高则高，气下则下，气后则后，气前则前，气中则中，气外则外，位之常也。故风胜则动，热胜则肿，燥胜则干，寒胜则浮，湿胜则濡泄，甚则水闭胕肿，随气所在，以言其变耳。

帝曰：愿闻其用也。岐伯曰：夫六气之用，各归不胜而为化，故太阴雨化，施于太阳；太阳寒化，施于少阴；少阴热化，施于阳明；阳明燥化，施于厥阴；厥阴风化，施于太阴。各命其所在以征之也。帝曰：自得其位何如？岐伯曰：自得其位，常化也。帝曰：愿闻所在也。岐伯曰：命其位而方月可知也。

帝曰：六位之气盈虚何如？岐伯曰：太少异也，太者之至徐而常，少者暴而亡。帝曰：天地之气，盈虚何如？岐伯曰：天气不足，地气随之，地气不足，天气从之，运居其中而常先也。恶所不胜，归所同和，随运归从而生其病也。故上胜则天气降而下，下胜则地气迁而上，多少而差其分，微者小差，甚者大差，甚则位易气交易，则大变生而病作矣。《大要》曰：甚纪五分，微纪七分，其差可见。此之谓也。

帝曰：善。论言热无犯热，寒无犯寒。余欲不远寒，不远热奈何？岐伯曰：悉乎哉问也！发表不远热，攻里不远寒。帝曰：不发不攻而犯寒犯热何如？岐伯曰：寒热内贼，其病益甚。帝曰：愿闻无病者何如？岐伯曰：无者生之，有者甚之。帝曰：生者何如？岐伯曰：不远热则热至，不远寒则寒至，寒至则坚痞腹满，痛急下利之病生矣，热至则身热，吐下霍乱，痈疽疮疡，瞀郁注下，瞤瘛肿胀，呕鼽衄头痛，骨节变肉痛，血溢血泄，淋闭之病生矣。帝曰：治之奈何？岐伯曰：时必顺之，犯者治以胜也。

黄帝问曰：妇人重身，毒之何如？岐伯曰：有故无殒，亦无殒也。帝曰：愿闻其故何谓也？岐伯曰：大积大聚，其可犯也，衰其太半而止，过者死。

帝曰：善。郁之甚者治之奈何？岐伯曰：木郁达之，火郁发之，土郁夺之，金郁泄之，水郁折之，然调其气，过者折之，以其畏也，所谓泻之。帝曰：假者何如？岐伯曰：有假其气，则无禁也。所谓主气不足，客气胜也。帝曰：至哉圣人之道！天地大化运行之节，临御之纪，阴阳之政，寒暑之令，非夫子孰能通之！请藏之灵兰之室，署曰《六元正纪》，非斋戒不敢示，慎传也。

刺法论篇第七十二《补遗》

黄帝问曰：升降不前，气交有变，即成暴郁，余已知之。如何预救生灵，可得却乎？岐伯稽首再拜对曰：昭乎哉问！臣闻夫子言，既明天元，须穷法刺，可以折郁扶运，补弱全真，泻盛蠲余，令除斯苦。帝曰：愿卒闻之。岐伯曰：升之不前，即有甚凶也。木欲升而天柱窒抑之，木欲发郁亦须待时，当刺足厥阴之井。火欲升而天蓬窒抑之，火欲发郁亦须待时，君火相火同刺包络之荥。土欲升而天冲窒抑之，土欲发郁亦须待时，当刺足太阴之俞。金欲升而天英窒抑之，金欲发郁亦须待时，当刺手太阴之经。水欲升而天芮窒抑之，水欲发郁亦须待时，当刺足少阴之合。

帝曰：升之不前，可以预备，愿闻其降，可以先防。岐伯曰：既明其升，必达其降也。升降之道，皆可先治也。木欲降而地皛窒抑之，降而不入，抑之郁发，散而可得位，降而郁发，暴如天间之待时也，降而不下，郁可速矣，降可折其所胜也，当刺手太阴之所出，刺手阳明之所入。火欲降而地玄窒抑之，降而不入，抑之郁发，散而可矣，当折其所胜，可散其郁，当刺足少阴之所出，刺足太阳之所入。土欲降而地苍窒抑之，降而不下，抑之郁发，散而可入，当折其胜，可散其郁，当刺足厥阴之所出，刺足少阳之所入。金欲降而地彤窒抑之，降而不下，抑之郁发，散而可入，当折其胜，可散其郁，当刺心包络所出，刺手少阳所入也。水欲降而地阜窒抑之，降而不下，抑之郁发，散而可入，当折其土，可散其郁，当刺足太阴之所出，刺足阳明之所入。

按：唐·王冰编次《素问》时，第七十二、七十三篇只有篇名，无正文，北宋林亿校正《素问》时已见有补入此两篇的传本。今据京口文成堂本载宋·刘温舒原本文字补遗，以全璧《内经》。

帝曰：五运之至，有前后与升降往来，有所承抑之，可得闻乎刺法？岐伯曰：当取其化源也。是故太过取之，不及资之。太过取之，次抑其郁，取其运之化源，令折郁气。不及扶资，以扶运气，以避虚邪也。资取之法令出《密语》。

黄帝问曰：升降之刺，以知其要，愿闻司天未得迁正，使司化之失其常政，即万化之或其皆妄。然与民为病，可得先除，欲济群生，愿闻其说。岐伯稽首再拜曰：悉乎哉问！言其至理，圣念慈悯，欲济群生，臣乃尽陈斯道，可申洞微。太阳复布，即厥阴不迁正，不迁正气塞于上，当泻足厥阴之所流。厥阴复布，少阴不迁正，不迁正即气塞于上，当刺心包络脉之所流。少阴复布，太阴不迁正，不迁正即气留于上，当刺足太阴之所流。太阴复布，少阳不迁正，不迁正则气塞未通，当刺手少阳之所流。少阳复布，则阳明不迁正，不迁正则气未通上，当刺手太阴之所流。阳明复布，太阳不迁正，不迁正则复塞其气，当刺足少阴之所流。

帝曰：迁正不前，以通其要，愿闻不退，欲折其余，无令过失，可得明乎？岐伯曰：气过有余，复作布正，是名不退位也。使地气不得后化，新司天未可迁正，故复布化令如故也。巳亥之岁天数有余，故厥阴不退位也，风行于上，木化布天，当刺足厥阴之所入。子午之岁，天数有余，故少阴不退位也，热行于上，火余化布天，当刺手厥阴之所入。丑未之岁，天数有余，故太阴不退位也，湿行于上，雨化布天，当刺足太阴之所入。寅申之岁，天数有余，故少阳不退位也，热行于上，火化布天，当刺手少阳之所入。卯酉之岁，天数有余，故阳明不退位也，金行于上，燥化布天，当刺手太阴之所入。辰戌之岁，天数有余，故太阳不退位也，寒行于上凛水化布天，当刺足少阴之所入。故天地气逆，化成民病，以法刺之，预可平疴。

黄帝问曰：刚柔二干，失守其位，使天运之气皆虚乎？与民为病，可得平乎？岐伯曰：深乎哉问！明其奥旨，天地迭移，三年化疫，是谓根之可见，必有逃门。

假令甲子，刚柔失守，刚未正，柔孤而有亏，时序不令，即音律非从，如此三年，变大疫也。详其微甚，察其浅深，欲至而可刺，刺之，当先补肾俞，次三日，可刺足太阴之所注。又有下位己卯不至，而甲子孤立者，次三年作土疠，其法补泻，一如甲子同法也。其刺以毕，又不须夜行及远行，令七日洁，清净斋戒。所有自来肾有久病者，可以寅时面向南，净神不乱，思闭气不息七遍，以引颈咽气顺之，如咽甚硬物，如此七遍后，饵舌下津令无数。

假令丙寅，刚柔失守，上刚干失守，下柔不可独主之，中水运非太过，不可执法而定之，布天有余，而失守上正，天地不合，即律吕音异，如此即天运失序，后三年变疫。详其微甚，差有大小，徐至即后三年，至甚即首三年，当先补心俞，次五日，可刺肾之所入。又有下位地甲子，辛巳柔不附刚，亦名失守，即地运皆虚，后三年变水疠，即刺法皆如此矣。其刺如毕，慎其大喜欲情于中，如不忌，即其气复散也，令静七日，心欲实，令少思。

假令庚辰，刚柔失守，上位失守，下位无合，乙庚金运，故非相招，布天未退，中运胜来，上下相错，谓之失守，姑洗林钟，商音不应也，如此则天运化易，三年变大疫。详其天数，差有微甚，微即微，三年至，甚即甚，三年至，当先补肝俞，次三日，可刺肺之所行。刺毕，可静神七日，慎勿大怒，怒必真气却散之。又或在下地甲子乙未失守者，即乙柔干，即上庚独治之，亦名失守者，即天运孤主之，三年变疠，名曰金疠，其至待时也。详其地数之等差，亦推其微甚，可知迟速尔。诸位乙庚失守，刺法同，肝欲平，即勿怒。

假令壬午，刚柔失守，上壬未迁正，下丁独然，即虽阳年，亏及不同，上下失守，相招其有期，差之微甚，各有其数也，律吕二角，失而不和，同音有日，微甚如见，三年大疫，当刺脾之俞，次三日，可刺肝之所出也。刺毕，静神七日，勿大醉歌乐，其气复散，又勿饱食，勿食生物，欲令脾实，气无滞饱，无久坐，食无太酸，无食一切生物，宜甘宜淡。又或地下甲子，丁酉失守其位，未得中司，即气不当位，下不与壬奉合者，亦名失守，非名合德，故柔不附刚，即地运不合，三年变疠，其刺法一如木疫之法。

假令戊申，刚柔失守，戊癸虽火运，阳年不太过也，上失其刚，柔地独主，其气不正，故有邪干，迭移其位，差有浅深，欲至将合，音律先同，如此天运失时，三年之中，火疫至矣，当刺肺之俞。刺毕，静神七日，勿大悲伤也，悲伤即肺动，而真气复散也，人欲实肺者，要在息气也。又或地下甲子，癸亥失守者，即柔失守位也，即上失其刚也，即亦名戊癸不相合德者也，即运与地虚，后三年变疠，即名火疠。

是故立地五年，以明失守，以穷法刺，于是疫之与疠，即是上下刚柔之名也，穷归一体也，即刺疫法，只有五法，即总其诸位失守，故只归五行而统之也。

黄帝曰：余闻五疫之至，皆相染易，无问大小，病状相似，不施救疗，如何可得不相移易者？岐伯曰：不相染者，正气存内，邪不可干，避其毒气，天牝从来，复得其往，气出于脑，即不邪干。气出于脑，即室先想心如日。欲将入于疫室，先想青气自肝而出，左行于东，化作林木。次想白气自肺而出，右行于西，化作戈甲。次想赤气自心而出，南行于上，化作焰明。次想黑气自肾而出，北行于下，化作水。次想黄气自脾而出，存于中央，化作土。五气护身之毕，以想头上如北斗之煌煌，然后可入于疫室。

又一法，于春分之日，日未出而吐之。又一法，于雨水日后，三浴以药泄汗。又一法，小金丹方：辰砂二两，水磨雄黄一两，叶子雌黄一两，紫金半两，同入合中，外固了，地一尺筑地实，不用炉，不须药制，用火二十斤煅之也，七日终，候冷七日取，次日出合子，埋药地中七日，取出顺日研之三日，炼白沙蜜为丸，如梧桐子大，每日望东吸日华气一口，冰水下一丸，和气咽之，服十粒，无疫干也。

黄帝问曰：人虚即神游失守位，使鬼神外干，是致夭亡，何以全真？愿闻刺法。岐伯稽首再拜曰：昭乎哉问！谓神移失守，虽在其体，然不致死，或有邪干，故令夭寿。只如厥阴失守，天以虚，人气肝虚，感天重虚，即魂游于上，邪干厥大气，身温犹可刺之，刺其足少阳之所过，次刺肝之俞。人病心虚，又遇君相二火司天失守，感而三虚，遇火不及，黑尸鬼犯之，令人暴亡，可刺手少阳之所过，复刺心俞。人脾病，又遇太阴司天失守，感而三虚，又遇土不及，青尸鬼邪犯之于人，令人暴亡，可刺足阳明之所过，复刺脾之俞。人肺病，遇阳明司天失守，感而三虚，又遇金不及，有赤尸鬼干人，令人暴亡，可刺手阳明之所过，复刺肺俞。人肾病，又遇太阳司天失守，感而三虚，又遇水运不及之年，有黄尸鬼干犯人正气，吸人神魂，致暴亡，可刺足太阳之所过，复刺肾俞。

黄帝问曰：十二脏之相使，神失位，使神彩之不圆，恐邪干犯，治之可刺，愿闻其要。岐伯稽首再拜曰：悉乎哉，问至理，道真宗，此非圣帝，焉究斯源，是谓气神合道，契符上天。心者，君主之官，神明出焉，可刺手少阴之源。肺者，相傅之官，治节出焉，可刺手太阴之源。肝者，将军之官，谋虑出焉，可刺足厥阴之源。胆者，中正之官，决断出焉，可刺足少阳之源。膻中者，臣使之官，喜乐出焉，可刺心包络所流。脾为谏议之官，知周出焉，可刺脾之源。胃为仓廪之官，五味出焉，可刺胃之源。大肠者，传道之官，变化出焉，可刺大肠之源。小肠者，受盛之官，化物出焉，可刺小肠之源。肾者，作强之官，伎巧出焉，刺其肾之源。三焦者，决渎之官，水道出焉，刺三焦之源。膀胱者，州都之官，精液藏焉，气化则能出矣，刺膀胱之源。凡此十二官者，不得相失也。是故刺法有全神养真之旨，亦法有修真之道，非治疾也，故要修养和神也。道贵常存，补神固根，精气不散，神守不分，然即神守而虽不去，亦能全真，人神不守，非达至真，至真之要，在乎天玄，神守天息，复人本元，命曰归宗。

本病论篇第七十三（补遗）

黄帝问曰：天元九室，余已知之，愿闻气交，何名失守？岐伯曰：谓其上下升降，迁正退位，各有经论，上下各有不前，故名失守也。是故气交失易位，气交乃变，变易非常，即四时失序，万化不安，变民病也。

帝曰：升降不前，愿闻其故，气交有变，何以明知？

岐伯曰：昭乎问哉！明乎道矣。气交有变，是为天地机，但欲降而不得降者，地窒刑之。又有五运太过，而先天而至者，即交不前，但欲升而不得其升，中运抑之，但欲降而不得其降，中运抑之。于是有升之不前，降之不下者，有降之不下，升而至天者，有升降俱不前，作如此之分别，即气交之变，变之有异，常各各不同，灾有微甚者也。

帝曰，愿闻气交遇会胜抑之由，变成民病，轻重何如？岐伯曰：胜相会，抑伏使然。是故辰戌之岁，木气升之，主逢天柱，胜而不前。又遇庚戌，金运先天，中运胜之，忽然不前。木运升天，金乃抑之，升而不前，即清生风少，肃杀于春，露霜复降，草木乃萎。民病温疫早发，咽嗌乃干，四肢满，肢节皆痛。久而化郁，即大风摧拉，折陨鸣紊。民病卒中偏痹，手足不仁。

是故巳亥之岁，君火升天，主窒天蓬，胜之不前。又厥阴木迁正，则少阴未得升天，水运以至其中者。君火欲升，而中水运抑之，升之不前，即清寒复作，冷生旦暮。民病伏阳，而内生烦热，心神惊悸，寒热间作。日久成郁，即暴热乃至，赤风肿翳，化疫，温疠暖作，赤气彰而化火疫，皆烦而躁渴，渴甚治之以泄之可止。

是故子午之岁，太阴升天，主窒天冲，胜之不前。又或遇壬子，木运先天而至者，中木遇抑之也。升天不前，即风埃四起，时举埃昏，雨湿不化。民病风厥涎潮，偏痹不随，胀满。久而伏郁，即黄埃化疫也，民病夭亡，脸肢胕[1]，黄疸满闭，湿令弗布，雨化乃微。

是故丑未之年，少阳升天，主窒天蓬，胜之不前。又或遇太阴未迁正者，即少阳未升天也，水运以至者。升天不前，即寒雰反布，凛冽如冬，水复涸，冰再结，暄暖乍作，冷复布之，寒暄不时。民病伏阳在内，烦热生中，心神惊骇，寒热间争。以成久郁，即暴热乃生，赤风气瞳翳，化成郁疠，乃化作伏热内烦，痹而生厥，甚则血溢。

---

① 胕：同浮，浮肿也。原作“府”。据《内经评文》改。

是故寅申之年，阳明升天，主窒天英，胜之不前。又或遇戊申戊寅，火运先天而至。金欲升天，火运抑之，升之不前，即时雨不降，西风数举，咸卤燥生。民病上热，喘嗽血溢。久而化郁，即白埃翳雾，清生杀气，民病胁满悲伤，寒鼽嚏嗌干，手拆皮肤燥。

是故卯酉之年，太阳升天，主窒天芮，胜之不前。又遇阳明未迁正者，即太阳未升天也，土运以至。水欲升天，土运抑之，升之不前，即湿而热蒸，寒生两间。民病注下，食不及化。久而成郁，冷来客热，冰雹卒至。民病厥逆而哕，热生于内，气痹于外，足胫痠疼，反生心悸懊热，暴烦而复厥。

黄帝曰：升之不前，余已尽知其旨。愿闻降之不下，可得明乎？岐伯曰：悉乎哉问！是之谓天地微旨，可以尽陈斯道，所谓升已必降也。至天三年，次岁必降，降而入地，始为左间也。如此升降往来，命之六纪者矣。是故丑未之岁，厥阴降地，主窒地晶，胜而不前。又或遇少阴未退位，即厥阴未降下，金运以至中。金运承之，降之未下，抑之变郁，木欲降下，金承之，降而不下，苍埃远见，白气承之，风举埃昏，清躁行杀，霜露复下，肃杀布令。久而不降，抑之化郁，即作风躁相伏，暄而反清，草木萌动，杀霜乃下，蛰虫未见，惧清伤脏。

是故寅申之岁，少阴降地，主窒地玄，胜之不入。又或遇丙申丙寅，水运太过，先天而至。君火欲降，水运承之，降而不下，即彤云才见，黑气反生，暄暖如舒，寒常布雪，凛冽复作，天云惨凄。久而不降，伏之化郁，寒胜复热，赤风化疫，民病面赤心烦，头痛目眩也，赤气彰而温病欲作也。

是故卯酉之岁，太阴降地，主窒地苍，胜之不入。又或少阳未退位者，即太阴未得降也，或木运以至。木运承之，降而不下，即黄云见而青霞彰，郁蒸作而大风，雾翳埃胜，折损乃作。久而不降也，伏之化郁，天埃黄气，地布湿蒸，民病四肢不举，昏眩肢节痛，腹满填臆。

是故辰戌之岁，少阳降地，主窒地玄，胜之不入。又或遇水运太过，先天而至也。水运承之，水降不下，即彤云才见，黑气反生，暄暖欲生，冷气卒至，甚即冰雹也。久而不降，伏之化郁，冷气复热，赤风化疫，民病面赤心烦，头痛目眩也，赤气彰而热病欲作也。

是故巳亥之岁，阳明降地，主窒地彤，胜而不入。又或遇太阴未退位，即少阳未得降，即火运以至之。火运承之不下，即天清而肃，赤气乃彰，暄热反作。民皆昏倦，夜卧不安，咽干引饮，懊热内烦，天清朝暮，暄还复作。久而不降，伏之化郁，天清薄寒，远生白气。民病掉眩，手足直而不仁，两胁作痛，满目𥆧𥆧。

是故子午之年，太阳降地，主窒地阜胜之，降而不入。又或遇土运太过，先天而至。土运承之，降而不入，即天彰黑气，暝暗凄惨，才施黄埃而布湿，寒化令气，蒸湿复令。久而不降，伏之化郁，民病大厥，四肢重怠，阴萎少力，天布沉阴，蒸湿间作。

帝曰：升降不前，晰知其宗，愿闻迁正，可得明乎？岐伯曰：正司中位，是谓迁正位，司天不得其迁正者，即前司天以过交司之日。即遇司天太过有余日也，即仍旧治天数，新司天未得迁正也。厥阴不迁正，即风暄不时，花卉萎瘁，民病淋溲，目系转，转筋喜怒，小便赤。风欲令而寒由不去，温暄不正，春正失时。少阴不迁正，即冷气不退，春冷后寒，暄暖不时。民病寒热，四肢烦痛，腰脊强直。木气虽有余，位不过于君火也。太阴不迁正，即云雨失令，万物枯焦，当生不发。民病手足肢节肿满，大腹水肿，填臆不食，飧泄胁满，四肢不举。雨化欲令，热犹治之，温煦于气，亢而不泽。少阳不迁正，即炎灼弗令，苗莠不荣，酷暑于秋，肃杀晚至，霜露不时。民病痎疟骨热，心悸惊骇，甚时血溢。阳明不迁正，则暑化于前，肃杀于后，草木反荣。民病寒热鼽嚏，皮毛折，爪甲枯焦，甚则喘嗽息高，悲伤不乐。热化乃布，燥化未令，即清劲未行，肺金复病。太阳不迁正，即冬清反寒，易令于春，杀霜在前，寒冰于后，阳光复治，凛冽不作，雾云待时。民病温疠至，喉闭溢干，烦燥而渴，喘息而有音也。寒化待燥，犹治天气，过失序，与民作灾。

帝曰：迁正早晚，以命其旨，愿闻退位，可得明哉？岐伯曰：所谓不退者，即天数未终，即天数有余，名曰复布政，故名曰再治天也，即天令如故而不退位也。厥阴不退位，即大风早举，时雨不降，湿令不化，民病温疫，疵废风生，民病皆肢节痛，头目痛，伏热内烦，咽喉干引饮。少阴不退位，即温生春冬，蛰虫早至，草木发生，民病膈热咽干，血溢惊骇，小便赤涩，丹瘤瘮疮疡留毒。太阴不退位，而取寒暑不时，埃昏布作，湿令不去，民病四肢少力，食饮不下，泄注淋满，足胫寒，阴萎闭塞，失溺小便数。少阳不退位，即热生于春，暑乃后化，冬温不冻，流水不冰，蛰虫出见，民病少气，寒热更作，便血上热，小腹坚满，小便赤沃，甚则血溢。阳明不退位，即春生清冷，草木晚荣，寒热间作，民病呕吐暴注，食饮不下，大便干燥，四肢不举，目瞑掉眩。

帝曰：天岁早晚，余以知之，愿闻地数，可得闻乎？岐伯曰：地下迁正升天及退位不前之法，即地土产化，万物失时之化也。

帝曰：余闻天地二甲子，十干十二支。上下经纬天地，数有迭移，失守其位，可得昭乎？岐伯曰：失之迭位者，谓虽得岁正，未得正位之司，即四时不节，即生大疫。注：《玄珠密语》云：阳年三十年，除六年天刑，计有太过二十四年，除此六年，皆作太过之用，令不然之旨。今言迭支迭位，皆可作其不及也。①

假令甲子阳年，土运太窒，如癸亥天数有余者，年虽交得甲子，厥阴犹尚治天，地已迁正，阳明在泉，去岁少阳以作右间，即厥阴之地阳明，故不相和奉者也。癸巳相会，土运太过，虚反受木胜，故非太过也，何以言土运太过，况黄钟不应太窒，木既胜而金还复，金既复而少阴如至，即木胜如火而金复微，如此则甲己失守，后三年化成土疫，晚至丁卯，早至丙寅，土疫至也，大小善恶，推其天地，详乎太一。又只如甲子年，如甲至子而合，应交司而治天，即下己卯未迁正，而戊寅少阳未退位者，亦甲己下有合也，即土运非太过，而木乃乘虚而胜土也，金次又行复胜之，即反邪化也。阴阳天地殊异尔，故其大小善恶，一如天地之法旨也。

假令丙寅阳年太过，如乙丑天数有余者，虽交得丙寅，太阴尚治天也，

---

① 此段文字当为注文误入。

地已迁正，厥阴司地，去岁太阳以作右间，即天太阴而地厥阴，故地不奉天化也。乙辛相会，水运太虚，反受土胜，故非太过，即太簇之管，太羽不应，土胜而雨化，水复即风，此者丙辛失守其会，后三年化成水疫，晚至己巳，早至戊辰，甚即速，微即徐，水疫至也，大小善恶推其天地数，乃太乙游宫。又只如丙寅年，丙至寅且合，应交司而治天，即辛巳未得迁正，而庚辰太阳未退位者，亦丙辛不合德也，即水运亦小虚而小胜，或有复，后三年化疠，名曰水疠，其状如水疫，治法如前。

假令庚辰阳年太过，如己卯天数有余者，虽交得庚辰年也，阳明犹尚治天，地已迁正，太阴司地，去岁少阴以作右间，即天阳明而地太阴也，故地下奉天也。乙巳相会，金运太虚，反受火胜，故非太过也，即姑洗之管，太商不应，火胜热化，水复寒刑，此乙庚失守，其后三年化成金疫也，速至壬午，徐至癸未，金疫至也，大小善恶，推本年天数及太一也。又只如庚辰，如庚至辰，且应交司而治天，即下乙未未得迁正者，即地甲午少阴未退位者，且乙庚不合德也，即下乙未，干失刚，亦金运小虚也，有小胜或无复，后三年化疠，名曰金疠，其状如金疫也，治法如前。

假令壬午阳年太过，如辛巳天数有余者，虽交后壬午年也，厥阴犹尚治天，地已迁正，阳明在泉，去岁丙申少阳以作右间，即天厥阴而地阳明，故地不奉天者也。丁辛相合会，木运太虚，反受金胜，故非太过也，即蕤宾之管，太角不应，金行燥胜，火化热复，甚即速，微即徐，疫至大小善恶，推疫至之年天数及太一。又只如壬至午，且应交司而治之，即下丁酉未得迁正者，即地下丙申少阳未得退位者，见丁壬不合德也，即丁柔干失刚，亦木运小虚也，有小胜小复。后三年化疠，名曰木疠，其状如风疫，法治如前。

假令戊申阳年太过，如丁未天数太过者，虽交得戊申年也，太阴犹尚治天，地已迁正，厥阴在泉，去岁壬戌太阳以退位作右间，即天丁未，地癸亥，故地不奉天化也。丁癸相会，火运太虚，反受水胜，故非太过也，即夷则之管，上太徵不应，此戊癸失守其会，后三年化疫也，速至庚戌，大小善恶，推疫至之年天数及太一。又只如戊申，如戊至申，且应交司而治天，即下癸亥未得迁正者，即地下壬戌太阳未退位者，见戊癸未合德也，即下癸柔干失刚，见火运小虚也，有小胜或无复也，后三年化疠，名曰火疠也，治法如前，治之法可寒之泄之。

黄帝曰：人气不足，天气如虚，人神失守，神光不聚，邪鬼干人，致有夭亡，可得闻乎？岐伯曰：人之五脏，一脏不足，又会天虚，感邪之至也。人忧愁思虑即伤心，又或遇少阴司天，天数不及，太阴作接间至，即谓天虚也，此即人气天气同虚也。又遇惊而夺精，汗出于心，因而三虚，神明失守，心为君主之官，神明出焉，神失守位，即神游上丹田，在帝太一帝君泥丸宫下，神既失守，神光不聚，却遇火不及之岁，有黑尸鬼见之，令人暴亡。人饮食劳倦即伤脾，又或遇太阴司天，天数不及，即少阳作接间至，即谓之虚也，此即人气虚而天气虚也。又遇饮食饱甚，汗出于胃，醉饱行房，汗出于脾，因而三虚，脾神失守，脾为谏议之官，智周出焉，神既失守，神光失位而不聚也，却遇土不及之年，或己年或甲年失守，或太阴天虚，青尸鬼见之，令人卒亡。人久坐湿地，强力入水即伤肾，肾为作强之官，伎巧出焉，因而三虚，肾神失守，神志失位，神光不聚，却遇水不及之年，或辛不会符，或丙年失守，或太阳司天虚，有黄尸鬼至，见之令人暴亡。人或恚怒，气逆上而不下，即伤肝也。又遇厥阴司天，天数不及，即少阴作接间至，是谓天虚也，此谓天虚人虚也。又遇疾走恐惧，汗出于肝，肝为将军之官，谋虑出焉，神位失守，神光不聚，又遇木不及年，或丁年不符，或壬年失守，或厥阴司天虚也，有白尸鬼见之，令人暴亡也。以上五失守者，天虚而人虚也，神游失守其位，即有五尸鬼干人，令人暴亡也，谓之曰尸厥。人犯五神易位，即神光不圆也，非但尸鬼，即一切邪犯者，皆是神失守位故也。此谓得守者生，失守者死，得神者昌，失神者亡。

卷第二十二

至真要大论篇第七十四

黄帝问曰：五气交合，盈虚更作，余知之矣。六气分治，司天地者，其至何如？岐伯再拜对曰：明乎哉问也！天地之大纪，人神之通应也。帝曰：愿闻上合昭昭，下合冥冥奈何？岐伯曰：此道之所主，工之所疑也。

帝曰：愿闻其道也。岐伯曰：厥阴司天，其化以风；少阴司天，其化以热；太阴司天，其化以湿；少阳司天，其化以火；阳明司天，其化以燥；太阳司天，其化以寒。以所临脏位，命其病者也。

帝曰：地化奈何？岐伯曰：司天同候，间气皆然。帝曰：间气何谓？岐伯曰：司左右者，是谓间气也。帝曰：何以异之？岐伯曰：主岁者纪岁，间气者纪步也。帝曰：善。岁主奈何？岐伯曰：厥阴司天为风化，在泉为酸化，司气为苍化，间气为动化。少阴司天为热化，在泉为苦化，不司气化，居气为灼化。太阴司天为湿化，在泉为甘化，司气为黅化，间气为柔化。少阳司天为火化，在泉为苦化，司气为丹化，间气为明化。阳明司天为燥化，在泉为辛化，司气为素化，间气为清化。太阳司天为寒化，在泉为咸化，司气为玄化，间气为藏化。故治病者，必明六化分治，五味五色所生，五脏所宜，乃可以言盈虚病生之绪也。

帝曰：厥阴在泉而酸化先，余知之矣。风化之行也何如？岐伯曰：风行于地，所谓本也，余气同法。本乎天者，天之气也，本乎地者，地之气也，天地合气，六节分而万物化生矣。故曰：谨候气宜，无失病机。此之谓也。

帝曰：其主病何如？岐伯曰：司岁备物，则无遗主矣。帝曰：先岁物何也？岐伯曰：天地之专精也。帝曰：司气者何如？岐伯曰：司气者主岁同，然有余不足也。帝曰：非司岁物何谓也？岐伯曰：散也，故质同而异等也，气味有薄厚，性用有躁静，治保有多少，力化有浅深，此之谓也。

帝曰：岁主藏害何谓？岐伯曰：以所不胜命之，则其要也。帝曰：治之奈何？岐伯曰：上淫于下，所胜平之，外淫于内，所胜治之。帝曰：善。平气何如？岐伯曰：谨察阴阳所在而调之，以平为期，正者正治，反者反治。

帝曰：夫子言察阴阳所在而调之，论言人迎与寸口相应，若引绳小大齐等，命曰平，阴之所在寸口何如？岐伯曰：视岁南北，可知之矣。帝曰：愿卒闻之。岐伯曰：北政之岁，少阴在泉，则寸口不应；厥阴在泉，则右不应；太阴在泉，则左不应。南政之岁，少阴司天，则寸口不应；厥阴司天，则右不应；太阴司天，则左不应。诸不应者，反其诊则见矣。帝曰：尺候何如？岐伯曰：北政之岁，三阴在下，则寸不应；三阴在上，则尺不应。南政之岁，三阴在天，则寸不应；三阴在泉，则尺不应。左右同。故曰：知其要者，一言而终，不知其要，流散无穷。此之谓也。

帝曰：善。天地之气，内淫而病何如？岐伯曰：岁厥阴在泉，风淫所胜，则地气不明，平野昧，草乃早秀。民病洒洒振寒，善伸数欠，心痛支满，两胁里急，饮食不下，膈咽不通，食则呕，腹胀善噫，得后与气，则快然如衰，身体皆重。

岁少阴在泉，热淫所胜，则焰浮川泽，阴处反明。民病腹中常鸣，气上冲胸，喘不能久立，寒热皮肤痛，目瞑齿痛䪼肿，恶寒发热如疟，少腹中痛腹大，蛰虫不藏。

岁太阴在泉，草乃早荣，湿淫所胜，则埃昏岩谷，黄反见黑，至阴之交。民病饮积，心痛，耳聋浑浑焞焞，嗌肿喉痹，阴病血见，少腹痛肿，不得小便，病冲头痛，目似脱，项似拔，腰似折，髀不可以回，腘如结，腨如别。

岁少阳在泉，火淫所胜，则焰明郊野，寒热更至。民病注泄赤白，少腹痛溺赤，甚则血便。少阴同候。

岁阳明在泉，燥淫所胜，则霿雾清暝。民病喜呕，呕有苦，善大息，心胁痛不能反侧，甚则嗌干面尘，身无膏泽，足外反热。

岁太阳在泉，寒淫所胜，则凝肃惨栗。民病少腹控睾，引腰脊，上冲心痛，血见，嗌痛颔肿。

帝曰：善。治之奈何？岐伯曰：诸气在泉，风淫于内，治以辛凉，佐以苦，以甘缓之，以辛散之。热淫于内，治以咸寒，佐以甘苦，以酸收之，以苦发之。湿淫于内，治以苦热，佐以酸淡，以苦燥之，以淡泄之。火淫于内，治以咸冷，佐以苦辛，以酸收之，以苦发之。燥淫于内，治以苦温，佐以甘辛，以苦下之。寒淫于内，治以甘热，佐以苦辛，以咸泻之，以辛润之，以苦坚之。

帝曰：善。天气之变何如？岐伯曰：厥阴司天，风淫所胜，则太虚埃昏，云物以扰，寒生春气，流水不冰。民病胃脘当心而痛，上支两胁，膈咽不通，饮食不下，舌本强，食则呕，冷泄腹胀，溏泄，瘕水闭，蛰虫不去，病本于脾。冲阳绝，死不治。

少阴司天，热淫所胜，怫热至，火行其政。民病胸中烦热，嗌干，右胠满，皮肤痛，寒热咳喘，大雨且至，唾血血泄，鼽衄嚏呕，溺色变，甚则疮疡胕肿，肩背臂臑及缺盆中痛，心痛肺䐜，腹大满，膨膨而喘咳病本于肺。尺泽绝，死不治。

太阴司天，湿淫所胜，则沉阴且布，雨变枯槁，胕肿骨痛阴痹，阴痹者按之不得，腰脊头项痛，时眩，大便难，阴气不用，饥不欲食，咳唾则有血，心如悬，病本于肾。太溪绝，死不治。

少阳司天，火淫所胜，则温气流行，金政不平。民病头痛，发热恶寒而疟，热上皮肤痛，色变黄赤，传而为水，身面胕肿，腹满仰息，泄注赤白，疮疡咳唾血，烦心胸中热，甚则鼽衄，病本于肺。天府绝，死不治。

阳明司天，燥淫所胜，则木乃晚荣，草乃晚生，筋骨内变，民病左胠胁痛，寒清于中，感而疟，大凉革候，咳，腹中鸣，注泄鹜溏，名木敛，生菀于下，草焦上首，心胁暴痛，不可反侧，嗌干面尘腰痛，丈夫㿗疝，妇人少腹痛，目昧眦，疡疮痤痈，蛰虫来见，病本于肝。太冲绝，死不治。

太阳司天，寒淫所胜，则寒气反至，水且冰，血变于中，发为痈疡，民病厥心痛，呕血血泄鼽衄，善悲，时眩仆。运火炎烈，雨暴乃雹，胸腹满，手热肘挛掖肿[①]，心澹澹大动，胸胁胃脘不安，面赤目黄，善噫嗌干，甚则色炲，渴而欲饮，病本于心。神门绝，死不治。所谓动气，知其藏也。

帝曰：善。治之奈何？岐伯曰：司天之气，风淫所胜，平以辛凉，佐以苦甘，以甘缓之，以酸泻之。热淫所胜，平以咸寒，佐以苦甘，以酸收之。湿淫所胜，平以苦热，佐以酸辛，以苦燥之，以淡泄之。湿上甚而热，治以苦温，佐以甘辛，以汗为故而止。火淫所胜，平以酸冷，佐以苦甘，以酸收之，以苦发之，以酸复之，热淫同。燥淫所胜，平以苦湿[②]，佐以酸辛，以苦下之。寒淫所胜，平以辛热，佐以甘苦，以咸泻之。

帝曰：善。邪气反胜，治之奈何？岐伯曰：风司于地，清反胜之，治以酸温，佐以苦甘，以辛平之。热司于地，寒反胜之，治以甘热，佐以苦辛，以咸平之。湿司于地，热反胜之，治以苦冷，佐以咸甘，以苦平之。火司于地，寒反胜之，治以甘热，佐以苦辛，以咸平之。燥司于地，热反胜之，治以平寒，佐以苦甘，以酸平之，以和为利。寒司于地，热反胜之，治以咸冷，佐以甘辛，以苦平之。

帝曰：其司天邪胜何如？岐伯曰：风化于天，清反胜之，治以酸温，佐以甘苦。热化于天，寒反胜之，治以甘温，佐以苦酸辛。湿化于天，热反胜之，治以苦寒，佐以苦酸。火化于天，寒反胜之，治以甘热，佐以苦辛。燥化于天，热反胜之，治以辛寒，佐以苦甘。寒化于天，热反胜之，治以咸冷，佐以苦辛。

帝曰：六气相胜奈何？岐伯曰：厥阴之胜，耳鸣头眩，愦愦欲吐，胃

---

① 肿：原作“冲”，据《甲乙经》改。掖：通腋。
② 湿：新校正云：“湿当为温”。

膈如寒，大风数举，倮虫不滋，胠胁气并，化而为热，小便黄赤，胃脘当心而痛，上支两胁，肠鸣飧泄，少腹痛，注下赤白，甚则呕吐，膈咽不通。

少阴之胜，心下热善饥，脐下反动，气游三焦，炎暑至，木乃津，草乃萎，呕逆躁烦，腹满痛溏泄，传为赤沃。

太阴之胜，火气内郁，疮疡于中，流散于外，病在胠胁，甚则心痛热格，头痛喉痹项强，独胜则湿气内郁，寒迫下焦，痛留顶，互引眉间，胃满，雨数至，燥化乃见，少腹满，腰脽重强，内不便，善注泄，足下温，头重足胫胕肿，饮发于中，胕肿于上。

少阳之胜，热客于胃，烦心心痛，目赤欲呕，呕酸善饥，耳痛溺赤，善惊谵妄，暴热消烁，草萎水涸，介虫乃屈，少腹痛，下沃赤白。

阳明之胜，清发于中，左胠胁痛溏泄，内为嗌塞，外发㿗疝，大凉肃杀，华英改容，毛虫乃殃，胸中不便，嗌塞而咳。

太阳之胜，凝凓且至，非时水冰，羽乃后化，痔疟发，寒厥入胃，则内生心痛，阴中乃疡，隐曲不利，互引阴股，筋肉拘苛，血脉凝泣，络满色变，或为血泄，皮肤痞肿，腹满食减，热反上行，头项囟顶脑户中痛，目如脱，寒入下焦，传为濡泻。

帝曰：治之奈何？岐伯曰：厥阴之胜，治以甘清，佐以苦辛，以酸泻之。少阴之胜，治以辛寒，佐以苦咸，以甘泻之。太阴之胜，治以咸热，佐以辛甘，以苦泻之。少阳之胜，治以辛寒，佐以甘咸，以甘泻之。阳明之胜，治以酸温，佐以辛甘，以苦泄之。太阳之胜，治以甘热，佐以辛酸，以咸泻之。

帝曰：六气之复何如？岐伯曰：悉乎哉问也！厥阴之复，少腹坚满，里急暴痛，偃木飞沙，倮虫不荣，厥心痛，汗发呕吐，饮食不入，入而复出，筋骨掉眩清厥，甚则入脾，食痹而吐。冲阳绝，死不治。

少阴之复，燠热内作，烦躁鼽嚏，少腹绞痛，火见燔焫，嗌燥，分注时止，气动于左，上行于右，咳，皮肤痛，暴喑心痛，郁冒不知人，乃洒淅恶寒，振栗谵妄，寒已而热，渴而欲饮，少气骨痿，隔肠不便，外为浮肿哕噫，赤气后化，流水不冰，热气大行，介虫不复，病疿胗疮疡，痈疽痤痔，甚则入肺，咳而鼻渊。天府绝，死不治。

太阴之复，湿变乃举，体重中满，食饮不化，阴气上厥，胸中不便，饮发于中，咳喘有声，大雨时行，鳞见于陆，头顶痛重，而掉瘛尤甚，呕而密默，唾吐清液，甚则入肾，窍泻无度。太溪绝，死不治。

少阳之复，大热将至，枯燥燔焫，介虫乃耗，惊瘛咳衄，心热烦躁，便数憎风，厥气上行，面如浮埃，目乃瞤瘛，火气内发，上为口糜呕逆，血溢血泄，发而为疟，恶寒鼓栗，寒极反热，嗌络焦槁，渴引水浆，色变黄赤，少气脉萎，化而为水，传为胕肿，甚则入肺，咳而血泄。尺泽绝，死不治。

阳明之复，清气大举，森木苍干，毛虫乃厉，病生胠胁，气归于左，善太息，甚则心痛否满，腹胀而泄，呕苦咳哕烦心，病在膈中头痛，甚则入肝，惊骇筋挛。太冲绝，死不治。

太阳之复，厥气上行，水凝雨冰，羽虫乃死，心胃生寒，胸膈不利，心痛否满，头痛善悲，时眩仆，食减，腰脽反痛，屈伸不便，地裂冰坚，阳光不治，少腹控睾，引腰脊，上冲心，唾出清水，及为哕噫，甚则入心，善忘善悲。神门绝，死不治。

帝曰：善。治之奈何？岐伯曰：厥阴之复，治以酸寒，佐以甘辛，以酸泻之，以甘缓之。少阴之复，治以咸寒，佐以苦辛，以甘泻之，以酸收之，辛苦发之，以咸软之。太阴之复，治以苦热，佐以酸辛，以苦泻之，燥之，泄之。少阳之复，治以咸冷，佐以苦辛，以咸软之，以酸收之，辛苦发之。发不远热，无犯温凉，少阴同法。阳明之复，治以辛温，佐以苦甘，以苦泄之，以苦下之，以酸补之。太阳之复，治以咸热，佐以甘辛，以苦坚之。

治诸胜复，寒者热之，热者寒之，温者清之，清者温之，散者收之，抑者散之，燥者润之，急者缓之，坚者软之，脆者坚之，衰者补之，强者泻之，各安其气，必清必静，则病气衰去，归其所宗，此治之大体也。

帝曰：善。气之上下何谓也？岐伯曰：身半以上，其气三矣，天之分也，天气主之。身半以下，其气三矣，地之分也，地气主之。以名命气，以气命处，而言其病。半，所谓天枢也。故上胜而下俱病者，以地名之。下胜而上俱病者，以天名之。所谓胜至，报气屈伏而未发也。复至则不以天地异名，皆如复气为法也。

帝曰：胜复之动，时有常乎？气有必乎？岐伯曰：时有常位，而气无必也。帝曰：愿闻其道也。岐伯曰：初气终三气，天气主之，胜之常也。四气尽终气，地气主之，复之常也。有胜则复，无胜则否。帝曰：善。复已而胜何如？岐伯曰：胜至则复，无常数也，衰乃止耳。复已而胜，不复则害，此伤生也。帝曰：复而反病何也？岐伯曰：居非其位，不相得也。大复其胜则主胜之，故反病也。所谓火燥热也。

帝曰：治之何如？岐伯曰：夫气之胜也，微者随之，甚者制之。气之复也，和者平之，暴者夺之。皆随胜气，安其屈伏，无问其数，以平为期，此其道也。

帝曰：善。客主之胜复奈何？岐伯曰：客主之气，胜而无复也。帝曰：其逆从何如？岐伯曰：主胜逆，客胜从，天之道也。

帝曰：其生病何如？岐伯曰：厥阴司天，客胜则耳鸣掉眩，甚则咳；主胜则胸胁痛，舌难以言。少阴司天，客胜则鼽嚏，颈项强，肩背瞀热，头痛少气，发热耳聋目瞑，甚则胕肿血溢，疮疡咳喘；主胜则心热烦躁，甚则胁痛支满。太阴司天，客胜则首面胕肿，呼吸气喘；主胜则胸腹满，食已而瞀。少阳司天，客胜则丹胗外发，及为丹熛疮疡，呕逆喉痹，头痛嗌肿，耳聋血溢，内为瘛疭；主胜则胸满咳仰息，甚而有血，手热。阳明司天，清复内余，则咳衄嗌塞，心膈中热，咳不止而白血出者死。太阳司天，客胜则胸中不利，出清涕，感寒则咳；主胜则喉嗌中鸣。

厥阴在泉，客胜则大关节不利，内为痉强拘瘛，外为不便；主胜则筋骨繇并，腰腹时痛。少阴在泉，客胜则腰痛，尻股膝髀腨胻足病，瞀热以酸，胕肿不能久立，溲便变；主胜则厥气上行，心痛发热，膈中，众痹皆作，发于胠胁，魄汗不藏，四逆而起。太阴在泉，客胜则足痿下重，便溲不时，湿客下焦，发而濡泻，及为肿隐曲之疾；主胜则寒气逆满，食饮不下，甚则为疝。少阳在泉，客胜则腰腹痛而反恶寒，甚则下白溺白；主胜则热反上行而客于心，心痛发热，格中而呕。少阴同候。阳明在泉，客胜则清气动下，少腹坚满而数便泻；主胜则腰重腹痛，少腹生寒，下为鹜溏，则寒厥于肠，上冲胸中，甚则喘不能久立。太阳在泉，寒复内余，则腰尻痛，屈伸不利，股胫足膝中痛。

帝曰：善。治之奈何？岐伯曰：高者抑之，下者举之，有余折之，不足补之，佐以所利，和以所宜，必安其主客，适其寒温，同者逆之，异者从之。

帝曰：治寒以热，治热以寒，气相得者逆之，不相得者从之，余以知之矣。其于正味何如？岐伯曰：木位之主，其泻以酸，其补以辛。火位之主，其泻以甘，其补以咸。土位之主，其泻以苦，其补以甘。金位之主，其泻以辛，其补以酸。水位之主，其泻以咸，其补以苦。厥阴之客，以辛补之，以酸泻之，以甘缓之。少阴之客，以咸补之，以甘泻之，以咸收之。太阴之客，以甘补之，以苦泻之，以甘缓之。少阳之客，以咸补之，以甘泻之，以咸软之。阳明之客，以酸补之，以辛泻之，以苦泄之。太阳之客，以苦补之，以咸泻之，以苦坚之，以辛润之。开发腠理，致津液通气也。

帝曰：善。愿闻阴阳之三也何谓？岐伯曰：气有多少，异用也。帝曰：阳明何谓也？岐伯曰：两阳合明也。帝曰：厥阴何也？岐伯曰：两阴交尽也。

帝曰：气有多少，病有盛衰，治有缓急，方有大小，愿闻其约奈何？岐伯曰：气有高下，病有远近，证有中外，治有轻重，适其至所为故也。大要曰：君一臣二，奇之制也；君二臣四，偶之制也；君二臣三，奇之制也；君二臣六，偶之制也。故曰：近者奇之，远者偶之，汗者不以奇，下者不以偶，补上治上制以缓，补下治下制以急，急则气味厚，缓则气味薄，适其至所，此之谓也。病所远而中道气味之者，食而过之，无越其制度也。是故平气之道，近而奇偶，制小其服也。远而奇偶，制大其服也。大则数少，小则数多。多则九之，少则二之。奇之不去则偶之，是谓重方。偶之不去，则反佐以取之，所谓寒热温凉，反从其病也。

帝曰：善。病生于本，余知之矣。生于标者，治之奈何？岐伯曰：病反其本，得标之病，治反其本，得标之方。

帝曰：善。六气之胜，何以候之？岐伯曰：乘其至也，清气大来，燥之胜也，风木受邪，肝病生焉。热气大来，火之胜也，金燥受邪，肺病生焉。寒气大来，水之胜也，火热受邪，心病生焉。湿气大来，土之胜也，寒水受邪，肾病生焉。风气大来，木之胜也，土湿受邪，脾病生焉。所谓感邪而生病也。乘年之虚，则邪甚也。失时之和，亦邪甚也。遇月之空，亦邪甚也。重感于邪，则病危矣。有胜之气，其必来复也。

帝曰：其脉至何如？岐伯曰：厥阴之至其脉弦，少阴之至其脉钩，太阴之至其脉沉，少阳之至大而浮，阳明之至短而涩，太阳之至大而长。至而和则平，至而甚则病，至而反者病，至而不至者病，未至而至者病，阴阳易者危。

帝曰：六气标本，所从不同奈何？岐伯曰：气有从本者，有从标本者，有不从标本者也。帝曰：愿卒闻之。岐伯曰：少阳太阴从本，少阴太阳从本从标，阳明厥阴，不从标本从乎中也。故从本者化生于本，从标本者有标本之化，从中者以中气为化也。帝曰：脉从而病反者，其诊何如？岐伯曰：脉至而从，按之不鼓，诸阳皆然。帝曰：诸阴之反，其脉何如？岐伯曰：脉至而从，按之鼓甚而盛也。

是故百病之起，有生于本者，有生于标者，有生于中气者，有取本而得者，有取标而得者，有取中气而得者，有取标本而得者，有逆取而得者，有从取而得者。逆，正顺也。若顺，逆也。故曰：知标与本，用之不殆，明知逆顺，正行无问。此之谓也。不知是者，不足以言诊，足以乱经。故《大要》曰：粗工嘻嘻，以为可知，言热未已，寒病复始，同气异形，迷诊乱经。此之谓也。夫标本之道，要而博，小而大，可以言一而知百病之害，言标与本，易而勿损，察本与标，气可令调，明知胜复，为万民式，天之道毕矣。

帝曰：胜复之变，早晏何如？岐伯曰：夫所胜者，胜至已病，病已愠愠，而复已萌也。夫所复者，胜尽而起，得位而甚，胜有微甚，复有少多，胜和而和，胜虚而虚，天之常也。帝曰：胜复之作，动不当位，或后时而至，其故何也？岐伯曰：夫气之生，与其化衰盛异也。寒暑温凉盛衰之用，其在四维。故阳之动，始于温，盛于暑；阴之动，始于清，盛于寒。春夏秋冬，各差其分。故《大要》曰：彼春之暖，为夏之暑，彼秋之忿，为冬之怒，谨按四维，斥候皆归，其终可见，其始可知。此之谓也。帝曰：差有数乎？岐伯曰：又凡三十度也。帝曰：其脉应皆何如？岐伯曰：差同正法，待时而去也。脉要曰：春不沉，夏不弦，冬不涩，秋不数，是谓四塞。沉甚曰病，弦甚曰病，涩甚曰病，数甚曰病，参见曰病，复见曰病，未去而去曰病，去而不去曰病，反者死。故曰：气之相守司也，如权衡之不得相失也。夫阴阳之气，清静则生化治，动则苛疾起，此之谓也。

帝曰：幽明何如？岐伯曰：两阴交尽故曰幽，两阳合明故曰明，幽明之配，寒暑之异也。帝曰：分至何如？岐伯曰：气至之谓至，气分之谓分，至则气同，分则气异，所谓天地之正纪也。

帝曰：夫子言春秋气始于前，冬夏气始于后，余已知之矣。然六气往复，主岁不常也，其补泻奈何？岐伯曰：上下所主，随其攸利，正其味，则其要也，左右同法。《大要》曰：少阳之主，先甘后咸；阳明之主，先辛后酸；太阳之主，先咸后苦；厥阴之主，先酸后辛；少阴之主，先甘后咸；太阴之主，先苦后甘。佐以所利，资以所生，是谓得气。

帝曰：善。夫百病之生也，皆生于风寒暑湿燥火，以之化之变也。经言盛者泻之，虚者补之，余锡以方士，而方士用之尚未能十全，余欲令要道必行，桴鼓相应，犹拔刺雪污，工巧神圣，可得闻乎？岐伯曰：审察病机，无失气宜，此之谓也。帝曰：愿闻病机何如？岐伯曰：诸风掉眩，皆属于肝。诸寒收引，皆属于肾。诸气膹郁，皆属于肺。诸湿肿满，皆属于脾。诸热瞀瘛，皆属于火。诸痛痒疮，皆属于心。诸厥固泄，皆属于下。诸痿喘呕，皆属于上。诸禁鼓栗，如丧神守，皆属于火。诸痉项强，皆属于湿。诸逆冲上，皆属于火。诸胀腹大，皆属于热。诸躁狂越，皆属于火。诸暴强直，皆属于风。诸病有声，鼓之如鼓，皆属于热。诸病胕肿疼酸惊骇，皆属于火。诸转反戾，水液浑浊，皆属于热。诸病水液，澄彻清冷，皆属于寒。诸呕吐酸，暴注下迫，皆属于热。故《大要》曰：谨守病机，各司其属，有者求之，无者求之，盛者责之，虚者责之，必先五胜，疏其血气，令其调达，而致和平。此之谓也。

帝曰：善。五味阴阳之用何如？岐伯曰：辛甘发散为阳，酸苦涌泄为阴，咸味涌泄为阴，淡味渗泄为阳。六者或收或散，或缓或急，或燥或润，或软或坚，以所利而行之，调其气使其平也。帝曰：非调气而得者，治之奈何？有毒无毒，何先何后？愿闻其道。岐伯曰：有毒无毒，所治为主，适大小为制也。帝曰：请言其制。岐伯曰：君一臣二，制之小也；君一臣三佐五，制之中也；君一臣三佐九，制之大也。寒者热之，热者寒之，微者逆之，甚者从之，坚者削之，客者除之，劳者温之，结者散之，留者攻之，燥者濡之，急者缓之，散者收之，损者温之，逸者行之，惊者平之，上之下之，摩之浴之，薄之劫之，开之发之，适事为故。帝曰：何谓逆从？岐伯曰：逆者正治，从者反治，从少从多，观其事也。帝曰：反治何谓？岐伯曰：热因寒用，寒因热用，塞因塞用，通因通用，必伏其所主，而先其所因，其始则同，其终则异，可使破积，可使溃坚，可使气和，可使必已。帝曰：善。气调而得者何如？岐伯曰：逆之从之，逆而从之，从而逆之，疏气令调，则其道也。

帝曰：善。病之中外何如？岐伯曰：从内之外者，调其内；从外之内者，治其外；从内之外而盛于外者，先调其内而后治其外；从外之内而盛于内者，先治其外而后调其内；中外不相及，则治主病。

帝曰：善。火热复，恶寒发热，有如疟状，或一日发，或间数日发，其故何也？岐伯曰：胜复之气，会遇之时，有多少也。阴气多而阳气少，则其发日远；阳气多而阴气少，则其发日近。此胜复相薄，盛衰之节，疟亦同法。

帝曰：论言治寒以热，治热以寒，而方士不能废绳墨而更其道也。有病热者寒之而热，有病寒者热之而寒，二者皆在，新病复起，奈何治？岐伯曰：诸寒之而热者取之阴，热之而寒者取之阳，所谓求其属也。

帝曰：善。服寒而反热，服热而反寒，其故何也？岐伯曰：治其王气，是以反也。帝曰：不治王而然者何也？岐伯曰：悉乎哉问也！不治五味属也。夫五味入胃，各归所喜，故酸先入肝，苦先入心，甘先入脾，辛先入肺，咸先入肾，久而增气，物化之常也。气增而久，夭之由也。

帝曰：善。方制君臣何谓也？岐伯曰：主病之谓君，佐君之谓臣，应臣之谓使，非上下三品之谓也。帝曰：三品何谓？岐伯曰：所以明善恶之殊贯也。

帝曰：善。病之中外何如？岐伯曰：调气之方，必别阴阳，定其中外，各守其乡，内者内治，外者外治，微者调之，其次平之，盛者夺之，汗之下之，寒热温凉，衰之以属，随其攸利，谨道如法，万举万全，气血正平，长有天命。帝曰：善。

卷第二十三

著至教论篇第七十五

黄帝坐明堂，召雷公而问之曰：子知医之道乎？雷公对曰：诵而未[1]能解，解而未能别，别而未能明，明而未能彰，足以治群僚，不足治[2]侯王。愿得受树天之度，四时阴阳合之，别星辰与日月光，以彰经术，后世益明，上通神农，著至教疑[3]于二皇。帝曰：善。无失之，此皆阴阳表里上下雌雄相输应也，而道上知天文，下知地理，中知人事，可以长久，以教众庶，亦不疑殆，医道论篇，可传后世，可以为宝。

雷公曰：请受道，讽诵用解。帝曰：子不闻《阴阳传》乎？曰：不知。曰：夫三阳天为业，上下无常，合而病至，偏害阴阳。雷公曰：三阳莫当，请闻其解。帝曰：三阳独至者，是三阳并至，并至如风雨，上为巅疾，下为漏病。外无期，内无正，不中经纪，诊无上下，以书别。雷公曰：臣治疏愈，说意而已。帝曰：三阳者，至阳也，积并则为惊，病起疾风，至如礔砺，九窍皆塞，阳气滂溢，干嗌喉塞。并于阴，则上下无常，薄为肠游。此谓三阳直心，坐不得起，卧者便身全。三阳之病，且以知天下，何以别阴阳，应四时，合之五行。

雷公曰：阳言不别，阴言不理，请起受解，以为至道。帝曰：子若受

---

① 未：原作“颇”。
② 治：原作“至”，据吴本改。
③ 疑：《太素》作“拟”。

传，不知合至道以惑师教，语子至道之要。病伤五脏，筋骨以消，子言不明不别，是世主学尽矣。肾且绝，惋惋日暮，从容不出，人事不殷。

示从容论篇第七十六

黄帝燕坐，召雷公而问之曰：汝受术诵书者，若能览观杂学，及于比类，通合道理，为余言子所长，五脏六腑，胆胃大小肠脾胞膀胱，脑髓涕唾，哭泣悲哀，水所从行，此皆人之所生，治之过失，子务明之，可以十全，即不能知，为世所怨。雷公曰：臣请诵《脉经·上下篇》甚众多矣，别异比类，犹未能以十全，又安足以明之。

帝曰：子别试通五脏之过，六腑之所不和，针石之败，毒药所宜，汤液滋味，具言其状，悉言以对，请问不知。雷公曰：肝虚肾虚脾虚，皆令人体重烦冤，当投毒药刺灸砭石汤液，或已或不已，愿闻其解。帝曰：公何年之长而问之少，余真问以自谬也。吾问子窈冥，子言上下篇以对，何也？夫脾虚浮似肺，肾小浮似脾，肝急沉散似肾，此皆工之所时乱也，然从容得之。若夫三脏土木水参居，此童子之所知，问之何也？

雷公曰：于此有人，头痛筋挛骨重，怯然少气，哕噫腹满，时惊不嗜卧，此何脏之发也？脉浮而弦，切之石坚，不知其解，复问所以三脏者，以知其比类也。帝曰：夫从容之谓也。夫年长则求之于腑，年少则求之于经，年壮则求之于脏。今子所言皆失，八风菀热[①]，五脏消烁，传邪相受。夫浮而弦者，是肾不足也。沉而石者，是肾气内着也。怯然少气者，是水道不行，形气消索也。咳嗽烦冤者，是肾气之逆也。一人之气，病在一脏也。若言三脏俱行，不在法也。

雷公曰：于此有人，四肢解堕，喘咳血泄，而愚诊之，以为伤肺，切

① 热：原作“熟”，形近致误。

脉浮大而紧，愚不敢治，粗工下砭石，病愈多出血，血止身轻，此何物也？帝曰：子所能治，知亦众多，与此病失矣。譬以鸿飞，亦冲于天。夫圣人之治病，循法守度，援物比类，化之冥冥，循上及下，何必守经。今夫脉浮大虚者，是脾气之外绝，去胃外归阳明也。夫二火不胜三水，是以脉乱而无常也。四肢解堕，此脾精之不行也。喘咳者，是水气并阳明也。血泄者，脉急血无所行也。若夫以为伤肺者，由失以狂也。不引比类，是知不明也。夫伤肺者，脾气不守，胃气不清，经气不为使，真脏坏决，经脉旁绝，五脏漏泄，不衄则呕，此二者不相类也。譬如天之无形，地之无理，白与黑相去远矣。是失吾过矣，以子知之，故不告子，明引比类《从容》，是以名曰诊经[①]，是谓至道也。

疏五过论篇第七十七

黄帝曰：呜呼远哉！闵闵乎若视深渊，若迎浮云，视深渊尚可测，迎浮云莫知其际。圣人之术，为万民式，论裁志意，必有法则，循经守数，按循医事，为万民副，故事有五过四德，汝知之乎？雷公避席再拜曰：臣年幼小，蒙愚以惑，不闻五过与四德，比类形名，虚引其经，心无所对。

帝曰：凡未诊病者，必问尝贵后贱，虽不中邪，病从内生，名曰脱营。尝富后贫，名曰失精，五气留连，病有所并。医工诊之，不在脏腑，不变躯形，诊之而疑，不知病名。身体日减，气虚无精，病深无气，洒洒然时惊，病深者，以其外耗于卫，内夺于荣。良工所失，不知病情，此亦治之一过也。

凡欲诊病者，必问饮食居处，暴乐暴苦，始乐后苦，皆伤精气，精气

---

① 经：原作“轻”，据《太素》改。

竭绝，形体毁沮。暴怒伤阴，暴喜伤阳，厥气上行，满脉去形。愚医治之，不知补泻，不知病情，精华日脱，邪气乃并，此治之二过也。

善为脉者，必以比类奇恒从容知之，为工而不知道，此诊之不足贵，此治之三过也。

诊有三常，必问贵贱，封君败伤，及欲侯王。故贵脱势，虽不中邪，精神内伤，身必败亡。始富后贫，虽不伤邪，皮焦筋屈，痿躄为挛。医不能严，不能动神，外为柔弱，乱至失常，病不能移，则医事不行，此治之四过也。

凡诊者，必知终始，有知余绪，切脉问名，当合男女。离绝菀结，忧恐喜怒，五脏空虚，血气离守，工不能知，何术之语。尝富大伤，斩筋绝脉，身体复行，令泽不息。故伤败结，留薄归阳，脓积寒炅。粗工治之，亟刺阴阳，身体解散，四肢转筋，死日有期，医不能明，不问所发，唯言死日，亦为粗工，此治之五过也。

凡此五者，皆受术不通，人事不明也。故曰：圣人之治病也，必知天地阴阳，四时经纪，五脏六腑，雌雄表里，刺灸砭石、毒药所主，从容人事，以明经道，贵贱贫富，各异品理，问年少长，勇怯之理，审于分部，知病本始，八正九候，诊必副矣。

治病之道，气内为宝，循求其理，求之不得，过在表里。守数据治，无失俞理，能行此术，终身不殆。不知俞理，五脏菀热①，痈发六腑。诊病不审，是谓失常，谨守此治，与经相明，《上经》《下经》，揆度阴阳，奇恒五中，决以明堂，审于终始，可以横行。

徵四失论篇第七十八

黄帝在明堂，雷公侍坐，黄帝曰：夫子所通书受事众多矣，试言得失

① 热：原作“熟”。形近致误。

之意，所以得之，所以失之。雷公对曰：循经受业，皆言十全，其时有过失者，请闻其事解也。

帝曰：子年少智未及邪？将言以杂合耶？夫经脉十二，络脉三百六十五，此皆人之所明知，工之所循用也。所以不十全者，精神不专，志意不理，外内相失，故时疑殆。诊不知阴阳逆从之理，此治之一失矣。

受师不卒，妄作杂术，谬言为道，更名自功，妄用砭石，后遗身咎，此治之二失也。

不适贫富贵贱之居，坐之薄厚，形之寒温，不适饮食之宜，不别人之勇怯，不知比类，足以自乱，不足以自明，此治之三失也。

诊病不问其始，忧患饮食之失节，起居之过度，或伤于毒，不先言此，卒持寸口，何病能中，妄言作名，为粗所穷，此治之四失也。

是以世人之语者，驰千里之外，不明尺寸之论，诊无人事。治数之道，从容之葆，坐持寸口，诊不中五脉，百病所起，始以自怨，遗师其咎。是故治不能循理，弃术于市，妄治时愈，愚心自得。呜呼！窈窈冥冥，熟知其道?！道之大者，拟于天地．配于四海，汝不知道之谕，受以明为晦。

卷第二十四

阴阳类论篇第七十九

孟春始至，黄帝燕坐，临观八极，正八风之气，而问雷公曰：阴阳之类，经脉之道，五中所主，何脏最贵？雷公对曰：春甲乙青，中主肝，治七十二日，是脉之主时，臣以其脏最贵。帝曰：却念上下经阴阳从容，子所言贵，最其下也。

雷公致斋七日，旦复侍坐。帝曰：三阳为经，二阳为维，一阳为游部，此知五脏终始。三阴[①]为表，二阴为里，一阴至绝作朔晦，却具合以正其理。雷公曰：受业未能明。

帝曰：所谓三阳者，太阳为经，三阳脉至手太阴，弦浮而不沉，决以度，察以心，合之阴阳之论。所谓二阳者，阳明也，至手太阴，弦而沉急不鼓，炅至以病皆死。一阳者，少阳也，至手太阴，上连人迎，弦急悬不绝，此少阳之病也，专阴则死。

三阴者，六经之所主也，交于太阴，伏鼓不浮，上空志心。二阴至肺，其气归膀胱，外连脾胃。一阴独至，经绝，气浮不鼓，钩而滑。此六脉者，乍阴乍阳，交属相并，缪通五脏，合于阴阳，先至为主，后至为客。

雷公曰：臣悉尽意，受传经脉，颂得从容之道，以合从容，不知阴阳，不知雌雄。帝曰：三阳为父，二阳为卫，一阳为纪。三阴为母，二阴为雌，一阴为独使。

---

① 三阴：原作“三阳”，据《类经》改。

二阳一阴，阳明主病，不胜一阴，脉耎[①]而动，九窍皆沉。三阳一阴，太阳脉胜，一阴不能止，内乱五脏，外为惊骇。二阴二阳，病在肺，少阴脉沉，胜肺伤脾，外伤四肢。二阴二阳皆交至，病在肾，骂詈妄行，巅疾为狂。二阴一阳，病出于肾，阴气客游于心，脘下空窍，堤闭塞不通，四肢别离。一阴一阳代绝，此阴气至心，上下无常，出入不知，喉咽干燥，病在土脾。二阳三阴，至阴皆在，阴不过阳，阳气不能止阴，阴阳并绝，浮为血瘕，沉为脓胕。阴阳皆壮，下至阴阳，上合昭昭，下合冥冥，诊决死生之期，遂合岁首。

雷公曰：请问短期。黄帝不应。雷公复问。黄帝曰。在经论中。雷公曰：请闻短期。黄帝曰：冬三月之病，病合于阳者，至春正月脉有死征，皆归于[②]春。冬三月之病，在理已尽，草与柳叶皆杀，春阴阳皆绝，期在孟春。春三月之病，曰阳杀，阴阳皆绝，期在草干。夏三月之病，至阴不过十日，阴阳交，期在谦水。秋三月之病，三阳俱起，不治自已。阴阳交合者，立不能坐，坐不能起。三阳独至，期在石水。二阴独至，期在盛水。

方盛衰论篇第八十

雷公请问：气之多少，何者为逆？何者为从？黄帝答曰：阳从左，阴从右，老从上，少从下，是以春夏归阳为生，归秋冬为死，反之，则归秋冬为生，是以气多少逆皆为厥。

问曰：有余者厥耶？答曰：一上不下，寒厥到膝，少者秋冬死，老者秋冬生。气上不下，头痛巅疾，求阳不得，求阴不审，五部隔无征，若居旷野，若伏空室，绵绵乎属不满日。

是以少气之厥，令人妄梦，其极至迷。三阳绝，三阴微，是为少气。是以肺气虚则使人梦见白物，见人斩血藉藉，得其时则梦见兵战。肾气虚

---

① 脉耎：原无“脉”字，据《甲乙经》补。

② 于：原作“出”，据《甲乙经》改。

则使人梦见舟船溺人，得其时则梦伏水中，若有畏恐。肝气虚则梦见菌香生草，得其时则梦伏树下不敢起。心气虚则梦救火阳物，得其时则梦燔灼。脾气虚则梦饮食不足，得其时则梦筑垣盖屋。此皆五脏气虚，阳气有余，阴气不足，合之五诊，调之阴阳，以在经脉。

诊有十度度人，脉度、脏度、肉度、筋度、俞度。阴阳气尽，人病自具。脉动无常，散阴颇阳，脉脱不具，诊无常行，诊必上下，度民君卿，受师不卒，使术不明，不察逆从，是为妄行，持雌失雄，弃阴附阳，不知并合，诊故不明，传之后世，反论自章。

至阴虚，天气绝；至阳盛，地气不足。阴阳并交，至人之所行。阴阳并交者，阳气先至，阴气后至。是以圣人持诊之道，先后阴阳而持之，奇恒之势乃六十首，诊合微之事，追阴阳之变，章五中之情，其中之论，取虚实之要，定五度之事，知此乃足以诊。是以切阴不得阳，诊消亡，得阳不得阴，守学不湛，知左不知右，知右不知左，知上不知下，知先不知后，故治不久。知丑知善，知病知不病，知高知下，知坐知起，知行知止，用之有纪，诊道乃具，万世不殆。

起所有余，知所不足，度事上下，脉事因格。是以形弱气虚死；形气有余，脉气不足死；脉气有余，形气不足生。是以诊有大方，坐起有常，出入有行，以转神明，必清必净，上观下观，司八正邪，别五中部，按脉动静，循尺滑涩，寒温之意，视其大小，合之病能，逆从已得，复知病名，诊可十全，不失人情，故诊之或视息视意，故不失条理，道甚明察，故能长久。不知此道，失经绝理，亡[1]言妄期，此谓失道。

解精微论篇第八十一

黄帝在明堂，雷公请曰：臣授业传之，行教以经论，从容形法，阴阳

① 亡：疑作“妄”。

刺灸，汤药所滋。行治有贤不肖，未必能十全。若先言悲哀喜怒，燥湿寒暑，阴阳妇女，请问其所以然者，卑贱富贵，人之形体所从，群下通使，临事以适道术，谨闻命矣。请问有毚愚仆漏之问，不在经者，欲闻其状。帝曰：大矣。

公请问：哭泣而泪不出者，若出而少涕，其故何也？帝曰：在经有也。复问：不知水所从生，涕所从出也。帝曰：若问此者，无益于治也，工之所知，道之所生也。夫心者，五脏之专精也，目者其窍也，华色者其荣也，是以人有德也，则气和于目，有亡，忧知于色。是以悲哀则泣下，泣下水所由生。水宗者积水也，积水者至阴也，至阴者肾之精也。宗精之水所以不出者，是精持之也，辅之裹之，故水不行也。

夫水之精为志，火之精为神，水火相感，神志俱悲，是以目之水生也。故谚言曰：心悲名曰志悲。志与心精，共凑于目也。是以俱悲则神气传于心精，上不传于志而志独悲，故泣出也。泣涕者脑也，脑者阴也，髓者骨之充也，故脑渗为涕。志者骨之主也，是以水流而涕从之者，其行类也。夫涕之与泣者，譬如人之兄弟，急则俱死，生则俱生，其志以早悲，是以涕泣俱出而横行也。夫人涕泣俱出而相从者，所属之类也。

雷公曰：大矣。请问人哭泣而泪不出者，若出而少，涕不从之何也？帝曰：夫泣不出者，哭不悲也。不泣者，神不慈也。神不慈则志不悲，阴阳相持，泣安能独来。夫志悲者惋，惋则冲阴，冲阴则志去目，志去则神不守精，精神去目，涕泣出也。

且子独不诵不念夫经言乎，厥则目无所见。夫人厥则阳气并于上，阴气并于下。阳并于上，则火独光也；阴并于下，则足寒，足寒则胀也。夫一水不胜五火，故目眦盲。是以冲风，泣下而不止。夫风之中目也，阳气内守于精，是火气燔目，故见风则泣下也。有以比之，夫火疾风生乃能雨，此之类也。

灵枢

黄帝灵枢经叙[1]

昔黄帝作《内经》十八卷。《灵枢》九卷，《素问》九卷，乃其数焉。世所奉行唯《素问》耳。越人得其一二而述《难经》，皇甫谧次而为《甲乙》，诸家之说，悉自此始。其间或有得失，未可为后世法。则谓如《南阳活人书》，称咳逆者哕也，谨按《灵枢经》曰：新谷气入于胃，与故寒气相争，故曰哕。举而并之，则理可断矣。又如《难经》第六十五篇，是越人标指《灵枢》本输之大略，世或以为流注，谨按《灵枢经》曰：所言节者，神气之所游行出入也，非皮肉筋骨也；又曰：神气者，正气也；神气之所游行出入者，流注也；井荥输经合者，本输也。举而并之，则知相去不啻天壤之异。但恨《灵枢》不传久矣，世莫能究。夫为医者，在读医书耳，读而不能为医者有矣，未有不读而能为医者也。不读医书，又非世业，杀人尤毒于梃刃。是故古人有言曰：为人子而不读医书，犹为不孝也。仆本庸昧，自髫迄壮，潜心斯道，颇涉其理。辄不自揣，参对诸书，再行校正家藏旧本《灵枢》九卷，共八十一篇，增修音释，附于卷末，勒为二十四卷。庶使好生之人，开卷易明，了无差别。除已具状经所属申明外，准使府指挥依条申转运司，选官详定，具书送秘书省国子监。今崧专访请名医，更乞参详，免误将来，利益无穷，功实有自。

时宋绍兴乙亥仲夏望日锦官史崧题

① 原作"黄帝素问灵枢经叙"。

卷之一

九针十二原第一（法天）

黄帝问于岐伯曰：余子万民，养百姓，而收其租税。余哀其不给，而属有疾病。余欲勿使被毒药，无用砭石，欲以微针通其经脉，调其血气，营其逆顺出入之会。令可传于后世，必明为之法。令终而不灭，久而不绝，易用难忘，为之经纪。异其章，别其表里，为之终始。令各有形，先立针经。愿闻其情。岐伯答曰：臣请推而次之，令有纲纪，始于一，终于九焉。请言其道。

夫[①]针之要，易陈而难入。粗守形，上守神。神乎，神客在门，未睹其疾，恶知其原？刺之微，在速迟，粗守关，上守机，机之动，不离其空，空中之机，清静而微。其来不可逢，其往不可追。知机之道者，不可挂以发，不知机道，叩之不发。知其往来，要与之期，粗之暗乎，妙哉工独有之。往者为逆，来者为顺，明知逆顺，正行无问。逆而夺之，恶得无虚，追而济之，恶得无实。迎之随之，以意和之，针道毕矣。

凡用针者，虚则实之，满则泄之，宛陈则除之，邪胜则虚之。《大要》曰：徐而疾则实，疾而徐则虚。言实与虚，若有若无；察后与先，若存若亡；为虚与实，若得若失。虚实之要，九针最妙，补泻之时，以针为之。泻曰必持内之，放而出之，排阳得针，邪气得泄，按而引针，是谓内温，

① 夫：原作“小”，据《甲乙经》改。

血不得散，气不得出也。补曰随之，随之意，若妄之，若行若按，如蚊虻止，如留如还，去如弦绝，令左属右，其气故止，外门已闭，中气乃实，必无留血，急取诛之。持针之道，坚者为宝。正指直刺，无针左右，神在秋毫，属意病者，审视血脉者，刺之无殆。方刺之时，必在悬阳，及与两卫。神属勿去，知病存亡。血脉者，在腧横居，视之独澄，切之独坚。

九针之名，各不同形：一曰镵针，长一寸六分；二曰员针，长一寸六分；三曰鍉针，长三寸半；四曰锋针，长一寸六分；五曰铍针，长四寸，广二分半；六曰员利针，长一寸六分；七曰毫针，长三寸六分；八日长针，长七寸；九曰大针，长四寸。镵针者，头大末锐，去泻阳气；员针者，针如卵形，揩摩分间，不得伤肌肉，以泻分气；鍉针者，锋如黍粟之锐，主按脉勿陷，以致其气；锋针者，刃三隅，以发痼疾；铍针者，末如剑峰，以取大脓；员利针者，大如氂，且员且锐，中身微大，以取暴气；毫针者，尖如蚊虻喙，静以徐往，微以久留之而养，以取痛痹；长针者，锋利身薄，可以取远痹；大针者，尖如梃，其锋微员，以泻机关之水也。九针毕矣。

夫气之在脉也，邪气在上，浊气在中，清气在下。故针陷脉则邪气出，针中脉则浊气出，针太深则邪气反沉，病益。故曰：皮肉筋脉各有所处，病各有所宜，各不同形，各以任其所宜。无实无虚，损不足而益有余，是谓重①病，病益甚。取五脉者死，取三脉者恇；夺阴者死，夺阳者狂，针害毕矣。刺之而气不至，无问其数；刺之而气至，乃去之，勿复针。针各有所宜，各不同形，各任其所为。刺之要，气至而有效，效之信，若风之吹云，明乎若见苍天，刺之道毕矣。

黄帝曰：愿闻五脏六腑所出之处。岐伯曰：五脏五腧，五五二十五腧；六腑六腧，六六三十六腧。经脉十二，络脉十五，凡二十七气以上下，所出为井，所溜为荥，所注为腧，所行为经，所入②为合，二十七气所行，皆在五腧也。节之交，三百六十五会，知其要者，一言而终，不知其要，流

---

① 重：原作“甚”，据《甲乙经》改。

② 入：原作“以”，据《甲乙经》及《素问·咳论》王注引《灵枢》文改。

散无穷。所言节者，神气之所游行出入也，非皮肉筋骨也。

睹其色，察其目，知其散复。一其形，听其动静，知其邪正。右主推之，左持而御之，气至而去之。凡将用针，必先诊脉，视气之剧易，乃可以治也。五脏之气已绝于内，而用针者反实其外，是谓重竭，重竭必死，其死也静，治之者，辄反其气，取腋与膺；五脏之气已绝于外，而用针者反实其内，是谓逆厥，逆厥则必死，其死也躁，治之者，反取四末。刺之害，中而不去，则精泄；害中而去，则致气。精泄则病益甚而恇。致气则生为痈疡。

五脏有六腑，六腑有十二原，十二原出于四关，四关主治五脏，五脏有疾，当取之十二原。十二原者，五脏之所以禀三百六十五节气味也。五脏有疾也，应出十二原，而[①]原各有所出，明知其原，睹其应，而知五脏之害矣。阳中之少阴，肺也，其原出于太渊，太渊二。阳中之太阳，心也，其原出于大陵，大陵二。阴中之少阳，肝也，其原出于太冲，太冲二。阴中之至阴，脾也，其原出于太白，太白二。阴中之太阴，肾也，其原出于太溪，太溪二。膏之原，出于鸠尾，鸠尾一。肓之原，出于脖胦，脖胦一。凡此十二原者，主治五脏六腑之有疾者也。胀取三阳，飧泄取三阴。

今夫五脏之有疾也，譬犹刺也，犹污也，犹结也，犹闭也。刺虽久，犹可拔也；污虽久，犹可雪也；结虽久，犹可解也；闭虽久，犹可决也。或言久疾之不可取者，非其说也。夫善用针者，取其疾也，犹拔刺也，犹雪污也，犹解结也，犹决闭也。疾虽久，犹可毕也。言不可治者，未得其术也。

刺诸热者，如以手探汤；刺寒清者，如人不欲行。阴有阳疾者，取之下陵三里，正往无殆，气下乃止，不下复始也。疾高而内者，取之阴之陵泉；疾高而外者，取之阳之陵泉也。

---

① 而：原作“十二”，据《甲乙经》改。

本输第二（法地）

黄帝问于岐伯曰：凡刺之道，必通十二经络之所终始，络脉之所别处，五输之所留，六腑之所与合，四时之所出入，五脏之所溜处，阔数之度，浅深之状，高下所至。愿闻其解。岐伯曰：请言其次也。

肺出于少商，少商者，手大指端内侧也，为井（木）；溜于鱼际，鱼际者，手鱼也，为荥；注于太渊，太渊，鱼后一寸陷者中也，为腧；行于经渠，经渠，寸口中也，动而不居，为经；入于尺泽，尺泽，肘中之动脉也，为合。手太阴经也。

心出于中冲，中冲，手中指之端也，为井（木）；溜于劳宫，劳宫，掌中中指本节之内间也，为荥；注于大陵，大陵，掌后两骨之间方下者也，为腧；行于间使，间使之道，两筋之间，三寸之中也，有过则至，无过则止，为经；入于曲泽，曲泽，肘内廉下陷者之中也，屈而得之，为合。手少阴也。

肝出于大敦，大敦者，足大指之端及三毛之中也，为井（木）；溜于行间，行间，足大指间也，为荥；注于太冲，太冲，行间上二寸陷者之中也，为腧；行于中封，中封，内踝之前一寸半，陷者之中，使逆则宛，使和则通，摇足而得之，为经；入于曲泉，曲泉，辅骨之下，大筋之上也，屈膝而得之，为合。足厥阴也。

脾出于隐白，隐白者，足大指之端内侧也，为井（木）。溜于大都，大都，本节之后下陷者之中也，为荥；注于太白，太白，腕骨①之下也，为腧；行于商丘，商丘，内踝之下，陷者之中也，为经；入于阴之陵泉，阴之陵泉，辅骨之下，陷者之中也，伸而得之，为合。足太阴也。

---

① 腕骨：《甲乙经》《太素》均作“核骨”。

肾出于涌泉，涌泉者，足心也，为井（木）；溜于然谷，然谷，然骨之下者也，为荥；注于太溪，太溪，内踝之后，跟骨之上陷中者也，为腧；行于复留，复留，上内踝二寸，动而不休，为经；入于阴谷，阴谷，辅骨之后，大筋之下，小筋之上也，按之应手，屈膝而得之，为合。足少阴经也。

膀胱出于至阴，至阴者，足小指之端也，为井（金）；溜于通谷，通谷，本节之前外侧也，为荥；注于束骨，束骨，本节之后陷者中也，为腧；过于京骨，京骨，足外侧大骨之下，为原；行于昆仑，昆仑，在外踝之后，跟骨之上，为经；入于委中，委中，腘中央，为合，委而取之。足太阳也。

胆出于窍阴，窍阴者，足小指次指之端也，为井（金）；溜于侠溪，侠溪，足小指次指之间也，为荥；注于临泣，临泣，上行一寸半陷者中也，为腧；过于丘墟，丘墟，外踝之前下，陷者中也，为原；行于阳辅，阳辅，外踝之上，辅骨之前，及绝骨之端也，为经；入于阳之陵泉，阳之陵泉，在膝外陷者中也，为合，伸而得之。足少阳也。

胃出于厉兑，厉兑者，足大指内次指之端也，为井（金）；溜于内庭，内庭，次指外间也，为荥；注于陷谷，陷谷者，上中指内间，上行二寸陷者中也，为腧；过于冲阳，冲阳，足跗上五寸陷者中也，为原，摇足而得之；行于解溪，解溪，上冲阳一寸半陷者中也，为经；入于下陵，下陵，膝下三寸，胻骨外三里也，为合；复下三里三寸为巨虚上廉，复下上廉三寸为巨虚下廉也，大肠属上，小肠属下。足阳明胃脉也，大肠小肠皆属于胃，是足阳明也。

三焦者，上合手少阳，出于关冲，关冲者，手小指次指之端也，为井（金）；溜于液门，液门，小指次指之间也，为荥；注于中渚，中渚，本节之后陷者中也，为腧；过于阳池，阳池，在腕上陷者之中也，为原；行于支沟，支沟，上腕三寸，两骨之间陷者中也，为经；入于天井，天井，在肘外大骨之上陷者中也，为合，屈肘乃得之。三焦下腧，在于足太阳①之

① 足太阳：原作“足大指”，据《甲乙经》《太素》改。

前，少阳之后，出于腘中外廉，名曰委阳，是太阳络也。手少阳经也。三焦者，足少阳太阴之所将，太阳之别也，上踝五寸，别人贯腨肠，出于委阳，并太阳之正，入络膀胱，约下焦，实则闭癃，虚则遗溺，遗溺则补之，闭癃则泻之。

手太阳小肠者，上合手[①]太阳，出于少泽，少泽，小指之端也，为井（金）；溜于前谷，前谷，在手外廉本节前陷者中也，为荥；注于后溪，后溪者，在手外侧本节之后也，为腧；过于腕骨，腕骨，在手外侧腕骨之前，为原；行于阳谷，阳谷，在锐骨之下陷者中也，为经；入于小海，小海，在肘内大骨之外，去端半寸陷者中也，伸臂而得之，为合。手太阳经也。

大肠上合手阳明，出于商阳，商阳，大指次指之端也，为井（金）；溜于本节之前二间，为荥；注于本节之后三间，为腧；过于合谷，合谷，在大指岐骨之间，为原；行于阳溪，阳溪，在两筋间陷者中也，为经；入于曲池，在肘外辅骨陷者中，屈臂而得之，为合。手阳明也。

是谓五脏六腑之腧，五五二十五腧，六六三十六腧也。六腑皆出足之三阳，上合于手者也。

缺盆之中，任脉也，名曰天突。一次任脉侧之动脉，足阳明也，名曰人迎；二次脉手阳明也，名曰扶突；三次脉手太阳也，名曰天窗；四次脉足少阳也，名曰天容；五次脉手少阳也，名曰天牖；六次脉足太阳也，名曰天柱；七次脉颈中央之脉，督脉也，名曰风府。腋内动脉，手太阴也，名曰天府。腋下三寸，手心主也，名曰天池。

刺上关者，呿不能欠；刺下关者，欠不能呿；刺犊鼻者，屈不能伸；刺内[②]关者，伸不能屈。

足阳明，挟喉之动脉也，其腧在膺中。手阳明，次在其腧外，不至曲颊一寸。手太阳当曲颊。足少阳在耳下曲颊之后。手少阳出耳后，上加完骨之上。足太阳挟项大筋之中发际。阴尺动脉在五里，五腧之禁也。

① 手：原作“于”，据《太素》改。
② 内：原作“两”，据《甲乙经》《太素》改。

肺合大肠，大肠者，传道之腑。心合小肠，小肠者，受盛之腑。肝合胆，胆者，中精之腑。脾合胃，胃者，五谷之腑。肾合膀胱，膀胱者，津液之腑也。少阴[1]属肾，肾上连肺，故将两脏。三焦者，中渎之腑也，水道出焉，属膀胱，是孤之腑也。是六腑之所与合者。

春取络脉诸荥大经分肉之间，甚者深取之，间者浅取之；夏取诸腧孙络肌肉皮肤之上；秋取诸合，余如春法。冬取诸井诸腧之分，欲深而留之。此四时之序，气之所处，病之所舍，脏之所宜。转筋者，立而取之，可令遂已。痿厥者，张而刺之，可令立快也。

小针解第三（法人）

所谓易陈者，易言也。难入者，难著于人也。粗守形者，守刺法也。上守神者，守人之血气有余不足，可补泻也。神客者，正邪共会也。神者，正气也。客者，邪气也。在门者，邪循正气之所出入也。未睹其疾者，先知邪正何经之疾也。恶知其原者，先知何经之病，所取之处也。

刺之微在数迟者，徐疾之意也。粗守关者，守四肢而不知血气正邪之往来也；上守机者，知守气也。机之动不离其空中者，知气之虚实，用针之徐疾也。空中之机清净以微者，针以得气，密意守气勿失也。其来不可逢者，气盛不可补也。其往不可追者，气虚不可泻也。不可挂以发者，言气易失也。扣之不发者，言不知补泻之意也，血气已尽而气不下也。

知其往来者，知气之逆顺盛虚也。要与之期者，知气之可取之时也。粗之暗者，冥冥不知气之微密也。妙哉工独有之者，尽知针意也。往者为逆者，言气之虚而小，小者逆也。来者为顺者，言形气之平，平者顺也。明知逆顺，正行无问者，言知所取之处也。迎而夺之者，泻也。追而济之

---

① 阴：原作“阳”。据《甲乙经》《太素》改。

者，补也。

所谓虚则实之者，气口虚而当补之也。满则泄之者，气口盛而当泻之也。宛陈则除之者，去血脉也。邪胜则虚之者，言诸经有盛者，皆泻其邪也。徐而疾则实者，言徐内而疾出也。疾而徐则虚者，言疾内而徐出也。言实与虚，若有若无者，言实者有气，虚者无气也。察后与先，若亡若存者，言气之虚实，补泻之先后也，察其气之已下与常存也。为虚与实，若得若失者，言补者佖然若有得也，泻则侃然若有失也。

夫气之在脉也，邪气在上者，言邪气之中人也高，故邪气在上也。浊气在中者，言水谷皆入于胃，其精气上注于肺，浊溜于肠胃，言寒温不适，饮食不节，而病生于肠胃，故命曰浊气在中也。清气在下者，言清湿地气之中人也，必从足始，故曰清气在下也。针陷脉则邪气出者，取之上。针中脉则浊气出者，取之阳明合也。针太深则邪气反沉者，言浅浮之病，不欲深刺也，深则邪气从之入，故曰反沉也。皮肉筋脉各有所处者，言经络各有所主也。取五脉者死，言病在中，气不足，但用针尽大泻其诸阴之脉也。取三阳之脉者，唯言尽泻三阳之气，令病人恇然不复也。夺阴者死，言取尺之五里，五往者也。夺阳者狂，正言也。

睹其色，察其目，知其散复，一其形，听其动静者，言上工知相五色于目，有知调尺寸小大缓急滑涩，以言所病也。知其邪正者，知论虚邪与正邪之风也。右主推之，左持而御之者，言持针而出入也。气至而去之者，言补泻气调而去之也。调气在于终始一者，持心也。节之交三百六十五会者，络脉之渗灌诸节者也。所谓五脏之气已绝于内者，脉口气内绝不至，反取其外之病处与阳经之合，有留针以致阳气，阳气至则内重竭，重竭则死矣，其死也，无气以动，故静。

所谓五脏之气已绝于外者，脉口气外绝不至，反取其四末之腧，有留针以致其阴气，阴气至则阳气反入，入则逆，逆则死矣，其死也，阴气有余，故躁。所以察其目者，五脏使五色循明，循明则声章，声章者，则言声与平生异也。

邪气脏腑病形第四（法时）

黄帝问于岐伯曰：邪气之中人也奈何？岐伯答曰：邪气之中人高也。黄帝曰：高下有度乎？岐伯曰：身半已上者，邪中之也；身半已下者，湿中之也。故曰：邪之中人也，无有常，中于阴则溜于腑，中于阳则溜于经。

黄帝曰：阴之与阳也，异名同类，上下相会，经络之相贯，如环无端。邪之中人，或中于阴，或中于阳，上下左右，无有恒常，其故何也？岐伯曰：诸阳之会，皆在于面。中人也，方乘虚时，及新用力，若饮食汗出腠理开，而中于邪。中于面则下阳明，中于项则下太阳，中于颊则下少阳，其中于膺背两胁亦中其经。

黄帝曰：其中于阴奈何？岐伯答曰：中于阴者，常从臂胻始。夫臂与胻，其阴皮薄，其肉淖泽，故俱受于风，独伤其阴。黄帝曰：此故伤其脏乎？岐伯答曰：身之中于风也，不必动脏。故邪入于阴经，则其脏气实，邪气入而不能客，故还之于腑。故中阳则溜于经，中阴则溜于腑。

黄帝曰：邪之中人脏奈何？岐伯曰：愁忧恐惧则伤心。形寒寒饮则伤肺，以其两寒相感，中外皆伤，故气逆而上行。有所堕坠，恶血留内，若有所大怒，气上而不下，积于胁下，则伤肝。有所击仆，若醉入房，汗出当风，则伤脾。有所用力举重，若入房过度，汗出浴水，则伤肾。黄帝曰：五脏之中风奈何？岐伯曰：阴阳俱感，邪乃得往。黄帝曰：善哉。

黄帝问于岐伯曰：首面与身形也，属骨连筋，同血合于气耳。天寒则裂地凌冰，其卒寒，或手足懈惰，然而其面不衣，何也？岐伯答曰：十二经脉，三百六十五络，其血气皆上于面而走空窍，其精阳气上走于目而为睛，其别气走于耳而为听，其宗气上出于鼻而为臭，其浊气出于胃，走唇舌而为味。其气之津液皆上熏于面，而皮又厚，其肉坚，故天气甚寒不能胜之也。

黄帝曰：邪之中人，其病形何如？岐伯曰：虚邪之中身也，洒淅动形。正邪之中人也微，先见于色，不知于身，若有若无，若亡若存，有形无形，莫知其情。黄帝曰：善哉。

黄帝问于岐伯曰：余闻之，见其色，知其病，命曰明。按其脉，知其病，命曰神。问其病，知其处，命曰工。余愿闻见而知之，按而得之，问而极之，为之奈何？岐伯答曰：夫色脉与尺之相应也，如桴鼓影响之相应也，不得相失也，此亦本末根叶之出候也，故根死则叶枯矣。色脉形肉不得相失也，故知一则为工，知二则为神，知三则神且明矣。

黄帝曰：愿卒闻之。岐伯答曰：色青者，其脉弦也；赤者，其脉钩也；黄者，其脉代也；白者，其脉毛；黑者，其脉石。见其色而不得其脉，反得其相胜之脉，则死矣；得其相生之脉，则病已矣。

黄帝问于岐伯曰：五脏之所生，变化之病形何如？岐伯答曰：先定其五色五脉之应，其病乃可别也。黄帝曰：色脉已定，别之奈何？岐伯曰：调其脉之缓急、小大、滑涩，而病变定矣。

黄帝曰：调之奈何？岐伯答曰：脉急者，尺之皮肤亦急；脉缓者，尺之皮肤亦缓。脉小者，尺之皮肤亦减而少气；脉大者，尺之皮肤亦贲而起。脉滑者，尺之皮肤亦滑；脉涩者，尺之皮肤亦涩。凡此变者，有微有甚。故善调尺者，不待于寸；善调脉者，不待于色。能参合而行之者，可以为上工，上工十全九；行二者，为中工，中工十全七；行一者，为下工，下工十全六。

黄帝曰：请问脉之缓急、小大、滑涩之病形何如？岐伯曰：臣请言五脏之病变也。

心脉急甚者为瘛疭；微急为心痛引背，食不下。缓甚为狂笑；微缓为伏梁，在心下，上下行，时唾血。太甚为喉吤；微大为心痹引背，善泪出。小甚为善哕；微小为消瘅。滑甚为善渴；微滑为心疝引脐，小腹鸣。涩甚为喑；微涩为血溢，维厥，耳鸣，颠疾。

肺脉急甚为癫疾；微急为肺寒热，怠惰，咳唾血，引腰背胸，若鼻息肉不通。缓甚为多汗；微缓为痿瘘，偏风，头以下汗出不可止。太甚为胫肿；微大为肺痹引胸背，起恶日光。小甚为泄；微小为消瘅。滑甚为息贲上气；微滑为上下出血。涩甚为呕血；微涩为鼠瘘，在颈支腋之间，下不胜其上，其应善痠矣。

肝脉急甚者为恶言；微急为肥气，在胁下若覆杯。缓甚为善呕；微缓为水瘕痹也。太甚为内痈，善呕衄；微大为肝痹，阴缩，咳引小腹。小甚为多饮；微小为消瘅。滑甚为㿗疝；微滑为遗溺。涩甚为溢饮；微涩为瘈挛筋痹。

脾脉急甚为瘈疭；微急为膈中，食饮入而还出，后沃沫。缓甚为痿厥；微缓为风痿，四肢不用，心慧然若无病。太甚为击仆；微大为疝气，腹里大脓血，在胃肠之外。小甚为寒热；微小为消瘅。滑甚为㿗癃；微滑为虫毒蛕蝎腹热。涩甚为肠㿗；微涩为内㿗，多下脓血。

肾脉急甚为骨癫疾；微急为沉厥奔豚，足不收，不得前后。缓甚为折脊；微缓为洞，洞者，食不化，下嗌还出。太甚为阴痿；微大为石水，起脐以下至小腹腄腄然，上至胃脘，死不治。小甚为洞泄；微小为消瘅。滑甚为癃㿗；微滑为骨痿，坐不能起，起则目无所见。涩甚为大痈；微涩为不月沉痔。

黄帝曰：病之六变者，刺之奈何？岐伯答曰：诸急者多寒；缓者多热；大者多气少血；小者血气皆少；滑者阳气盛，微有热；涩者多血少气，微有寒。是故刺急者，深内而久留之。刺缓者，浅内而疾发针，以去其热。刺大者，微泻其气，无出其血。刺滑者，疾发针而浅内之，以泻其阳气而去其热。刺涩者，必中其脉，随其逆顺而久留之，必先按而循之，已发针，疾按其痏，无令其血出，以和其脉。诸小者，阴阳形气俱不足，勿取以针，而调以甘药也。

黄帝曰：余闻五脏六腑之气，荥输所入为合，令何道从入，入安连过，愿闻其故。岐伯答曰：此阳脉之别入于内，属于腑者也。黄帝曰：荥输与合，各有名乎？岐伯答曰：荥输治外经，合治内腑。黄帝曰：治内腑奈何？

岐伯曰：取之于合。黄帝曰：合各有名乎？岐伯答曰：胃合入①于三里，大肠合入于巨虚上廉，小肠合入于巨虚下廉，三焦合入于委阳，膀胱合入于委中央，胆合入于阳陵泉。黄帝曰：取之奈何？岐伯答曰：取之三里者，低跗；取之巨虚者，举足；取之委阳者，屈伸而索之；委中者，屈而取之；阳陵泉者，正竖膝予之齐，下至委阳之阳取之；取诸外经者，揄伸而从之。

黄帝曰：愿闻六腑之病。岐伯答曰：面热者，足阳明病；鱼络血者，手阳明病。两跗之上脉竖陷者，足阳明病，此胃脉也。大肠病者，肠中切痛，而鸣濯濯，冬日重感于寒即泄，当脐而痛，不能久立，与胃同候，取巨虚上廉。胃病者，腹䐜胀，胃脘当心而痛，上肢两胁，膈咽不通，食饮不下，取之三里也。小肠病者，小腹痛，腰脊控睾而痛，时窘之后，当耳前热，若寒甚，若独肩上热甚，及手小指次指之间热，若脉陷者，此其候也。手太阳病也，取之巨虚下廉。三焦病者，腹气满，小腹尤坚，不得小便，窘急，溢则水，留即为胀，候在足太阳之外大络，大络在太阳少阳之间，亦见于脉，取委阳。膀胱病者，小腹偏肿而痛，以手按之，即欲小便而不得，肩上热，若脉陷，及足小指外廉及胫踝后皆热，若脉陷，取委中央。胆病者，善太息，口苦，呕宿汁，心下澹澹，恐人将捕之，嗌中吤吤然，数唾，在足少阳之本末，亦视其脉之陷下者灸之，其寒热者取阳陵泉。

黄帝曰：刺之有道乎？岐伯答曰：刺此者，必中气穴，无中肉节。中气穴则针染于巷，中肉节即皮肤痛，补泻反则病益笃。中筋则筋缓，邪气不出，与其真相搏，乱而不去，反还内著。用针不审，以顺为逆也。

---

① 入：原无，据《甲乙经》《太素》补。

卷之二

根结第五（法音）

岐伯曰：天地相感，寒暖相移，阴阳之道，孰少孰多？阴道偶，阳道奇。发于春夏，阴气少，阳气多，阴阳不调，何补何泻？发于秋冬，阳气少，阴气多，阴气盛而阳气衰，故茎叶枯槁，湿雨下归，阴阳相移，何泻何补？奇邪离经，不可胜数，不知根结，五脏六腑，折关败枢，开阖而走，阴阳大失，不可复取。九针之玄，要在终始。故能知终始，一言而毕，不知终始，针道咸绝。

太阳根于至阴，结于命门。命门者，目也。阳明根于厉兑，结于颡大。颡大者，钳耳也。少阳根于窍阴，结于窗笼。窗笼者，耳中也。太阳为开，阳明为阖，少阳为枢。故开折则肉节渎而暴病起矣，故暴病者取之太阳，视有余不足，渎者皮肉宛膲而弱也。阖折则气无所止息而痿疾起矣，故痿疾者取之阳明，视有余不足，无所止息者，真气稽留，邪气居之也。枢折即骨繇而不安于地，故骨繇者取之少阳，视有余不足，骨繇者节缓而不收也，所谓骨繇者摇故也，当穷其本也。

太阴根于隐白，结于太仓。少阴根于涌泉，结于廉泉。厥阴根于大敦，结于玉英，络于膻中。太阴为开，厥阴为阖，少阴为枢。故开折则仓廪无所输膈洞，膈洞者取之太阴，视有余不足。故开折者气不足而生病也，阖折即气弛[①]而喜悲，悲者取之厥阴，视有余不足。枢折则脉有所结而不通，不通者取之少阴，视有余不足，有结者皆取之不足。

足太阳根于至阴，溜于京骨，注于昆仑，入于天柱、飞扬也。足少阳根于窍阴，溜于丘墟，注于阳辅，入于天容、光明也。足阳明根于厉兑，溜于冲阳，注于下陵，入于人迎、丰隆也。手太阳根于少泽，溜于阳谷，注于少海，入于天窗、支正也。手少阳根于关冲，溜于阳池，注于支沟，入于天牖、外关也。手阳明根于商阳，溜于合谷，注于阳溪，入于扶突、偏历也。此所谓十二经者，盛络皆当取之。

一日一夜五十营，以营五脏之精，不应数者，名曰狂生。所谓五十营者，五脏皆受气。持其脉口，数其至也。五十动而不一代者，五脏皆受气；四十动一代者，一脏无气；三十动一代者，二脏无气；二十动一代者，三脏无气；十动一代者，四脏无气；不满十动一代者，五脏无气。予之短期，要在终始。所谓五十动而不一代者，以为常也，以知五脏之期。予知短期者，乍数乍疏也。

黄帝曰：逆顺五体者，言人骨节之小大，肉之坚脆，皮之厚薄，血之清浊，气之滑涩，脉之长短，血之多少，经络之数，余已知之矣，此皆布衣匹夫之士也。夫王公大人，血食之君，身体柔脆，肌肉软弱，血气慓悍滑利，其刺之徐疾浅深多少，可得同之乎？岐伯答曰：膏粱菽藿之味，何可同也？气滑即出疾，其气涩则出迟，气悍则针小而入浅，气涩则针大而入深，深则欲留，浅则欲疾。以此观之，刺布衣者，深以留之；刺大人者，微以徐之，此皆因气慓悍滑利也。

黄帝曰：形气之逆顺奈何？岐伯曰：形气不足，病气有余，是邪胜也，急泻之。形气有余，病气不足，急补之。形气不足，病气不足，此阴阳气俱不足也，不可刺之，刺之则重不足，重不足则阴阳俱竭，血气皆尽，五脏空虚，筋骨髓枯，老者绝灭，壮者不复矣。形气有余，病气有余，此谓阴阳俱有余也，急泻其邪，调其虚实。故曰：有余者泻之，不足者补之，

---

① 原作“绝”，据《甲乙经》《太素》改。

此之谓也。故曰：刺不知逆顺，真邪相搏。

满而补之，则阴阳四溢，肠胃充郭，肝肺内膜，阴阳相错。虚而泻之，则经脉空虚，血气竭枯，肠胃慑辟，皮肤薄著，毛腠夭膲，予[①]之死期。故曰用针之要，在于知调阴与阳，调阴与阳，精气乃光，合形与气，使神内藏。故曰上工平气，中工乱脉，下工绝气危生。故曰下工不可不慎也。必审五脏变化之病，五脉之应，经络之实虚，皮之柔粗，而后取之也。

寿夭刚柔第六（法律）

黄帝问于少师曰：余闻人之生也，有刚有柔，有弱有强，有短有长，有阴有阳，愿闻其方。少师答曰：阴中有阴，阳中有阳，审知阴阳，刺之有方，得病所始，刺之有理，谨度病端，与时相应，内合于五脏六腑，外合于筋骨皮肤。是故内有阴阳，外亦有阴阳。在内者，五脏为阴，六腑为阳；在外者，筋骨为阴，皮肤为阳。故曰病在阴之阴者，刺阴之荥输；病在阳之阳者，刺阳之合；病在阳之阴者，刺阴之经；病在阴之阳者，刺络脉。故曰病在阳者命曰风，病在阴者命曰痹，阴[②]阳俱病命曰风痹。病有形而不痛者，阳之类也；无形而痛者，阴之类也。无形而痛者，其阳完而阴伤之也，急治其阴，无攻其阳；有形而不痛者，其阴完而阳伤之也，急治其阳，无攻其阴。阴阳俱动，乍有形，乍无形，加以烦心，命曰阴胜其阳，此谓不表不里，其形不久。

黄帝问于伯高曰：余闻形气病之先后，外内之应奈何？伯高答曰：风寒伤形，忧恐忿怒伤气。气伤脏，乃病脏；寒伤形，乃应形；风伤筋脉，筋脉乃应。此形气外内之相应也。

---

① 予：原作“子”，据《甲乙经》《太素》改。

② 阴：前原有“病”字，据《甲乙经》及黄校本等删。

黄帝曰：刺之奈何？伯高答曰：病九日者，三刺而已；病一月者，十刺而已。多少远近，以此衰之。久痹不去身者，视其血络，尽出其血。

黄帝曰：外内之病，难易之治奈何？伯高答曰：形先病而未入脏者，刺之半其日；脏先病而形乃应者，刺之倍其日。此外[①]内难易之应也。

黄帝问于伯高曰：余闻形有缓急，气有盛衰，骨有大小，肉有坚脆，皮有厚薄，其以立寿夭奈何？伯高答曰：形与气相任则寿，不相任则夭。皮与肉相果[②]则寿，不相果则夭。血气经络，胜形则寿，不胜形则夭。

黄帝曰：何谓形之缓急？伯高答曰：形充而皮肤缓者则寿，形充而皮肤急者则夭。形充而脉坚大者顺也；形充而脉小以弱者气衰，衰则危矣。若形充而颧不起者骨小，骨小则夭矣。形充而大肉䐃坚而有分者肉坚，肉坚则寿矣；形充而大肉无分理不坚者肉脆，肉脆则夭矣。此天之生命，所以立形定气而视寿夭者。必明乎此，立形定气，而后以临病人，决死生。

黄帝曰：余闻寿夭，无以度之。伯高答曰：墙基卑，高不及其地者，不满三十而死；其有因加疾者，不及二十而死也。

黄帝曰：形气之相胜，以立寿夭奈何？伯高答曰：平人而气胜形者寿；病而形肉脱，气胜形者死，形胜气者危矣。

黄帝曰：余闻刺有三变，何谓三变？伯高答曰：有刺营者，有刺卫者，有刺寒痹之留经者。

黄帝曰：刺三变者奈何？伯高答曰：刺营者出血，刺卫者出气，刺寒痹者内热。

黄帝曰：营卫寒痹之为病奈何？伯高答曰：营之生病也，寒热少气，血上下行。卫之生病也，气痛时来时去，怫忾贲响，风寒客于肠胃之中。寒痹之为病也，留而不去，时痛而皮不仁。

黄帝曰：刺寒痹内热奈何？伯高答曰：刺布衣者，以火焠之；刺大人者，以药熨之。

---

① 外：原作“月”，据《甲乙经》改。

② 果：《甲乙经》作“裹”。下同。

黄帝曰：药熨奈何？伯高曰：用淳酒二十升，蜀椒一升，干姜一斤，桂心一斤，凡四种，皆㕮咀，渍酒中，用绵絮一斤，细白布四丈，并内酒中。置酒马矢煴中，盖封涂，勿使泄。五日五夜，出布绵絮，曝干之，干复渍，以尽其汁。每渍必晬其日，乃出干。干，并用滓与绵絮，复布为复巾，长六七尺，为六七巾，则用之生桑炭炙巾，以熨寒痹所刺之处，令热入至于病所，寒复炙巾以熨之，三十遍而止。汗出，以巾试身，亦三十遍而止。起步内中，无见风。每刺必熨，如此病已矣。此所谓内热也。

官针第七（法星）

凡刺之要，官针最妙。九针之宜，各有所为，长短大小，各有所施也。不得其用，病弗能移。疾浅针深，内伤良肉，皮肤为痈；病深针浅，病气不泻，支为大脓。病小针大，气泻太甚，疾必为害；病大针小，气不泄泻，亦复为败。失针之宜，大者泻，小者不移。已言其过，请言其所施。

病在皮肤无常处者，取以鑱针于病所，肤白勿取。病在分肉间，取以员针于病所。病在经络痼痹者，取以锋针。病在脉，气少当补之者，取以鍉针于井荥分输。病为大脓者，取以铍针。病痹气暴发者，取以员利针。病痹气痛而不去者，取以毫针。病在中者，取以长针。病水肿不能通关节者，取以大针。病在五脏固居者，取以锋针，泻于井荥分输，取以四时。

凡刺有九，以应九变。一曰输刺，输刺者，刺诸经荥输脏腧也。二曰远道刺，远道刺者，病在上，取之下，刺腑腧也。三曰经刺，经刺者，刺大经之结络经分也。四曰络刺，络刺者，刺小络之血脉也。五曰分刺，分刺者，刺分肉之间也。六曰大泻刺，大泻刺者，刺大脓以铍针也。七曰毛刺，毛刺者，刺浮痹皮肤也。八曰巨刺，巨刺者，左取右，右取左。九曰焠刺，焠刺者，刺燔针则取痹也。

凡刺有十二节，以应十二经。一曰偶刺，偶刺者，以手直心若背，直痛所，一刺前，一刺后，以治心痹，刺此者，傍针之也。二曰报刺，报刺者，刺痛无常处也，上下行者，直内无拔针，以左手随病所按之，乃出针复刺之也。三曰恢刺，恢刺，直刺傍之，举之前后，恢筋急，以治筋痹也。四曰齐刺，齐刺者，直入一，傍入二，以治寒气小深者。或曰三刺，三刺者，治痹气小深者也。五曰扬刺，扬刺者，正内一，傍内四，而浮之，以治寒气之博大者也。六曰直针刺，直针刺者，引皮乃刺之，以治寒气之浅者也。七曰输刺，输刺者，直入直出，稀发针而深之，以治气盛而热者也。八曰短刺，短刺者，刺骨痹，稍摇而深之，致针骨所，以上下摩骨也。九曰浮刺，浮刺者，傍入而浮之，以治肌急而寒者也。十曰阴刺，阴刺者，左右率刺之，以治寒厥，中寒厥，足踝后少阴也。十一曰傍针刺，傍针刺者，直刺傍刺各一，以治留痹久居者也。十二曰赞刺，赞刺者，直入直出，数发针而浅之出血，是谓治痈肿也。

脉之所居深不见者，刺之微内针而久留之，以致其空脉气也。脉浅者勿刺，按绝其脉乃刺之，无令精出，独出其邪气耳。所谓三刺则谷气出者，先浅刺绝皮，以出阳邪；再刺则阴邪出者，少益深，绝皮致肌肉，未入分肉间也；已入分肉之间，则谷气出。故《刺法》曰：始刺浅之，以逐邪气而来血气；后刺深之，以致阴气之邪；最后刺极深之，以下谷气。此之谓也。故用针者，不知年之所加，气之盛衰，虚实之所起，不可以为工也。

凡刺有五，以应五脏。一曰半刺，半刺者，浅内而疾发针，无针伤肉，如拔毛状，以取皮气，此肺之应也。二曰豹文刺，豹文刺者，左右前后针之，中脉为故，以取经络之血者，此心之应也。三曰关刺，关刺者，直刺左右，尽筋上，以取筋痹，慎无出血，此肝之应也，或曰渊刺，一曰岂刺。四曰合谷刺，合谷刺者，左右鸡足，针于分肉之间，以取肌痹，此脾之应也。五曰输刺，输刺者，直入直出，深内之至骨，以取骨痹，此肾之应也。

本神第八（法风）

黄帝问于岐伯曰：凡刺之法，先必本于神。血、脉、营、气、精神，此五脏之所藏也，至其淫泆离脏则精失，魂魄飞扬，志意恍乱，智虑去身者，何因而然乎？天之罪与？人之过乎？何谓德、气、生、精、神、魂、魄、心、意、志、思、虑、智？请问其故。岐伯答曰：天之在我者德也，地之在我者气也，德流气薄而生者也，故生之来谓之精，两精相搏谓之神，随神往来者谓之魂，并精而出入者谓之魄，所以任物者谓之心，心有所忆谓之意，意之所存谓之志，因志而存变谓之思，因思而远慕谓之虑，因虑而处物谓之智。故智者之养生也，必顺四时而适寒暑，和喜怒而安居处，节阴阳而调刚柔，如是则僻邪不至，长生久视。

是故怵惕思虑者则伤神，神伤则恐惧，流淫而不止。因悲哀动中者，竭绝而失生。喜乐者，神惮散而不藏。愁忧者，气闭塞而不行。盛怒者，迷惑而不治。恐惧者，神荡惮而不收。

心，怵惕思虑则伤神，神伤则恐惧自失，破䐃脱肉，毛悴色夭，死于冬。脾，愁忧而不解则伤意，意伤则悗乱，四肢不举，毛悴色夭，死于春。肝悲哀动中则伤魂，魂伤则狂忘不精，不精则不正，当人阴缩而挛筋，两胁骨不举，毛悴色夭，死于秋。肺喜乐无极则伤魄，魄伤则狂，狂者意不存人，皮革焦，毛悴色夭，死于夏。肾盛怒而不止则伤志，志伤则喜忘其前言，腰脊不可以俯仰屈伸，毛悴色夭，死于季夏。恐惧而不解则伤精，精伤则骨酸痿厥，精时自下。是故五脏主藏精者也，不可伤，伤则失守而阴虚，阴虚则无气，无气则死矣。是故用针者，察观病人之态，以知精神魂魄之存亡得失之意，五者以伤，针不可以治之也。

肝藏血，血舍魂，肝气虚则恐，实则怒。脾藏营，营舍意，脾气虚则四肢不用，五脏不安，实则腹胀，经溲不利。心藏脉，脉舍神，心气虚则悲，实则笑不休。肺藏气，气舍魄，肺气虚则鼻塞不利少气，实则喘喝，胸盈仰息。肾藏精，精舍志，肾气虚则厥，实则胀，五脏不安。必审五脏之病形，以知其气之虚实，谨而调之也。

终始第九（法野）

凡刺之道，毕于终始，明知终始，五脏为纪，阴阳定矣。阴者主脏，阳者主腑，阳受气于四末，阴受气于五脏。故泻者迎之，补者随之，知迎知随，气可令和。和气之方，必通阴阳，五脏为阴，六腑为阳。传之后世，以血为盟，敬之者昌，慢之者亡，无道行私，必得夭殃。

谨奉天道，请言终始。终始者，经脉为纪。持其脉口人迎，以知阴阳有余不足，平与不平，天道毕矣。所谓平人者不病，不病者，脉口人迎应四时也，上下相应而俱往来也，六经之脉不结动也，本末之寒温之相守司也，形肉血气必相称也，是谓平人。

少气者，脉口人迎俱少而不称尺寸也。如是者，则阴阳俱不足，补阳则阴竭，泻阴则阳脱。如是者，可将以甘药，不可饮以至剂。如此者，弗灸，不已者因而泻之，则五脏气坏矣。

人迎一盛，病在足少阳；一盛而躁，病在手少阳。人迎二盛，病在足太阳；二盛而躁，病在手太阳。人迎三盛，病在足阳明；三盛而躁，病在手阳明。人迎四盛，且大且数，名曰溢阳，溢阳为外格。脉口一盛，病在足厥阴；厥阴一盛而躁，在手心主。脉口二盛，病在足少阴；二盛而躁，在手少阴。脉口三盛，病在足太阴；三盛而躁，在手太阴。脉口四盛，且大且数者，名曰溢阴，溢阴为内关，内关不通死不治。人迎与太阴脉口俱盛四倍以上，命曰关格，关格者与之短期。

人迎一盛，泻足少阳而补足厥阴，二泻一补，日一取之，必切而验之，疏取之上，气和乃止。人迎二盛，泻足太阳补足少阴，二泻一补，二日一取之，必切而验之，疏取之上，气和乃止。人迎三盛，泻足阳明而补足太阴，二泻一补，日二取之，必切而验之，疏取之上，气和乃止。脉口一盛，泻足厥阴而补足少阳，二补一泻，日一取之，必切而验之，疏而取上，气和乃止。脉口二盛，泻足少阴而补足太阳，二补一泻，二日一取之，必切而验之，疏取之上，气和乃止。脉口三盛，泻足太阴而补足阳明，二补一泻，日二取之，必切而验之，疏而取之上，气和乃止。所以日二取之者，太阴[①]主胃，大富于谷气，故可日二取之也。人迎与脉口俱盛三倍以上，命曰阴阳俱溢，如是者不开，则血脉闭塞，气无所行，流淫于中，五脏内伤。如此者，因而灸之，则变易而为他病矣。

凡刺之道，气调而止，补阴泻阳，音气益彰，耳目聪明，反此者血气不行。

所谓气至而有效者，泻则益虚，虚者脉大如其故而不坚也，坚如其故者，适虽言故，病未去也。补则益实，实者脉大如其故而益坚也，夫如其故而不坚者，适虽言快，病未去也。故补则实，泻则虚，痛虽不随针，病必衰去。必先通十二经脉之所生病，而后可得传于终始矣。故阴阳不相移，虚实不相倾，取之其经。

凡刺之属，三刺至谷气。邪僻妄合，阴阳易居，逆顺相反，沉浮异处，四时不得，稽留淫泆，须针而去。故一刺则阳邪出，再刺则阴邪出，三刺则谷气至，谷气至而止。所谓谷气至者，已补而实，已泻而虚，故以知谷气至也。邪气独去者，阴与阳未能调，而病知愈也。故曰补则实，泻则虚，痛虽不随针，病必衰去矣。

阴盛而阳虚，先补其阳，后泻其阴而和之。阴虚而阳盛，先补其阴，后泻其阳而和之。三脉动于足大指之间，必审其实虚。虚而泻之，是谓重虚，重虚病益甚。凡刺此者，以指按之，脉动而实且疾者疾泻之，虚而徐者则补之。反此者病益甚。其动也，阳明在上，厥阴在中，少阴在下。膺腧中膺，背腧中背，肩膊虚者，取之上。重舌，刺舌柱以铍针也。手屈而

---

① 阴：原作“阳”，据《甲乙经》《太素》改。

不伸者，其病在筋。伸而不屈者，其病在骨。在骨守骨，在筋守筋。

补须一方实，深取之，稀按其痏，以极出其邪气。一方虚，浅刺之，以养其脉，疾按其痛，无使邪气得入。邪气来也紧而疾，谷①气来也徐而和。脉实者，深刺之，以泄其气；脉虚者，浅刺之，使精气无得出，以养其脉，独出其邪气。刺诸痛者，其脉皆实。

故曰：从腰以上者，手太阴阳明皆主之；从腰以下者，足太阴阳明皆主之。病在上者下取之，病在下者高取之，病在头者取之足，病在足者取之腘。病生于头者头重，生于手者臂重，生于足者足重。治病者，先刺其病所从生者也。

春气在毛，夏气在皮肤，秋气在分肉，冬气在筋骨，刺此病者各以其时为齐。故刺肥人者，以②秋冬之齐；刺瘦人者，以春夏之齐。病痛者阴也，痛而以手按之不得者阴也，深刺之。病在上者阳也，病在下者阴也。痒者阳也，浅刺之。

病先起阴者，先治其阴而后治其阳；病先起阳者，先治其阳而后治其阴。刺热厥者，留针反为寒；刺寒厥者，留针反为热。刺热厥者，二阴一阳；刺寒厥者，二阳一阴。所谓二阴者，二刺阴也；一阳者，一刺阳也。久病者，邪气入深。刺此病者，深内而久留之，间日而复刺之，必先调其左右，去其血脉，刺道毕矣。

凡刺之法，必察其形气。形肉未脱，少气而脉又躁，躁厥者，必为缪刺之，散气可收，聚气可布。深居静处，占神往来，闭户塞牖，魂魄不散，专意一神，精气之分，毋闻人声，以收其精，必一其神，令志在针，浅而留之，微而浮之，以移其神，气至乃休。男内女外，坚拒勿出，谨守勿内，是谓得气。

凡刺之禁：新内勿刺，新刺勿内。已醉勿刺，已刺勿醉。新怒勿刺，已刺勿怒。新劳勿刺，已刺勿劳。已饱勿刺，已刺勿饱。已饥勿刺，已刺

---

① 谷：原作“邪”，据《甲乙经》《太素》改。

② 以：原无，据《甲乙经》《太素》补。

勿饥。已渴勿刺，已刺勿渴。大惊大恐，必定其气，乃刺之。乘车来者，卧而休之，如食顷乃刺之。出行来者，坐而休之，如行十里顷乃刺之。凡此十二禁者，其脉乱气散，逆其营卫，经气不次，因而刺之，则阳病入于阴，阴病出为阳，则邪气复生。粗工勿察，是谓伐身，形体淫泆，乃消脑髓，津液不化，脱其五味，是谓失气也。

太阳之脉，其终也，戴眼反折瘛疭，其色白，绝皮乃绝汗，绝汗则终矣。少阳终者，耳聋，百节尽纵，目系绝，目系绝一日半则死矣，其死也，色青白乃死。阳明终者，口目动作，喜惊妄言，色黄，其上下之经盛而不行则终矣。少阴终者，面黑齿长而垢，腹胀闭塞，上下不通而终矣。厥阴终者，中热嗌干，喜溺心烦，甚则舌卷卵上缩而终矣。太阴终者，腹胀闭，不得息，气噫善呕，呕则逆，逆则面赤，不逆则上下不通，上下不通则面黑皮毛憔而终矣。

卷之三

经脉第十

雷公问于黄帝曰：禁脉之言，凡刺之理，经脉为始，营其所行，制其度量，内次五脏，外别六腑，愿尽闻其道。黄帝曰：人始生，先成精，精成而脑髓生，骨为干，脉为营，筋为纲[①]，肉为墙，皮肤坚而毛发长，谷入于胃，脉道以通，血气乃行。雷公曰：愿卒闻经脉之始生。黄帝曰：经脉者，所以能决死生，处百病，调虚实，不可不通。

肺手太阴之脉，起于中焦，下络大肠，还循胃口，上隔属肺，从肺系横出腋下，下循臑内，行少阴心主之前，下肘中，循臂内上骨下廉，入寸口，上鱼，循鱼际，出大指之端；其支者，从腕后直出次指内廉，出其端。是动则病肺胀满，膨膨而喘咳，缺盆中痛，甚则交两手而瞀，此为臂厥。是主肺所生病者，咳，上气喘渴，烦心胸满，臑臂内前廉痛厥，掌中热。气盛有余，则肩背痛风寒，汗出中风，小便数而欠。气虚则肩背痛寒，少气不足以息，溺色变。为此诸病，盛则泻之，虚则补之，热则疾之，寒则留之，陷下则灸之，不盛不虚，以经取之。盛者寸口大三倍于人迎，虚者则寸口反小于人迎也。

大肠手阳明之脉，起于大指次指之端，循指上廉，出合谷两骨之间，上入两筋之中，循臂上廉，入肘外廉，上臑外前廉，上肩，出髃骨之前廉，

① 纲：原作“刚”，音同而误。

上出于柱骨之会上，下入缺盆，络肺，下隔属大肠；其支者，从缺盆上颈贯颊，入下齿中，还出挟口，交人中，左之右，右之左，上挟鼻孔。是动则病齿痛颈肿。是主津液所生病者，目黄口干，鼽衄，喉痹，肩前臑痛，大指次指痛不用。气有余则当脉所过者热肿，虚则寒栗不复。为此诸病，盛则泻之，虚则补之，热则疾之，寒则留之，陷下则灸之，不盛不虚，以经取之。盛者人迎大三倍于寸口，虚者人迎反小于寸口也。

胃足阳明之脉，起于鼻之交頞中，旁纳（一本作约字）太阳之脉，下循鼻外，入上齿中，还出挟口环唇，下交承浆，却循颐后下廉，出大迎，循颊车，上耳前，过客主人，循发际，至额颅；其支者，从大迎前下人迎，循喉咙，入缺盆，下膈属胃络脾；其直者，从缺盆下乳内廉，下挟脐，入气街中；其支者，起于胃口，下循腹里，下至气街中而合，以下髀关，抵伏兔，下膝膑中，下循胫外廉，下足跗，入中指内间；其支者，下廉三寸而别，下人中指外间；其支者，别跗上，入大指间，出其端。是动则病洒洒振寒，善呻数欠，颜黑，病至则恶人与火，闻木声则惕然而惊，心欲动，独闭户塞牖而处，甚则欲上高而歌，弃衣而走，贲响腹胀，是为骭厥。是主血所生病者，狂疟温淫汗出，鼽衄，口喎唇胗，颈肿喉痹，大腹水肿，膝膑肿痛，循膺、乳、气街、股、伏兔、骭外廉、足跗上皆痛，中指不用。气盛则身以前皆热，其有余于胃，则消谷善饥，溺色黄。气不足则身以前皆寒栗，胃中寒则胀满。为此诸病，盛则泻之，虚则补之，热则疾之，寒则留之，陷下则灸之，不盛不虚，以经取之。盛者人迎大三倍于寸口，虚者人迎反小于寸口也。

脾足太阴之脉，起于大指之端，循指内侧白肉际，过核骨后，上内踝前廉，上腨[①]内，循胫骨后，交出厥阴之前，上膝股内前廉，入腹属脾络胃，上膈，挟咽，连舌本，散舌下；其支者，复从胃，别上膈，注心中。是动则病舌本强，食则呕，胃脘痛，腹胀善噫，得后与气则快然如衰，身体皆重。是主脾所生病者，舌本痛，体不能动摇，食不下，烦心，心下急

---

① 腨：原作“踹”，形近而误。据《甲乙经》《太素》改。下同。

痛，溏，瘕泄，水闭，黄疸，不能卧，强立股膝内肿厥，足大指不用。为此诸病，盛则泻之，虚则补之，热则疾之，寒则留之，陷下则灸之，不盛不虚，以经取之。盛者寸口大三倍于人迎，虚者寸口反小于人迎也①。

心手少阴之脉，起于心中，出属心系，下膈络小肠；其支者，从心系上挟咽，系目系；其直者，复从心系却上肺，下出腋下，下循臑内后廉，行太阴心主之后，下肘内，循臂内后廉，抵掌后锐骨之端，入掌内后廉，循小指之内出其端。是动则病嗌干心痛，渴而欲饮，是为臂厥。是主心所生病者，目黄胁痛，臑臂内后廉痛厥，掌中热痛。为此诸病，盛则泻之，虚则补之，热则疾之，寒则留之，陷下则灸之，不盛不虚，以经取之。盛者寸口大再倍于人迎，虚者寸口反小于人迎也。

小肠手太阳之脉，起于小指之端，循手外侧上腕，出踝中，直上循臂骨下廉，出肘内侧两筋之间，上循臑外后廉，出肩解，绕肩胛，交肩上，入缺盆络心，循咽下膈，抵胃属小肠；其支者，从缺盆循颈上颊，至目锐眦，却入耳中；其支者，别颊上䪼至目内眦，斜络于颧。是动则病嗌痛颔肿，不可以顾，肩似拔，臑似折。是主液所生病者，耳聋目黄颊肿，颈颔肩臑肘臂外后廉痛。为此诸病，盛则泻之，虚则补之，热则疾之，寒则留之，陷下则灸之，不盛不虚，以经取之。盛者人迎大再倍于寸口，虚者人迎反小于寸口也。

膀胱足太阳之脉，起于目内眦，上额交巅；其支者，从巅至耳上角②；其直者，从巅入络脑，还出别下项，循肩髆内，挟脊抵腰中，入循膂，络肾属膀胱；其支者，从腰中下挟脊贯臀，入腘中；其支者，从髆内左右，别下贯胛，挟脊内，过髀枢，循髀外从后廉下合腘中，以下贯腨内，出外踝之后，循京骨，至小指外侧。是动则病冲头痛，目似脱，项如拔，脊痛腰似折，髀不可以曲，腘如结，腨如裂，是为踝厥。是主筋所生病者，痔疟狂癫疾，头囟项痛，目黄泪出鼽衄，项背腰尻腘腨脚皆痛，小指不用。

① 也：原无，据上下段文义补。

② 角：原作“循”，据《甲乙经》《脉经》改。

为此诸病，盛则泻之，虚则补之，热则疾之，寒则留之，陷下则灸之，不盛不虚，以经取之。盛者人迎大再倍于寸口，虚者人迎反小于寸口也。

肾足少阴之脉，起于小指之下，邪走足心，出于然谷之下，循内踝之后，别入跟中，以上腨内，出腘内廉，上股内后廉，贯脊属肾络膀胱；其直者，从肾上贯肝膈，入肺中，循喉咙，挟舌本；其支者，从肺出络心，注胸中。是动则病饥不欲食，面如漆柴，咳唾则有血，喝喝而喘，坐而欲起，目𥉂𥉂如无所见，心如悬若饥状，气不足则善恐，心惕惕如人将捕之，是为骨厥。是主肾所生病者，口热舌干，咽肿上气，嗌干及痛，烦心心痛，黄疸肠澼，脊股内后廉痛，痿厥嗜卧，足下热而痛。为此诸病，盛则泻之，虚则补之，热则疾之，寒则留之，陷下则灸之，不盛不虚，以经取之。灸则强食生肉，缓带披发，大杖重履而步。盛者寸口大再倍于人迎，虚者寸口反小于人迎也。

心主手厥阴心包络之脉，起于胸中，出属心包络，下膈，历络三焦；其支者，循胸出胁，下腋三寸，上抵腋，下循臑内，行太阴少阴之间，入肘中，下臂行两筋之间，入掌中，循中指出其端；其支者，别掌中，循小指次指出其端。是动则病手心热，臂肘挛急，腋肿，甚则胸胁支满，心中憺憺大动，面赤目黄，喜笑不休。是主脉所生病者，烦心心痛，掌中热。为此诸病，盛则泻之，虚则补之，热则疾之，寒则留之，陷下则灸之，不盛不虚，以经取之。盛者寸口大一倍于人迎，虚者寸口反小于人迎也。

三焦手少阳之脉，起于小指次指之端，上出两指之间，循手表腕，出臂外两骨之间，上贯肘，循臑外上肩，而交出足少阳之后，入缺盆，布膻中，散落心包，下膈，循属三焦；其支者，从膻中上出缺盆，上项，系耳后直上，出耳上角，以屈下颊至䪼；其支者，从耳后入耳中，出走耳前，过客主人前，交颊，至目锐眦。是动则病耳聋浑浑焞焞，嗌肿喉痹。是主气所生病者，汗出，目锐眦痛，颊痛，耳后肩臑肘臂外皆痛，小指次指不用。为此诸病，盛则泻之，虚则补之，热则疾之，寒则留之，陷下则灸之，不盛不虚，以经取之。盛者人迎大一倍于寸口，虚者人迎反小于寸口也。

胆足少阳之脉，起于目锐眦，上抵头角，下耳后，循颈行手少阳之前，至肩上，却交出手少阳之后，入缺盆；其支者，从耳后入耳中，出走耳前，至目锐眦后；其支者，别锐眦，下大迎，合于手少阳，抵于䪼，下加颊车，下颈合缺盆以下胸中，贯膈络肝属胆，循胁里，出气街，绕毛际，横入髀厌中；其直者，从缺盆下腋，循胸过季胁，下合髀厌中，以下循髀阳，出膝外廉，下外辅骨之前，直下抵绝骨之端，下出外踝之前，循足跗上，入小指次指之间；其支者，别跗上，入大指之间，循大指歧骨内出其端，还贯爪甲，出三毛。是动则病口苦，善太息，心胁痛不能转侧，甚则面微有尘，体无膏泽，足外反热，是为阳厥。是主骨所生病者，头痛颔痛，目锐眦痛，缺盆中肿痛，腋下肿，马刀侠瘿，汗出振寒，疟，胸胁肋髀膝外至胫绝骨外踝前及诸节皆痛，小指次指不用。为此诸病，盛则泻之，虚则补之，热则疾之，寒则留之，陷下则灸之，不盛不虚，以经取之。盛者人迎大一倍于寸口，虚者人迎反小于寸口也。

肝足厥阴之脉，起于大指丛毛之际，上循足跗上廉，去内踝一寸，上踝八寸，交出太阴之后，上腘内廉，循股阴入毛中，过阴器，抵小腹，挟胃属肝络胆，上贯膈，布胁肋，循喉咙之后，上入颃颡，连目系，上出额，与督脉会于巅；其支者，从目系下颊里，环唇内；其支者，复从肝别贯膈，上注肺。是动则病腰痛不可以俯仰，丈夫㿗疝，妇人少腹肿，甚则嗌干，面尘脱色。是主[1]肝所生病者，胸满呕逆飧泄，狐疝遗溺闭癃。为此诸病，盛则泻之，虚则补之，热则疾之，寒则留之，陷下则灸之，不盛不虚，以经取之。盛者寸口大一倍于人迎，虚者寸口反小于人迎也。

手太阴气绝则皮毛焦。太阴者，行气温于皮毛者也，故气不荣则皮毛焦，皮毛焦则津液去皮节，津液去皮节者则爪枯毛折，毛折者则毛先死。丙笃丁死，火胜金也。

手少阴气绝则脉不通。脉不通则血不流，血不流则髦色不泽，故其面黑如漆柴者，血先死。壬笃癸死，水胜火也。

足太阴气绝者则脉不荣肌肉。唇舌者，肌肉之本也，脉不荣则肌肉软，

---

① 主：原无，据《脉经》《千金》补。

肌肉软则舌萎人中满，人中满则唇反，唇反者肉先死。甲笃乙死，木胜土也。

足少阴气绝则骨枯。少阴者，冬脉也，伏行而濡骨髓者也，故骨不濡则肉不能著也。骨肉不相亲则肉软却，肉软却故齿长而垢，发无泽，发无泽者骨先死。戊笃已死，土胜水也。

足厥阴气绝则筋绝。厥阴者，肝脉也，肝者筋之合也，筋者聚于阴气，而脉络于舌本也，故脉弗荣则筋急，筋急则引舌与卵，故唇青舌卷卵缩则筋先死。庚笃辛死，金胜木也。

五阴气俱绝则目系转，转则目运，目运者为志先死，志先死则远一日半死矣。六阳气绝，则阴与阳相离，离则腠理发泄，绝汗乃出，故旦占夕死，夕占旦死。

经脉十二者，伏行分肉之间，深而不见；其常见者，足太阴过于外踝之上，无所隐故也。诸脉之浮而常见者，皆络脉也。六经络手阳明少阳之大络，起于五指间，上合肘中。饮酒者，卫气先行皮肤，先充络脉，络脉先盛，故卫气已平，营气乃满，而经脉大盛。脉之卒然动者，皆邪气居之，留于本末。不动则热，不坚则陷且空，不与众同，是以知其何脉之动也。

雷公曰：何以知经脉之与络脉异也？黄帝曰：经脉者常不可见也，其虚实也，以气口知之。脉之见者皆络脉也。

雷公曰：细子无以明其然也。黄帝曰：诸络脉皆不能经大节之间，必行绝道而出，入复合于皮中，其会皆见于外，故诸刺络脉者，必刺其结上，甚血者虽无结，急取之，以泻其邪而出其血，留之发为痹也。

凡诊络脉，脉色青则寒且痛，赤则有热。胃中寒，手鱼之络多青矣；胃中有热，鱼际络赤；其暴黑者，留久痹也；其有赤有黑有青者，寒热气也；其青短者，少气也。凡刺寒热者，皆多血络，必间日而一取之，血尽而止，乃调其虚实。其小而短者少气，甚者泻之则闷，闷甚则仆不得言，闷则急坐之也。

手太阴之别，名曰列缺，起于腕上分间，并太阴之经直入掌中，散入于鱼际。其病实则手锐掌热，虚则欠𫠆，小便遗数，取之去腕半寸，别走阳明也。

手少阴之别，名曰通里，去腕一寸半，别而上行，循经入于心中，系舌本，属目系。其实则支膈，虚则不能言，取之掌后一寸，别走太阳也。

手心主之别，名曰内关，去腕二寸，出于两筋之间，循经以上，系于心包，络心系。实则心痛，虚则为头强，取之两筋间也。

手太阳之别，名曰支正，上腕五寸，内注少阴；其别者，上走肘，络肩髃。实则节弛肘废，虚则生肬，小者如指痂疥，取之所别也。

手阳明之别，名曰偏历，去腕三寸，别入太阴；其别者，上循臂，乘肩髃，上曲颊偏齿；其别者，入耳合于宗脉。实则龋聋，虚则齿寒痹隔，取之所别也。

手少阳之别，名曰外关，去腕二寸，外绕臂，注胸中，合心主。病实则肘挛，虚则不收，取之所别也。

足太阳之别，名曰飞阳，去踝七寸，别走少阴。实则鼽窒头背痛；虚则鼽衄，取之所别也。

足少阳之别，名曰光明，去踝五寸，别走厥阴，下络足跗。实则厥，虚则痿躄，坐不能起，取之所别也。

足阳明之别，名曰丰隆，去踝八寸，别走太阴；其别者，循胫骨外廉，上络头项，合诸经之气，下络喉嗌。其病气逆则喉痹瘁喑，实则狂巅，虚则足不收，胫枯，取之所别也。

足太阴之别，名曰公孙，去本节之后一寸，别走阳明；其别者，入络肠胃。厥气上逆则霍乱，实则肠中切痛，虚则鼓胀，取之所别也。

足少阴之别，名曰大钟，当踝后绕跟，别走太阳；其别者，并经上走于心包，下外贯腰脊。其病气逆则烦闷，实则闭癃，虚则腰痛，取之所别者也。

足厥阴之别，名曰蠡沟，去内踝五寸，别走少阳；其别者，径胫上睾，结于茎。其病气逆则睾肿卒疝，实则挺长，虚则暴痒，取之所别也。

任脉之别，名曰尾翳，下鸠尾，散于腹。实则腹皮痛，虚则痒搔，取之所别也。

督脉之别，名曰长强，挟膂上项，散头上，下当肩胛左右，别走太阳，入贯膂。实则脊强，虚则头重，高摇之，挟脊之有过者，取之所别也。

脾之大络，名曰大包，出渊腋下三寸，布胸胁。实则身尽痛，虚则百节尽皆纵。此脉若罗络之血者，皆取之脾之大络脉也。

凡此十五络者，实则必见，虚则必下，视之不见，求之上下，人经不同，络脉异所别也。

经别第十一

黄帝问于岐伯曰：余闻人之合于天道也，内有五脏，以应五音、五色、五时、五味、五位也；外有六腑，以应六律，六律建阴阳诸经而合之十二月、十二辰、十二节、十二经水、十二时、十二经脉者，此五脏六腑之所以应天道。夫十二经脉者，人之所以生，病之所以成，人之所以治，病之所以起，学之所始，工之所止也，粗之所易，上之所难也。请问其离合出入奈何？岐伯稽首再拜曰：明乎哉问也！此粗之所过，上之所息也，请卒言之。

足太阳之正，别入于腘中，其一道下尻五寸，别入于肛，属于膀胱，散之肾，循膂当心入散；直者，从膂上出于项，复属于太阳，此为一经也。

足少阴之正，至腘中，别走太阳而合，上至肾，当十四椎，出属带脉；直者，系舌本，复出于项，合于太阳，此为一合。成以诸阴之别，皆为正也。

足少阳之正，绕髀入毛际，合于厥阴；别者，入季胁之间，循胸里，属胆，散之上肝，贯心，以上挟咽，出颐颔中，散于面，系目系，合少阳于外眦也。

足厥阴之正，别跗上，上至毛际，合于少阳，与别俱行，此为二合也。

足阳明之正，上至髀，入于腹里，属胃，散之脾，上通于心，上循咽出于口，上颏頔，还系目系，合于阳明也。

足太阴之正，上至髀，合于阳明，与别俱行，上结于咽，贯舌中，此为三合也。

手太阳之正，指地，别于肩解，入腋走心，系小肠也。

手少阴之正，别入于渊腋两筋之间，属于心，上走喉咙，出于面，合目内眦，此为四合也。

手少阳之正，指天，别于巅，入缺盆，下走三焦，散于胸中也。

手心主之正，别下渊腋三寸，入胸中，别属三焦，出循喉咙，出耳后，合少阳完骨之下，此为五合也。

手阳明之正，从手循膺乳，别于肩髃，入柱骨下，走大肠，属于肺，上循喉咙，出缺盆，合于阳明也。手太阴之正，别入渊腋少阴之前，入走肺，散之太阳，上出缺盆，循喉咙，复合阳明，此六合也。

经水第十二

黄帝问于岐伯曰：经脉十二者，外合于十二经水，而内属于五脏六腑。夫十二经水者，其有大小、深浅、广狭、远近各不同，五脏六腑之高下、小大、受谷之多少亦不等，相应奈何？夫经水者，受水而行之；五脏者，合神气魂魄而藏之；六腑者，受谷而行之，受气而扬之；经脉者，受血而营之。合而以治奈何？刺之深浅，灸之壮数，可得闻乎？

岐伯答曰：善哉问也！天至高，不可度，地至广，不可量，此之谓也。且夫人生于天地之间，六合之内，此天之高，地之广也，非人力之所能度量而至也。若夫八尺之士，皮肉在此，外可度量切循而得之，其死可解剖而视之，其脏之坚脆，腑之大小，谷之多少，脉之长短，血之清浊，气之多少，十二经之多血少气，与其少血多气，与其皆多血气，与其皆少血气，皆有大数。其治以针艾，各调其经气，固其常有合乎？

黄帝曰：余闻之，快于耳，不解于心，愿卒闻之。岐伯答曰：此人之所以参天地而应阴阳也，不可不察。足太阳外合于清水，内属于膀胱，而通水道焉。足少阳外合于渭水，内属于胆。足阳明外合于海水，内属于胃。足太阴外合于湖水，内属于脾。足少阴外合于汝水，内属于肾。足厥阴外合于渑水，内属于肝。手太阳外合于淮水，内属于小肠，而水道出焉。手少阳外合于漯水，内属于三焦。手阳明外合于江水，内属于大肠。手太阴外合于河水，内属于肺。手少阴外合于济水，内属于心。手心主外合于漳水，内属于心包。

凡此五脏六腑十二经水者，外有源泉而内有所禀，此皆内外相贯，如环无端，人经亦然。故天为阳，地为阴，腰以上为天，腰以下为地。故海以北者为阴，湖以北者为阴中之阴，漳以南者为阳，河以北至漳者为阳中之阴，漯以南至江者为阳中之太阳，此一隅之阴阳也，所以人与天地相参也。

黄帝曰：夫经水之应经脉也，其远近浅深，水血之多少各不同，合而以刺之奈何？岐伯答曰：足阳明，五脏六腑之海也，其脉大血多，气盛热壮，刺此者不深弗散，不留不泻也。足阳明刺深六分，留十呼。足太阳深五分，留七呼。足少阳深四分，留五呼。足太阴深三分，留四呼。足少阴深二分，留三呼。足厥阴深一分，留二呼。手之阴阳，其受气之道近，其气之来疾，其刺深者皆无过二分，其留皆无过一呼。其少长大小肥瘦，以心撩之，命曰法天之常。灸之亦然。灸而过此者得恶火，则骨枯脉涩；刺而过此者，则脱气。

黄帝曰：夫经脉之小大，血之多少，肤之厚薄，肉之坚脆，及腘之大小，可为量度乎？岐伯答曰：其可为度量者，取其中度也，不甚脱肉而血气不衰也。若失[1]度之人，痟瘦而形肉脱者，恶可以度量刺乎。审切循扪按，视其寒温盛衰而调之，是谓因适而为之真也。

---

① 失：原作“夫”，据《甲乙经》《太素》改。

卷之四

经筋第十三

足太阳之筋，起于足小指，上结于踝，邪上结于膝，其下循足外侧，结于踵，上循跟，结于腘；其别者，结于踹外，上腘中内廉，与腘中并上结于臀，上挟脊上项；其支者，别入结于舌本；其直者，结于枕骨，上头下颜，结于鼻；其支者，为目上网，下结于烦。其支者，从腋后外廉，结于肩髃；其支者，入腋下，上出缺盆，上结于完骨；其支者，出缺盆，邪上出于烦。其病小指支，跟肿痛，腘挛，脊反折，项筋急，肩不举，腋支，缺盆中纽痛，不可左右摇。治在燔针劫刺，以知为数，以痛为输，名曰仲春痹也。

足少阳之筋，起于小指次指，上结外踝，上循胫外廉，结于膝外廉；其支者，别起外辅骨，上走髀，前者结于伏兔之上，后者结于尻；其直者，上乘眇季胁，上走腋前廉，系于膺乳，结于缺盆；直者，上出腋，贯缺盆，出太阳之前，循耳后，上额角，交巅上，下走颔，上结于烦；支者，结于目眦为外维。其病小指次指支转筋，引膝外转筋，膝不可屈伸，腘筋急，前引髀，后引尻，即上乘眇季胁痛，上引缺盆膺乳颈，维筋急，从左之右，右目不开，上过右角，并跻脉而行，左络于右，故伤左角，右足不用，命曰维筋相交。治在燔针劫刺，以知为数，以痛为输，名曰孟春痹也。

足阳明之筋，起于中三指，结于跗上，邪外上加于辅骨，上结于膝外廉，直上结于髀枢，上循胁，属脊；其直者，上循骭，结于膝；其支者，结于外辅骨，合少阳；其直者，上循伏兔，上结于髀，聚于阴器，上腹而布，至缺盆而结，上颈，上挟口，合于頄，下结于鼻，上合于太阳，太阳为目上网，阳明为目下网；其支者，从颊结于耳前。其病足中指支，胫转筋，脚跳坚，伏兔转筋，髀前肿，㿗疝，腹筋急，引缺盆及颊，卒口僻，急者目不合，热则筋纵，目不开。颊筋有寒，则急引颊移口；有热则筋弛纵缓，不胜收故僻。治之以马膏，膏其急者，以白酒和桂，以涂其缓者，以桑钩钩之，即以生桑灰置之坎中，高下以坐等，以膏熨急颊，且饮美酒，啖美炙肉，不饮酒者，自强也，为之三拊而已。治在燔针劫刺，以知为数，以痛为输，名曰季春痹也。

足太阴之筋，起于大指之端内侧，上结于内踝；其直者，络于膝内辅骨，上循阴股，结于髀，聚于阴器，上腹，结于脐，循腹里，结于肋，散于胸中；其内者，著于脊。其病足大指支，内踝痛，转筋痛，膝内辅骨痛，阴股引髀而痛，阴器纽痛，下引脐两胁痛，引膺中脊内痛。治在燔针劫刺，以知为数，以痛为输，命曰孟秋痹也。

足少阴之筋，起于小指之下，并足太阴之筋，邪走内踝之下，结于踵，与太阳之筋合，而上结于内辅之下，并太阴之筋而上循阴股，结于阴器，循脊内挟膂，上至项，结于枕骨，与足太阳之筋合。其病足下转筋，及所过而结者皆痛及转筋。病在此者，主痫瘛及痉，在外者不能俯，在内者不能仰。故阳病者腰反折不能俯，阴病者不能仰。治在燔针劫刺，以知为数，以痛为输。在内者熨引饮药。此筋折纽，纽发数甚者，死不治，名曰仲秋痹也。

足厥阴之筋，起于大指之上，上结于内踝之前，上循胫，上结内辅之下，上循阴股，结于阴器，络诸筋。其病足大指支，内踝之前痛，内辅痛，阴股痛转筋，阴器不用，伤于内则不起，伤于寒则阴缩入，伤于热则纵挺不收。治在行水清阴气。其病转筋者，治在燔针劫刺，以知为数，以痛为输，命曰季秋痹也。

手太阳之筋，起于小指之上，结于腕，上循臂内廉，结于肘内锐骨之后，弹之应小指之上，入结于腋下；其支者，后走腋后廉，上绕肩胛，循颈出走太阳之前，结于耳后完骨；其支者，入耳中；直者，出耳上，下结于颔，上属目外眦。其病小指支，肘内锐骨后廉痛，循臂阴入腋下，腋下痛，腋后廉痛，绕肩胛引颈而痛，应耳中鸣痛，引颔目瞑，良久乃得视，颈筋急则为筋瘘颈肿。寒热在颈者，治在燔针劫刺之，以知为数，以痛为输，其为肿者，复而锐之。本支者，上曲牙，循耳前，属目外眦，上颔，结于角。其痛当所过者支转筋。治在燔针劫刺，以知为数，以痛为输，名曰仲夏痹也。

手少阳之筋，起于小指次指之端，结于腕，上[1]循臂结于肘，上绕臑外廉，上肩走颈，合手太阳；其支者，当曲颊入系舌本；其支者，上曲牙，循耳前，属目外眦，上乘颔，结于角。其病当所过者即支转筋，舌卷。治在燔针劫刺，以知为数，以痛为输，名曰季夏痹也。

手阳明之筋，起于大指次指之端，结于腕，上循臂，上结于肘外，上臑，结于髃；其支者，绕肩胛，挟脊；直者，从肩髃上颈；其支者，上颊，结于頄；直者，上出手太阳之前，上左角，络头，下右颔。其病当所过者支痛及转筋，肩不举，颈不可左右视。治在燔针劫刺，以知为数，以痛为输，名曰孟夏痹也。

手太阴之筋，起于大指之上，循指上行，结于鱼后，行寸口外侧，上循臂，结肘中，上臑内廉，入腋下，出缺盆，结肩前髃，上结缺盆，下结胸里，散贯贲，合贲下，抵季胁。其病当所过者支转筋痛，甚成息贲，胁急吐血。治在燔针劫刺，以知为数，以痛为输，名曰仲冬痹也。

手心主之筋，起于中指，与太阴之筋并行，结于肘内廉，上臂阴，结腋下，下散前后挟胁；其支者，入腋，散胸中，结于臂。其病当所过者支转筋，前及胸痛息贲。治在燔针劫刺，以知为数，以痛为输，名曰孟冬痹也。

手少阴之筋，起于小指之内侧，结于锐骨，上结肘内廉，上入腋，交太阴，挟乳里，结于胸中，循臂，下系于脐。其病内急，心承伏梁，下为

---

① 上：原作“中”，据《甲乙经》《太素》改。

肘网。其病当所过者支转筋，筋痛。治在燔针劫刺，以知为数，以痛为输。其成伏梁唾血脓者，死不治。经筋之病，寒则反折筋急，热则筋弛纵不收，阴痿不用。阳急则反折，阴急则俯不伸。焠刺者，刺寒急也，热则筋纵不收，无用燔针。名曰季冬痹也。

足之阳明，手之太阳，筋急则口目为噼，眦急不能卒视，治皆如上方也。

骨度第十四

黄帝问于伯高曰：脉度言经脉之长短，何以立之？伯高曰：先度其骨节之大小广狭长短，而脉度定矣。

黄帝曰：愿闻众人之度，人长七尺五寸者，其骨节之大小长短各几何？伯高曰：头之大骨围二尺六寸，胸围四尺五寸，腰围四尺二寸。

发所覆者颅至项尺二寸，发以下至颐长一尺，君子终折。结喉以下至缺盆中长四寸，缺盆以下至髑骬长九寸，过则肺大，不满则肺小。髑骬以下至天枢长八寸，过则胃大，不及则胃小。天枢以下至横骨长六寸半，过则回肠广长，不满则狭短。横骨长六寸半，横骨上廉以下至内辅之上廉长一尺八寸，内辅之上廉以下至下廉长三寸半，内辅下廉下至内踝长一尺三寸，内踝以下至地长三寸，膝腘以下至跗属长一尺六寸，跗属以下至地长三寸，故骨围大则太过，小则不及。

角以下至柱骨长一尺，行腋中不见者长四寸，腋以下至季胁长一尺二寸，季胁以下至髀枢长六寸，髀枢以下至膝中长一尺九寸，膝以下至外踝长一尺六寸，外踝以下至京骨长三寸，京骨以下至地长一寸。

耳后当完骨者广九寸。耳前当耳门者广一尺三寸，两颧之间相去七寸，两乳之间广九寸半，两髀之间广六寸半。足长一尺二寸，广四寸半。

肩至肘长一尺七寸，肘至腕长一尺二寸半，腕至中指本节长四寸，本节至其末长四寸半。

项发以下至膂①骨长二寸半，膂骨以下至尾骶二十一节长三尺，上节长一寸四分分之一，奇分在下，故上七节至于膂骨九寸八分分之七。

此众人骨之度也，所以立经脉之长短也。是故视其经脉之在于身也，其见浮而坚，其见明而大者，多血；细而沉者，多气也。

五十营第十五

黄帝曰：余愿闻五十营奈何？岐伯答曰：天周二十八宿，宿三十六分，人气行一周，千八分。日行二十八宿，人经脉上下、左右、前后二十八脉，周身十六丈二尺，以应二十八宿，漏水下百刻，以分昼夜。故人一呼，脉再动，气行三寸，一吸，脉亦再动，气行三寸，呼吸定息，气行六寸。十息，气行六尺，日行二分。二百七十息，气行十六丈二尺，气行交通于中，一周于身，下水二刻，日行二十五分。五百四十息，气行再周于身，下水四刻，日行四十分。二千七百息，气行十周于身，下水二十刻，日行五宿二十分。一万三千五百息，气行五十营于身，水下百刻，日行二十八宿，漏水皆尽，脉终矣。所谓交通者，并行一数也，故五十营备，得尽天地之寿矣，凡行八百一十丈也。

营气第十六

黄帝曰：营气之道，内谷为宝。谷入于胃，乃传之肺，流溢于中，布

① 膂：原作“背”，据《太素》改，与下文合。

散于外，精专者行于经隧，常营无已，终而复始，是谓天地之纪。

故气从太阴出，注手阳明，上行，注足阳明，下行至跗上，注大指间，与太阴合，上行抵髀。从脾注心中，循手少阴，出腋下臂，注小指，合手太阳，上行乘腋出䪼内，注目内眦，上巅下项，合足太阳，循脊下尻，下行注小指之端，循足心注足少阴，上行注肾。从肾注心，外散于胸中，循心主脉出腋下臂，出两筋之间，入掌中，出中指之端，还注小指次指之端，合手少阳，上行注膻中，散于三焦，从三焦注胆，出胁，注足少阳，下行至跗上，复从跗注大指间，合足厥阴，上行至肝，从肝上注肺，上循喉咙，入颃颡之窍，究于畜门。其支别者，上额循巅下项中，循脊入骶，是督脉也，络阴器，上过毛中，入脐中，上循腹里，入缺盆，下注肺中，复出太阴。此营气之所行也，逆顺之常也。

脉度第十七

黄帝曰：愿闻脉度。岐伯答曰：手之六阳，从手至头，长五尺，五六三丈。手之六阴，从手至胸中，三尺五寸，三六一丈八尺，五六三尺，合二丈一尺。足之六阳，从足上至头，八尺，六八四丈八尺。足之六阴，从足至胸中，六尺五寸，六六三丈六尺，五六三尺，合三丈九尺。跻脉从足至目，七尺五寸，二七一丈四尺，二五一尺，合一丈五尺。督脉、任脉各四尺五寸，二四八尺，二五一尺，合九尺。凡都合一十六丈二尺，此气之大经隧也。经脉为里，支而横者为络，络之别者为孙，盛而血者疾诛之，盛者泻之，虚者饮药以补之。

五脏常内阅于上七窍也，故肺气通于鼻，肺和则鼻能知臭香矣；心气通于舌，心和则舌能知五味矣；肝气通于目，肝和则目能辨五色矣；脾气通于口，脾和则口能知五谷矣；肾气通于耳，肾和则耳能闻五音矣。五脏不和则七窍不通，六腑不和则留为痈。故邪在腑则阳脉不和，阳脉不和则气留之，气留之则阳气盛矣。阳气太盛则阴不利，阴脉不利则血留之，血留之则阴气盛矣。阴气太盛，则阳气不能荣也，故曰关。阳气太盛，则阴气弗能荣也，故曰格。阴阳俱盛，不得相荣，故曰关格。关格者，不得尽期而死也。

黄帝曰：跻脉安起安止，何气荣水？岐伯答曰：跻脉者，少阴之别，起于然骨之后，上内踝之上，直上循阴股入阴，上循胸里入缺盆，上出人迎之前，入頄，属目内眦，合于太阳、阳跻而上行，气并相还则为濡目，气不荣则目不合。

黄帝曰：气独行五脏，不荣六腑，何也？岐伯答曰：气之不得无行也，如水之流，如日月之行不休，故阴脉荣其脏，阳脉荣其腑，如环之无端，莫知其纪，终而复始。其流溢之气，内溉脏腑，外濡腠理。

黄帝曰：跻脉有阴阳，何脉当其数？岐伯答曰：男子数其阳，女子数其阴，当数者为经，其不当数者为络也。

营卫生会第十八

黄帝问于岐伯曰：人焉受气？阴阳焉会？何气为营？何气为卫？营安从生？卫于焉会？老壮不同气，阴阳异位，愿闻其会。岐伯答曰：人受气于谷，谷入于胃，以传与肺，五脏六腑，皆以受气。其清者为营，浊者为卫，营在脉中，卫在脉外，营周不休，五十而复大会。阴阳相贯，如环无端。卫气行于阴二十五度，行于阳二十五度，分为昼夜，故气至阳而起，至阴而止。故曰：日中而阳陇为重阳，夜半而阴陇为重阴。故太阴主内，太阳主外，各行二十五度，分为昼夜。夜半为阴陇，夜半后而为阴衰，平旦阴尽而阳受气矣。日中为阳陇，日西而阳衰，日入阳尽而阴受气矣。夜半而大会，万民皆卧，命曰合阴，平旦阴尽而阳受气，如是无已，与天地同纪。

黄帝曰：老人之不夜瞑者，何气使然？少壮之人不昼瞑者，何气使然？岐伯答曰：壮者之气血盛，其肌肉滑，气道通，荣卫之行，不失其常，故昼精而夜瞑。老者之气血衰，其肌肉枯，气道涩，五脏之气相搏，其营气衰少而卫气内伐，故昼不精，夜不瞑。

黄帝曰：愿闻营卫之所行，皆何道从来？岐伯答曰：营出于中焦，卫出于下焦。

黄帝曰：愿闻三焦之所出。岐伯答曰：上焦出于胃上口，并咽以上贯膈而布胸中，走腋，循太阴之分而行，还至阳明，上至舌，下足阳明，常与营俱行于阳二十五度，行于阴亦二十五度一周也，故五十度而复大会于手太阴矣。

黄帝曰：人有热，饮食下胃，其气未定，汗则出，或出于面，或出于背，或出于身半，其不循卫气之道而出何也？岐伯曰：此外伤于风，内开腠理，毛蒸理泄，卫气走之，固不得循其道，此气慓悍滑疾，见开而出，故不得从其道，故命曰漏泄。

黄帝曰：愿闻中焦之所出。岐伯答曰：中焦亦并胃中，出上焦之后，此所受气者，泌糟粕，蒸津液，化其精微，上注于肺脉，乃化而为血，以奉生身，莫贵于此，故独得行于经隧，命曰营气。

黄帝曰：夫血之与气，异名同类，何谓也？岐伯答曰：营卫者精气也，血者神气也，故血之与气，异名同类焉。故夺血者无汗，夺汗者无血，故人生有两死而无两生。

黄帝曰：愿闻下焦之所出。岐伯答曰：下焦者，别回肠，注于膀胱而渗入焉。故水谷者，常并居于胃中，成糟粕，而俱下于大肠，而成下焦，渗而俱下，济泌别汁，循下焦而渗入膀胱焉。

黄帝曰：人饮酒，酒亦入胃，谷未熟而小便独先下何也？岐伯答曰：酒者熟谷之液也，其气悍以清，故后谷而入，先谷而液出焉。

黄帝曰：善。余闻上焦如雾，中焦如沤，下焦如渎，此之谓也。

四时气第十九

黄帝问于岐伯曰：夫四时之气，各不同形，百病之起，皆有所生，灸刺之道，何者为定？岐伯答曰：四时之气，各有所在，灸刺[①]之道，得气穴为定。故春取经、血脉、分肉之间，甚者深刺之，间者浅刺之。夏取盛经孙络，取分间绝皮肤。秋取经腧，邪在腑，取之合。冬取井荥，必深以留之。

温疟汗不出，为五十九痏。风㽷肤胀，为五十七痏，取皮肤之血者，尽取之。

飧泄，补三阴之上，补阴陵泉，皆久留之，热行乃止。

转筋于阳治其阳，转筋于阴治其阴，皆卒刺之。

徒㽷，先取环谷下三寸，以铍针针之，已刺而筩之，而内之，入而复之，以尽其㽷。必坚束之[②]，来缓则烦悗，来急则安静，间日一刺之，㽷尽乃止。饮闭药，方刺之时徒饮之，方饮无食，方食无饮，无食他食，百三十五日。

著痹不去，久寒不已，卒取其三里。骨为干。

肠中不便，取三里，盛泻之，虚补之。

疠风者，素刺其肿上，已刺，以锐针针其处，按出其恶气，肿尽乃止，常食方食，无食他食。

腹中常鸣，气上冲胸，喘不能久立，邪在大肠，刺肓[③]之原、巨虚上廉、三里。

小腹控睾，引腰脊，上冲心，邪在小肠者，连睾系，属于脊，贯肝肺，络心系。气盛则厥逆，上冲肠胃，熏肝，散于肓，结于脐。故取之肓原以散之，

---

① 刺：原作“别”。据《甲乙经》《太素》改。

② 束之，原脱，据《太素》《甲乙经》补。

③ 肓：原作“盲”，据《脉经》《千金方》改。

刺太阴以予之，取厥阴以下之，取巨虚下廉以去之，按其所过之经以调之。

善呕，呕有苦，长太息，心中憺憺，恐人将捕之，邪在胆，逆在胃，胆液泄则口苦，胃气逆则呕苦，故曰呕胆。取三里以下胃气逆，则刺少阳血络以闭胆逆，却调其虚实，以去其邪。

饮食不下，膈塞不通，邪在胃脘。在上脘，则刺抑而下之，在下脘，则散而去之。

小腹痛肿，不得小便，邪在三焦约，取之太阳大络，视其络脉与厥阴小络结而血者，肿上及胃脘，取三里。

睹其色，察其目[①]，知其散复者，视其目色，以知病之存亡也。一其形，听其动静者，持气口人迎以视其脉，坚且盛且滑者病日进，脉软者病将下，诸经实者病三日已。气口候阴，人迎候阳也。

---

① 目：原作“以”，据《太素》改。

卷之五

五邪第二十

邪在肺，则病皮肤痛，寒热，上气喘，汗出，咳动肩背。取之膺中外腧，背三节五脏之傍，以手疾按之，快然，乃刺之，取之缺盆中以越之。

邪在肝，则两胁中痛，寒中，恶血在内，行善掣，节时脚肿。取之行间以引胁下，补三里以温胃中，取血脉以散恶血，取耳间青脉，以去其掣。

邪在脾胃，则病肌肉痛。阳气有余，阴气不足，则热中善饥；阳气不足，阴气有余，则寒中肠鸣腹痛。阴阳俱有余，若俱不足，则有寒有热，皆调于三里。

邪在肾，则病骨痛阴痹。阴痹者，按之而不得，腹胀腰痛，大便难，肩背颈项痛，时眩。取之涌泉、昆仑，视有血者尽取之。

邪在心，则病心痛喜悲，时眩仆。视有余不足而调之其输也。

寒热病第二十一

皮寒热者，不可附席，毛发焦，鼻槁腊，不得汗。取三阳之络，以补手太阴。肌寒热者，肌痛，毛发焦而唇槁腊，不得汗。取三阳于下以去其血者，补足太阴以出其汗。骨寒热者，病无所安，汗注不休，齿未槁，取其少阴于阴股之络；齿已槁，死不治。骨厥亦然。骨痹，举节不用而痛，汗注烦心。取三阴之经，补之。身有所伤血出多，及中风寒，若有所堕坠，四肢懈惰不收，名曰体惰。取其小腹脐下三结交。三结交者，阳明、太阴也，脐下三寸关元也。厥痹者，厥气上及腹。取阴阳之络，视主病也，泻阳补阴经也。

颈侧之动脉人迎。人迎，足阳明也，在婴筋之前。婴筋之后，手阳明也，名曰扶突。次脉，手少阳脉也，名曰天牖。次脉，足太阳也，名曰天柱。腋下动脉，臂太阴也，名曰天府。阳迎头痛，胸满不得息，取之人迎。暴喑气鞕，取扶突与舌本出血。暴聋气蒙，耳目不明，取天牖。暴挛痫眩，足不任身，取天柱。暴瘅内逆，肝肺相搏，血溢鼻口，取天府。此为天牖五部。

臂阳明有入頄遍齿者，名曰大迎，下齿龋取之。臂恶寒补之，不恶寒泻之。足太阳有人頄遍齿者，名曰角孙，上齿龋取之，在鼻与頄前。方病之时其脉盛，盛则泻之，虚则补之。一曰取之出鼻外。

足阳明有挟鼻入于面者，名曰悬颅，属口，对入系目本，视有过者取之，损有余，益不足，反者益甚[①]。足太阳有通项入于脑者，正属目本，名曰眼系，头目苦痛取之，在项中两筋间，入脑乃别阴跻、阳跻，阴阳相交，阳入阴，阴出阳，交于目锐眦，阳气盛则瞋目，阴气盛则瞑目。

热厥取足太阴、少阳，皆留之；寒厥取足阳明、少阴于足，皆留之。舌纵涎下，烦悗，取足少阴。振寒洒洒，鼓颔，不得汗出，腹胀烦悗，取手太阴。

刺虚者，刺其去也，刺实者，刺其来也。春取络脉，夏取分腠，秋取气口，冬取经输，凡此四时，各以时为齐。络脉治皮肤，分腠治肌肉，气口治筋脉，经输治骨髓、五脏。

身有五部：伏兔一；腓二，腓者腨也；背三；五脏之腧四；项五。此五部有痈疽者死。病始手臂者，先取手阳明、太阴而汗出；病始头首者，

① 甚：原作“其”，据《甲乙经》《太素》改。

先取项太阳而汗出；病始足胫者，先取足阳明而汗出。臂太阴可汗出，足阳明可汗出。故取阴而汗出甚者，止之于阳；取阳而汗出甚者，止之于阴。

凡刺之害，中而不去则精泄，不中而去则致气；精泄则病甚而恇，致气则生为痈疽也。

癫狂第二十二

目眦外决于面者，为锐眦；在内近鼻者为内眦，上为外眦，下为内眦①。

癫疾始生，先不乐，头重痛，视举目赤，甚作极已而烦心，候之于颜，取手太阳、阳明、太阴，血变而止。

癫疾始作而引口啼呼喘悸者，候之手阳明、太阳，左强者攻其右，右强者攻其左，血变而止。癫疾始作先反僵，因而脊痛，候之足太阳、阳明、太阴、手太阳，血变而止。

治癫疾者，常与之居，察其所当取之处。病至，视之有过者泻之，置其血于瓠壶之中，至其发时，血独动矣。不动，灸穷骨二十壮，穷骨者，骶骨也。

骨癫疾者，顑齿诸腧分肉皆满，而骨居，汗出烦悗。呕多涎②沫，气下泄，不治。筋癫疾者，身倦挛急脉大，刺项大经之大杼。呕多涎沫，气下泄，不治。

脉癫疾者，暴仆，四肢之脉皆胀而纵。脉满，尽刺之出血；不满，灸之挟项太阳，灸带脉于腰相去三寸，诸分肉本输。呕多涎沫，气下泄，不治。

癫疾者，疾发如狂者，死不治。

---

① 此段二十六字与本篇文义不符。《太素》将此段移入“热病第二十三”篇中。
② 涎：原作“沃”，据《甲乙经》《千金》改。

狂始生，先自悲也，喜忘、苦怒、善恐者，得之忧饥，治之取手太阴、阳明，血变而止，及取足太阴、阳明。狂始发，少卧不饥，自高贤也，自辩智也，自尊贵也，善骂詈，日夜不休，治之取手阳明、太阳、太阴、舌下、少阴，视之盛者，皆取之，不盛，释之也。

狂言、惊、善笑、好歌乐、妄行不休者，得之大恐，治之取手阳明、太阳、太阴。狂，目妄见、耳妄闻、善呼者，少气之所生也，治之取手太阳、太阴、阳明、足太阴、头、两颇。狂者多食，善见鬼神，善笑而不发于外者，得之有所大喜，治之取足太阴、太阳、阳明，后取手太阴、太阳、阳明。狂而新发，未应如此者，先取曲泉左右动脉，及盛者见血，有倾已；不已，以法取之，灸骨骶二十壮。

风逆暴四肢肿，身漯漯，唏然时寒，饥则烦，饱则善变，取手太阴表里，足少阴、阳明之经，肉清取荥，骨清取井、经也。

厥逆为病也，足暴清，胸若将裂，肠若将以刀切之，烦而不能食，脉大小皆涩，暖取足少阴，清取足阳明，清则补之，温则泻之。厥逆腹胀满，肠鸣，胸满不得息，取之下胸二胁咳而动手者，与背腧以手按之立快者是也。内闭不得溲，刺足少阴、太阳与骶上以长针。气逆则取其太阴、阳明、厥阴，甚取少阴、阳明动者之经也。

少气，身漯漯也，言吸吸也，骨酸体重，懈惰不能动，补足少阴。短气，息短不属，动作气索，补足少阴，去血络也。

热病第二十三

偏枯，身偏不用而痛，言不变，志不乱，病在分腠之间，巨针取之，益其不足，损其有余，乃可复也。

痱之为病也，身无痛者，四肢不收，智乱不甚，其言微知，可治；甚则不能言，不可治也。病先起于阳，后入于阴者，先取其阳，后取其阴，浮而取之。

热病三日，而气口静、人迎躁者，取之诸阳，五十九刺，以泻其热而出其汗，实其阴以补其不足者。身热甚，阴阳皆静者，勿刺也；其可刺者，急取之，不汗出则泻。所谓勿刺者，有死征也。

热病七日八日，脉口动喘而短（一作弦）者，急刺之，汗且自出，浅刺手大指间。热病七日八日，脉微小，病者溲血，口中干，一日半而死，脉代者，一日死。热病已得汗出，而脉尚躁，喘且复热，勿刺肤，喘甚者死。热病七日八日，脉不躁，躁不散数，后三日中有汗；三日不汗，四日死。未曾汗者，勿腠刺之。

热病先肤痛窒鼻充面，取之皮，以第一针，五十九，苛轸鼻，索皮于肺，不得索之火，火者心也。

热病先身涩，倚而热，烦悗，干唇口嗌，取之皮，以第一针，五十九，肤胀口干，寒汗出，索脉于心，不得索之水，水者肾也。

热病嗌干多饮，善惊，卧不能起，取之肤肉，以第六针，五十九，目眦青，索肉于脾，不得索之木，木者肝也。

热病面青脑痛，手足躁，取之筋间，以第四针，于四逆，筋躄目浸，索筋于肝，不得索之金，金者肺也。

热病数惊，瘛疭而狂，取之脉，以第四针，急泻有余者，癫疾毛发去，索血于心，不得索之水，水者肾也。

热病身重骨痛，耳聋而好瞑，取之骨，以第四针，五十九刺，骨病不食，啮齿耳青，索骨于肾，不得索之土，土者脾也。

热病不知所痛，耳聋不能自收，口干，阳热甚，阴颇有寒者，热在髓，死不可治。

热病头痛，颞颥，目瘳脉痛，善衄，厥热病也，取之以第三针，视有余不足，寒热痔。

热病体重，肠中热，取之以第四针，于其腧及下诸指间，索气于胃胳，得气也。

热病挟脐急痛，胸胁满，取之涌泉与阴陵泉，取以第四针，针嗌里。

热病而汗且出，及脉顺可汗者，取之鱼际、太渊、大都、太白，泻之则热去，补之则汗出，汗出太甚，取内踝上横脉以止之。

热病已得汗而脉尚躁盛，此阴脉之极也，死；其得汗而脉静者，生。热病者脉尚盛躁而不得汗者，此阳脉之极也，死；脉盛躁得汗静者，生。

热病不可刺者有九：一曰，汗不出，大颧发赤哕者死；二曰，泄而腹满甚者死；三曰，目不明，热不已者死；四曰，老人婴儿，热而腹满者死；五曰，汗不出，呕下血者死；六曰，舌本烂，热不已者死；七曰，咳而衄，汗不出，出不至足者死；八曰，髓热者死；九曰，热而痉者死，腰折，瘛疭，齿噤齘也。凡此九者，不可刺也。

所谓五十九刺者，两手外内侧各三，凡十二痏；五指间各一，凡八痏，足亦如是；头人发一寸傍三分各三，凡六痏；更人发三寸边五，凡十痏；耳前后口下者各一，项中一，凡六痏；巅上一，囟会一，发际一，廉泉一，风池二，天柱二。

气满胸中喘息，取足太阴大指之端，去爪甲如薤叶，寒则留之，热则疾之，气下乃止。心疝暴痛，取足太阴、厥阴，尽刺去其血络。喉痹舌卷，口中干，烦心心痛，臂内廉痛，不可及头，取手小指次指爪甲下，去端如韭叶。目中赤痛，从内眦始，取之阴跻。风痉身反折，先取足太阳及腘中及血络出血；中有寒，取三里。癃，取之阴跻及三毛上及血络出血。男子如蛊，女子如怚，身体腰脊如解，不欲饮食，先取涌泉见血，视跗上盛者，尽见血也。

厥病第二十四

厥头痛，面若肿起而烦心，取之足阳明、太阴。厥头痛，头脉痛，心悲，善泣，视头动脉反盛者，刺尽去血，后调足厥阴。厥头痛，贞贞头重而痛，泻头上五行，行五，先取手少阴，后取足少阴。厥头痛，意善忘，按之不得，取头面左右动脉，后取足太阴。厥头痛，项先痛，腰脊为应，先取天柱，后取足太阳。厥头痛，头痛甚，耳前后脉涌有热（一本云有动脉），泻出其血，后取足少阳。

真头痛，头痛甚，脑尽痛，手足寒至节，死不治。

头痛不可取于腧者，有所击堕，恶血在于内；若肉伤，痛未已，则可刺，不可远取也。头痛不可刺者，大痹为恶，日作者，可令少愈，不可已。头半寒痛，先取手少阳、阳明，后取足少阳、阳明。

厥心痛，与背相控，善瘛，如从后触其心，伛偻者，肾心痛也，先取京骨、昆仑，发针不已，取然谷。厥心痛，腹胀胸满，心尤痛甚，胃心痛也，取之大都、太白。厥心痛，痛如以锥针刺其心，心痛甚者，脾心痛也，取之然谷、太溪。厥心痛，色苍苍如死状，终日不得太息，肝心痛也，取之行间、太冲。厥心痛，卧若徒居心痛间；动作痛益甚，色不变，肺心痛也，取之鱼际、太渊。

真心痛，手足青[1]至节，心痛甚，旦发夕死，夕发旦死。

心痛不可刺者，中有盛聚，不可取于腧。肠中有虫瘕及蛟蛕，皆不可取以小针。心腹[2]痛懊[3]侬作痛肿聚，往来上下行，痛有休止，腹热，喜渴涎出者，是蛟蛕也。以手聚按而坚持之，无令得移，以大针刺之，久持之，虫不动，乃出针也。恙腹侬痛，形中上者。

耳聋无闻，取耳中。耳鸣，取耳前动脉。耳痛不可刺者，耳中有脓，若有干耵聍，耳无闻也。耳聋，取手足[4]小指次指爪甲上与肉交者，先取手，后取足。耳鸣取手足中指爪甲上，左取右，右取左，先取手，后取足。

足髀不可举，侧而取之，在枢合中，以员利针，大针不可刺。病注下血，取曲泉。

风痹淫泺，病不可已者，足如履冰，时如入汤中，股胫淫泺，烦心头痛，

---

① 青：原作“清”，据《甲乙经》改。

② 腹：原作“肠”，据《太素》《甲乙经》改。

③ 懊：原无此字，据《甲乙经》《脉经》补。

④ 足：原无此字，据《太素》补。

时呕时悗，眩已汗出，久则目眩，悲以喜恐，短气不乐，不出三年，死也。

病本第二十五

先病而后逆者，治其本。先逆而后病者，治其本。先寒而后生病者，治其本。先病而后生寒者，治其本。先热而后生病者，治其本。先病而后生热者，治其本①。先泄而后生他病者，治其本，必且调之，乃治其他病。先病而后中满者，治其标。先病后泄者，治其本。先中满而后烦心者，治其本。

有客气，有同气。大小便不利，治其标；大小便利，治其本。病发而有余，本而标之，先治其本，后治其标。病发而不足，标而本之，先治其标，后治其本。谨详察间甚，以意调之，间者并行，甚者独行。先小大便不利而后生他病者，治其本也。

杂病第二十六

厥，挟脊而痛者至顶，头沉沉然，目䀮䀮然，腰脊强，取足太阳腘中血络。厥，胸满面肿，唇漯漯然，暴言难，甚则不能言，取足阳明。厥气走喉而不能言，手足清，大便不利，取足少阴。厥而腹向向然，多寒气，腹中穀穀，便溲难，取足太阴。

嗌干，口中热如胶，取足少阴。膝中痛，取犊鼻，以员利针，发而间之，针大如氂，刺膝无疑。

---

① 先病而后生热者，治其本：原无此十字，据《甲乙经》补，与前文对应。

喉痹，不能言，取足阳明；能言，取手阳明。

疟，不渴，间日而作，取足阳明；渴而日作，取手阳明。

齿痛，不恶清饮，取足阳明；恶清饮，取手阳明。

聋而不痛者，取足少阳；聋而痛者，取手阳明。

衄而不止，衃血流，取足太阳；衃血，取手太阳。不已，刺宛骨下；不已，刺腘中出血。

腰痛，痛上寒，取足太阳、阳明；痛上热，取足厥阴；不可以俯仰，取足少阳。中热而喘，取足少阴、腘中血络。喜怒而不欲食，言益小，刺足太阴；怒而多言，刺足少阳。

颇痛，刺手阳明与颇之盛脉出血。项痛不可俯仰，刺足太阳；不可以顾，刺手太阳也。

小腹满大，上走胃，至心，淅淅身时寒热，小便不利，取足厥阴。腹满，大便不利，腹大，亦上走胸嗌，喘息喝喝然，取足少阴。腹满，食不化，腹向向然，不能大便，取足太阴。

心痛引腰脊，欲呕，取足少阴。心痛，腹胀，啬啬然，大便不利，取足太阴。心痛引背，不得息，刺足少阴；不已，取手少阳。心痛引小腹满，上下无常处，便溲难，刺足厥阴。心痛，但短气不足以息，刺手太阴。心痛，当九节刺之，按已，刺按之，立已；不已，上下求之，得之立已。颇痛，刺足阳明曲周动脉见血，立已；不已，按人迎于经，立已。气逆上，刺膺中陷者与下胸动脉。腹痛，刺脐左右动脉，已刺按之，立已；不已，刺气街，已刺按之，立已。

痿厥为四末束悗，乃疾解之，日二，不仁者，十日而知，无休，病已止。

哕，以草刺鼻，嚏，嚏而已；无息而疾迎引之，立已；大惊之，亦可已。

周痹第二十七

黄帝问于岐伯曰：周痹之在身也，上下移徙随脉，其上下左右相应，间不容空，愿闻此痛，在血脉之中邪？将在分肉之间乎？何以致是？其痛之移也，间不及下针，其慉痛之时，不及定治，而痛已止矣。何道使然？愿闻其故。岐伯答曰：此众痹也，非周痹也。

黄帝曰：愿闻众痹。岐伯对曰：此各在其处，更发更止，更居更起，以右应左，以左应右，非能周也。更发更休也。黄帝曰：善。刺之奈何？岐伯对曰：刺此者，痛虽已止，必刺其处，勿令复起。

帝曰：善。愿闻周痹何如？岐伯对曰：周痹者，在于血脉之中，随脉以上，随脉以下，不能左右，各当其所。黄帝曰：刺之奈何？岐伯对曰：痛从上下者，先刺其下以过（一作遏，下同）之，后刺其上以脱之。痛从下上者，先刺其上以过之，后刺其下以脱之。

黄帝曰：善。此痛安生？何因而有名？岐伯对曰：风寒湿气，客于外分肉之间，迫切而为沫，沫得寒则聚，聚则排分肉而分裂也，分裂则痛，痛则神归之，神归之则热，热则痛解，痛解则厥，厥则他痹发，发则如是。帝曰：善。余已得其意矣。此内不在脏，而外未发于皮，独居分肉之间，真气不能周，故命曰周痹。故刺痹者，必先切循其下之六经，视其虚实，及大络之血结而不通，及虚而脉陷空者而调之，熨而通之，其瘛坚，转引而行之。黄帝曰：善。余已得其意矣，亦得其事也。九者经巽之理，十二经脉阴阳之病也。

口问第二十八

黄帝闲居，辟左右而问于岐伯曰：余已闻九针之经，论阴阳逆顺，六经已毕，愿得口问。岐伯避席再拜曰：善乎哉问也！此先师之所口传也。黄帝曰：愿闻口传。岐伯答曰：夫百病之始生也，皆生于风雨寒暑，阴阳喜怒，饮食居处，大惊卒恐，则血气分离，阴阳破败，经络厥绝，脉道不通，阴阳相逆，卫气稽留，经脉虚空，血气不次，乃失其常。论不在经者，请道其方。

黄帝曰：人之欠者，何气使然？岐伯答曰：卫气昼日行于阳，夜半则行于阴，阴者主夜，夜者卧。阳者主上，阴者主下，故阴气积于下，阳气未尽，阳引而上，阴引而下，阴阳相引，故数欠。阳气尽，阴气盛，则目瞑；阴气尽而阳气盛，则寤矣。泻足少阴，补足太阳。

黄帝曰：人之哕者，何气使然？岐伯曰：谷入于胃，胃气上注于肺。今有故寒气与新谷气，俱还入于胃，新故相乱，真邪相攻，气并相逆，复出于胃，故为哕。补手太阴，泻足少阴。

黄帝曰：人之唏者，何气使然？岐伯曰：此阴气盛而阳气虚，阴气疾而阳气徐，阴气盛而阳气绝，故为唏。补足太阳，泻足少阴。

黄帝曰：人之振寒者，何气使然？岐伯曰：寒气客于皮肤，阴气盛，阳气虚，故为振寒寒栗，补诸阳。

黄帝曰：人之噫者，何气使然？岐伯曰：寒气客于胃，厥逆从下上散，复出于胃，故为噫。补足太阴、阳明。一曰补眉本也。

黄帝曰：人之嚏者，何气使然？岐伯曰：阳气和利，满于心，出于鼻，故为嚏。补足太阳荥、眉本。（一曰眉上也）。

黄帝曰：人之亸者，何气使然？岐伯曰：胃不实则诸脉虚，诸脉虚则筋脉懈惰，筋脉懈惰则行阴用力，气不能复，故为亸。因其所在，补分肉间。

黄帝曰：人之哀而泣涕出者，何气使然？岐伯曰：心者，五脏六腑之主也；目者，宗脉之所聚也，上液之道也；口鼻者，气之门户也。故悲哀愁忧则心动，心动则五脏六腑皆摇，摇则宗脉感，宗脉感则液道开，液道开，故泣涕出焉。液者，所以灌精濡空窍者也，故上液之道开则泣，泣不止则液竭，液竭则精不灌，精不灌则目无所见矣，故命曰夺精。补天柱经侠颈。

黄帝曰：人之太息者，何气使然？岐伯曰：忧思则心系急，心系急则气道约，约则不利，故太息以伸出之。补手少阴、心主、足少阳留之也。

黄帝曰：人之涎下者，何气使然？岐伯曰：饮食者，皆人于胃，胃中有热则虫动，虫动则胃缓，胃缓则廉泉开，故涎下。补足少阴。

黄帝曰：人之耳中鸣者，何气使然？岐伯曰：耳者，宗脉之所聚也，故胃中空则宗脉虚，虚则下，溜脉有所竭者，故耳鸣。补客主人、手大指爪甲上与肉交者也。

黄帝曰：人之自啮舌者，何气使然？此厥逆走上，脉气辈至也。少阴气至则啮舌，少阳气至则啮颊，阳明气至则啮唇矣。视主病者则补之。

凡此十二邪者，皆奇邪之走空窍者也。故邪之所在，皆为不足。故上气不足，脑为之不满，耳为之苦鸣，头为之苦倾，目为之眩；中气不足，溲便为之变，肠为之苦鸣；下气不足，则乃为痿厥心悗。补足外踝下留之。

黄帝曰：治之奈何？岐伯曰：肾主为欠，取足少阴。肺主为哕，取手太阴、足少阴。唏者，阴与阳绝，故补足太阳、泻足少阴。振寒者，补诸阳。噫者，补足太阴、阳明。嚏者，补足太阳眉本。亸，因其所在，补分肉间。泣出，补天柱经侠颈，侠颈者，头中分也。太息，补手少阴、心主，足少阳留之。涎下，补足少阴。耳鸣，补客主人、手大指爪甲上与肉交者。自啮舌，视主病者则补之。目眩头倾，补足外踝下留之。痿厥心悗，刺足大指间上二寸留之，一日足外踝下留之。

卷之六

师传第二十九

黄帝曰：余闻先师，有所心藏，弗著于方。余愿闻而藏之，则而行之，上以治民，下以治身，使百姓无病，上下和亲，德泽下流，子孙无忧，传于后世，无有终时，可得闻乎？岐伯曰：远乎哉问也。夫治民与自治，治彼与治此，治小与治大，治国与治家，未有逆而能治之也，夫惟顺而已矣。顺者，非独阴阳脉论气之逆顺也，百姓人民，皆欲顺其志也。

黄帝曰：顺之奈何？岐伯曰：入国问俗，人家问讳，上堂问礼，临病人问所便。

黄帝曰：便病人奈何？岐伯曰：夫中热消瘅则便寒；寒中之属则便热。胃中热则消谷，令人悬①心善饥，脐以上皮热；肠中热则出黄如糜，脐以下皮寒。胃中寒，则腹胀；肠中寒，则肠鸣飧泄。胃中寒、肠中热则胀而且泄；胃中热、肠中寒则疾饥，小腹痛胀。

黄帝曰：胃欲寒饮，肠欲热饮，两者相逆，便之奈何？且夫王公大人，血食之君，骄恣从欲，轻人而无能禁之，禁之则逆其志，顺之则加其病，便之奈何？治之何先？岐伯曰：人之情，莫不恶死而乐生，告之以其败，语之以其善，导之以其所便，开之以其所苦，虽有无道之人，恶有不听者乎？

---

① 悬：原作“县”。古同“悬”。

黄帝曰：治之奈何？岐伯曰：春夏先治其标，后治其本；秋冬先治其本，后治其标。

黄帝曰：便其相逆者奈何？岐伯曰：便此者，食饮衣服，亦欲适寒温。寒无凄怆，暑无出汗。食饮者，热无灼灼，寒无沧沧。寒温中适，故气将持，乃不致邪僻也。

黄帝曰：《本脏》以身形支节䐃肉，候五脏六腑之小大焉。今夫王公大人，临朝即位之君而问焉，谁可扪循之而后答乎？岐伯曰：身形支节者，脏腑之盖也，非面部之阅也。

黄帝曰：五脏之气，阅于面者，余已知之矣，以肢节知而阅之奈何？岐伯曰：五脏六腑者，肺为之盖，巨肩陷咽，候见其外。黄帝曰：善。岐伯曰：五脏六腑，心为之主，缺盆为之道，骺[①]骨有余，以候髑骬。黄帝曰：善。岐伯曰：肝者主为将，使之候外，欲知坚固，视目小大。黄帝曰：善。岐伯曰：脾者主为卫，使之迎粮，视唇舌好恶，以知吉凶。黄帝曰：善。岐伯曰：肾者主为外，使之远听，视耳好恶，以知其性。

黄帝曰：善。愿闻六腑之候。岐伯曰：六腑者，胃为之海，广骸，大颈，张胸，五谷乃容。鼻隧以长，以候大肠。唇厚，人中长，以候小肠。目下果大，其胆乃横。鼻孔在外，膀胱漏泄。鼻柱中央起，三焦乃约，此所以候六腑者也。上下三等，脏安且良矣。

决气第三十

黄帝曰：余闻人有精、气、津、液、血、脉，余意以为一气耳，今乃辨为六名，余不知其所以然。岐伯曰：两神相搏，合而成形，常先身生，是谓精。何谓气？岐伯曰：上焦开发，宣五谷味，熏肤充身泽毛，若雾露

---

① 骺：原作“骷”，据《甲乙经》改。

之溉，是谓气。何谓津？岐伯曰：腠理发泄，汗出溱溱，是谓津。何谓液？岐伯曰：谷入气满，淖泽注于骨，骨属屈伸，泄泽补益脑髓，皮肤润泽，是谓液。何谓血？岐伯曰：中焦受气取汁，变化而赤，是谓血。何谓脉？岐伯曰：壅遏营气，令无所避，是谓脉。

黄帝曰：六气者，有余不足，气之多少，脑髓之虚实，血脉之清浊，何以知之？岐伯曰：精脱者，耳聋；气脱者，目不明；津脱者，腠理开，汗大泄；液脱者，骨属屈伸不利，色夭，脑髓消，胫酸，耳数鸣；血脱者，色白，夭然不泽；其脉空虚，此其候也。

黄帝曰：六气者，贵贱何如？岐伯曰：六气者，各有部主也，其贵贱善恶，可为常主，然五谷与胃为大海也。

肠胃第三十一

黄帝问于伯高曰：余愿闻六腑传谷者，肠胃之小大长短，受谷之多少奈何？伯高曰：请尽言之。谷所从出入浅深远近长短之度：唇至齿长九分，口广二寸半。齿以后至会厌，深三寸半，大容五合。舌重十两，长七寸，广二寸半。咽门重十两，广一寸半，至胃长一尺六寸。胃纡曲屈，伸之，长二尺六寸，大一尺五寸，径五寸，大容三斗五升。小肠后附脊，左环回周迭积，其注于回肠者，外附于脐上，回运环反[①]十六曲，大二寸半，径八分分之少半，长三丈二尺。回肠当脐，左环回周叶积而下，回运环反十六曲，大四寸，径一寸寸之少半，长二丈一尺。广肠傅脊，以受回肠，左环叶积[②]上下辟，大八寸，径二寸寸之大半，长二尺八寸。肠胃所入至所出，长六丈四寸四分，回曲环反，三十二曲也。

---

① 反：原无此字，据《太素》《甲乙经》补。
② 积：原作“脊”，据《太素》《甲乙经》改。

平人绝谷第三十二

黄帝曰：愿闻人之不食，七日而死何也？伯高曰：臣请言其故。胃大一尺五寸，径五寸，长二尺六寸，横屈受水谷三斗五升。其中之谷，常留二斗，水一斗五升而满。上焦泄气，出其精微，慓悍滑疾，下焦下溉诸肠。小肠大二寸半，径八分分之少半，长三丈二尺，受谷二斗四升，水六升三合合之大半。回肠大四寸，径一寸寸之少半，长二丈一尺，受谷一斗，水七升半。广肠大八寸，径二寸寸之大半，长二尺八寸，受谷九升三合八分合之一。肠胃之长，凡五丈八尺四寸，受水谷九斗二升一合合之大半，此肠胃所受水谷之数也。

平人则不然，胃满则肠虚，肠满则胃虚，更虚更满，故气得上下，五脏安定，血脉和利，精神乃居，故神者，水谷之精气也。故肠胃之中，当留谷二斗，水一斗五升，故平人日再后，后二升半，一日中五升，七日五七三斗五升，而留水谷尽矣。故平人不食饮七日而死者，水谷精气津液皆尽故也。

海论第三十三

黄帝问于岐伯曰：余闻刺法于夫子，夫子之所言，不离于营卫血气。夫十二经脉者，内属于脏腑，外络于肢节，夫子乃合之于四海乎？岐伯答曰：人亦有四海、十二经水。经水者，皆注于海。海有东西南北，命曰四海。黄帝曰：以人应之奈何？岐伯曰：人有髓海，有血海，有气海，有水谷之海，凡此四者，以应四海也。

黄帝曰：远乎哉！夫子之合人天地四海也，愿闻应之奈何？岐伯答曰：必先明知阴阳表里荥输所在，四海定矣。

黄帝曰：定之奈何？岐伯曰：胃者，水谷之海，其输上在气街，下至三里。冲脉者，为十二经之海，其输上在于大杼，下出于巨虚之上下廉。膻中者，为气之海，其输上在于柱骨之上下，前在于人迎。脑为髓之海，其输上在于其盖，下在风府。

黄帝曰：凡此四海者，何利何害？何生何败？岐伯曰：得顺者生，得逆者败。知调者利，不知调者害。

黄帝曰：四海之逆顺奈何？岐伯曰：气海有余者，气满胸中，悗息面赤；气海不足，则气少不足以言。血海有余，则常想其身大，怫然不知其所病；血海不足，亦常想其身小，狭然不知其所病。水谷之海有余，则腹满；水谷之海不足，则饥不受谷食。髓海有余，则轻劲多力，自过其度；髓海不足，则脑转耳鸣，胫痠眩冒，目无所见，懈怠安卧。

黄帝曰：余已闻逆顺，调之奈何？岐伯曰：审守其输，而调其虚实，无犯其害，顺者得复，逆者必败。黄帝曰：善。

五乱第三十四

黄帝曰：经脉十二者，别为五行，分为四时，何失而乱？何得而治？岐伯曰：五行有序，四时有分，相顺则治，相逆则乱。

黄帝曰：何谓相顺？岐伯曰：经脉十二者，以应十二月。十二月者，分为四时。四时者，春秋冬夏，其气各异，营卫相随，阴阳已和，清浊不相干，如是则顺之而治。

黄帝曰：何谓逆而乱？岐伯曰：清气在阴，浊气在阳，营气顺脉，卫气逆行，清浊相干，乱于胸中，是谓大悗。故气乱于心，则烦心密嘿，俯首静伏；乱于肺，则俯仰喘喝，接手以呼；乱于肠胃，则为霍乱；乱于臂胫，则为四厥；乱于头，则为厥逆，头重眩仆。

黄帝曰：五乱者，刺之有道乎？岐伯曰：有道以来，有道以去，审知其道，是谓身宝。黄帝曰：善。愿闻其道。岐伯曰：气在于心者，取之手少阴、心主之输。气在于肺者，取之手太阴荥、足少阴输。气在于肠胃者，取之足太阴、阳明，不下者，取之三里。气在于头者，取之天柱、大杼，不知，取足太阳荥输。气在于臂足，取之先去血脉，后取其阳明、少阳之荥输。

黄帝曰：补泻奈何？岐伯曰：徐入徐出，谓之导气。补泻无形，谓之同精。是非有余不足也，乱气之相逆也。黄帝曰：允乎哉道，明乎哉论，请著之玉版，命曰治乱也。

胀论第三十五

黄帝曰：脉之应于寸口，如何而胀？岐伯曰：其脉大坚以涩者，胀也。黄帝曰：何以知脏腑之胀也？岐伯曰：阴为脏，阳为腑。

黄帝曰：夫气之令人胀也，在于血脉之中耶？脏腑之内乎？岐伯曰：三者皆存焉，然非胀之舍也。黄帝曰：愿闻胀之舍。岐伯曰：夫胀者，皆在于脏腑之外，排脏腑而郭胸胁，胀皮肤，故命曰胀。

黄帝曰：脏腑之在胸胁腹里之内也，若匣匮之藏禁器也，各有次舍，异名而同处，一域之中，其气各异，愿闻其故。黄帝曰：未解其意，再问[①]。岐伯曰：夫胸腹，脏腑之郭也。膻中者，心主之宫城也。胃者，太仓也。咽喉小肠者，传送也。胃之五窍者，闾里门户也。廉泉玉英者，津液之道也。故五脏六腑者，各有畔界，其病各有形状。营气循脉，卫气逆为脉胀，卫气并脉，循分为肤胀。三里而泻，近者一下，远者三下，无问虚

---

① 黄帝曰：未解其意再问：疑为衍文。

实，工在疾泻。

黄帝曰：愿闻胀形。岐伯曰：夫心胀者，烦心短气，卧不安。肺胀者，虚满而喘咳。肝胀者，胁下满而痛引小腹。脾胀者，善哕，四肢烦悗，体重不能胜衣，卧不安。肾胀者，腹满引背央央然，腰髀痛。六腑胀：胃胀者，腹满，胃脘痛，鼻闻焦臭，妨于食，大便难。大肠胀者，肠鸣而痛濯濯，冬日重感于寒，则飧泄不化。小肠胀者，少腹䐜胀，引腰而痛。膀胱胀者，少腹满而气癃。三焦胀者，气满于皮肤中，轻轻然而不坚。胆胀者，胁下痛胀，口中苦，善太息。凡此诸胀者，其道在一，明知逆顺，针数不失。泻虚补实，神去其室，致邪失正，真不可定，粗之所败，谓之天命。补虚泻实，神归其室，久塞其空，谓之良工。

黄帝曰：胀者焉生？何因而有？岐伯曰：卫气之在身也，常然并脉循分肉，行有逆顺，阴阳相随，乃得天和，五脏更始，四时循序，五谷乃化。然后厥气在下，营卫留止，寒气逆上，真邪相攻，两气相搏，乃合为胀也。黄帝曰：善。何以解惑？岐伯曰：合之于真，三合而得。帝曰：善。

黄帝问于岐伯曰：胀论言无问虚实，工在疾泻，近者一下，远者三下。今有其三而不下者，其过焉在？岐伯对曰：此言陷于肉肓而中气穴者也。不中气穴，则气内闭；针不陷肓，则气不行，上越中肉，则卫气相乱，阴阳相逐。其于胀也，当泻不泻，气故不下，三而不下，必更其道，气下乃止，不下复始，可以万全，乌有殆者乎？其于胀也，必审其胗，当泻则泻，当补则补，如鼓应桴，恶有不下者乎？

五癃津液别第三十六

黄帝问于岐伯曰：水谷入于口，输于肠胃，其液别为五。天寒衣薄则为溺与气，天热衣厚则为汗，悲哀气并则为泣，中热胃缓则为唾。邪气内逆，则气为之闭塞而不行，不行则为水胀，余知其然也，不知其何由生，愿闻其道。

岐伯曰：水谷皆入于口，其味有五，各注其海，津液各走其道。故三焦出气，以温肌肉，充皮肤，为其津；其流而不行者为液。天暑衣厚则腠理开，故汗出；寒留于分肉之间，聚沫则为痛。天寒则腠理闭，气湿不行，水下留于膀胱，则为溺与气。

五脏六腑，心为之主，耳为之听，目为之候，肺为之相，肝为之将，脾为之卫，肾为之主外。故五脏六腑之津液，尽上渗于目，心悲气并则心系急，心系急则肺举，肺举则液上溢。夫心系与肺，不能常举，乍上乍下，故咳而泣出矣。

中热则胃中消谷，消谷则虫上下作，肠胃充郭故胃缓，胃缓则气逆，故唾出。

五谷之津液，和合而为膏者，内渗入于骨空，补益脑髓，而下流于阴股。阴阳不和，则使液溢而下流于阴，髓液皆减而下，下过度则虚，虚故腰背痛而胫痠。

阴阳气道不通，四海闭塞，三焦不泻，津液不化，水谷并行肠胃之中，别于回肠，留于下焦，不得渗膀胱，则下焦胀，水溢则为水胀，此津液五别之逆顺也。

五阅五使第三十七

黄帝问于岐伯曰：余闻刺有五官五阅，以观五气。五气者，五脏之使也，五时之副也。愿闻其五使当安出？岐伯曰：五官者，五脏之阅也。黄帝曰：愿闻其所出，令可为常。岐伯曰：脉出于气口，色见于明堂，五色更出，以应五时，各如其常，经气入脏，必当治里。

帝曰：善。五色独决于明堂乎？岐伯曰：五官已辨，阙庭必张，乃立明堂。明堂广大，蕃蔽见外，方壁高基，引垂居外，五色乃治，平博广大，寿中百岁。见此者，刺之必已，如是之人者，血气有余，肌肉坚致，故可苦以针。

黄帝曰：愿闻五官。岐伯曰：鼻者，肺之官也；目者，肝之官也；口唇者，脾之官也；舌者，心之官也；耳者，肾之官也。黄帝曰：以官何候？岐伯曰：以候五脏。故肺病者，喘息鼻张；肝病者，眦青；脾病者，唇黄；心病者，舌卷短，颧赤；肾病者，颧与颜黑。

黄帝曰：五脉安出，五色安见，其常色殆者如何？岐伯曰：五官不辨，阙庭不张，小其明堂，蕃蔽不见，又埤其墙，墙下无基，垂角去外，如是者，虽平常殆，况加疾哉。

黄帝曰：五色之见于明堂，以观五脏之气，左右高下，各有形乎？岐伯曰：腑脏之在中也，各以次舍，左右上下，各如其度也。

逆顺肥瘦第三十八

黄帝问于岐伯曰：余闻针道于夫子，众多毕悉矣。夫子之道，应若失，而据未有坚然者也。夫子之问学熟乎，将审察于物而心生之乎？岐伯曰：圣人之为道者，上合于天，下合于地，中合于人事，必有明法，以起度数，法式检押，乃后可传焉。故匠人不能释尺寸而意短长，废绳墨而起平木也，工人不能置规而为圆，去矩而为方。知用此者，固自然之物，易用之教，逆顺之常也。

黄帝曰：愿闻自然奈何？岐伯曰：临深决水，不用功力，而水可竭也；循掘决冲，而经可通也。此言气之滑涩，血之清浊，行之逆顺也。

黄帝曰：愿闻人之白黑肥瘦小长，各有数乎？岐伯曰：年质壮大，血气充盈，肤革坚固，因加以邪，刺此者，深而留之。此肥人也。广肩腋，项肉薄，厚皮而黑色，唇临临然，其血黑以浊，其气涩以迟，其为人也，贪于取与，刺此者，深而留之，多益其数也。

黄帝曰：刺瘦人奈何？岐伯曰：瘦人者，皮薄色少，肉廉廉然，薄唇轻言，其血清气滑，易脱于气，易损于血，刺此者，浅而疾之。

黄帝曰：刺常人奈何？岐伯曰：视其白黑，各为调之，其端正敦厚者，其血气和调，刺此者，无失常数也。

黄帝曰：刺壮士真骨者奈何？岐伯曰：刺壮士真骨，坚肉缓节监监然。此人重则气涩血浊，刺此者，深而留之，多益其数；劲则气滑血清，刺此者，浅而疾之。

黄帝曰：刺婴儿奈何？岐伯曰：婴儿者，其肉脆，血少气弱，刺此者，以毫[①]针[②]，浅刺而疾发针，日再可也。

黄帝曰：临深决水奈何？岐伯曰：血清气浊，疾泻之，则气竭焉。黄帝曰：循掘决冲奈何？岐伯曰：血浊气涩，疾泻之，则经可通也。

黄帝曰：脉行之逆顺奈何？岐伯曰：手之三阴，从脏走手；手之三阳，从手走头；足之三阳，从头走足；足之三阴，从足走腹。

黄帝曰：少阴之脉独下行何也？岐伯曰：不然。夫冲脉者，五脏六腑之海也，五脏六腑皆禀焉。其上者，出于颃颡，渗诸阳，灌诸精；其下者，注少阴之大络，出于气街，循阴股内廉，入腘中，伏行骭骨内，下至内踝之后属而别；其下者，并于少阴之经，渗三阴；其前者，伏行出跗属，下循跗，入大指间，渗诸络而温肌肉。故别络结则跗上不动，不动则厥，厥则寒矣。

黄帝曰：何以明之？岐伯曰：以言导之，切而验之，其非必动，然后乃可明逆顺之行也。

黄帝曰：窘乎哉！圣人之为道也。明于日月，微于毫厘，其非夫子，孰能道之也。

① 毫：原作“豪”。据日本刻本改。
② 针：原作“刺”。据《甲乙经》《太素》改。

血络论第三十九

黄帝曰：愿闻其奇邪而不在经者。岐伯曰：血络是也。黄帝曰：刺血络而仆者，何也？血出而射者，何也？血少黑而浊者，何也？血出清而半为汁者，何也？发针而肿者，何也？血出若多若少而面色苍苍者，何也？发针而面色不变而烦悗者，何也？多出血而不动摇者，何也？愿闻其故。

岐伯曰：脉气盛而血虚者，刺之则脱气，脱气则仆。血气俱盛而阴气多者，其血滑，刺之则射；阳气畜积，久留而不泻者，其血黑以浊，故不能射。新饮而液渗于络，而未合和于血也，故血出而汁别焉；其不新饮者，身中有水，久则为肿。阴气积于阳，其气因于络，故刺之血未出而气先行，故肿。阴阳之气，其新相得而未和合，因而泻之，则阴阳俱脱，表里相离，故脱色而苍苍然。刺之血出多，色不变而烦悗者，刺络而虚经，虚经之属于阴者，阴脱，故烦悗。阴阳相得而合为痹者，此为内溢于经，外注于络，如是者，阴阳俱有余，虽多出血而弗能虚也。

黄帝曰：相之奈何？岐伯曰：血脉者盛，坚横以赤，上下无常处，小者如针，大者如筯，则而泻之万全也。故无失数矣。失数而反，各如其度。

黄帝曰：针入而肉著者，何也？岐伯曰：热气因于针，则针热，热则肉著于针，故坚焉。

阴阳清浊第四十

黄帝曰：余闻十二经脉，以应十二经水者，其五色各异，清浊不同，人之血气若一，应之奈何？岐伯曰：人之血气，苟能若一，则天下为一矣，恶有乱者乎？

黄帝曰：余问一人，非问天下之众。岐伯曰：夫一人者，亦有乱气，天下之众，亦有乱人，其合为一耳。

黄帝曰：愿闻人气之清浊。岐伯曰：受谷者浊，受气者清。清者注阴，浊者注阳。浊而清者，上出于咽；清而浊者，则下行。清浊相干，命曰乱气。

黄帝曰：夫阴清而阳浊，浊者有清，清者有浊，清浊别之奈何？岐伯曰：气之大别，清者上注于肺，浊者下走于胃。胃之清气，上出于口；肺之浊气，下注于经，内积于海。

黄帝曰：诸阳皆浊，何阳独[①]甚乎？岐伯曰：手太阳独受阳之浊，手太阴独受阴之清。其清者上走空窍，其浊者下行诸经。诸阴皆清，足太阴独受其浊。

黄帝曰：治之奈何？岐伯曰：清者其气滑，浊者其气涩，此气之常也。故刺阴者，深而留之；刺阳者，浅而疾之；清浊相干[②]，以数调之也。

① 独：原作“浊”，据《甲乙经》《太素》改。
② 干：原作“于”，据《甲乙经》《太素》改。

卷之七

阴阳系日月第四十一

黄帝曰：余闻天为阳，地为阴，日为阳，月为阴，其合之于人，奈何？岐伯曰：腰以上为天，腰以下为地，故天为阳，地为阴。故足之十二经脉，以应十二月，月生于水，故在下者为阴。手之十指，以应十日，日主火，故在上者为阳。

黄帝曰：合之于脉，奈何？岐伯曰：寅者，正月之生阳也，主左足之少阳；未者六月，主右足之少阳。卯者二月，主左足之太阳；午者五月，主右足之太阳。辰者三月，主左足之阳明；巳者四月，主右足之阳明，此两阳合于前，故曰阳明。申者，七月之生阴也，主右足之少阴；丑者十二月，主左足之少阴。酉者八月，主右足之太阴；子者十一月，主左足之太阴。戌者九月，主右足之厥阴；亥者十月，主左足之厥阴，此两阴交尽，故曰厥阴。

甲主左手之少阳，己主右手之少阳。乙主左手之太阳，戊主右手之太阳。丙主左手之阳明，丁主右手之阳明，此两火并合，故为阳明。庚主右手之少阴，癸主左手之少阴。辛主右手之太阴，壬主左手之太阴。

故足之阳者，阴中之少阳也；足之阴者，阴中之太阴也。手之阳者，阳中之太阳也；手之阴者，阳中之少阴也。腰以上者为阳，腰以下者为阴。其于五脏也，心为阳中之太阳，肺为阳中之少阴，肝为阴中之少阳，脾为阴中之至阴，肾为阴中之太阴。

黄帝曰：以治之奈何？岐伯曰：正月、二月、三月，人气在左，无刺左足之阳；四月、五月、六月，人气在右，无刺右足之阳；七月、八月、九月，人气在右，无刺右足之阴；十月、十一月、十二月，人气在左，无刺左足之阴。

黄帝曰：五行以东方为甲乙木王春，春者苍色主肝，肝者足厥阴也。今乃以甲为左手之少阳，不合于数，何也？岐伯曰：此天地之阴阳也，非四时五行之以次行也。且夫阴阳者，有名而无形，故数之可十，离之可百，散之可千，推之可万，此之谓也。

病传第四十二

黄帝曰：余受九针于夫子，而私览于诸方，或有导引行气、乔摩、灸、熨、刺、焫、饮药之一者，可独守耶，将尽行之乎？岐伯曰：诸方者，众人之方也，非一人之所尽行也。

黄帝曰：此乃所谓守一勿失，万物毕者也。今余已闻阴阳之要，虚实之理，倾移之过，可治之属，愿闻病之变化，淫传绝败而不可治者，可得闻乎？岐伯曰：要乎哉问！道，昭乎其如日醒，窘乎其如夜瞑，能被而服之，神与俱成，毕将服之，神自得之，生神之理，可著于竹帛，不可传于子孙。

黄帝曰：何谓日醒？岐伯曰：明于阴阳，如惑之解，如醉之醒。黄帝曰：何谓夜瞑？岐伯曰：喑乎其无声，漠乎其无形，折毛发理，正气横倾，淫邪泮衍，血脉传溜，大气入脏，腹痛下淫，可以致死，不可以致生。

黄帝曰：大气入脏奈何？岐伯曰：病先发于心，一日而之肺，三日而之肝，五日而之脾，三日不已，死。冬夜半，夏日中。

病先发于肺，三日而之肝，一日而之脾，五日而之胃，十日不已，死。冬日人，夏日出。

病先发于肝，三日而之脾，五日而之胃，三日而之肾，三日不已，死。冬日入，夏早食。

病先发于脾，一日而之胃，二日而之肾，三日而之膂、膀胱，十日不已，死。冬人定，夏晏食。

病先发于胃，五日而之肾，三日而之膂、膀胱，五日而上之心，二日不已，死。冬夜半，夏日昳。

病先发于肾，三日而之膂、膀胱，三日而上之心，三日而之小肠，三日不已，死。冬大晨，夏早晡。

病先发于膀胱，五日而之肾，一日而之小肠，一日而之心，二日不已，死。冬鸡鸣，夏下晡。诸病以次相传，如是者皆有死期，不可刺也，间一脏及二三四脏者，乃可刺也。

淫邪发梦第四十三

黄帝曰：愿闻淫邪泮衍奈何？岐伯曰：正邪从外袭内，而未有定舍，反淫于脏，不得定处，与营卫俱行，而与魂魄飞扬，使人卧不得安而喜梦。气淫于腑，则有余于外，不足于内；气淫于脏，则有余于内，不足于外。

黄帝曰：有余不足，有形乎？岐伯曰：阴气盛，则梦涉大水而恐惧；阳气盛，则梦大火而燔焫；阴阳俱盛，则梦相杀。上盛则梦飞，下盛则梦堕。甚饥则梦取，甚饱则梦予。肝气盛，则梦怒；肺气盛，则梦恐惧、哭泣、飞扬；心气盛，则梦善笑、恐畏；脾气盛，则梦歌乐，身体重不举；肾气盛，则梦腰脊两解不属。凡此十二盛者，至而泻之，立已。

厥气客于心，则梦见丘山烟火；客于肺，则梦飞扬，见金铁之奇物；客于肝，则梦见山林树木；客于脾，则梦见丘陵大泽，坏屋风雨；客于肾，则梦临渊，没居水中；客于膀胱，则梦游行；客于胃，则梦饮食；客于大肠，则梦田野；客于小肠，则梦聚邑冲衢；客于胆，则梦斗讼自刳；客于阴器，则梦接内；客于项，则梦斩首；客于胫，则梦行走而不能前，及居深地窌苑中；客于股肱，则梦礼节拜起；客于胞脑，则梦溲便。凡此十五不足者，至而补之立已也。

顺气一日分为四时第四十四

黄帝曰：夫百病之所始生者，必起于燥湿寒暑风雨，阴阳喜怒，饮食居处，气合而有形，得脏而有名，余知其然也。夫百病者，多以旦慧、昼安、夕加、夜甚，何也？岐伯曰：四时之气使然。

黄帝曰：愿闻四时之气。岐伯曰：春生、夏长、秋收、冬藏，是气之常也，人亦应之。以一日分为四时，朝则为春，日中为夏，日入为秋，夜半为冬。朝则人气始生，病气衰，故旦慧；日中人气长，长则胜邪，故安；夕则人气始衰，邪气始生，故加；夜半人气入脏，邪气独居于身，故甚也。

黄帝曰：其时有反者何也？岐伯曰：是不应四时之气，脏独主其病者，是必以脏气之所不胜时者甚，以其所胜时者起也。

黄帝曰：治之奈何？岐伯曰：顺天之时，而病可与期。顺者为工，逆者为粗。

黄帝曰：善。余闻刺有五变，以主五输，愿闻其数。岐伯曰：人有五脏，五脏有五变，五变有五输，故五五二十五输，以应五时。

黄帝曰：愿闻五变。岐伯曰：肝为牡脏，其色青，其时春，其音角，其味酸，其日甲乙。心为牡脏，其色赤，其时夏，其日丙丁，其音徵，其味苦。脾为牝脏，其色黄，其时长夏，其日戊己，其音宫，其味甘。肺为牝脏，其色白，其音商，其时秋，其日庚辛，其味辛。肾为牝脏，其色黑，其时冬，其日壬癸，其音羽，其味咸，是为五变。

黄帝曰：以主五输奈何？脏主冬，冬刺井；色主春，春刺荥；时主夏，夏刺输；音主长夏，长夏刺经；味主秋，秋刺合。是谓五变以主五输。

黄帝曰：诸原安合，以致六输？岐伯曰：原独不应五时，以经合之，以应其数，故六六三十六输。

黄帝曰：何谓脏主冬，时主夏，音主长夏，味主秋，色主春？愿闻其数。岐伯曰：病在脏者，取之井；病变于色者，取之荥；病时间时甚者，取之输；病变于音者，取之经；经满而血者，病在胃及以饮食不节得病者，取之于合，故命曰味主合。是谓五变也。

外揣第四十五

黄帝曰：余闻九针九篇，余亲授其调，颇得其意。夫九针者，始于一而终于九，然未得其要道也。夫九针者，小之则无内，大之则无外，深不可为下，高不可为盖，恍惚无穷，流溢无极，余知其合于天道人事四时之变也，然余愿杂之毫毛，浑束为一，可乎？岐伯曰：明乎哉问也！非独针道焉，夫治国亦然。

黄帝曰：余愿闻针道，非国事也。岐伯曰：夫治国者，夫惟道焉。非道，何可小大浅深杂合为一乎？

黄帝曰：愿卒闻之。岐伯曰：日与月焉，水与镜焉，鼓与响焉。夫日月之明，不失其影；水镜之察，不失其形；鼓响之应，不后其声。动摇则应和，尽得其情。

黄帝曰：窘乎哉！昭昭之明不可蔽。其不可蔽，不失阴阳也。合而察之，切而验之，见而得之，若清水明镜之不失其形也。五音不彰，五色不明，五脏波荡，若是则内外相袭，若鼓之应桴，响之应声，影之似形。故远者司外揣内，近者司内揣外，是谓阴阳之极，天地之盖，请藏之灵兰之室，弗敢使泄也。

五变第四十六

黄帝问于少俞曰：余闻百疾之始期也，必生于风雨寒暑，循毫毛而入腠理，或复还，或留止，或为风肿汗出，或为消瘅，或为寒热，或为留痹，或为积聚。奇邪淫溢，不可胜数，愿闻其故。夫同时得病，或病此，或病彼，意者天之为人生风乎？何其异也？少俞曰：夫天之生风者，非以私百姓也，其行公平正直，犯者得之，避者得无殆，非求人而人自犯之。

黄帝曰：一时遇风，同时得病，其病各异，愿闻其故。少俞曰：善乎哉问！请论以比匠人。匠人磨斧斤砺刀，削斫材木，木之阴阳，尚有坚脆，坚者不入，脆者皮弛，至其交节，而缺斤斧焉。夫一木之中，坚脆不同，坚者则刚，脆者易伤，况其材木之不同，皮之厚薄，汁之多少，而各异耶？夫木之早花先生叶者，遇春霜烈风，则花落而叶萎；久曝大旱，则脆木薄皮者，枝条汁少而叶萎；久阴淫雨，则薄皮多汁者，皮溃而漉；卒风暴起，则刚脆之木，枝折杌伤；秋霜疾风，则刚脆之木，根摇而叶落。凡此五者，各有所伤，况于人乎！

黄帝曰：以人应木，奈何？少俞答曰：木之所伤也，皆伤其枝，枝之刚脆而坚，未成伤也。人之有常病也，亦因其骨节皮肤腠理之不坚固者，邪之所舍也，故常为病也。

黄帝曰：人之善病风厥漉汗者，何以候之？少俞答曰：肉不坚，腠理疏，则善病风。黄帝曰：何以候肉之不坚也？少俞答曰：䐃肉不坚而无分理，理者粗理，粗理而皮不致者，腠理疏，此言其浑然者。

人之善病消瘅者，何以候之？少俞答曰：五脏皆柔弱者，善病消瘅。黄帝曰：何以知五脏之柔弱也？少俞答曰：夫柔弱者，必有刚强，刚强多怒，柔者易伤也。黄帝曰：何以候柔弱之与刚强？少俞答曰：此人薄皮肤，而目坚固以深者，长冲直扬，其心刚，刚则多怒，怒则气上逆，胸中畜积，血气逆留，髋皮充肌，血脉不行，转而为热，热则消肌肤，故为消瘅。此言其人暴刚而肌肉弱者也。

黄帝曰：人之善病寒热者，何以候之？少俞答曰：小骨弱肉者，善病寒热。黄帝曰：何以候骨之小大，肉之坚脆，色之不一也？少俞答曰：颧骨者，骨之本也。颧大则骨大，颧小则骨小。皮肤薄而其肉无䐃，其臂懦懦然，其地色殆然，不与其天同色，污然独异，此其候也。然后臂薄者，其髓不满，故善病寒热也。

黄帝曰：何以候人之善病痹者？少俞答曰：粗理而肉不坚者，善病痹。黄帝曰：痹之高下有处乎？少俞答曰：欲知其高下者，各视其部。

黄帝曰：人之善病肠中积聚者，何以候之？少俞答曰：皮肤薄而不泽，肉不坚而淖泽。如此，则肠胃恶，恶则邪气留止，积聚乃伤，脾胃之间，寒温不次，邪气稍至，稸积留止，大聚乃起。

黄帝曰：余闻病形，已知之矣。愿闻其时。少俞答曰：先立其年，以知其时。时高则起，时下则殆，虽不陷下，当年有冲通，其病必起，是谓因形而生病，五变之纪也。

本脏第四十七

黄帝问于岐伯曰：人之血气精神者，所以奉生而周于性命者也。经脉者，所以行血气而营阴阳，濡筋骨，利关节者也。卫气者，所以温分肉，充皮肤，肥腠理，司关合者也。志意者，所以御精神，收魂魄，适寒温，和喜怒者也。是故血和则经脉流行，营复阴阳，筋骨劲强，关节清利矣。卫气和则分肉解利，皮肤调柔，腠理致密矣。志意和则精神专直，魂魄不散，悔怒不起，五脏不受邪矣。寒温和则六腑化谷，风痹不作，经脉通利，肢节得安矣。此人之常平也。五脏者，所以藏精神血气魂魄者也。六腑者，所以化水谷而行津液者也。此人之所以具受于天也，无愚智贤不肖，无以相倚也。然有其独尽天寿，而无邪僻之病，百年不衰，虽犯风雨，卒寒大暑，犹有弗能害也。有其不离屏蔽室内，无怵惕之恐，然犹不免于病，何也？愿闻其故。

岐伯对曰：窘乎哉问也。五脏者，所以参天地，副阴阳，而连四时，化五节者也。五脏者，固有小大、高下，坚脆、端正、偏倾者；六腑亦有小大、长短、厚薄、结直、缓急。凡此二十五者，各不同，或善或恶，或吉或凶，请言其方。

心小则安，邪弗能伤，易伤以忧；心大则忧不能伤，易伤于邪。心高则满于肺中，悗而善忘，难开以言；心下则脏外，易伤于寒，易恐以言。心坚则脏安守固；心脆则善病消瘅热中。心端正，则和利难伤；心偏倾则操持不一，无守司也。

肺小则少饮，不病喘喝；肺大则多饮，善病胸痹、喉痹、逆气。肺高则上气，肩息咳；肺下则居贲迫肺，善胁下痛。肺坚则不病咳上气；肺脆则苦病消瘅易伤。肺端正则和利难伤；肺偏倾则胸偏痛也。

肝小则脏安，无胁下之病；肝大则逼胃迫咽，迫咽则苦膈中，且胁下痛。肝高则上支贲，切胁悗，为息贲；肝下则逼胃，胁下空，胁下空则易受邪。肝坚则脏安难伤；肝脆则善病消瘅易伤。肝端正则和利难伤；肝偏倾则胁下痛也。

脾小则脏安，难伤于邪也；脾大则苦凑眇而痛，不能疾行。脾高则眇引季胁而痛；脾下则下加于大肠，下加于大肠则脏苦受邪。脾坚则脏安难伤；脾脆则善病消瘅易伤。脾端正则和利难伤；脾偏倾则善满善胀也。

肾小则脏安难伤；肾大则善病腰痛，不可以俯仰，易伤以邪。肾高则苦背膂痛，不可以俯仰；肾下则腰尻痛，不可以俯仰，为狐疝。肾坚则不病腰背痛；肾脆则善病消瘅易伤。肾端正则和利难伤；肾偏倾则苦腰尻痛也。凡此二十五变者，人之所苦常病。

黄帝曰：何以知其然也？岐伯曰：赤色小理者心小，粗理者心大。无髑骬者心高，髑骬小短举者心下。髑骬长者心下坚，髑骬弱小以薄者心脆。髑骬直下不举者心端正，髑骬倚一方者心偏倾也。

白色小理者肺小，粗理者肺大。巨肩反膺陷喉者肺高，合腋张胁者肺下。好肩背厚者肺坚，肩背薄者肺脆。背膺厚者肺端正，胁偏疏者肺偏倾也。

青色小理者肝小，粗理者肝大。广胸反骹者肝高，合胁兔骹者肝下。胸胁好者肝坚，胁骨弱者肝脆。膺腹好相得者肝端正，胁骨偏举者肝偏倾也。

黄色小理者脾小，粗理者脾大。揭唇者脾高，唇下纵者脾下。唇坚者脾坚，唇大而不坚者脾脆。唇上下好者脾端正，唇偏举者脾偏倾也。

黑色小理者肾小，粗理者肾大。高耳者肾高，耳后陷者。肾下。耳坚者肾坚，耳薄不坚者肾脆。耳好前居牙车者肾端正，耳偏高者肾偏倾也。凡此诸变者，持则安，减则病也。

帝曰：善。然非余之所问也。愿闻人之有不可病者，至尽天寿，虽有深忧大恐，怵惕之志，犹不能减也，甚寒大热，不能伤也；其有不离屏蔽室内，又无怵惕之恐，然不免于病者，何也？愿闻其故。岐伯曰：五脏六腑，邪之舍也，请言其故。五脏皆小者，少病，苦燋心，大愁忧；五脏皆大者，缓于事，难使以忧。五脏皆高者，好高举措；五脏皆下者，好出人下。五脏皆坚者，无病；五脏皆脆者，不离于病。五脏皆端正者，和利得人心；五脏皆偏倾者，邪心而善盗，不可以为人平，反复言语也。

黄帝曰：愿闻六腑之应。岐伯答曰：肺合大肠，大肠者，皮其应；心合小肠，小肠者，脉其应；肝合胆，胆者，筋其应；脾合胃，胃者，肉其应；肾合三焦膀胱，三焦膀胱者，腠理毫毛其应。

黄帝曰：应之奈何？岐伯曰：肺应皮。皮厚者大肠厚，皮薄者大肠薄。皮缓腹裹[①]大者大肠大而长，皮急者大肠急而短。皮滑者大肠直，皮肉不相离者大肠结。

心应脉。皮厚者脉厚，脉厚者小肠厚；皮薄者脉薄，脉薄者小肠薄。皮缓者脉缓，脉缓者小肠大而长；皮薄而脉冲小者小肠小而短。诸阳经脉

---

① 裹：原作“里”，据《甲乙经》改。

皆多纡屈者小肠结。

脾应肉。肉䐃坚大者胃厚，肉䐃么者胃薄。肉䐃小而么者胃不坚，肉䐃不称身者胃下，胃下者下管约不利。肉䐃不坚者胃缓，肉䐃无小裹①累者胃急，肉䐃多少裹累者胃结，胃结者，上管约不利也。

肝应爪。爪厚色黄者胆厚，爪薄色红者胆薄。爪坚色青者胆急，爪濡色赤者胆缓。爪直色白无约者胆直，爪恶色黑多纹者胆结也。

肾应骨。密理厚皮者三焦膀胱厚，粗理薄皮者三焦膀胱薄。疏腠理者三焦膀胱缓，皮急而无毫毛者三焦膀胱急。毫毛美而粗者三焦膀胱直，稀毫毛者三焦膀胱结也。

黄帝曰：厚薄美恶皆有形，愿闻其所病。岐伯答曰：视其外应，以知其内脏，则知所病矣。

① 裹：原作“里”，据《甲乙经》改。

卷之八

禁服第四十八

雷公问于黄帝曰：细子得受业，通于九针六十篇，旦暮勤服之，近者编绝，久者简垢，然尚讽诵弗置，未尽解于意矣。外揣言浑束为一，未知所谓也。夫大则无外，小则无内，大小无极，高下无度，束之奈何？士之才力，或有厚薄，智虑褊浅，不能博大深奥，自强于学若细子，细子恐其散于后世，绝于子孙，敢问约之奈何？黄帝曰：善乎哉问也！此先师之所禁，坐私传之也，割臂歃血之盟也，子若欲得之，何不斋乎。

雷公再拜而起曰：请闻命于是也。乃斋宿三日而请曰：敢问今日正阳，细子愿以受盟。黄帝乃与俱入斋室，割臂歃血。黄帝亲祝曰：今日正阳，歃血传方，有敢背此言者，反受其殃。雷公再拜曰：细子受之。黄帝乃左握其手，右授之书，曰：慎之慎之，吾为子言之。

凡刺之理，经脉为始，营其所行，知其度量，内刺五脏，外刺六腑，审察卫气，为百病母，调其虚实，虚实乃止，泻其血络，血尽不殆矣。雷公曰：此皆细子之所以通，未知其所约也。

黄帝曰：夫约方者，犹约囊也，囊满而弗约，则输泄，方成弗约，则神与弗俱。雷公曰：愿为下材者，勿满而约之。黄帝曰：未满而知约之，以为工，不可以为天下师。

雷公曰：愿闻为工。黄帝曰：寸口主中，人迎主外，两者相应，俱往俱来，若引绳大小齐等。春夏人迎微大，秋冬寸口微大，如是者名曰平人。

人迎大一倍于寸口，病在足少阳，一倍而躁，在手少阳。人迎二倍，病在足太阳，二倍而躁，病在手太阳。人迎三倍，病在足阳明，三倍而躁，病在手阳明。盛则为热，虚则为寒，紧则为痛痹，代则乍甚乍间。盛则泻之，虚则补之，紧痛则取之分肉，代则取血络且饮药，陷下则灸之，不盛不虚，以经取之，名曰经刺。人迎四倍者，且大且数，名曰溢阳，溢阳为外格，死不治。必审按其本末，察其寒热，以验其脏腑之病。

寸口大于人迎一倍，病在足厥阴，一倍而躁，在手心主。寸口二倍，病在足少阴，二倍而躁，在手少阴。寸口三倍，病在足太阴，三倍而躁，在手太阴。盛则胀满，寒中食不化，虚则热中，出糜，少气，溺色变，紧则痛痹，代则乍痛乍止。盛则泻之，虚则补之，紧则先刺而后灸之，代则取血络而后调之，陷下则徒灸之。陷下者，脉血结于中，中有著血，血寒，故宜灸之，不盛不虚，以经取之。寸口四倍者，名曰内关，内关者，且大且数，死不治。必审察其本末之寒温，以验其脏腑之病。通其营输，乃可传于大数。

大数曰：盛则徒泻之，虚则徒补之，紧则灸刺且饮药，陷下则徒灸之，不盛不虚，以经取之。所谓经治者，饮药，亦曰灸刺。脉急则引，脉大以弱，则欲安静，用力无劳也。

五色第四十九

雷公问于黄帝曰：五色独决于明堂乎？小子未知其所谓也。黄帝曰：明堂者鼻也，阙者眉间也，庭者颜也，蕃者颊侧也，蔽者耳门也，其间欲方大，去之十步，皆见于外，如是者，寿必中百岁。雷公曰：五官之辨奈何？黄帝曰：明堂骨高以起，平以直，五脏次于中央，六腑挟其两侧，首面上于阙庭，王宫在于下极，五脏安于胸中，真色以致，病色不见，明堂润泽以清，五官恶得无辨乎？雷公曰：其不辨者，可得闻乎？黄帝曰：五色之见也，各出其色部。部骨陷者，必不免于病矣。其色部乘袭者，虽病甚，不死矣。雷公曰：官五色奈何？黄帝曰：青黑为痛，黄赤为热，白为寒，是谓五官。

雷公曰：病之益甚，与其方衰如何？黄帝曰：外内皆在焉。切其脉口，滑小紧以沉者，病益甚，在中；人迎气大紧以浮者，其病益甚，在外。其脉口浮滑者，病日进；人迎沉而滑者，病日损。其脉口滑以沉者，病日进，在内；其人迎脉滑盛以浮者，其病日进，在外。脉之浮沉及人迎与寸口气小大等者，病难已。病之在脏，沉而大者，易已，小为逆；病在腑，浮而大者，其病易已。人迎盛坚者，伤于寒；气口盛坚者，伤于食。

雷公曰：以色言病之间甚奈何？黄帝曰：其色粗以明，沉夭者为甚，其色上行者病益甚，其色下行如云彻散者病方已。五色各有脏部，有外部，有内部也。色从外部走内部者，其病从外走内；其色从内走外者，其病从内走外。病生于内者，先治其阴，后治其阳，反者益甚；其病生于阳者，先治其外，后治其内，反者益甚。其脉滑大以代而长者，病从外来，目有所见，志有所恶，此阳气之并也，可变而已。

雷公曰：小子闻风者，百病之始也；厥逆者，寒湿之起也。别之奈何？黄帝曰：常候阙中，薄泽为风，冲浊为痹，在地为厥，此其常也，各以其色言其病。雷公曰：人不病卒死，何以知之？黄帝曰：大气入于脏腑者，不病而卒死矣。雷公曰：病小愈而卒死者，何以知之？黄帝曰：赤色出两颧，大如母指者，病虽小愈，必卒死。黑色出于庭，大如母指，必不病而卒死。雷公再拜曰：善哉！其死有期乎？黄帝曰：察色以言其时。

雷公曰：善乎！愿卒闻之。黄帝曰：庭者，首面也；阙上者，咽喉也；阙中者，肺也；下极者，心也；直下者，肝也；肝左者，胆也；下者，脾也；方上者，胃也；中央者，大肠也；挟大肠者，肾也；当肾者，脐也；面王以上者，小肠也；面王以下者，膀胱子处也；颧者，肩也；颧后者，臂也；臂下者，手也；目内眦上者，膺乳也；挟绳而上者，背也；循牙车以下者，股也；中央者，膝也；膝以下者，胫也；当胫以下者，足也；巨分者，股里也；巨屈者，膝膑也。此五脏六腑肢节之部也，各有部分。有部分，用阴和阳，用阳和阴，当明部分，万举万当。能别左右，是谓大道。男女异位，故曰阴阳。审察泽夭，谓之良工。

沉浊为内，浮泽为外，黄赤为风，青黑为痛，白为寒，黄而膏润为脓，赤甚者为血，痛甚为挛，寒甚为皮不仁。五色各见其部，察其浮沉，以知浅深，察其泽夭，以观成败，察其散抟，以知远近，视色上下，以知病处，积神于心，以知往今。故相气不微，不知是非，属意勿去，乃知新故。色明不粗，沉夭为甚；不明不泽，其病不甚。其色散，驹驹然未有聚，其病散而气痛，聚未成也。

肾乘心，心先病，肾为应，色皆如是。男子色在于面王，为小腹痛，下为卵痛，其圜直为茎痛。高为本，下为首，狐疝㿗阴之属也。女子在于面王，为膀胱子处之病，散为痛，抟为聚，方员左右，各如其色形。其随而下至胝为淫，有润如膏状，为暴食不洁。左为左，右为右，其色有邪，聚散而不端，面色所指者也。色者，青黑赤白黄，皆端满有别乡。别乡赤者，其色亦大如榆荚，在面王为不日。其色上锐，首空上向，下锐下向，在左右如法。以五色命脏，青为肝，赤为心，白为肺，黄为脾，黑为肾。肝合筋，心合脉，肺合皮，脾合肉，肾合骨也。

论勇第五十

黄帝问于少俞曰：有人于此，并行并立，其年之长少等也，衣之厚薄均也，卒然遇烈风暴雨，或病或不病，或皆病，或皆不病，其故何也？少俞曰：帝问何急？黄帝曰：愿尽闻之。少俞曰：春温[①]风，夏阳风，秋凉风，冬寒风。凡此四时之风者，其所病各不同形。

黄帝曰：四时之风，病人如何？少俞曰：黄色薄皮弱肉者，不胜春之

① 温：原作“青”，据《甲乙经》改。

虚风；白色薄皮弱肉者，不胜夏之虚风；青色薄皮弱肉者，不胜秋之虚风；赤色薄皮弱肉，不胜冬之虚风也。黄帝曰：黑色不病乎？少俞曰：黑色而皮厚肉坚，固不伤于四时之风。其皮薄而肉不坚、色不一者，长夏至而有虚风者，病矣。其皮厚而肌肉坚者，长夏至而有虚风，不病矣。其皮厚而肌肉坚者，必重感于寒，外内皆然，乃病。黄帝曰：善。

黄帝曰：夫人之忍痛与不忍痛者，非勇怯之分也。夫勇士之不忍痛者，见难则前，见痛则止。夫怯士之忍痛者，闻难则恐，遇痛不动。夫勇士之忍痛者，见难不恐，遇痛不动。夫怯士之不忍痛者，见难与痛，目转面盼，恐不能言，失气惊，颜色变化，乍死乍生。余见其然也，不知其何由，愿闻其故。少俞曰：夫忍痛与不忍痛者，皮肤之薄厚，肌肉之坚脆缓急之分也，非勇怯之谓也。

黄帝曰：愿闻勇怯之所由然。少俞曰：勇士者，目深以固，长衡直扬，三焦理横，其心端直，其肝大以坚，其胆满以傍，怒则气盛而胸张，肝举而胆横，眦裂而目扬，毛起而面苍，此勇士之由然者也。黄帝曰：愿闻怯士之所由然。少俞曰：怯士者，目大而不减，阴阳相失，其焦理纵，䯏骬短而小，肝系缓，其胆不满而纵，肠胃挺，胁下空，虽方大怒，气不能满其胸，肝肺虽举，气衰复下，故不能久怒，此怯士之所由然者也。

黄帝曰：怯士之得酒，怒不避勇士者，何脏使然？少俞曰：酒者，水谷之精，熟谷之液也，其气慓悍，其入于胃中，则胃胀，气上逆，满于胸中，肝浮胆横。当是之时，固比于勇士，气衰则悔。与勇士同类，不知避之，名曰酒悖也。

背腧第五十一

黄帝问于岐伯曰：愿闻五脏之腧，出于背者。岐伯曰：胸中大腧在杼骨之端，肺腧在三椎[1]之间，心腧在五椎之间，膈腧在七椎之间，肝腧在九椎之间，脾腧在十一椎之间，肾腧在十四椎之间，皆挟脊相去三寸所，则欲得而验之，按其处，应在中而痛解，乃其腧也。

灸之则可，刺之则不可。气盛则泻之，虚则补之。以火补者，毋吹其火，须自灭也。以火泻者，疾吹其火，传其艾，须其火灭也。

卫气第五十二

黄帝曰：五脏者，所以藏精神魂魄者也。六腑者，所以受水谷而行化物者也。其气内入于[2]五脏，而外络肢节。其浮气之不循经者，为卫气。其精气之行于经者，为营气。阴阳相随，外内相贯，如环之无端，亭亭淳淳乎，孰能穷之。然其分别阴阳，皆有标本虚实所离之处。能别阴阳十二经者，知病之所生。候虚实之所在者，能得病之高下。知六腑之气街者，能知解结契绍于门户。能知虚实[3]之坚软者，知补泻之所在。能知六经标本者，可以无惑于天下。

岐伯曰：博哉圣帝之论。臣请尽意悉言之。足太阳之本，在跟以上五寸中，标在两络命门。命门者，目也。足少阳之本，在窍阴之间，标在窗笼之前。窗笼者，耳也。足少阴之本，在内踝下上三寸中，标在背腧与舌下两脉也。足厥阴之本，在行间上五寸所，标在背腧也。足阳明之本，在厉兑，标在人迎颊挟颃颡也。足太阴之本，在中封前上四寸之中，标在背腧与舌本也。

手太阳之本，在外踝之后，标在命门之上一寸也。手少阳之本，在小指次指之间上二寸，标在耳后上角下外眦也。手阳明之本，在肘骨中，上

---

① 椎：原作“焦”，据《太素》及《素问·血气形志篇》王冰注改。
② 入于：原作“干”，据《太素》改。
③ 实：原作“石”，据《甲乙经》《太素》改。

至别阳，标在颜下合钳上也。手太阴之本，在寸口之中，标在腋内动也。手少阴之本，在锐骨之端，标在背腧也。手心主之本，在掌后两筋之间二寸中，标在腋下下三寸也。

凡候此者，下虚则厥，下盛则热，上虚则眩，上盛则热痛。故实者绝而止之，虚者引而起之。

请言气街：胸气有街，腹气有街，头气有街，胫气有街。故气在头者，止之于脑。气在胸者，止之膺与背腧。气在腹者，止之背腧与冲脉于脐左右之动脉者。气在胫者，止之于气街与承山、踝上以下。取此者用毫针，必先按而在久，应于手，乃刺而予之。所治者，头痛眩仆，腹痛中满暴胀，及有新积。痛可移者，易已也；积不痛，难已也。

论痛第五十三

黄帝问于少俞曰：筋骨之强弱，肌肉之坚脆，皮肤之厚薄，腠理之疏密，各不同，其于针石火焫之痛何如？肠胃之厚薄坚脆亦不等，其于毒药何如？愿尽闻之。少俞曰：人之骨强筋弱、肉缓皮肤厚者耐痛，其于针石之痛，火焫亦然。黄帝曰：其耐火焫者，何以知之？少俞答曰：加以黑色而美骨者，耐火焫。黄帝曰：其不耐针石之痛者，何以知之？少俞曰：坚肉薄皮者，不耐针石之痛，于火螨亦然。

黄帝曰：人之病，或同时而伤，或易已，或难已，其故何如？少俞曰：同时而伤，其身多热者易已，多寒者难已。

黄帝曰：人之胜毒，何以知之？少俞曰：胃厚色黑、大骨及肥者，皆胜毒；故其瘦而薄胃者，皆不胜毒也。

天年第五十四

黄帝问于岐伯曰：愿闻人之始生，何气筑为基？何立而为楯？何失而死？何得而生？岐伯曰：以母为基，以父为楯，失神者死，得神者生也。

黄帝曰：何者为神？岐伯曰：血气已和，荣卫已通，五脏已成，神气舍心，魂魄毕具，乃为成人。

黄帝曰：人之寿夭各不同，或夭寿，或卒死，或病久，愿闻其道。岐伯曰：五脏坚固，血脉和调，肌肉解利，皮肤致密，营卫之行，不失其常，呼吸微徐，气以度行，六腑化谷，津液布扬，各如其常，故能长久。

黄帝曰：人之寿百岁而死，何以致之？岐伯曰：使道隧以长，基墙高以方，通调营卫，三部三里起，骨高肉满，百岁乃得终。

黄帝曰：其气之盛衰，以至其死，可得闻乎？岐伯曰：人生十岁，五脏始定，血气已通，其气在下，故好走。二十岁，血气始盛，肌肉方长，故好趋。三十岁，五脏大定，肌肉坚固，血脉盛满，故好步。四十岁，五脏六腑，十二经脉，皆大盛以平定，腠理始疏，荣华颓落，发颇斑白，平盛不摇，故好坐。五十岁，肝气始衰，肝叶始薄，胆汁始减[①]，目始不明。六十岁，心气始衰，苦忧悲，血气懈惰，故好卧。七十岁，脾气虚，皮肤枯。八十岁，肺气衰，魄离，故言善误。九十岁，肾气焦，四脏经脉空虚。百岁，五脏皆虚，神气皆去，形骸独居而终矣。

黄帝曰：其不能终寿而死者，何如？岐伯曰：其五脏皆不坚，使道不长，空外以张，喘息暴疾，又卑基墙，薄脉少血，其肉不石，数中风寒，血气虚，脉不通，真邪相攻，乱而相引，故中寿而尽也。

---

① 减：原作“灭”，据《太素》《甲乙经》改。

逆顺第五十五

黄帝问于伯高曰：余闻气有逆顺，脉有盛衰，刺有大约，可得闻乎？伯高曰：气之逆顺者，所以应天地、阴阳、四时、五行也。脉之盛衰者，所以候血气之虚实有余不足。刺之大约者，必明知病之可刺，与其未可刺，与其已不可刺也。

黄帝曰：候之奈何？伯高曰：《兵法》曰：无迎逢逢之气，无击堂堂之阵。《刺法》曰：无刺熇熇之热，无刺漉漉之汗，无刺浑浑之脉，无刺病与脉相逆者。

黄帝曰：候其可刺奈何？伯高曰：上工，刺其未生者也。其次，刺其未盛者也。其次，刺其已衰者也。下工，刺其方袭者也，与其形之盛者也，与其病之与脉相逆者也。故曰：方其盛也，勿敢毁伤，刺其已衰，事必大昌。故曰：上工治未病，不治已病。此之谓也。

五味第五十六

黄帝曰：愿闻谷气有五味，其入五脏，分别奈何？伯高曰：胃者，五脏六腑之海也。水谷皆入于胃，五脏六腑皆禀气于胃。五味各走其所喜，谷味酸，先走肝，谷味苦，先走心，谷味甘，先走脾，谷味辛，先走肺，谷味咸，先走肾。谷气津液已行，营卫大通，乃化糟粕，以次传下。

黄帝曰：营卫之行奈何？伯高曰：谷始入于胃，其精微者，先出于胃之两焦，以溉五脏，别出两行，营卫之道。其大气之抟而不行者，积于胸中，命曰气海，出于肺，循喉咽，故呼则出，吸则入。天地之精气，其大数常出三入一，故谷不入，半日则气衰，一日则气少矣。

黄帝曰：谷之五味，可得闻乎？伯高曰：请尽言之。五谷：秔米甘，麻酸，大豆咸，麦苦，黄黍辛。五果：枣甘，李酸，栗咸，杏苦，桃辛。五畜：牛甘，犬酸，猪咸，羊苦，鸡辛。五菜：葵甘，韭酸，藿咸，薤苦，葱辛。五色：黄色宜甘，青色宜酸，黑色宜咸，赤色宜苦，白色宜辛。凡此五者，各有所宜。

五宜：所言五色者，脾病者，宜食秔米饭、牛肉、枣、葵；心病者，宜食麦、羊肉、杏、薤；肾病者，宜食大豆黄卷、猪肉、栗、藿；肝病者，宜食麻、犬肉、李、韭；肺病者，宜食黄黍、鸡肉、桃、葱。

五禁：肝病禁辛，心病禁咸，脾病禁酸，肾病禁甘，肺病禁苦。

肝色青，宜食甘，秔米饭、牛肉、枣、葵皆甘。心色赤，宜食酸，犬肉、麻、李、韭皆酸。脾色黄，宜食咸，大豆、豕肉、栗、藿皆咸。肺色白，宜食苦，麦、羊肉、杏、薤皆苦。肾色黑，宜食辛，黄黍、鸡肉、桃、葱皆辛。

卷之九

水胀第五十七

黄帝问于岐伯曰：水与肤胀、鼓胀、肠覃、石瘕、石水，何以别之？岐伯答曰：水始起也，目窠上微肿，如新卧起之状，其颈脉动，时咳，阴股间寒，足胫瘇，腹乃大，其水已成矣。以手按其腹，随手而起，如裹水之状，此其候也。

黄帝曰：肤胀何以候之？岐伯曰：肤胀者，寒气客于皮肤之间，鼟鼟然不坚，腹大，身尽肿，皮厚，按其腹，窅而不起，腹色不变，此其候也。

鼓胀何如？岐伯曰：腹胀身皆大，大与肤胀等也，色苍黄，腹筋起，此其候也。

肠覃何如？岐伯曰：寒气客于肠外，与卫气相搏，气不得荣，因有所系，癖而内著，恶气乃起，瘜肉乃生。其始生也，大如鸡卵，稍以益大，至其成，如怀子之状，久者离岁，按之则坚，推之则移，月事以时下，此其候也。

石瘕何如？岐伯曰：石瘕生于胞中，寒气客于子门，子门闭塞，气不得通，恶血当泻不泻，衃以留止，日以益大，状如怀子，月事不以时下。皆生于女子，可导而下。

黄帝曰：肤胀鼓胀可刺邪？岐伯曰：先泻其胀之血络，后调其经，刺去其血络也。

贼风第五十八

黄帝曰：夫子言贼风邪气之伤人也，令人病焉，今有其不离屏蔽，不出空[1]穴之中，卒然病者，非不离贼风邪气，其故何也？岐伯曰：此皆尝有所伤于湿气，藏于血脉之中，分肉之间，久留而不去；若有所堕坠，恶血在内而不去。卒然喜怒不节，饮食不适，寒温不时，腠理闭而不通。其开而遇风寒，则血气凝结，与故邪相袭，则为寒痹。其有热则汗出，汗出则受风，虽不遇贼风邪气，必有因加而发焉。

黄帝曰：今夫子之所言者，皆病人之所自知也。其毋所遇邪气，又毋怵惕之所志，卒然而病者，其故何也？唯有因鬼神之事乎？岐伯曰：此亦有故邪留而未发，因而志有所恶，及有所慕，血气内乱，两气相搏。其所从来者微，视之不见，听而不闻，故似鬼神。

黄帝曰：其祝而已者，其故何也？岐伯曰：先巫者，因知百病之胜，先知其病之所从生者，可祝而已也。

卫气失常第五十九

黄帝曰：卫气之留于腹中，搐积不行，苑蕴不得常所，使人支胁胃中满，喘呼逆息者，何以去之？伯高曰：其气积于胸中者，上取之；积于腹中者，下取之；上下皆满者，傍取之。

黄帝曰：取之奈何？伯高对曰：积于上，泻人迎、天突、喉中；积于

① 空：原作“室”，据《太素》《甲乙经》改。

下者，泻三里与气街；上下皆满者，上下取之，与季胁之下一寸（一本云季胁之下深一寸）；重者，鸡足取之。诊视其脉大而弦急，及绝不至者，及腹皮急甚者，不可刺也。黄帝曰：善。

黄帝问于伯高曰：何以知皮肉、气血、筋骨之病也？伯高曰：色起两眉薄泽者，病在皮。唇色青、黄、赤、白、黑者，病在肌肉。营气濡然者，病在血气。目色青、黄、赤、白、黑者，病在筋。耳焦枯受尘垢，病在骨。

黄帝曰：病形何如？取之奈何？伯高曰：夫百病变化，不可胜数，然皮有部，肉有柱，血气有输，骨有属。黄帝曰：愿闻其故。伯高曰：皮之部，输于四末。肉之柱，在臂胫诸阳分肉之间与足少阴分间。血气之输，输于诸络，气血留居，则盛而起。筋部无阴无阳，无左无右，候病所在。骨之属者，骨空之所以受益而益脑髓者也。

黄帝曰：取之奈何？伯高曰：夫病变化，浮沉深浅，不可胜穷，各在其处，病间者浅之，甚者深之；间者小之，甚者众之。随变而调气，故曰上工。

黄帝问于伯高[①]曰：人之肥瘦大小寒温，有老壮少小，别之奈何？伯高对曰：人年五十已上为老，二十已上为壮，十八已上为少，六岁已上为小。

黄帝曰：何以度知其肥瘦？伯高曰：人有肥、有膏、有肉[②]。黄帝曰：别此奈何？伯高曰：䐃肉坚，皮满者，肥。䐃肉不坚，皮缓者，膏。皮肉不相离者，肉。

黄帝曰：身之寒温何如？伯高曰：膏者其肉淖，而粗理者身寒，细理者身热。脂者其肉坚，细理者热，粗理者寒。

黄帝曰：其肥瘦大小奈何？伯高曰：膏者，多气而皮纵缓，故能纵腹垂腴。肉者，身体容大。脂者，其身收小。

黄帝曰：三者之气血多少何如？伯高曰：膏者多气，多气者热，热者

---

① 伯高：原作“岐伯”，据上下文义改。
② 肉：原作“内”，据《甲乙经》改。

耐寒。肉者多血则充形，充形则平。脂者，其血清，气滑少，故不能大。此别于众人者也。

黄帝曰：众人奈何？伯高曰：众人皮肉脂膏不能相加也，血与气不能相多，故其形不小不大，各自称其身，命曰众人。

黄帝曰：善。治之奈何？伯高曰：必先别其三形，血之多少，气之清浊，而后调之，治无失常经。是故膏人，纵腹垂腴；肉人者，上下容大；脂人者，虽脂不能大者。

玉版第六十

黄帝曰：余以小针为细物也，夫子乃言上合之于天，下合之于地，中合之于人，余以为过针之意矣，愿闻其故。岐伯曰：何物大于天乎？夫大于针者，唯五兵者焉。五兵者，死之备也，非生之具。且夫人者，天地之镇也，其不可不参乎！夫治民者，亦唯针焉。夫针之与五兵，其孰小乎？

黄帝曰：病之生时，有喜怒不测，饮食不节，阴气不足，阳气有余，营气不行，乃发为痈疽。阴阳不通，两热相搏，乃化为脓，小针能取之乎？岐伯曰：圣人不能使化者，为之邪不可留也。故两军相当，旗帜相望，白刃陈于中野者，此非一日之谋也，能使其民，令行禁止，士卒无白刃之难者，非一日之教也，须臾之得也。夫至使身被痈疽之病，脓血之聚者，不亦离道远乎。夫痈疽之生，脓血之成也，不从天下，不从地出，积微之所生也。故圣人自治于未有形也，愚者遭其已成也。

黄帝曰：其已形，不予遭，脓已成，不予见，为之奈何？岐伯曰：脓已成，十死一生，故圣人弗使已成，而明为良方，著之竹帛，使能者踵而传之后世，无有终时者，为其不予遭也。

黄帝曰：其已有脓血而后遭乎？不导之以小针治乎？岐伯曰：以小治小者其功小，以大治大者多害，故其已成脓血者，其唯砭石铍锋之所取也。

黄帝曰：多害者其不可全乎？岐伯曰：其在逆顺焉。黄帝曰：愿闻逆顺。岐伯曰：以为伤者，其白眼青黑，眼小，是一逆也；内药而呕者，是二逆也；腹痛渴甚，是三逆也；肩项中不便，是四逆也；音嘶色脱，是五逆也。除此五者为顺矣。

黄帝曰：诸病皆有逆顺，可得闻乎？岐伯曰：腹胀，身热，脉大，是一逆也；腹鸣而满，四肢清，泄，其脉大，是二逆也；衄而不止，脉大，是三逆也；咳且溲血脱形，其脉小劲，是四逆也；咳，脱形身热，脉小以疾，是谓五逆也。如是者，不过十五日而死矣。

其腹大胀，四末清，脱形，泄甚，是一逆也；腹胀便血，其脉大，时绝，是二逆也；咳，溲血，形肉脱，脉搏，是三逆也；呕血，胸满引背，脉小而疾，是四逆也；咳呕腹胀，且飧泄，其脉绝，是五逆也。如是者，不及一时而死矣。工不察此者而刺之，是谓逆治。

黄帝曰：夫子之言针甚骏，以配天地，上数天文，下度地纪，内别五脏，外次六腑，经脉二十八会，尽有周纪，能杀生人，不能起死者，子能反之乎？岐伯曰：能杀生人，不能起死者也。黄帝曰：余闻之则为不仁，然愿闻其道，弗行于人。岐伯曰：是明道也，其必然也，其如刀剑之可以杀人，如饮酒使人醉也，虽勿诊，犹可知矣。黄帝曰：愿卒闻之。岐伯曰：人之所受气者，谷也。谷之所注者，胃也。胃者，水谷气血之海也。海之所行云气者，天下也。胃之所出气血者，经隧也。经隧者，五脏六腑之大络也，迎而夺之而已矣。

黄帝曰：上下有数乎？岐伯曰：迎之五里，中道而止，五至而已，五往而脏之气尽矣，故五五二十五，而竭其输矣。此所谓夺其天气者也，非能绝其命而倾其寿者也。黄帝曰：愿卒闻之。岐伯曰：阚门而刺之者，死于家中，入门而刺之者，死于堂上。黄帝曰：善乎方，明哉道，请著之玉版，以为重宝，传之后世，以为刺禁，令民勿敢犯也。

五禁第六十一

黄帝问于岐伯曰：余闻刺有五禁，何谓五禁？岐伯曰：禁其不可刺也。黄帝曰：余闻刺有五夺。岐伯曰：无泻其不可夺者也。黄帝曰：余闻刺有五过。岐伯曰：补泻无过其度。黄帝曰：余闻刺有五逆。岐伯曰：病与脉相逆，命曰五逆。黄帝曰：余闻刺有九宜。岐伯曰：明知九针之论，是谓九宜。

黄帝曰：何谓五禁？愿闻其不可刺之时。岐伯曰：甲乙日自乘，无刺头，无发蒙于耳内。丙丁日自乘，无振埃于肩喉廉泉。戊己日自乘四季，无刺腹去爪泻水。庚辛日自乘，无刺关节于股膝。壬癸日自乘，无刺足胫。是谓五禁。

黄帝曰：何谓五夺？岐伯曰：形肉已夺，是一夺也；大夺血之后，是二夺也；大汗出之后，是三夺也；大泄之后，是四夺也；新产及大血之后，是五夺也。此皆不可泻。

黄帝曰：何谓五逆？岐伯曰：热病脉静，汗已出，脉盛躁，是一逆也；病泄，脉洪大，是二逆也；著痹不移，䐃肉破，身热，脉偏绝，是三逆也；淫而夺形身热，色夭然白，及后下血衃，血衃笃重，是谓四逆也；寒热夺形，脉坚搏，是谓五逆也。

动输第六十二

黄帝曰：经脉十二，而手太阴、足少阴、阳明独动不休，何也？岐伯曰：足阳[1]明胃脉也。胃为五脏六腑之海，其清气上注于肺，肺气从太阴而行之，其行也，以息往来，故人一呼脉再动，一吸脉亦再动，呼吸不已，故动而不止。黄帝曰：气之过于寸口也，上十焉息？下八焉伏？何道从还？不知其极。岐伯曰：气之离脏也，卒然如弓弩之发，如水之下岸，上于鱼以反衰，其余气衰散以逆上，故其行微。

黄帝曰：足之阳明何因而动？岐伯曰：胃气上注于肺，其悍气上冲头者，循咽，上走空窍，循眼系，入络脑，出顑，下客主人，循牙车，合阳明，并下人迎，此胃气别走于阳明者也。故阴阳上下，其动也若一。故阳病而阳脉小者为逆，阴病而阴脉大者为逆。故阴阳俱静俱动，若引绳相倾者病。

黄帝曰：足少阴何因而动？岐伯曰：冲脉者，十二经之海也。与少阴之大络，起于肾下，出于气街，循阴股内廉，邪入腘中，循胫骨内廉，并少阴之经，下入内踝之后，入足下；其别者，邪入踝，出属跗上，入大指之间，注诸络，以温足胫，此脉之常动者也。

黄帝曰：营卫之行也，上下相贯，如环之无端，今有其卒然遇邪气，及逢大寒，手足懈惰，其脉阴阳之道，相输之会，行相失也，气何由还？岐伯曰：夫四末阴阳之会者，此气之大络也。四街者，气之径路也。故络绝则径通，四末解则气从合，相输如环。黄帝曰：善。此所谓如环无端，莫知其纪，终而复始，此之谓也。

五味论第六十三

黄帝问于少俞曰：五味入于口也，各有所走，各有所病。酸走筋，多食之，令人癃；咸走血，多食之，令人渴；辛走气，多食之，令人洞心；

---

① 足阳：原作“是”，据《甲乙经》《太素》改。

苦走骨，多食之，令人变呕；甘走肉，多食之，令人悗心。余知其然也，不知其何由，愿闻其故。

少俞答曰：酸入于胃，其气涩以收，上之两焦，弗能出入也。不出即留于胃中，胃中和温，则下注膀胱，膀胱之胞薄以懦，得酸则缩绻，约而不通，水道不行，故癃。阴者，积筋之所终也，故酸入而走筋矣。

黄帝曰：咸走血，多食之，令人渴，何也？少俞曰：咸入于胃，其气上走中焦，注于脉，则血气走之，血与咸相得则凝，凝则胃中汁注之，注之则胃中竭，竭则咽路焦，故舌本干而善渴。血脉者，中焦之道也，故咸入而走血矣。

黄帝曰：辛走气，多食之，令人洞心，何也？少俞曰：辛入于胃，其气走于上焦，上焦者，受气而营诸阳者也，姜韭之气熏之，营卫之气不时受之，久留心下，故洞心。辛与气俱行，故辛入而与汗俱出。

黄帝曰：苦走骨，多食之，令人变呕，何也？少俞曰：苦人于胃，五谷之气，皆不能胜苦，苦入下脘，三焦之道皆闭而不通，故变呕。齿者，骨之所终也，故苦入而走骨，故入而复出，知其走骨也。

黄帝曰：甘走肉，多食之，令人悗心，何也？少俞曰：甘入于胃，其气弱小，不能上至于上焦，而与谷留于胃中者，令人柔润者也，胃柔则缓，缓则虫动，虫动则令人悗心。其气外通于肉，故甘走肉。

阴阳二十五人第六十四

黄帝曰：余闻阴阳之人何如？伯高曰：天地之间，六合之内，不离于五，人亦应之。故五五二十五人之政，而阴阳之人不与焉。其态又不合于众者五，余已知之矣。愿闻二十五人之形，血气之所生，别而以候，从外知内何如？岐伯曰：悉乎哉问也，此先师之秘也，虽伯高犹不能明之也。黄帝避席遵循而却曰：余闻之，得其人弗教，是谓重失；得而泄之，天将厌之。余愿得而明之，金柜藏之，不敢扬之。岐伯曰：先立五形金木水火土，别其五色，异其五形之人，而二十五人具矣。黄帝曰：愿卒闻之。岐伯曰：慎之慎之，臣请言之。

木形之人，比于上角，似于苍帝。其为人苍色，小头，长面，大肩背，直身，小手足，好有才，劳心，少力，多忧劳于事。能春夏不能秋冬，感而病生，足厥阴佗佗然。大角之人，比于左足少阳，少阳之上遗遗然。左角（一曰少角）之人，比于右足少阳，少阳之下随随然。钛角（一曰右角）之人，比于右足少阳，少阳之上推推然。判角之人，比于左足少阳，少阳之下栝栝然。

火形之人，比于上徵，似于赤帝。其为人赤色，广朋，锐面小头，好肩背髀腹，小手足，行安地，疾心，行摇，肩背肉满，有气轻财，少信，多虑，见事明，好颜，急心，不寿暴死。能春夏不能秋冬，秋冬感而病生，手少阴核核然。质徵（一曰质之人，一曰太徵）之人，比于左手太阳，太阳之上肌肌然。少徵之人，比于右手太阳，太阳之下慆慆然。右徵之人，比于右手太阳，太阳之上鲛鲛然（一曰熊熊然）。质判（一曰质徵）之人，比于左手太阳，太阳之下支支颐颐然。

土形之人，比于上宫，似于上古黄帝。其为人黄色，圆面，大头，美肩背，大腹，美股胫，小手足，多肉，上下相称，行安地，举足浮，安心，好利人，不喜权势，善附人也。能秋冬不能春夏，春夏感而病生，足太阴敦敦然。太宫之人，比于左足阳明，阳明之上婉婉然。加宫之人（一曰众之人），比于左足阳明，阳明之下坎坎然。少宫之人，比于右足阳明，阳明之上枢枢然。左宫之人（一曰众之人，一曰阳明之上），比于右足阳明，阳明之下兀兀然。

金形之人，比于上商，似于白帝。其为人方面，白色，小头，小肩背，小腹，小手足，如骨发踵外，骨轻，身清廉，急心，静悍，善为吏。能秋冬不能春夏，春夏感而病生。手太阴敦敦然。钛商之人，比于左手阳明，阳明之上廉廉然。右商之人，比于左手阳明，阳明之下脱脱然。左商之人，比于右手阳明，阳明之上监监然。少商之人，比于右手阳明，阳明之下严严然。

水形之人，比于上羽，似于黑帝。其为人黑色，面不平，大头，廉颐，小肩，大腹，动手足，发行摇身，下尻长，背延延然，不敬畏，善欺绐人，戮死。能秋冬不能春夏，春夏感而病生。足少阴汗汗然。大羽之人，比于右足太阳，太阳之上颊颊然。少羽之人，比于左足太阳，太阳之下纡纡然。众之为人（一曰加之人），比于右足太阳，太阳之下洁洁然。桎之为人，比于左足太阳，太阳之上安安然。是故五形之人二十五变者，众之所以相欺者是也。

黄帝曰：得其形，不得其色，何如？岐伯曰：形胜色，色胜形者，至其胜时年加，感则病行，失则忧矣。形色相得者，富贵大乐。黄帝曰：其形色相胜之时，年加可知乎？岐伯曰：凡年忌上下之人，大忌常加七岁，十六岁，二十五岁，三十四岁，四十三岁，五十二岁，六十一岁，皆人之大忌，不可不自安也，感则病行，失则忧矣。当此之时，无为奸事，是谓年忌。

黄帝曰：夫子之言，脉之上下，血气之候，以知形气奈何？岐伯曰：足阳明之上，血气盛则髯美长；血少气多则髯短；故气少血多则髯少；血气皆少则无髯，两吻多画。足阳明之下，血气盛则下毛美长至胸；血多气少则下毛美短至脐，行则善高举足，足指少肉，足善寒；血少气多则肉而善瘃；血气皆少则无毛，有则稀枯悴，善痿厥足痹。

足少阳之上，气血盛则通髯美长；血多气少则通髯美短；血少气多则少髯，血气皆少则无须，感于寒湿则善痹，骨痛爪枯也。足少阳之下，血气盛则胫毛美长，外踝肥；血多气少则胫毛美短，外踝皮坚而厚；血少气多则胻毛少，外踝皮薄而软；血气皆少则无毛，外踝瘦无肉。

足太阳之上，血气盛则美眉，眉有毫毛；血多气少则恶眉，面多少理；血少气多则面多肉；血气和则美色。足太阳之下，血气盛则跟肉满，踵坚；气少血多则瘦，跟空；血气皆少则喜转筋，踵下痛。

手阳明之上，血气盛则髭美；血少气多则髭恶；血气皆少则无髭。手阳明之下，血气盛则腋下毛美，手鱼肉以温；气血皆少则手瘦以寒。

手少阳之上，血气盛则眉美以长，耳色美；血气皆少则耳焦恶色。手少阳之下，血气盛则手卷多肉以温；血气皆少则寒以瘦；气少血多则瘦以多脉。

手太阳之上，血气盛则有多须，面多肉以平；血气皆少则面瘦恶色。手太阳之下，血气盛则掌肉充满；血气皆少则掌瘦以寒。

黄帝曰：二十五人者，刺之有约乎？岐伯曰：美眉者，足太阳之脉气血多；恶眉者，血气少；其肥而泽者，血气有余；肥而不泽者，气有余，血不足；瘦而无泽者，气血俱不足。审察其形气有余不足而调之，可以知逆顺矣。

黄帝曰：刺其诸阴阳奈何？岐伯曰：按其寸口人迎，以调阴阳，切循其经络之凝涩，结而不通者，此于身皆为痛痹，甚则不行，故凝涩。凝涩者，致气以温之，血和乃止。其结络者，脉结血不和，决之乃行。故曰：气有余于上者，导而下之；气不足于上者，推而休之；其稽留不至者，因而迎之。必明于经隧，乃能持之。寒与热争者，导而行之；其宛陈血不结者，则而予之。必先明知二十五人，则血气之所在，左右上下，刺约毕也。

卷之十

五音五味第六十五

右徵与少徵，调右手太阳上。左商与左徵，调左手阳明上。少徵与大宫，调左手阳明上。右角与大角，调右足少阳下。大徵与少徵，调左手太阳上。众羽与少羽，调右足太阳下。少商与右商，调右手太阳下。桎羽与众羽，调右足太阳下。少宫与大宫，调右足阳明下。判角与少角，调右足少阳下。钛商与上商，调右足阳明下。钛商与上角，调左足太阳下。

上徵与右徵同，谷麦，畜羊，果杏，手少阴，脏心，色赤，味苦，时夏。上羽与大羽同，谷大豆，畜彘，果栗，足少阴，脏肾，色黑，味咸，时冬。上宫与大宫同，谷稷，畜牛，果枣，足太阴，脏脾，色黄，味甘，时季夏。上商与右商同，谷黍，畜鸡，果桃，手太阴，脏肺，色白，味辛，时秋。上角与大角同，谷麻，畜犬，果李，足厥阴，脏肝，色青，味酸，时春。

大宫与上角同，右足阳明上。左角与大角同，左足阳明上。少羽与大羽同，右足太阳下。左商与右商同，左手阳明上。加宫与大宫同，左足少阳上。质判与大宫同，左手太阳下。判角与大角同，左足少阳下。大羽与大角同，右足太阳上。大角与大宫同，右足少阳上。

右徵、少徵、质徵、上徵、判徵。右角、钛角、上角、大角、判角。右商、少商、钛商、上商、左商。少宫、上宫、大宫、加宫、左角宫。众羽、桎羽、上羽、大羽、少羽。

黄帝曰：妇人无须者，无血气乎？岐伯曰：冲脉、任脉皆起于胞中，上循背里，为经络之海。其浮而外者，循腹右上行，会于咽喉，别而络唇口。血气盛则充肤热肉，血独盛则澹渗皮肤，生毫毛。今妇人之生，有余于气，不足于血，以其数脱血也。冲任之脉，不荣口唇，故须不生焉。

黄帝曰：士人有伤于阴，阴气绝而不起，阴不用，然其须不去，其故何也？宦者独去何也？愿闻其故。岐伯曰：宦者去其宗筋，伤其冲脉，血泻不复，皮肤内结，唇口不荣，故须不生。

黄帝曰：其有天宦者，未尝被伤，不脱于血，然其须不生，其故何也？岐伯曰：此天之所不足也，其任冲不盛，宗筋不成，有气无血，唇口不荣，故须不生。

黄帝曰：善乎哉！圣人之通万物也，若日月之光影，音声鼓响，闻其声而知其形，其非夫子，孰能明万物之精。是故圣人视其颜色，黄赤者多热气，青白者少热气，黑色者多血少气。美眉者太阳多血，通髯极须者少阳多血；美须者阳明多血，此其时然也。夫人之常数，太阳常多血少气，少阳常多气少血，阳明常多血多气，厥阴常多气少血，少阴常多血少气，太阴常多血少气，此天之常数也。

百病始生第六十六

黄帝问于岐伯曰：夫百病之始生也，皆生于风雨寒暑，清湿喜怒。喜怒不节则伤脏，风雨则伤上，清湿则伤下。三部之气，所伤异类，愿闻其会。岐伯曰：三部之气各不同，或起于阴，或起于阳，请言其方。喜怒不节则伤脏，脏伤则病起于阴也；清湿袭虚，则病起于下；风雨袭虚，则病起于上，是谓三部。至于其淫泆，不可胜数。

黄帝曰：余固不能数，故问先师，愿卒闻其道。岐伯曰：风雨寒热，不得虚，邪不能独伤人。卒然逢疾风暴雨而不病者，盖无虚，故邪不能独伤人。此必因虚邪之风，与其身形，两虚相得，乃客其形。两实相逢，众人肉坚。其中于虚邪也，因于天时，与其身形，参以虚实，大病乃成，气有定舍，因处为名，上下中外，分为三员。

是故虚邪之中人也，始于皮肤，皮肤缓则腠理开，开则邪从毛发入，入则抵深，深则毛发立，毛发立则淅然，故皮肤痛。留而不去，则传舍于络脉，在络之时，痛于肌肉，其痛之时息，大经乃代。留而不去，传舍于经，在经之时，洒淅喜惊。留而不去，传舍于输，在输之时，六经不通，四肢则肢节痛，腰脊乃强。留而不去，传舍于伏冲之脉，在伏冲之时，体重身痛。留而不去，传舍于肠胃，在肠胃之时，贲响腹胀，多寒则肠鸣飧泄，食不化，多热则溏出糜。留而不去，传舍于肠胃之外、募原之间，留著于脉，稽留而不去，息而成积。或著孙脉，或著络脉，或著经脉，或著输脉，或著于伏冲之脉，或著于膂筋，或著于肠胃之募原，上连于缓筋，邪气淫泆，不可胜论。

黄帝曰：愿尽闻其所由然。岐伯曰：其著孙络之脉而成积者，其积往来上下，臂手孙络之居也，浮而缓，不能句积而止之，故往来移行肠胃之间，水凑渗注灌，濯濯有音，有寒则䐜䐜满雷引，故时切痛。其著于阳明之经，则挟脐而居，饱食则益大，饥则益小。其著于缓筋也，似阳明之积，饱食则痛，饥则安。其著于肠胃之募原也，痛而外连于缓筋，饱食则安，饥则痛。其著于伏冲之脉者，揣之应手而动，发手则热气下于两股，如汤沃之状。其著于膂筋，在肠后者，饥则积见，饱则积不见，按之不得。其著于输之脉者，闭塞不通，津液不下，孔窍干壅，此邪气之从外入内，从上下也。

黄帝曰：积之始生，至其已成奈何？岐伯曰：积之始生，得寒乃生，厥乃成积也。黄帝曰：其成积奈何？岐伯曰：厥气生足悗，悗生胫寒，胫寒则血脉凝涩，血脉凝涩则寒气上入于肠胃，入于肠胃则䐜胀，䐜胀则肠外之汁沫迫聚不得散，日以成积。卒然多食饮，则肠满，起居不节，用力过度，则络脉伤，阳络伤则血外溢，血外溢则衄血，阴络伤则血内溢，血内溢则后血，肠胃之络伤，则血溢于肠外，肠外有寒，汁沫与血相抟，则并合凝聚不得散而积成矣。卒然外中于寒，若内伤于忧怒，则气上逆，气上逆则六输不通，温气不行，凝血蕴里而不散，津液涩渗，著而不去，而积皆成矣。

黄帝曰：其生于阴者奈何？岐伯曰：忧思伤心；重寒伤肺；忿怒伤肝；醉以入房，汗出当风伤脾；用力过度，若入房汗出浴，则伤肾。此内外三部之所生病者也。

黄帝曰：善。治之奈何？岐伯答曰：察其所痛，以知其应，有余不足，当补则补，当泻则泻，毋逆天时，是谓至治。

行针第六十七

黄帝问于岐伯曰：余闻九针于夫子，而行之于百姓，百姓之血气各不同形，或神动而气先针行；或气与针相逢；或针已出气独行；或数刺乃知；或发针而气逆；或数刺病益剧，凡此六者，各不同形，愿闻其方。

岐伯曰：重阳之人，其神易动，其气易往也。黄帝曰：何谓重阳之人？岐伯曰：重阳之人，熇熇高高，言语善疾，举足善高，心肺之脏气有余，阳气滑盛而扬，故神动而气先行。

黄帝曰：重阳之人而神不先行者，何也？岐伯曰：此人颇有阴者也。黄帝曰：何以知其颇有阴也？岐伯曰：多阳者多喜，多阴者多怒，数怒者易解，故曰颇有阴，其阴阳之离合难，故其神不能先行也。

黄帝曰：其气与针相逢奈何？岐伯曰：阴阳和调而血气淖泽滑利，故针入而气出，疾而相逢也。

黄帝曰：针已出而气独行者，何气使然？岐伯曰：其阴气多而阳气少。阴气沉而阳气浮，沉者内藏，故针已出，气乃随其后，故独行也。

黄帝曰：数刺乃知，何气使然？岐伯曰：此人之多阴而少阳，其气沉而气往难，故数刺乃知也。

黄帝曰：针入而气逆者，何气使然？岐伯曰：其气逆与其数刺病益甚者，非阴阳之气，浮沉之势也，此皆粗之所败，工[①]之所失，其形气无过焉。

上膈第六十八

黄帝曰：气为上膈者，食饮入而还出，余已知之矣；虫为下膈，下膈者，食晬时乃出，余未得其意，愿卒闻之。岐伯曰：喜怒不适，食饮不节，寒温不时，则寒汁流于肠中，流于肠中则虫寒，虫寒则积聚，守于下管，则肠胃充郭，卫气不营，邪气居之。人食则虫上食，虫上食则下管虚，下管虚则邪气胜之，积聚以留，留则痈成，痈成则下管约。其痈在管内者，即而痛深；其痈在外者，则痈外而痛浮，痈上皮热。

黄帝曰：刺之奈何？岐伯曰：微按其痈，视气所行，先浅刺其傍，稍内益深，还而刺之，毋过三行，察其沉浮，以为深浅，已刺必熨，令热入中，日使热内，邪气益衰，大痈乃溃。伍以参禁，以除其内；恬憺无为，乃能行气。后以咸苦，化谷乃下矣。

忧恚无言第六十九

黄帝问于少师曰：人之卒然忧恚而言无音者，何道之塞，何气出行，使音不彰？愿闻其方。少师答曰：咽喉者，水谷之道也。喉咙者，气之所以上下者也。会厌者，音声之户也。口唇者，音声之扇也。舌者，音声之机也。悬雍垂者，音声之关也。颃颡者，分气之所泄也。横骨者，神气所使，主发舌者也。故人之鼻洞涕出不收者，颃颡不开，分气失也。是故厌

① 工：原作“上”，据《甲乙经》改。

小而疾薄，则发气疾，其开阖利，其出气易；其厌大而厚，则开阖难，其气出迟，故重言也。人卒然无音者，寒气客于厌，则厌不能发，发不能下至，其开阖不致，故无音。

黄帝曰：刺之奈何？岐伯曰：足之少阴，上系于舌，络于横骨，终于会厌。两泻其血脉，浊气乃辟。会厌之脉，上络任脉，取之天突，其厌乃发也。

寒热第七十

黄帝问于岐伯曰：寒热瘰疬在于颈腋者，皆何气使生？岐伯曰：此皆鼠瘘寒热之毒气也，留于脉而不去者也。

黄帝曰：去之奈何？岐伯曰：鼠瘘之本，皆在于脏，其末上出于颈腋之间，其浮于脉中，而未内著于肌肉，而外为脓血者，易去也。

黄帝曰：去之奈何？岐伯曰：请从其本引其末，可使衰去而绝其寒热。审按其道以予之，徐往徐来以去之，其小如麦者，一刺知，三刺而已。

黄帝曰：决其生死奈何？岐伯曰：反其目视之，其中有赤脉，上下贯瞳子，见一脉，一岁死；见一脉半，一岁半死；见二脉，二岁死；见二脉半，二岁半死；见三脉，三岁而死，见赤脉不下贯瞳子，可治也。

邪客第七十一

黄帝问于伯高曰：夫邪气之客人也，或令人目不瞑不卧出者，何气使然？伯高曰：五谷入于胃也，其糟粕、津液、宗气分为三隧，故宗气积于胸中，出于喉咙，以贯心脉，而行呼吸焉。营气者，泌其津液，注之于脉，化以为血，以荣四末，内注五脏六腑，以应刻数焉。卫气者，出其悍气之慓疾，而先行于四末、分肉、皮肤之间，而不休者也。昼日行于阳，夜行于阴，常从足少阴之分间，行于五脏六腑。今厥气客于五脏六腑则卫气独卫其外，行于阳，不得入于阴。行于阳则阳气盛，阳气盛则阳跻陷，不得入于阴，阴虚，故目不瞑。

黄帝曰：善。治之奈何？伯高曰：补其不足，泻其有余，调其虚实，以通其道，而去其邪。饮以半夏汤一剂，阴阳已通，其卧立至。黄帝曰：善。此所谓决渎壅塞，经络大通，阴阳和得者也。愿闻其方。伯高曰：其汤方以流水千里以外者八升，扬之万遍，取其清五升煮之，炊以苇薪，火沸，置秫米一升，治半夏五合，徐炊，令竭为一升半，去其滓，饮汁一小杯，日三，稍益，以知为度。故其病新发者，复杯则卧，汗出则已矣；久者，三饮而已也。

黄帝问于伯高曰：愿闻人之肢节，以应天地奈何？伯高答曰：天圆地方，人头圆足方以应之，天有日月，人有两目；地有九州，人有九窍；天有风雨，人有喜怒；天有雷电，人有音声；天有四时，人有四肢；天有五音，人有五脏；天有六律，人有六腑；天有冬夏，人有寒热；天有十日，人有手十指；辰有十二，人有足十指、茎、垂以应之，女子不足二节，以抱人形；天有阴阳，人有夫妻；岁有三百六十五日，人有三百六十节；地有高山，人有肩膝；地有深谷，人有腋腘；地有十二经水，人有十二经脉；地有泉脉，人有卫气；地有草蓂，人有毫毛；天有昼夜，人有卧起；天有列星，人有牙齿；地有小山，人有小节；地有山石，人有高骨；地有林木，人有募筋；地有聚邑，人有腘肉；岁有十二月，人有十二节；地有四时不生草，人有无子。此人与天地相应者也。

黄帝问于岐伯曰：余愿闻持针之数，内针之理，纵舍之意，扦皮开腠理，奈何？脉之屈折、出入之处，焉至而出？焉至而止？焉至而徐？焉至而疾？焉至而人？六腑之输于身者，余愿尽闻。少序别离之处，离而入阴，别而入阳，此何道而从行？愿尽闻其方。岐伯曰：帝之所问，针道毕矣。

黄帝曰：愿卒闻之。岐伯曰：手太阴之脉，出于大指之端，内屈，循白肉际，至本节之后太渊。留以澹，外屈，上于本节下。内屈，与阴诸络会于鱼际，数脉并注，其气滑利，伏行壅骨之下，外屈出于寸口而行，上至于肘内廉，入于大筋之下，内屈上行臑阴，入腋下，内屈走肺。此顺行逆数之屈折也。心主之脉，出于中指之端，内屈，循中指内廉以上，留于掌中，伏行两骨之间，外屈，出两筋之间，骨肉之际，其气滑利，上二寸，外屈出行两筋之间，上至肘内廉，入于小筋之下，留两骨之会，上入于胸中，内络于心脉。

黄帝曰：手少阴之脉独无腧，何也？岐伯曰：少阴，心脉也。心者，五脏六腑之大主也，精神之所舍也，其脏坚固，邪弗能容也，容之则心伤，心伤则神去，神去则死矣。故诸邪之在于心者，皆在于心之包络。包络者，心主之脉也，故独无腧焉。

黄帝曰：少阴独无腧者，不病乎？岐伯曰：其外经病而脏不病，故独取其经于掌后锐骨之端。其余脉出入屈折，其行之徐疾，皆如手少阴心主之脉行也。故本腧者，皆因其气之虚实疾徐以取之，是谓因冲而泻，因衰而补，如是者，邪气得去，真气坚固，是谓因天之序。

黄帝曰：持针纵舍奈何？岐伯曰：必先明知十二经脉之本末，皮肤之寒热，脉之盛衰滑涩。其脉滑而盛者，病日进；虚而细者，久以持；大以涩者，为痛痹；阴阳如一者，病难治；其本末尚热者，病尚在；其热以衰者，其病亦去矣。持其尺，察其肉之坚脆、大小、滑涩、寒温、燥湿。因视目之五色，以知五脏而决死生；视其血脉察其色，以知其寒热痛痹。

黄帝曰：持针纵舍，余未得其意也。岐伯曰：持针之道，欲端以正，安以静，先知虚实，而行疾徐，左手执骨，右手循之，无与肉果。泻欲端以正，补必闭肤，辅针导气，邪得淫泆，真气得居。黄帝曰：扞皮开腠理奈何？岐伯曰：因其分肉，左别其肤，微内而徐端之，适神不散，邪气得去。

黄帝问于岐伯曰：人有八虚，各何以候？岐伯答曰：以候五脏。黄帝曰：候之奈何？岐伯曰：肺心有邪，其气留于两肘；肝有邪，其气流于两腋；脾有邪，其气留于两髀；肾有邪，其气留于两腘。凡此八虚者，皆机关之室，真气之所过，血络之所游，邪气恶血，固不得住留，住留则伤筋络骨节，机关不得屈伸，故痀挛也。

通天第七十二

黄帝问于少师曰：余尝闻人有阴阳，何谓阴人？何谓阳人？少师曰：天地之间，六合之内，不离于五，人亦应之，非徒一阴一阳而已也，而略言耳，口弗能遍明也。

黄帝曰：愿略闻其意。有贤人圣人，心能备而行之乎？少师曰：盖有太阴之人，少阴之人，太阳之人，少阳之人，阴阳和平之人，凡五人者，其态不同，其筋骨气血各不等。

黄帝曰：其不等者，可得闻乎？少师曰：太阴之人，贪而不仁，下齐湛湛，好内而恶出，心和而不发，不务于时，动而后之，此太阴之人也。

少阴之人，小贪而贼心，见人有亡，常若有得，好伤好害，见人有荣，乃反愠怒，心疾而无恩，此少阴之人也。

太阳之人，居处于于，好言大事，无能而虚说，志发于四野，举措不顾是非，为事如常自用，事虽败而常无悔，此太阳之人也。

少阳之人，諟谛好自贵，有小小官，则高自宜，好为外交而不内附，此少阳之人也。

阴阳和平之人，居处安静，无为惧惧，无为欣欣，婉然从物，或与不争，与时变化，尊则谦谦，谭而不治，是谓至治。

古人善用针艾者，视人五态乃治之，盛者泻之，虚者补之。

黄帝曰：治人之五态奈何？少师曰：太阴之人，多阴而无阳，其阴血浊，其卫气涩，阴阳不和，缓筋而厚皮，不之疾泻，不能移之。

少阴之人，多阴少阳，小胃而大肠，六腑不调，其阳明脉小，而太阳脉大，必审调之，其血易脱，其气易败也。

太阳之人，多阳而少阴，必谨调之，无脱其阴，而泻其阳，阳重脱者易狂，阴阳皆脱者，暴死不知人也。

少阳之人，多阳少阴，经小而络大，血在中而气外，实阴而虚阳，独泻其络脉则强，气脱而疾，中气不足，病不起也。

阴阳和平之人，其阴阳之气和，血脉调。谨诊其阴阳，视其邪正，安容仪，审有余不足，盛则泻之，虚则补之，不盛不虚，以经取之，此所以调阴阳，别五态之人者也。

黄帝曰：夫五态之人者，相与毋故，卒然新会，未知其行也，何以别之？少师答曰：众人之属，不如五态之人者，故五五二十五人，而五态之人不与焉。五态之人，尤不合于众者也。

黄帝曰：别五态之人奈何？少师曰：太阴之人，其状黮黮然黑色，念然下意，临临然长大，䐃然未偻，此太阴之人也。

少阴之人，其状清然窃然，固以阴贼，立而躁崄，行而似伏，此少阴之人也。

太阳之人，其状轩轩储储，反身折腘，此太阳之人也。

少阳之人，其状立则好仰，行则好摇，其两臂两肘则常出于背，此少阳之人也。

阴阳和平之人，其状委委然，随随然，颙颙然，愉愉然，𬱟𬱟然，豆豆然，众人皆曰君子，此阴阳和平之人也。

卷之十一

官能第七十三

黄帝问于岐伯曰：余闻九针于夫子众多矣，不可胜数。余推而论之，以为一纪，余司诵之，子听其理，非则语余，请正其道，令可久传，后世无患，得其人乃传，非其人勿言。岐伯稽首再拜曰：请听圣王之道。

黄帝曰：用针之理，必知形气之所在，左右上下，阴阳表里，血气多少，行之逆顺，出入之合，谋伐有过。知解结，知补虚泻实，上下气门，明通于四海，审其所在，寒热淋露，以输异处，审于调气，明于经隧，左右肢络，尽知其会。寒与热争，能合而调之；虚与实邻，知决而通之；左右不调，把而行之。明于逆顺，乃知可治。阴阳不奇，故知起时。审于本末，察其寒热，得邪所在，万刺不殆。知官九针，刺道毕矣。

明于五腧，徐疾所在，屈伸出入，皆有条理。言阴与五，合于五行，五脏六腑，亦有所藏，四时八风，尽有阴阳。各得其位，合于明堂，各处色部，五脏六腑。察其所痛，左右上下。知其寒温，何经所在。审皮肤之寒温滑涩，知其所苦，膈有上下，知其气所在，先得其道，稀而疏之，稍深以留，故能徐入之。大热在上，推而下之；从下上者，引而去之；视前痛者，常先取之。大寒在外，留而补之；入于中者，从合泻之。针所不为，灸之所宜。上气不足，推而扬之；下气不足，积而从之；阴阳皆虚，火自当之。厥而寒甚，骨廉陷下，寒过于膝，下陵三里。阴络所过，得之留止。寒入于中，推而行之；经陷下者，火则当之；结络坚紧，火所治之。不知所苦，两跻之下，男阴女阳，良工所禁，针论毕矣。

用针之服，必有法则，上视天光，下司八正，以辟奇邪，而观百姓，审于虚实，无犯其邪。是得天之露，遇岁之虚，救而不胜，反受其殃。故曰：必知天忌，乃言针意。法于往古，验于来今，观于窈冥，通于无穷，粗之所不见，良工之所贵，莫知其形，若神仿佛。

邪气之中人也，洒淅动形。正邪之中人也微，先见于色，不知于其身，若在若无，若亡若存，有形无形，莫知其情。是故上工之取气，乃救其萌芽，下工守其已成，因败其形。是故工之用针也，知气之所在，而守其门户，明于调气，补泻所在，徐疾之意，所取之处。泻必用员，切而转之，其气乃行，疾而徐出，邪气乃出，伸而迎之，遥大其穴，气出乃疾。补必用方，外引其皮，令当其门，左引其枢，右推其肤，微旋而徐推之，必端以正，安以静，坚心无解，欲微以留，气下而疾出之，推其皮，盖其外门，真气乃存。用针之要，无忘其神。

雷公问于黄帝曰：《针论》曰：得其人乃传，非其人勿言。何以知其可传？黄帝曰：各得其人，任之其能，故能明其事。雷公曰：愿闻官能奈何？黄帝曰：明目者，可使视色；聪耳者，可使听音；捷疾辞语者，可使传论；语徐而安静，手巧而心审谛者，可使行针艾，理血气而调诸逆顺，察阴阳而兼诸方；缓节柔筋而心和调者，可使导引行气；疾毒言语轻人者，可使唾痈咒病；爪苦手毒，为事善伤者，可使按积抑痹。各得其能，方乃可行，其名乃彰。不得其人，其功不成，其师无名。故曰：得其人乃言，非其人勿传，此之谓也。手毒者，可使试按龟，置龟于器下，而按其上，五十日而死矣；手甘者，复生如故也。

论疾诊尺第七十四

黄帝问于岐伯曰：余欲无视色持脉，独调其尺，以言其病，从外知内，为之奈何？岐伯曰：审其尺之缓急、小大、滑涩，肉之坚脆，而病形定矣。

视人之目窠上微痈，如新卧起状，其颈脉动，时咳，按其手足上，窅而不起者，风水肤胀也。

尺肤滑，其淖泽者，风也。尺肉弱者，解㑊。安卧脱肉者，寒热，不治。尺肤滑而泽脂者，风也。尺肤涩者，风痹也。尺肤粗如枯鱼之鳞者，水泆饮也。尺肤热甚，脉盛躁者，病温也，其脉盛而滑者，病且出也。尺肤寒，其脉小者，泄少气。尺肤炬然，先热后寒者，寒热也。尺肤先寒，久大之而热者，亦寒热也。

肘所独热者，腰以上热；手所独热者，腰以下热。肘前独热者，膺前热；肘后独热者，肩背热。臂中独热者，腰腹热；肘后粗以下三四寸热者，肠中有虫。掌中热者，腹中热；掌中寒者，腹中寒。鱼上白肉有青血脉者，胃中有寒。尺炬然热，人迎大者，当夺血。尺坚大，脉小甚，少气，悗有加，立死。

目赤色者病在心，白在肺，青在肝，黄在脾，黑在肾。黄色不可名者，病在胸中。

诊目痛，赤脉从上下者，太阳病；从下上者，阳明病；从外走内者，少阳病。

诊寒热，赤脉上下至瞳子，见一脉，一岁死；见一脉半，一岁半死；见二脉，二岁死；见二脉半，二岁半死；见三脉，三岁死。

诊龋齿痛，按其阳之来，有过者独热，在左左热，在右右热，在上上热，在下下热。

诊血脉者，多赤多热，多青多痛，多黑为久痹，多赤、多黑、多青皆见者，寒热。身痛而色微黄，齿垢黄，爪甲上黄，黄疸也。安卧，小便黄赤，脉小而涩者，不嗜食。

人病，其寸口之脉，与人迎[①]之脉小大等，及其浮沉等者，病难已也。

女子手少阴脉动甚者，妊子。

---

① 迎：原作“近”，据《太素》改。

婴儿病，其头毛皆逆上者必死，耳间青脉起者，掣痛，大便赤瓣飧泄，脉小者，手足寒，难已；飧泄，脉小，手足温，泄易已。

四时之变，寒暑之胜，重阴必阳，重阳必阴。故阴主寒，阳主热，故寒甚则热，热甚则寒。故曰：寒生热，热生寒，此阴阳之变也。故曰：冬伤于寒，春生瘅热；春伤于风，夏生后泄肠澼；夏伤于暑，秋生痎疟；秋伤于湿，冬生咳嗽。是谓四时之序也。

刺节真邪第七十五

黄帝问于岐伯曰：余闻刺有五节，奈何？岐伯曰：固有五节：一曰振埃，二曰发蒙，三曰去爪，四曰彻衣，五曰解惑。黄帝曰：夫子言五节，余未知其意。岐伯曰：振埃者，刺外经，去阳病也；发蒙者，刺腑输，去腑病也；去爪者，刺关节肢络也；彻衣者，尽刺诸阳之奇输也；解惑者，尽知调阴阳，补泻有余不足，相倾移也。

黄帝曰：刺节言振埃，夫子乃言刺外经，去阳病，余不知其所谓也。愿卒闻之。岐伯曰：振埃者，阳气大逆，上满于胸中，愤瞋肩息，大气逆上，喘喝坐伏，病恶埃烟，饲不得息，请言振埃，尚疾于振埃。黄帝曰：善。取之何如？岐伯曰：取之天容。黄帝曰：其咳上气，穷诎胸痛者，取之奈何？岐伯曰：取之廉泉。黄帝曰：取之有数乎？岐伯曰：取天容者，无过一里，取廉泉者，血变而止。帝曰：善哉。

黄帝曰：刺节言发蒙，余不得其意。夫发蒙者，耳无所闻，目无所见，夫子乃言刺腑输，去腑病，何输使然？愿闻其故。岐伯曰：妙乎哉问也。此刺之大约，针之极也，神明之类也，口说书卷，犹不能及也，请言发蒙耳，尚疾于发蒙也。黄帝曰：善。愿卒闻之。岐伯曰：喇此者，必于日中，刺其听宫，中其眸子，声闻于耳，此其输也。黄帝曰：善。何谓声闻于耳？岐伯曰：刺邪以手坚按其两鼻窍而疾偃，其声必应于针也。黄帝曰：善。此所谓弗见为之，而无目视，见而取之，神明相得者也。

黄帝曰：刺节言去爪，夫子乃言刺关节肢络，愿卒闻之。岐伯曰：腰脊者，身之大关节也；肢胫者，人之管以趋翔也；茎垂者，身中之机，阴精之候，津液之道也。故饮食不节，喜怒不时，津液内溢，乃下留于睾，血道不通，日大不休，俯仰不便，趋翔不能。此病荥[①]然有水，不上不下，铍石所取，形不可匿，常不得蔽，故命曰去爪。帝曰：善。

黄帝曰：刺节言彻衣，夫子乃言尽刺诸阳之奇输，未有常处也。愿卒闻之。岐伯曰：是阳气有余，而阴气不足。阴气不足则内热，阳气有余则外热，内热相抟，热于怀炭，外畏绵帛近，不可近身，又不可近席。腠理闭塞，则汗不出，舌焦唇槁，腊干嗌燥，饮食不让美恶。黄帝曰：善。取之奈何？岐伯曰：取之于其天府、大杼三痏，又刺中膂，以去其热，补足手太阴，以去其汗，热去汗稀，疾于彻衣。黄帝曰：善。

黄帝曰：刺节言解惑，夫子乃言尽知调阴阳，补泻有余不足，相倾移也，惑何以解之？岐伯曰：大风在身，血脉偏虚，虚者不足，实者有余，轻重不得，倾侧宛伏，不知东西，不知南北，乍上乍下，乍反乍复，颠倒无常，甚于迷惑。黄帝曰：善。取之奈何？岐伯曰：泻其有余，补其不足，阴阳平复。用针若此，疾于解惑。黄帝曰：善。请藏之灵兰之室，不敢妄出也。

黄帝曰：余闻刺有五邪，何谓五邪？岐伯曰：病有持痈者，有容大者，有狭小者，有热者，有寒者，是谓五邪。黄帝曰：刺五邪奈何？岐伯曰：凡[②]刺五邪之方，不过五章，瘅[③]热消灭，肿聚散亡，寒痹益温，小者益阳，大者必去，请道其方。

凡刺痈邪无迎陇，易俗移性不得脓，诡[④]道更行去其乡，不安处所乃散

---

① 荥：原作“荣”，据《甲乙经》《太素》改。

② 凡：原作“几”，据《太素》改。

③ 瘅：原作“痹”，据《太素》改

④ 诡：原作“脆”。

亡。诸阴阳过痈者，取之其输泻之。

凡刺大邪日以小，泄夺其有余乃益虚。剽其通针其邪，肌肉亲，视之毋有反其真，刺诸阳分肉间。

凡刺小邪日以大，补其不足乃无害。视其所在迎之界，远近尽至，其不得外，侵而行之乃自费，刺分肉间。

凡刺热邪越而苍，出游不归乃无病，为开通辟门户，使邪得出，病乃已。

凡刺寒邪日以温，徐往徐来致其神，门户已闭气不分，虚实得调，其气存也。

黄帝曰：官针奈何？岐伯曰：刺痈者用铍针，刺大者用锋针，刺小者用员利针，刺热者用鑱针，刺寒者用毫针也。

请言解论，与天地相应，与四时相副，人参天地，故可为解。下有渐洳，上生苇蒲，此所以知形气之多少也。阴阳者，寒暑也，热则滋雨而在上，根荄少汁。人气在外，皮肤缓，腠理开，血气减，汁大泄，皮淖泽。寒则地冻水冰，人气在中，皮肤致，腠理闭，汗不出，血气强，肉坚涩。当是之时，善行水者，不能往冰；善穿地者，不能凿冻；善用针者，亦不能取四厥。血脉凝结，坚搏不往来者，亦未可即柔。故行水者，必待天温冰释冻解，而水可行，地可穿也。人脉犹是也。治厥者，必先熨调和其经，掌与腋、肘与脚、项与脊以调之，火气已通，血脉乃行，然后视其病，脉淖泽者，刺而平之，坚紧者，破而散之，气下乃止，此所谓以解结者也。

用针之类，在于调气。气积于胃，以通营卫，各行其道。宗气留于海，其下者注于气街，其上者走于息道。故厥在于足，宗气不下，脉中之血，凝而留止，弗之火调，弗能取之。用针者，必先察其经络之实虚，切而循之，按而弹之，视其应动者，乃后取之而下之。六经调者，谓之不病，虽病，谓之自已也。一经上实下虚而不通者，此必有横络盛加于大经，令之不通，视而泻之，此所谓解结也。

上寒下热，先刺其项太阳，久留之，已刺则熨项与肩胛，令热下合乃止，此所谓推而上之者也。上热下寒，视其虚脉而陷之于经络者取之，气下乃止，此所谓引而下之者也。大热遍身，狂而妄见、妄闻、妄言，视足阳明及大络取之，虚者补之，血而实者泻之。因其偃卧，居其头前，以两手四指挟按颈动脉，久持之，卷而切推，下至缺盆中，而复止如前，热去乃止，此所谓推而散之者也。

黄帝曰：有一脉生数十病者，或痛、或痈、或热、或寒、或痒、或痹、或不仁，变化无穷，其故何也？岐伯曰：此皆邪气之所生也。

黄帝曰：余闻气者，有真气，有正气，有邪气。何谓真气？岐伯曰：真气者，所受于天，与谷气并而充身也。正气者，正风也，从一方来，非实风又非虚风也。邪气者，虚风之贼伤人也，其中人也深，不能自去。正风者，其中人也浅，合而自去，其气来柔弱，不能胜真气，故自去。

虚邪之中人也，洒淅动形，起毫毛而发腠理。其入深，内搏于骨，则为骨痹。搏于筋，则为筋挛。搏于脉中，则为血闭不通，则为痈。搏于肉，与卫气相搏，阳胜者则为热，阴胜者则为寒，寒则真气去，去则虚，虚则寒。搏于皮肤之间，其气外发，腠理开，毫毛摇，气往来行，则为痒。留而不去，则痹。卫气不行，则为不仁。虚邪偏客于身半，其入深，内居荣卫，荣卫稍衰，则真气去，邪气独留，发为偏枯。其邪气浅者，脉偏痛。

虚邪之入于身也深，寒与热相抟，久留而内著，寒胜其热，则骨疼肉枯，热胜其寒，则烂肉腐肌为脓，内伤骨，内伤骨为骨蚀。有所疾前筋，筋屈不得伸，邪气居其间而不反，发于筋溜。有所结，气归之，卫气留之，不得反，津液久留，合而为肠溜，久者数岁乃成，以手按之柔。已有所结，气归之，津液留之，邪气中之，凝结日以易甚，连以聚居，为昔瘤，以手按之坚。有所结，深中骨，气因于骨，骨与气并，日以益大，则为骨疽。有所结，中于肉，宗气归之，邪留而不去，有热则化而为脓，无热则为肉疽。凡此数气者，其发无常处，而有常名也。

卫气行第七十六

黄帝问于岐伯曰：愿闻卫气之行，出入之合，何如？岐伯曰：岁有十二月，日有十二辰，子午为经，卯酉为纬。天周二十八宿，而一面七星，四七二十八星，房昴为纬，虚张为经。是故房至毕为阳，昴至心为阴，阳主昼，阴主夜。故卫气之行，一日一夜五十周于身，昼日行于阳二十五周，夜行于阴二十五周，周于五脏①。

是故平旦阴尽，阳气出于目，目张则气上行于头，循项下足太阳，循背下至小指之端。其散者，别于目锐眦，下手太阳，下至手小指之间外侧。其散者，别于目锐眦，下足少阳，注小指次指之间。以上循手少阳之分侧，下至小指之间。别者以上至耳前，合于颔脉，注足阳明，以下行至跗上，入五指之间。其散者，从耳下下手阳明，入大指之间，入掌中。其至于足也，入足心，出内踝下，行阴分，复合于目，故为一周。

是故日行一舍，人气行一周与十分身之八；日行二舍，人气行二周于身与十分身之六；日行三舍，人气行于身五周与十分身之四；日行四舍，人气行于身七周与十分身之二；日行五舍，人气行于身九周；日行六舍，人气行于身十周与十分身之八；日行七舍，人气行于身十二周在身与十分身之六；日行十四舍，人气二十五周于身有奇分与十分身之二②。阳尽于阴，阴受气矣。其始入于阴，常从足少阴注于肾，肾注于心，心注于肺，肺注于肝，肝注于脾，脾复注于肾为周。是故夜行一舍，人气行于阴脏一周与十分脏之八，亦如阳行之二十五周，而复合于目。阴阳一日一夜，合有奇分十分身之二，与十分脏之二。是故人之所以卧起之时有早晏者，奇

---

① 脏：原作“岁”，据《甲乙经》《太素》改。

② 二：原作“四”，据《太素》改。

分不尽故也。

黄帝曰：卫气之在于身也，上下往来不以期，候气而刺之奈何？伯高曰：分有多少，日有长短，春秋冬夏，各有分理，然后常以平旦为纪，以夜尽为始。是故一日一夜，水下百刻，二十五刻者，半日之度也，常如是毋已，日入而止，随日之长短，各以为纪而刺之。谨候其时，病可与期，失时反候者，百病不治。故曰：刺实者，刺其来也；刺虚者，刺其去也。此言气存亡之时，以候虚实而刺之。是故谨候气之所在而刺之，是谓逢时。在于三阳，必候其气在于阳而刺之；病在于三阴，必候其气在阴分而刺之。

水下一刻，人气在太阳；水下二刻，人气在少阳；水下三刻，人气在阳明；水下四刻，人气在阴分。水下五刻，人气在太阳；水下六刻，人气在少阳；水下七刻，人气在阳明；水下八刻，人气在阴分。水下九刻，人气在太阳；水下十刻，人气在少阳；水下十一刻，人气在阳明；水下十二刻，人气在阴分。水下十三刻，人气在太阳；水下十四刻，人气在少阳；水下十五刻，人气在阳明；水下十六刻，人气在阴分。水下十七刻，人气在太阳；水下十八刻，人气在少阳；水下十九刻，人气在阳明；水下二十刻，人气在阴分。水下二十一刻，人气在太阳；水下二十二刻，人气在少阳；水下二十三刻，人气在阳明；水下二十四刻，人气在阴分。水下二十五刻，人气在太阳，此半日之度也。从房至毕一十四舍，水下五十刻，日行半度。回行一舍，水下三刻与七分刻之四。大要曰：常以日之加于宿上也，人气在太阳。是故日行一舍，人气行三阳行与阴分，常如是无已，与天地同纪，纷纷盼盼，终而复始，一日一夜水下百刻而尽矣。

九宫八风第七十七

合八风虚实邪正

阴　立 巽 洛　夏	上　夏 离 天　至	玄　立 坤 委　秋
仓　春 震 门　分	中 摇　招 央	仓　秋 兑 果　分
天　立 艮 留　春	叶　冬 坎 蛰　至	新　立 乾 洛　冬

立夏　四 阴洛 东南方	夏至　九 上天 南方	立秋　二 玄委 西南方
春分　三 仓门 东方	招摇　五 中央	秋分　七 仓果 西方
立春　八 天留 东北方	冬至　一 叶蛰 北方	立冬　六 新洛 西北方

太一常以冬至之日，居叶蛰之宫四十六日，明日居天留四十六日，明日居仓门四十六日，明日居阴洛四十五日，明日居天宫四十六日，明日居玄委四十六日，明日居仓果四十六日，明日居新洛四十五日，明日复居叶蛰之宫，日冬至矣。

太一日游，以冬至之日，居叶蛰之宫，数所在，日从一处，至九日，复反于一，常如是无已，终而复始。

太一移日，天必应之以风雨，以其日风雨则吉，岁美民安少病矣。先之则多雨，后之则多汗。

太一在冬至之日有变，占在君；太一在春分之日有变，占在相；太一在中宫之日有变，占在吏；太一在秋分之日有变，占在将；太一在夏至之日有变，占在百姓。所谓有变者，太一居五宫之日，病风折树木，扬沙石。各以其所主，占贵贱。因视风所从来而占之。风从其所居之乡来为实风，主生长养万物；从其冲后来为虚风，伤人者也，主杀主害者。谨候虚风而避之，故圣人日避虚邪之道，如避矢石然，邪弗能害，此之谓也。

是故太一人徙立于中宫，乃朝八风，以占吉凶也。风从南方来，名曰大弱风，其伤人也，内舍于心，外在于脉，气主热。风从西南方来，名曰谋风，其伤人也，内舍于脾，外在于肌，其气主为弱。风从西方来，名曰刚风，其伤人也，内舍于肺，外在于皮肤，其气主为燥。风从西北方来，名曰折风，其伤人也，内舍于小肠，外在于手太阳脉，脉绝则溢，脉闭则结不通，善暴死。风从北方来，名曰大刚风，其伤人也，内舍于肾，外在于骨与肩背之膂筋，其气主为寒也。风从东北方来，名曰凶风，其伤人也，内舍于大肠，外在于两胁腋骨下及肢节。风从东方来，名曰婴儿风，其伤人也，内舍于肝，外在于筋纽，其气主为身湿。风从东南方来，名曰弱风，其伤人也，内舍于胃，外在肌肉，其气主体重。

此八风皆从其虚之乡来，乃能病人，三虚相搏，则为暴病卒死。两实一虚，病则为淋露寒热。犯其雨湿之地，则为痿。故圣人避风，如避矢石焉。其有三虚而偏中于邪风，则为击仆偏枯矣。

卷之十二

九针论第七十八

黄帝曰：余闻九针于夫子，众多博大矣！余犹不能寤。敢问九针焉生？何因而有名？岐伯曰：九针者，天地之大数也，始于一而终于九。故曰：一以法天，二以法地，三以法人，四以法时，五以法音，六以法律，七以法星，八以法风，九以法野。

黄帝曰：以针应九之数奈何？岐伯曰：夫圣人之起天地之数也，一而九之，故以立九野，九而九之，九九八十一，以起黄钟数焉，以针应数也。

一者天也，天者阳也，五脏之应天者肺，肺者五脏六腑之盖也，皮者肺之合也，人之阳也。故为之治针，必以大其头而锐其末，令无得深入而阳气出。

二者地也，人之所以应土者肉也。故为之治针，必筩其身而员其末，令无得伤肉分，伤则气得竭。

三者人也，人之所以成生者血脉也。故为之治针，必大其身而员其末，令可以按脉勿陷，以致其气，令邪气独出。

四者时也，时者，四时八风之客于经络之中，为瘤病者也。故为之治针，必筩其身而锋其末，令可以泻热出血，而痼病竭。

五者音也，音者冬夏之分，分于子午，阴与阳别，寒与热争，两气相搏，合为痈脓者也。故为之治针，必令其末如剑锋，可以取大脓。

六者律也，律者调阴阳四时而合十二经脉，虚邪客于经络而为暴痹者也。故为之治针，必令尖如氂，且员且锐，中身微大，以取暴气。

七者星也，星者人之七窍，邪之所客于经，而为痛痹，舍于经络者也。故为之治针，令尖如蚊虻喙，静以徐往，微以久留，正气因之，‘真邪俱往，出针而养者也。

八者风也，风者人之股肱八节也。八正之虚风，八风伤人，内舍于骨解腰脊节腠理之间，为深痹也。故为之治针，必长其身，锋其末，可以取深邪远痹。

九者野也，野者人之节解皮肤之间也。淫邪流溢于身，如风水之状，而溜不能过于机关大节者也。故为之治针，令尖如挺，其锋微员，以取大气之不能过于关节者也。

黄帝曰：针之长短有数乎？岐伯曰：一曰鑱针者，取法于巾针，去末寸半，卒锐之，长一寸六分，主热在头身也。二曰员针，取法于絮针，筩其身而卵[①]其锋，长一寸六分，主治分间气。三日鍉针，取法于黍粟之锐，长三寸半，主按脉取气，令邪出。四曰锋针，取法于絮针，筩其身，锋其末，长一寸六分，主痈热出血。五曰铍针，取法于剑锋，广二分半，长四寸，主大痈脓，两热争者也。六曰员利针，取法于氂针，针微大其末，反小其身，令可深内也，长一寸六分，主取痈痹者也。七曰毫针，取法于毫毛，长一寸六分，主寒热痛痹在络者也。八曰长针，取法于綦针，长七寸，主取深邪远痹者也。九曰大针，取法于锋针，其锋微员，长四寸，主取大气不出关节者也。针形毕矣。此九针大小长短法也。

黄帝曰：愿闻身形应九野奈何？岐伯曰：请言身形之应九野也，左足应立春，其日戊寅己[②]丑；左胁应春分，其日乙卯；左毛应立夏，其日戊辰己巳；膺喉首头应夏至，其日丙午；右手应立秋，其日戊申己未；右胁应秋分，其日辛酉；右足应立冬，其日戊戌己亥；腰尻下窍应冬至，其日壬子。六腑膈下三脏应中州，其大禁，大禁太一所在之日，及诸戊己。凡此

---

① 卵：原作“卯”，据《太素》杨注改。

② 己：原作“已”，形近致误。

九者，善候八正所在之处。所主左右上下身体有痈肿者，欲治之，无以其所直之日溃治之，是谓天忌日也。

形乐志苦，病生于脉，治之以灸刺。形苦志乐，病生于筋，治之以熨引。形乐志乐，病生于肉，治之以针石。形苦志苦，病生于咽喝，治之以甘药。形数惊恐，筋脉不通，病生于不仁，治之以按摩醪药，是谓形。

五脏气：心主噫，肺主咳，肝主语，脾主吞，肾主欠。

六腑气：胆为怒，胃为气逆为哕，大肠小肠为泄，膀胱不约为遗溺，下焦溢为水。

五味：酸入肝，辛入肺，苦入心，甘入脾，咸入肾，淡入胃，是谓五味。

五并：精气并肝则忧，并心则喜，并肺则悲，并肾则恐，并脾则畏，是谓五精之气并于脏也。

五恶：肝恶风，心恶热，肺恶寒，肾恶燥，脾恶湿，此五脏气所恶也。

五液：心主汗，肝主泣，肺主涕，肾主唾，脾主涎，此五液所出也。

五劳：久视伤血，久卧伤气，久坐伤肉，久立伤骨，久行伤筋，此五久劳所病也。

五走：酸走筋，辛走气，苦走血，咸走骨，甘走肉，是谓五走也。

五裁：病在筋，无食酸；病在气，无食辛；病在骨，无食咸；病在血，无食苦；病在肉，无食甘。口嗜而欲食之，不可多也，必自裁也，命曰五裁。

五发：阴病发于骨，阳病发于血，以味发于气，阳病发于冬，阴病发于夏。

五邪：邪入于阳，则为狂；邪入于阴，则为血痹；邪入于阳，转则为癫疾；邪入于阴，转则为喑；阳入之于阴，病静；阴出之于阳，病喜怒。

五藏：心藏神，肺藏魄，肝藏魂，脾藏意，肾藏精志也。

五主：心主脉，肺主皮，肝主筋，脾主肌，肾主骨。

阳明多血多气，太阳多血少气，少阳多气少血，太阴多血少气，厥阴多血少气，少阴多气少血。故曰：刺阳明出血气，刺太阳出血恶气，刺少阳出气恶血，刺太阴出血恶气，刺厥阴出血恶气，刺少阴出气恶血也。

足阳明太阴为表里，少阳厥阴为表里，太阳少阴为表里，是谓足之阴阳也；手阳明太阴为表里，少阳心主为表里，太阳少阴为表里，是谓手之阴阳也。

岁露论第七十九

黄帝问于岐伯曰：经言夏日伤暑，秋病疟，疟之发以时，其故何也？岐伯对曰：邪客于风府，病循膂而下，卫气一日一夜，常大会于风府，其明日，日下一节，故其日作晏。此其先客于脊背也。故每至于风府则腠理开，腠理开则邪气入，邪气入则病作，此所以日作尚晏也。卫气之行风府，日下一节，二十一日，下至尾底，二十二日，入脊内，注入伏冲之脉，其行九日，出于缺盆之中，其气上行，故其病稍益至。其内搏于五脏，横连募原，其道远，其气深，其行迟，不能日作，故次日乃稸积而作焉。

黄帝曰：卫气每至于风府，腠理乃发，发则邪入焉。其卫气日下一节，则不当风府，奈何？岐伯曰：风府无常，卫气之所应，必开其腠理，气之所舍节，则其府也。

黄帝曰：善。夫风之与疟也，相与同类，而风常在，而疟特以时休，何也？岐伯曰：风气留其处，疟气随经络沉以内搏，故卫气应乃作也。帝曰：善。

黄帝问于少师曰：余闻四时八风之中人也，故有寒暑，寒则皮肤急而腠理闭，暑则皮肤缓而腠理开，贼风邪气因得以入乎？将必须八正虚邪，乃能伤人乎？少师答曰：不然。贼风邪气之中人也，不得以时。然必因其开也，其入深，其内极病，其病人也卒暴；因其闭也，其入浅以留，其病也徐以迟。

黄帝曰：有寒温和适，腠理不开，然有卒病者，其故何也？少师答曰：

帝弗知邪入乎？虽平居，其腠理开闭缓急，其故常有时也。黄帝曰：可得闻乎？少师曰：人与天地相参也，与日月相应也。故月满则海水西盛，人血气积，肌肉充，皮肤致，毛发坚，腠理郄，烟垢著。当是之时，虽遇贼风，其人浅不深。至其月郭空，则海水东盛，人气血虚，其卫气去，形独居，肌肉减，皮肤纵，腠理开，毛发残，膲理薄，烟垢落。当是之时，遇贼风则其入深，其病人也卒暴。

黄帝曰：其有卒然暴死暴病者，何也？少师答曰：三虚者，其死暴疾也；得三实者，邪不能伤人也。黄帝曰：愿闻三虚。少师曰：乘年之衰，逢月之空，失时之和，因为贼风所伤，是谓三虚。故论不知三虚，工反为粗。帝曰：愿闻三实。少师曰：逢年之盛，遇月之满，得时之和，虽有贼风邪气，不能危之也，命曰三实。黄帝曰：善乎哉论！明乎哉道！请藏之金匮。然此一夫之论也。

黄帝曰：愿闻岁之所以皆同病者，何因而然？少师曰：此八正之候也。黄帝曰：候之奈何？少师曰：候此者，常以冬至之日，太一立于叶蛰之宫，其至也，天必应之以风雨者矣。风雨从南方来者，为虚风，贼伤人者也。其以夜半至也，万民皆卧而弗犯也，故其岁民少①病。其以昼至者，万民懈惰而皆中于虚风，故万民多病。虚邪入客于骨而不发于外，至其立春，阳气大发，腠理开，因立春之日，风从西方来，万民又皆中于虚风，此两邪相搏，经气结代者矣。故诸逢其风而遇其雨者，命曰遇岁露焉。因岁之和，而少贼风者，民少病而少死；岁多贼风邪气，寒温不和，则民多病而死矣。

黄帝曰：虚邪之风，其所伤贵贱何如？候之奈何？少师答曰：正月朔日，太一居天留之宫，其日西北风，不雨，人多死矣。正月朔日，平旦北风，春，民多死。正月朔日，平旦北风行，民病多者，十有三也。正月朔日，日中北风，夏，民多死。正月朔日，夕时北风，秋，民多死。终日北风，大病死者十有六。正月朔日，风从南方来，命曰旱乡；从西方来，命曰白骨，将国有殃，人多死亡。正月朔日，风从东方来，发屋，扬沙石，国有大灾也。正月

---

① 少：原作“小”，据《甲乙经》《太素》改。

朔日，风从东南方行，春有死亡。正月朔日，天和[①]温不风，籴贱，民不病；天寒而风，籴贵，民多病。此所谓候岁之风，𧱕伤人者也。二月丑不风，民多心腹病；三月戌不温，民多寒热；四月巳不暑，民多瘅病；十月申不寒，民多暴死。诸所谓风者，皆发屋，折树木，扬沙石，起毫毛，发腠理者也。

大惑论第八十

黄帝问于岐伯曰：余尝上于清泠之台，中阶而顾，匍匐而前则惑。余私异之，窃内怪之，独瞑独视，安心定气，久而不解。独转独眩，披发长跪，俯而视之，后久之不已也。卒然自上，何气使然？

岐伯对曰：五脏六腑之精气，皆上注于目而为之精。精之窠为眼，骨之精为瞳子，筋之精为黑眼，血之精为络，其窠气之精为白眼，肌肉之精为约束，裹撷筋骨血气之精而与脉并为系，上属于脑，后出于项中。故邪中于项，因逢其身之虚，其入深，则随眼系以入于脑，入于脑则脑转，脑转则引目系急，目系急则目眩以转矣。邪其精，其精所中不相比也则精散，精散则视歧，视歧见两物。目者，五脏六腑之精也，营卫魂魄之所常营也，神气之所生也。故神劳则魂魄散，志意乱，是故瞳子黑眼法于阴，白眼赤脉法于阳也。故阴阳合传而精明也。目者，心使也，心者，神之舍也，故神分精乱而不转，卒然见非常处，精神魂魄，散不相得，故曰惑也。

黄帝曰：余疑其然。余每之东苑，未曾不惑，去之则复，余唯独为东苑劳神乎？何其异也？岐伯曰：不然也。心有所喜，神有所恶，卒然相感，则精气乱，视误，故惑，神移乃复。是故间者为迷，甚者为惑。

黄帝曰：人之善忘者，何气使然？岐伯曰：上气不足，下气有余，肠胃实而心肺虚。虚则营卫留于下，久之不以时上，故善忘也。

---

① 和：原作“利”，据《太素》《甲乙经》改。

黄帝曰：人之善饥而不嗜食者，何气使然？岐伯曰：精气并于脾，热气留于胃，胃热则消谷，谷消故善饥。胃气逆上，则胃脘寒，故不嗜食也。

黄帝曰：病而不得卧者，何气使然？岐伯曰：卫气不得入于阴，常留于阳，留于阳则阳气满，阳气满则阳跻盛，不得入于阴则阴气虚，故目不瞑矣。

黄帝曰：病目而不得视者，何气使然？岐伯曰：卫气留于阴，不得行于阳。留于阴则阴气盛，阴气盛则阴跻满，不得入于阳则阳气虚，故目闭也。

黄帝曰：人之多卧者，何气使然？岐伯曰：此人肠胃大而皮肤湿，而分肉不解焉。肠胃大则卫气留久，皮肤湿则分肉不解，其行迟。夫卫气者，昼日常行于阳，夜行于阴，故阳气尽则卧，阴气尽则寤。故肠胃大，则卫气行留久；皮肤湿，分肉不解，则行迟。留于阴也久，其气不清，则欲瞑，故多卧矣。其肠胃小，皮肤滑以缓，分肉解利，卫气之留于阳也久，故少瞑焉。

黄帝曰：其非常经也，卒然多卧者，何气使然？岐伯曰：邪气留于上焦，上焦闭而不通，已食若饮汤，卫气留久于阴而不行，故卒然多卧焉。

黄帝曰：善。治此诸邪奈何？岐伯曰：先其脏腑，诛其小过，后调其气，盛者泻之，虚者补之，必先明知其形志之苦乐，定乃取之。

痈疽第八十一

黄帝曰：余闻肠胃受谷，上焦出气，以温分肉，而养骨节，通腠理。中焦出气如露，上注谿谷，而渗孙脉，津液和调，变化而赤为血，血和则孙脉先满溢，乃注于络脉，皆盈乃注于经脉。阴阳已张，因息乃行，行有经纪，周有道理，与天合同，不得休止。切而调之，从虚去实，泻则不足，疾则气减，留则先后。从实①去虚，补则有余。血气已调，形气乃持。余已知血气之平与不平，未知痈疽之所从生，成败之时，死生之期有远近，何

① 从实：原作“后虚”，据《太素·痈疽》改。

以度之，可得闻乎？

岐伯曰：经脉流行不止，与天同度，与地合纪。故天宿失度，日月薄蚀；地经失纪，水道流溢，草萓不成，五谷不殖；径路不通，民不往来，巷聚邑居，则别离异处。血气犹然，请言其故。夫血脉营卫，周流不休，上应星宿，下应经数。寒邪客于经络之中，则血泣，血泣则不通，不通则卫气归之，不得复反，故痈肿。寒气化为热，热胜则腐肉，肉腐则为脓，脓不泻则烂筋，筋烂则伤骨，骨伤则髓消，不当骨空，不得泄泻，血枯空虚，则筋骨肌肉不相荣，经脉败漏，熏于五脏，脏伤故死矣。

黄帝曰：愿尽闻痈疽之形，与忌日[①]名。岐伯曰：痈发于嗌中，名曰猛疽。猛疽不治，化为脓，脓不泻，塞咽，半日死；其化为脓者，泻则合豕膏，冷食[②]，三日而已。

发于颈，名曰夭[③]疽。其痈大以赤黑，不急治，则热气下入渊腋，前伤任脉，内熏肝肺，熏肝肺十余日而死矣。

阳留大发，消脑留项，名曰脑烁。其色不乐，项痛而如刺以针，烦心者死不可治。

发于肩及臑，名曰疵痈。其状赤黑，急治之，此令人汗出至足，不害五脏。痈发四五日，逞焫之。

发于腋下赤坚者，名曰米疽。治之以砭石，欲细而长，踈砭之，涂以豕膏，六日已，勿裹之。其痈坚而不溃者，为马刀挟瘿，急治之。

发于胸，名曰井疽。其状如大豆，三四日起，不早治，下入腹，不治，七日死矣。

发于膺，名曰甘疽。色青，其状如谷实瓜蒌，常苦寒热，急治之，去其寒热，十岁死，死后出脓。

发于胁，名曰败疵。败疵者，女子之病也。灸之，其病大痈脓，治之，其中乃有生肉，大如赤小豆。剉菱藶草根各一升，以水一斗六升煮之，竭为

---

① 日：原作“曰”，据《太素·痈疽》改。

② 泻则合豕膏，冷食：《太素·痈疽》作“泻已已则含豕青，毋冷食。”

③ 夭：原作“天”，据明刻本《太素·痈疽》改。

取三升，则强饮厚衣，坐于釜上，令汗出至足已。

发于股胫，名曰股胫疽。其状不甚变，而痈脓搏骨，不急治，三十日死矣。

发于尻，名曰锐疽。其状赤坚大，急治之。不治，三十日死矣。

发于股阴，名曰赤施。不急治，六十日死。在两股之内，不治，十日而当死。

发于膝，名曰疵痈。其状大痈，色不变，寒热，如坚石，勿石，石之者死。须其柔，乃石之者生。

诸痈疽之发于节而相应者，不可治也。发于阳者，百日死；发于阴者，三十日死。

发于胫，名曰兔啮。其状赤至骨，急治之，不治害人也。

发于内踝，名曰走缓。其状痈也，色不变，数石其输，而止其寒热，不死。

发于足上下，名曰四淫。其状大痈，急治之，百日死。

发于足傍，名曰厉痈。其状不大，初如小指发，急治之，去其黑者；不消辄益，不治，百日死。

发于足指，名脱痈。其状赤黑，死不治；不赤黑，不死。不衰，急斩之，不则死矣。

黄帝曰：夫子言痈疽，何以别之？岐伯曰：营卫稽留于经脉之中，则血泣而不行，不行则卫气从之而不通，壅遏而不得行，故热。大热不止，热胜则肉腐，肉腐则为脓，然不能陷，骨髓不为燋枯，五脏不为伤，故命曰痈。

黄帝曰：何谓疽？岐伯曰：热气淳盛，下陷肌肤，筋髓枯，内连五脏，血气竭，当其痈下，筋骨良肉皆无余，故命曰疽。疽者，上之皮夭以坚，上如牛领之皮。痈者，其皮上薄以泽。此其候也。

伤寒论

汉·张仲景 著

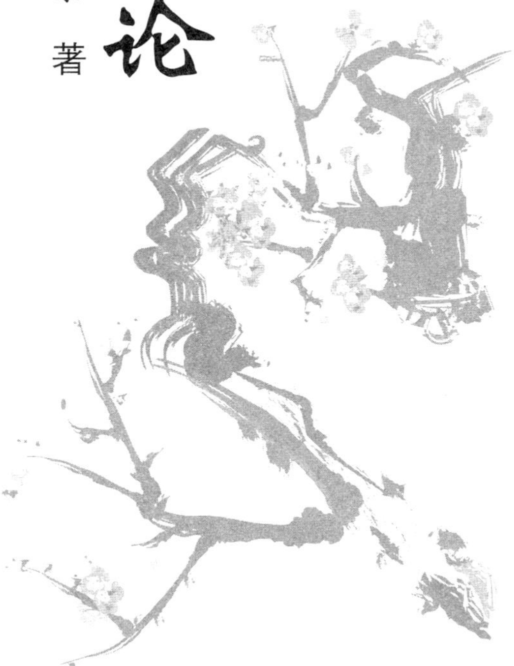

目 录

宋刻《伤寒论》序

夫《伤寒论》，盖祖述大圣人之意，诸家莫其伦拟，故晋·皇甫谧序《甲乙针经》云：伊尹以元圣之才，撰用神农本草，以为汤液；汉·张仲景论广汤液，为十数卷，用之多验。近世太医令王叔和，撰次仲景遗论甚精，皆可施用。是仲景本伊尹之法，伊尹本神农之经，得不谓祖述大圣人之意乎！

张仲景，《汉书》无传，见《名医录》云：南阳人，名机，仲景乃其字也。举孝廉，官至长沙太守，始受术于同郡张伯祖，时人言，识用精微过其师。所著论，其言精而奥，其法简而详，非浅闻寡见者所能及。自仲景于今八百余年，惟王叔和能学之，其间如葛洪、陶（弘）景、胡洽、徐之才、孙思邈辈，非不才也，但各自名家，而不能修明之。开宝中，节度使高继冲，曾编录进上，其文理舛错，未尝考正。历代虽藏之书府，亦阙于雠校，是使治病之流，举天下无或知者。国家诏儒臣，校正医书，臣奇续被其选，以为百病之急，无急于伤寒。

今先校定张仲景《伤寒论》十卷，总二十二篇，证外合三百九十七法，除复重，定有一百一十二方，今请颁行。

太子右赞善大夫臣　高保衡

尚书屯田员外郎臣　孙　奇

尚书司封郎中秘阁校理臣　林亿等谨上

张仲景自序

论曰：余每览越人入虢之诊，望齐侯之色，未尝不慨然叹其才秀也！怪当今居世之士，曾不留神医药，精究方术，上以疗君亲之疾，下以救贫贱之厄，中以保身长全，以养其生，但竞逐荣势，企踵权豪，孜孜汲汲，惟名利是务；崇饰其末，忽弃其本，华其外而悴其内。皮之不存，毛将安附焉？卒然遭邪风之气，婴非常之疾，患及祸至，而方震栗；降志屈节，钦望巫祝，告穷归天，束手受败，赍百年之寿命，持至贵之重器，委付凡医，恣其所措。咄嗟呜呼！厥身已毙，神明消灭，变为异物，幽潜重泉，徒为啼泣，痛夫！举世昏迷，莫能觉悟，不惜其命，若是轻生，彼何荣势之云哉？而进不能爱人知人，退不能爱身知己，遇灾值祸，身居厄地，蒙蒙昧昧，蠢若游魂。哀乎！趋世之士，驰竞浮华，不固根本，忘躯徇物，危若冰谷，至于是也。

余宗族素多，向余二百，建安纪年以来，犹未十稔，其死亡者，三分有二，伤寒十居其七。感往昔之沦丧，伤横夭之莫救，乃勤求古训，博采众方，撰用《素问》《九卷》《八十一难》《阴阳大论》《胎胪药录》，并平脉辨证，为《伤寒杂病论》合十六卷，虽未能尽愈诸病，庶可以见病知源，若能寻余所集，思过半矣。

夫天布五行，以运万类，人禀五常，以有五藏，经络府俞，阴阳会通，玄冥幽微，变化难极，自非才高识妙，岂能探其理致哉！上古有神农、黄帝、岐伯、伯高、雷公、少俞、少师、仲文，中世有长桑、扁鹊，汉有公乘阳庆及仓公，下此以往，未之闻也。

观今之医，不念思求经旨，以演其所知，各承家技，始终顺旧。省疾问病，务在口给，相对斯须，便处汤药；按寸不及尺，握手不及足，人迎、趺阳，三部不参，动数发息，不满五十，短期未知决诊，九候曾无仿佛；明堂阙庭，尽不见察，所谓窥管而已。夫欲视死别生，实为难矣。孔子云：生而知之者上，学则亚之，多闻博识，知之次也。余宿尚方术，请事斯语。

卷第一

辨脉法第一

问曰：脉有阴阳，何谓也？答曰：凡脉大、浮、数、动、滑，此名阳也。脉沉、涩、弱、弦、微，此名阴也。凡阴病见阳脉者生，阳病见阴脉者死。

问曰：脉有阳结、阴结者，何以别之？答曰：其脉浮而数，能食，不大便者，此为实，名曰阳结也，期十七日当剧。其脉沉而迟，不能食，身体重，大便反鞕，名曰阴结也，期十四日当剧。

问曰：病有洒淅恶寒，而复发热者何？答曰：阴脉不足，阳往从之，阳脉不足，阴往乘之。曰：何谓阳不足？答曰：假令寸口脉微，名曰阳不足，阴气上入阳中，则洒淅恶寒也。曰：何谓阴不足？答曰：尺脉弱，名曰阴不足，阳气下陷入阴中，则发热也。

阳脉浮一作微，阴脉弱者，则血虚，血虚则筋急也。

其脉沉者，荣气微也。其脉浮，而汗出如流珠者，卫气衰也。荣气微者，加烧针，则血留不行，更发热而躁烦也。

脉蔼蔼如车盖者，名曰阳结也。一云秋脉。

脉累累如循长竿者，名曰阴结也。一云夏脉。

脉瞥瞥如羹上肥者，阳气微也。

脉萦萦如蜘蛛丝者，阳气衰也。一云阴气。

脉绵绵如泻漆之绝者，亡其血也。

脉来缓，时一止复来者，名曰结。脉来数，时一止复来者，名曰促。一作纵。脉阳盛则促，阴盛则结，此皆病脉。

阴阳相抟，名曰动。阳动则汗出，阴动则发热。形冷恶寒者，此三焦伤也。若数脉见于关上，上下无头尾，如豆大，厥厥动摇者，名曰动也。

阳脉浮大而濡，阴脉浮大而濡，阴脉与阳脉同等者，名曰缓也。

脉浮而紧者，名曰弦也。弦者，状如弓弦，按之不移也。脉紧者，如转索无常也。

脉弦而大，弦则为减，大则为芤，减则为寒，芤则为虚，寒虚相抟，此名为革，妇人则半产漏下，男子则亡血失精。

问曰：病有战而汗出，因得解者，何也？答曰：脉浮而紧，按之反芤，此为本虚，故当战而汗出也。其人本虚，是以发战，以脉浮，故当汗出而解也。若脉浮而数，按之不芤，此人本不虚，若欲自解，但汗出耳，不发战也。

问曰：病有不战而汗出解者，何也？答曰：脉大而浮数，故知不战汗出而解也。

问曰：病有不战不汗出而解者，何也？答曰：其脉自微，此以曾发汗、若吐、若下、若亡血，以内无津液，此阴阳自和，必自愈，故不战不汗出而解也。

问曰：伤寒三日，脉浮数而微，病人身凉和者，何也？答曰：此为欲解也，解以夜半。脉浮而解者，濈然汗出也；脉数而解者，必能食也；脉微而解者，必大汗出也。

问曰：脉病欲知愈未愈者，何以别之？答曰：寸口、关上、尺中三处，大小浮沉迟数同等，虽有寒热不解者，此脉阴阳为和平，虽剧当愈。

师曰：立夏得洪一作浮。大脉，是其本位，其人病身体苦疼重者，须发其汗。若明日身不疼不重者，不须发汗。若汗濈濈自出者，明日便解矣。何以言之？立夏脉洪大，是其时脉，故使然也。四时仿此。

问曰：凡病欲知何时得，何时愈。答曰：假令夜半得病者，明日日中愈；日中得病者，夜半愈。何以言之？日中得病夜半愈者，以阳得阴则解也；夜半得病，明日日中愈者，以阴得阳则解也。

寸口脉浮为在表，沉为在里，数为在腑，迟为在脏。假令脉迟，此为在脏也。

趺阳脉浮而涩，少阴脉如经者，其病在脾，法当下利。何以知之？若脉浮大者，气实血虚也。今趺阳脉浮而涩，故知脾气不足，胃气虚也。以少阴脉弦而浮一作沉。才见，此为调脉，故称如经也。若反滑而数者，故知当屎脓也。《玉函》作溺。

寸口脉浮而紧，浮则为风，紧则为寒。风则伤卫，寒则伤荣，荣卫俱病，骨节烦疼，当发其汗也。

趺阳脉迟而缓，胃气如经也。趺阳脉浮而数，浮则伤胃，数则动脾，此非本病，医特下之所为也。荣卫内陷，其数先微，脉反但浮，其人必大便鞕，气噫而除。何以言之？本以数脉动脾，其数先微，故知脾气不治，大便鞕，气噫而除。今脉反浮，其数改微，邪气独留，心中则饥，邪热不杀谷，潮热发渴，数脉当迟缓，脉因前后度数如法，病者则饥，数脉不时，则生恶疮也。

师曰：病人脉微而涩者，此为医所病也。大发其汗，又数大下之，其人亡血，病当恶寒，后乃发热，无休止时。夏月盛热，欲著复衣；冬月盛寒，欲裸其身。所以然者，阳微则恶寒，阴弱则发热，此医发其汗，使阳气微，又大下之，令阴气弱。五月之时，阳气在表，胃中虚冷，以阳气内微，不能胜冷，故欲著复衣。十一月之时，阳气在里，胃中烦热，以阴气内弱，不能胜热，故欲裸其身。又阴脉迟涩，故知亡血也。

脉浮而大，心下反鞕，有热，属脏者，攻之，不令发汗；属腑者，不令溲数，溲数则大便鞕。汗多则热愈，汗少则便难，脉迟尚未可攻。

脉浮而洪，身汗如油，喘而不休，水浆不下，形体不仁，乍静乍乱，此为命绝也。又未知何脏先受其灾，若汗出发润，喘不休者，此为肺先绝也。阳反独留，形体如烟熏，直视摇头者，此为心绝也。唇吻反青，四肢漐习者，此为肝绝也。环口黧黑，柔汗发黄者，此为脾绝也。溲便遗失，狂言，目反直视者，此为肾绝也。又未知何脏阴阳前绝，若阳气前绝，阴气后竭者，其人死，身色必青；阴气前绝，阳气后竭者，其人死，身色必赤，腋下温，心下热也。

寸口脉浮大，而医反下之，此为大逆。浮则无血，大则为寒，寒气相抟，则为肠鸣。医乃不知，而反饮冷水，令汗大出，水得寒气，冷必相抟，其人即䬴①。

趺阳脉浮，浮则为虚，浮虚相抟，故令气䬴，言胃气虚竭也。脉滑则为哕，此为医咎，责虚取实，守空迫血。脉浮，鼻中燥者，必衄也。

诸脉浮数，当发热，而洒淅恶寒，若有痛处，饮食如常者，蓄积有脓也。

脉浮而迟，面热赤而战惕者，六七日当汗出而解，反发热者，差迟。迟为无阳，不能作汗，其身必痒也。

寸口脉阴阳俱紧者，法当清邪中于上焦，浊邪中于下焦。清邪中上，名曰洁也；浊邪中下，名曰浑也。阴中于邪，必内慄也。表气微虚，里气不守，故使邪中于阴也。阳中于邪，必发热头痛，项强颈挛，腰痛胫酸，所为阳中雾露之气，故曰清邪中上，浊邪中下。阴气为栗，足膝逆冷，便溺妄出。表气微虚，里气微急，三焦相溷②，内外不通。上焦怫郁，脏气相熏，口烂食断③也。中焦不治，胃气上冲，脾气不转，胃中为浊，荣卫不通，血凝不流。若卫气前通者，小便赤黄，与热相抟，因热作使，游于经络，出入脏腑，热气所过，则为痈脓。若阴气前通者，阳气厥微，阴无所使，客气内入，嚏而出之，声嗢咽塞。寒厥相追，为热所拥，血凝自下，状如豚肝。阴阳俱厥，脾气孤弱，五液注下。下焦不阖④，清便下重，令便数难，脐⑤筑湫痛，命将难全。

脉阴阳俱紧者，口中气出，唇口干燥，蜷卧足冷，鼻中涕出，舌上胎

---

① 䬴：音噎。下同。
② 溷：音混，混乱也。
③ 断：音龈，牙龈糜烂。“食”通“蚀”。“断”通“龈”。
④ 阖：原作“盍”，据《注解伤寒论》改。
⑤ 脐：原作“齐”，据《注解伤寒论》改。

滑，勿妄治也。到七日以来，其人微发热，手足温者，此为欲解；或到八日以上，反大发热者，此为难治。设使恶寒者，必欲呕也；腹内痛者，必欲利也。

脉阴阳俱紧，至于吐利，其脉独不解；紧去人安，此为欲解。若脉迟，至六七日不欲食，此为晚发，水停故也，为未解；食自可者，为欲解。病六七日，手足三部脉皆至，大烦而口噤不能言，其人躁扰者，必欲解也。若脉和，其人大烦，目重，睑[①]内际黄者，此欲解也。

脉浮而数，浮为风，数为虚，风为热，虚为寒，风虚相抟，则洒淅恶寒也。

脉浮而滑，浮为阳，滑为实，阳实相抟，其脉数疾，卫气失度。浮滑之脉数疾，发热汗出者，此为不治。

伤寒欬逆上气，其脉散者死，谓其形损故也。

平脉法第二

问曰：脉有三部，阴阳相乘，荣卫血气，在人体躬。呼吸出入，上下于中，因息游布，津液流通。随时动作，效象形容。春弦秋浮，冬沉夏洪。察色观脉，大小不同，一时之间，变无经常。尺寸参差，或短或长，上下乖错，或存或亡。病辄改易，进退低昂，心迷意惑，动失纪纲。愿为具陈，令得分明。师曰：子之所问，道之根源。脉有三部，尺寸及关，荣卫流行，不失衡铨。肾沉心洪，肺浮肝弦，此自经常，不失铢分。出入升降，漏刻周旋，水下二[②]刻，一周循环。当复寸口，虚实见焉，变化相乘，阴阳相干。风则浮虚，寒则牢坚，沉潜水滀，支饮急弦。动则为痛，数则热烦，设有不应，知变所缘。三部不同，病各异端，大过可怪，不及亦然。邪不

① 睑：原作“脸”，据《伤寒论条辨》改。
② 二：原作“百”，据《脉经》《注解伤寒论》改。

空见，终必有奸，审察表里，三焦别焉。知其所舍，消息[①]诊看，料度腑脏，独见若神。为子条纪，传与贤人。

师曰：呼吸者，脉之头也。初持脉，来疾去迟，此出疾入迟，名曰内虚外实也。初持脉，来迟去疾，此出迟入疾，名曰内实外虚也。

问曰：上工望而知之，中工问而知之，下工脉而知之，愿闻其说。师曰：病家人请云，病人苦发热，身体疼，病人自卧，师到诊其脉，沉而迟者，知其差也。何以知之？若表有病者，脉当浮大，今脉反沉迟，故知愈也。假令病人云腹内卒痛，病人自坐，师到脉之，浮而大者，知其差也。何以知之？若里有病者，脉当沉而细，今脉浮大，故知愈也。

师曰：病家人来请云，病人发热烦极。明日师到，病人向壁卧，此热已去也。设令脉不和，处言已愈。设令向壁卧，闻师到，不惊起而盼视，若三言三止，脉之咽唾者，此诈病也。设令脉自和，处言此病大重，当须服吐下药，针灸数十百处乃愈。

师持脉，病人欠者，无病也。脉之呻者，病也。言迟者，风也。摇头言者，里痛也。行迟者，表强也。坐而伏者，短气也。坐而下一脚[②]者，腰痛也。里实护腹，如怀卵物者，心痛也。

师曰：伏气之病，以意候之。今月之内，欲有伏气，假令旧有伏气，当须脉之。若脉微弱者，当喉中痛似伤，非喉痹也。病人云：实咽中痛。虽尔，今复欲下利。

问曰：人病[③]恐怖者，其脉何状？师曰：脉形如循丝累累然，其面白脱色也。

问曰：人不饮，其脉何类？师曰：脉自涩，唇口干燥也。

问曰：人愧者，其脉何类？师曰：脉浮而面色乍白乍赤。

问曰：经说脉有三菽六菽重者，何谓也？师曰：脉人以指按之，如三菽之重者，肺气也；如六菽之重者，心气也；如九菽之重者，脾气也；如

---

① 消息：进退、斟酌之意。消：减；息：增。

② 脚：小腿。

③ 病：原无此字，据《脉经》《注解伤寒论》加。

十二菽之重者，肝气也；按之至骨者，肾气也。菽者，小豆也。

假令下利，寸口、关上、尺中，悉不见脉，然尺中时一小见，脉再举头一云按投者，肾气也。若见损脉来至，为难治。肾为脾所胜，脾胜不应时。

问曰：脉有相乘，有纵有横，有逆有顺，何谓也？师曰：水行乘火，金行乘木，名曰纵；火行乘水，木行乘金，名曰横；水行乘金，火行乘木，名曰逆；金行乘水，木行乘火，名曰顺也。

问曰：脉有残贼，何谓也？师曰：脉有弦、紧、浮、滑、沉、涩，此六脉名曰残贼，能为诸脉作病也。

问曰：脉有灾怪，何谓也？师曰：假令人病，脉得太阳，与形证相应，因为作汤，比还送汤，如食顷，病人乃大吐，若下利，腹中痛。师曰：我前来不见此证，今乃变异，是名灾怪。又问曰：何缘作此吐利？答曰：或有旧时服药，今乃发作，故为灾怪耳。

问曰：东方肝脉，其形何似？师曰：肝者，木也，名厥阴，其脉微弦，濡弱而长，是肝脉也。肝病自得濡弱者，愈也。假令得纯弦脉者，死。何以知之？以其脉如弦直，此是肝脏伤，故知死也。

南方心脉，其形何似？师曰：心者，火也，名少阴，其脉洪大而长，是心脉也。心病自得洪大者，愈也。假令脉来微去大，故名反，病在里也。脉来头小本大，故名覆，病在表也。上微头小者，则汗出。下微本大者，则为关格不通，不得尿。头无汗者，可治，有汗者死。

西方肺脉，其形何似？师曰：肺者，金也，名太阴，其脉毛浮也。肺病自得此脉，若得缓迟者，皆愈。若得数者则剧。何以知之？数者，南方火，火克西方金，法当痈肿，为难治也。

问曰：二月得毛浮脉，何以处言至秋当死？师曰：二月之时，脉当濡弱，反得毛浮者，故知至秋死。二月肝用事，肝属木，脉应濡弱，反得毛浮脉者，是肺脉也。肺属金，金来克木，故知至秋死。他皆仿此。

师曰：脉肥人责浮，瘦人责沉。肥人当沉，今反浮，瘦人当浮，今反沉，故责之。

师曰：寸脉下不至关，为阳绝；尺脉上不至关，为阴绝，此皆不治，决死也。若计其余命生死之期，期以月节克之也。

师曰：脉病人不病，名曰行尸，以无旺气，卒眩仆不识人者，短命则死。人病脉不病，名曰内虚，以无谷神，虽困无苦。

问曰：翕奄沉，名曰滑，何谓也？师曰：沉为纯阴，翕为正阳，阴阳和合，故令脉滑，关尺自平。阳明脉微沉，食饮自可。少阴脉微滑，滑者，紧之浮名也：此为阴实，其人必股内汗出，阴下湿也。

问曰：曾为人所难，紧脉从何而来？师曰：假令亡汗，若吐，以肺里寒，故令脉紧也。假令欬者，坐饮冷水，故令脉紧也。假令下利，以胃虚冷，故令脉紧也。

寸口卫气盛，名曰高。高者，暴狂而肥。荣气盛，名曰章。章者，暴泽而光。高章相抟，名曰纲。纲者，身筋急，脉强直故也。卫气弱，名曰惵。惵者，心中气动迫怯。荣气弱，名曰卑。卑者，心中常自羞愧。惵卑相抟，名曰损。损者，五脏六腑俱乏气虚惙故也。卫气和，名曰缓。缓者，四肢不能自收。荣气和，名曰迟。迟者，身体俱重，但欲眠也。缓迟相抟，名曰沉。沉者，腰中直，腹内急痛，但欲卧，不欲行。

寸口脉缓而迟，缓则阳气长，其色鲜，其颜光，其声商，毛发长。迟则阴气盛，骨髓生，血满，肌肉紧薄鲜鞕，阴阳相抱，营卫俱行，刚柔相得，名曰强也。

趺阳脉滑而紧，滑者胃气实，紧者脾气强。持实击强，痛还自伤，以手把刃，坐作疮也。

寸口脉浮而大，浮为虚，大为实，在尺为关，在寸为格，关则不得小便，格则吐逆。

趺阳脉伏而涩，伏则吐逆，水谷不化，涩则食不得人，名曰关格。

脉浮而大，浮为风虚，大为气强，风气相抟，必成隐疹，身体为痒。痒者，名泄风，久久为痂癞。眉少发稀，身有干疮而腥臭也。

寸口脉弱而迟，弱者卫气微，迟者荣中寒。荣为血，血寒则发热。卫为气，气微者心内饥，饥而虚满，不能食也。

趺阳脉大而紧者，当即下利，为难治。

寸口脉弱而缓，弱者阳气不足，缓者胃气有余，噫而吞酸，食卒不下，气填于膈上也。一作下。

趺阳脉紧而浮，浮为气，紧为寒，浮为腹满，紧为绞痛，浮紧相抟，肠鸣而转，转即气动，膈气乃下，少阴脉不出，其阴肿大而虚也。

寸口脉微而涩，微者卫气不行，涩者荣气不足①，荣卫不能相将，三焦无所仰，身体痹不仁。荣气不足，则烦疼口难言。卫气虚者，则恶寒数欠。三焦不归其部，上焦不归者，噫而酢吞；中焦不归者，不能消谷引食；下焦不归者，则遗溲。

趺阳脉沉而数，沉为实，数消谷，紧者病难治。

寸口脉微而涩，微者卫气衰，涩者荣气不足。卫气衰，面色黄，荣气不足，面色青。荣为根，卫为叶，荣卫俱微，则根叶枯槁而寒慄、欬逆、唾腥、吐涎沫也。

趺阳脉浮而芤，浮者卫气虚，芤者荣气伤，其身体瘦，肌肉甲错，浮芤相抟，宗气衰微②，四属断绝。四属者，谓皮、肉、脂、髓。俱竭，宗气则衰矣。

寸口脉微而缓，微者卫气疏，疏则其肤空；缓者胃气实，实则谷消而水化也。谷入于胃，脉道乃行，水入于经，其血乃成。荣盛则其肤必疏，三焦绝经，名曰血崩。

趺阳脉微而紧，紧则为寒，微则为虚，微紧相抟，则为短气。

少阴脉弱而涩，弱者微烦，涩者厥逆。

趺阳脉不出，脾不上下，身冷肤鞕。

少阴脉不至，肾气微，少精血，奔气促迫，上入胸膈，宗气反聚，血结心下，阳气退下，热归阴股，与阴相动，令身不仁，此为尸厥，当刺期门、巨阙。宗气者，三焦归气也，有名无形，气之神使也。下荣玉茎，故宗筋聚缩之也。

寸口脉微，尺脉紧，其人虚损多汗，知阴常在，绝不见阳也。

---

① 足：原作："逮"，据《注解伤寒论》改。
② 衰微：原作"微衰"，据《注解伤寒论》改。

寸口诸微亡阳，诸濡亡血，诸弱发热，诸紧为寒。诸乘寒者，则为厥，郁冒不仁，以胃无谷气，脾涩不通，口急不能言，战而慄也。

问曰：濡弱何以反适十一头[①]？师曰：五脏六腑相乘，故令十一。

问曰：何以知乘腑？何以知乘脏？师曰：诸阳浮数为乘腑。诸阴迟涩为乘脏也。

① 十一头：十一种，此指五脏六腑脉象。

卷第二

伤寒例第三

四时八节二十四气七十二候决病法：

立春正月节斗指艮　雨水正月中指寅

惊蛰二月节指甲　春分二月中指卯

清明三月节指乙　谷雨三月中指辰

立夏四月节指巽　小满四月中指巳

芒种五月节指丙　夏至五月中指午

小暑六月节指丁　大暑六月中指未

立秋七月节指坤　处暑七月中指申

白露八月节指庚　秋分八月中指酉

寒露九月节指辛　霜降九月中指戌。

立冬十月节指乾　小雪十月中指亥

大雪十一月节指壬　冬至十一月中指子

小寒十二月节指癸　大寒十二月中指丑

二十四气，节有十二，中气有十二，五日为一候，气亦同，合有七十二候，决病生死。此须洞解之也。

《阴阳大论》云：春气温和，夏气暑热，秋气清凉，冬气冷洌[1]，此则

① 冷洌：原作“冰列”，据《注解伤寒论》改。

四时正气之序也。冬时严寒，万类深藏，君子固密，则不伤于寒，触冒之者，乃名伤寒耳。其伤于四时之气，皆能为病，以伤寒为毒者，以其最成杀厉之气也。中而即病者，名曰伤寒。不即病者，寒毒藏于肌肤，至春变为温病，至夏变为暑病。暑病者，热极重于温也。是以辛苦之人，春夏多温热病者，皆由冬时触寒所致，非时行之气也。凡时行者，春时应暖而反大寒，夏时应热而反大凉，秋时应凉而反大热，冬时应寒而反大温，此非其时而有其气。是以一岁之中，长幼之病多相似者，此则时行之气也。

夫欲候知四时正气为病及时行疫气之法，皆当按斗历占之。

九月霜降节后宜渐寒，向冬大寒，至正月雨水节后宜解也。所以谓之雨水者，以冰雪解而为雨水故也。至惊蛰二月节后，气渐和暖，向夏大热，至秋便凉。

从霜降以后至春分以前，凡有触冒霜露，体中寒即病者，谓之伤寒也。九月十月，寒气尚微，为病则轻。十一月十二月，寒冽已严，为病则重。正月二月，寒渐将解，为病亦轻。此以冬时不调，适有伤寒之人，即为病也。其冬有非节之暖者，名为冬温。冬温之毒，与伤寒大异。冬温复有先后，更相重沓，亦有轻重，为治不同，证如后章。

从立春节后，其中无暴大寒，又不冰雪，而有人壮热为病者，此属春时阳气发于冬时伏寒，变为温病。

从春分以后至秋分节前，天有暴寒者，皆为时行寒疫也。三月四月，或有暴寒，其时阳气尚弱，为寒所折，病热犹轻。五月六月，阳气已盛，为寒所折，病热则重。七月八月，阳气已衰，为寒所折，病热亦微，其病与温及暑病相似，但治有殊耳。

十五日得一气，于四时之中，一时有六气，四六名为二十四气。然气候亦有应至仍不至，或有未应至而至者，或有至而太过者，皆成病气也。

但天地动静，阴阳鼓击者，各正一气耳。是以彼春之暖，为夏之暑，彼秋之忿，为冬之怒。

是故冬至之后，一阳爻升，一阴爻降也；夏至之后，一阳气下，一阴气上也。斯则冬夏二至，阴阳合也；春秋二分，阴阳离也。阴阳交易，人变病焉。此君子春夏养阳，秋冬养阴，顺天地之刚柔也。小人触冒，必婴暴疹。须知毒烈之气，留在何经，而发何病，详而取之。是以春伤于风，夏必飧泄；夏伤于暑，秋必病疟；秋伤于湿，冬必咳嗽；冬伤于寒，春必病温。此必然之道，可不审明之。伤寒之病，逐日浅深，以施方治。今世人伤寒，或始不早治，或治不对病，或日数久淹，困乃告医，医人又不依次第而治之，则不中病，皆宜临时消息制方，无不效也。今搜采仲景旧论，录其证候诊脉声色对病真方有神验者，拟防世急也。

又土地温凉，高下不同；物性刚柔，餐[①]居亦异。是故黄帝兴四方之问，岐伯举四治之能，以训后贤，开其未悟者。临病之工，宜须两审也。

凡伤于寒，则为病热，热虽甚，不死。若两感于寒而病者，必死。

尺寸俱浮者，太阳受病也，当一二日发。以其脉上连风府，故头项痛，腰脊强。

尺寸俱长者，阳明受病也，当二三日发。以其脉夹鼻络于目，故身热目疼鼻干，不得卧。

尺寸俱弦者，少阳受病也，当三四日发。以其脉循胁络于耳，故胸胁痛而耳聋。此三经皆受病，未入于府者，可汗而已。

尺寸俱沉细者，太阴受病也，当四五日发。以其脉布胃中，络于嗌，故腹满而嗌干。

尺寸俱沉者，少阴受病也，当五六日发。以其脉贯肾络于肺，系舌本，故口燥舌干而渴。

尺寸俱微缓者，厥阴受病也，当六七日发。以其脉循阴器络于肝，故烦满而囊缩。此三经皆受病，已入于腑，可下而已。

若两感于寒者，一日太阳受之，即与少阴俱病，则头痛口干，烦满而渴。二日阳明受之，即与太阴俱病，则腹满，身热，不欲食，谵语。三日少阳受之，即与厥阴俱病，则耳聋，囊缩而厥，水浆不入，不知人者，六日死。若三阴三阳五脏六腑皆受病，则荣卫不行，脏腑不通，则

---

① 餐：原作“飡”，据《太平圣惠方》改。

死矣。

其不两感于寒，更不传经，不加异气者，至七日太阳病衰，头痛少愈也。八日阳明病衰，身热少歇也。九日少阳病衰，耳聋微闻也。十日太阴病衰，腹减如故，则思饮食。十一日少阴病衰，渴止舌干，已而嚏也。十二日厥阴病衰，囊纵，少腹微下，大气皆去，病人精神爽慧也。若过十三日以上不间，寸尺陷者，大危。若更感异气，变为它病者，当依后坏病证而治之。若脉阴阳俱盛，重感于寒者，变成温疟。阳脉浮滑，阴脉濡弱者，更遇于风，变为风温。阳脉洪数，阴脉实大者，更遇温热，变为温毒，温毒为病最重也。阳脉濡弱，阴脉弦紧者，更遇温气，变为温疫。一本作疟。以此冬伤于寒，发为温病，脉之变证，方治如说。

凡人有疾，不时即治，隐忍冀差，以成痼疾。小儿女子，益以滋甚。时气不和，便当早言。寻其邪由，及在腠理，以时治之，罕有不愈者。患人忍之，数日乃说，邪气入脏，则难可制。此为家有患，备虑之要。凡作汤药，不可避晨夜，觉病须臾，即宜便治，不等早晚，则易愈矣。如或差迟，病即传变，虽欲除治，必难为力。服药不如方法，纵意违师，不须治之。

凡伤寒之病，多从风寒得之。始表中风寒，入里则不消矣，未有温覆而当不消散者。不在证治，拟欲攻之，犹当先解表，乃可下之。若表已解，而内不消，非大满，犹生寒热，则病不除。若表已解，而内不消，大满大实坚有燥屎，自可除下之，虽四五日，不能为祸也。若不宜下，而便攻之，内虚热入，协热遂利，烦躁诸变，不可胜数，轻者困笃，重者必死矣。

夫阳盛阴虚，汗之则死，下之则愈。阳虚阴盛，汗之则愈，下之则死。夫如是，则神丹安可以误发，甘遂何可以妄攻？虚盛之治，相背千里，吉凶之机，应若影响，岂容易哉！况桂枝下咽，阳盛即毙；承气入胃，阴盛以亡。死生之要，在乎须臾，视身之尽，不暇计日，此阴阳虚实之交错，其候至微，发汗吐下之相反，其祸至速。而医术浅狭，懵然不知病源，为治乃误，使病者殒没，自谓其分。至令冤魂塞于冥路，死尸盈于旷野，仁者鉴此，岂不痛欤！

凡两感病俱作，治有先后。发表攻里，本自不同，而执迷妄[①]意者，乃云神丹、甘遂合而饮之，且解其表，又除其里。言巧似是，其理实违。夫智者之举错[②]也，常审以慎；愚者之动作也，必果而速。安危之变，岂可诡哉。世上之士，但务彼翕习[③]之荣，而莫见此倾危之败。惟明者居然能护其本，近取诸身，夫何远之有焉？

凡发汗温服[④]汤药，其方虽言日三服，若病剧不解，当促其间，可半日中尽三服。若与病相阻，即便有所觉。病重者，一日一夜当晬时观之。如服一剂，病证犹在，故当复作本汤服之。至有不肯汗出，服三剂乃解。若汗不出者，死病也。

凡得时气病，至五六日，而渴欲饮水，饮不能多不当与也。何者？以腹中热尚少，不能消之，便更与人作病也。至七八日，大渴欲饮水者，犹当依证而与之。与之常令不足，勿极意也，言能饮一斗，与五升。若饮而腹满，小便不利，若喘若哕，不可与之也。忽然大汗出，是为自愈也。

凡得病，反能饮水，此为欲愈之病。其不晓病者但闻病饮水自愈，小渴者乃强与饮之，因其成祸，不可复数也。

凡得病，厥[⑤]脉动数，服汤药更迟，脉浮大减小，初躁后静，此皆愈证也。

凡治温病，可刺五十九穴。又身之穴，三百六十有五，其三十九[⑥]穴，灸之有害，七十九穴，刺之为灾，并中髓也。

脉四损，三日死。平人四息，病人脉一至，名曰四损。

脉五损，一日死。平人五息，病人脉一至，名曰五损。

---

① 妄：原作“用”，据《注解伤寒论》改。
② 错：“错”通“措”。
③ 翕习：盛貌，此喻显赫的荣华。
④ 服：原作“暖”，据《注解伤寒论》改。
⑤ 厥：其。
⑥ 九：原无此字，据《注解伤寒论》补。

脉六损，一时死。平人六息，病人脉一至，名曰六损。

脉盛身寒，得之伤寒；脉虚身热，得之伤暑。脉阴阳俱盛，大汗出不解者死。脉阴阳俱虚，热不止者死。脉至乍数乍疏者死。脉至如转索，其日死。谵言妄语，身微热，脉浮大，手足温者生；逆冷，脉沉细者，不过一日死矣。此以前是伤寒热病证候也。

辨痓湿暍脉证第四

痓音炽，又作痉，巨郢切，下同。

伤寒所致太阳病痓湿暍，此三种宜应别论，以为与伤寒相似，故此见之。

太阳病，发热无汗，反恶寒者，名曰刚痓。

太阳病，发热汗出，而不恶寒[①]名曰柔痓。

太阳病，发热，脉沉而细者，名曰痓。

太阳病，发汗太多，因致痓。

病身热足寒，颈项强急，恶寒，时头热面赤，目脉赤，独头面摇，卒口噤，背反张者，痓病也。

太阳病，关节疼痛而烦，脉沉而细一作缓者，此名湿痹一云中湿。湿痹之候，其人小便不利，大便反快，但当利其小便。湿家之为病，一身尽疼，发热，身色如似熏黄。湿家其人但头汗出，背强，欲得被覆向火，若下之早则哕。胸满，小便不利，舌上如胎者，以丹田有热，胸中有寒，渴欲得水，而不能饮，口燥烦也。

湿家下之，额上汗出，微喘，小便利一云不利者死，若下利不止者亦死。

问曰：风湿相抟，一身尽疼痛，法当汗出而解。值天阴雨不止，医云

① 不恶寒：《病源》作“恶寒”。

此可发汗，汗之病不愈者，何也？答曰：发其汗，汗大出者，但风气去，湿气在，是故不愈也。若治风湿者，发其汗，但微微似欲出汗者，风湿俱去也。

湿家病，身上疼痛，发热，面黄而喘，头痛鼻塞而烦，其脉大，自能饮食，腹中和无病，病在头中寒湿，故鼻塞，内药鼻中则愈。

病者一身尽疼，发热，日晡所剧者，此名风湿。此病伤于汗出当风，或久伤取冷所致也。

太阳中热者，暍是也。其人汗出恶寒，身热而渴也。

太阳中暍者，身热疼重，而脉微弱，此以夏月伤冷水，水行皮中所致也。

太阳中暍者，发热，恶寒，身重而疼痛，其脉弦细芤迟，小便已，洒洒然毛耸，手足逆冷，小有劳，身即热，口开，前板齿燥。若发汗，则恶寒甚；加温针，则发热甚；数下之，则淋甚。

辨太阳病脉证并治（上）第五

合一十六法，方一十四首

太阳中风，阳浮阴弱，热发汗出，恶寒，鼻鸣干呕者，桂枝汤主之。第一。五味。前有太阳病一十一证。

太阳病，头痛发热，汗出恶风者，桂枝汤主之。第二。用前第一方。

太阳病，项背强几几，反汗出恶风者，桂枝加葛根汤主之。第三。七味。

太阳病，下之后，其气上冲者，桂枝汤主之。第四。用前第一方。下有太阳坏病一证。

桂枝本为解肌，若脉浮紧，发热汗不出者，不可与之。第五。下有酒客不可与桂枝一证。

喘家作桂枝汤，加厚朴杏子。第六。下有服汤吐脓血一证。

太阳病，发汗遂漏不止，恶风，小便难，四肢急，难以屈伸，桂枝加附子汤主之。第七。六味。

太阳病，下之后，脉促胸满者，桂枝去芍药汤主之。第八。四味。

若微寒者，桂枝去芍药加附子汤主之。第九。五味。

太阳病，八九日如疟状，热多寒少，不呕，清便自可，宜桂枝麻黄各半汤。第十。七味。

太阳病，服桂枝汤，烦不解，先刺风池、风府，却与桂枝汤。第十一。用前第一方。

服桂枝汤，大汗出，脉洪大者，与桂枝汤。若形似疟，一日再发者，宜桂枝二麻黄一汤。第十二。七味。

服桂枝汤，大汗出，大烦渴不解，脉洪大者，白虎加人参汤主之。第十三。五味。

太阳病，发热恶寒，热多寒少，脉微弱者，宜桂枝二越婢一汤。第十四。七味。

服桂枝，或下之，头项强痛，发热无汗，心下满痛，小便不利者，桂枝去桂加茯苓白术汤主之。第十五。六味。

伤寒脉浮，自汗出，小便数，心烦，微恶寒，脚挛急，与桂枝，得之便厥，咽干，烦躁，吐逆，作甘草干姜汤与之。厥愈，更作芍药甘草汤与之，其脚伸。若胃气不和，与调胃承气汤。若重发汗，加烧针者，四逆汤主之。第十六。甘草干姜汤、芍药甘草汤并二味。调胃承气汤、四逆汤并三味。

太阳之为病，脉浮，头项强痛而恶寒。

太阳病，发热，汗出，恶风，脉缓者，名为中风。

太阳病，或已发热，或未发热，必恶寒，体痛，呕逆，脉阴阳俱紧者，名为伤寒。

伤寒一日，太阳受之，脉若静者，为不传；颇欲吐，若躁烦，脉数急者，为传也。

伤寒二三日，阳明少阳证不见者，为不传也。

太阳病，发热而渴，不恶寒者为温病。

若发汗已，身灼热者，名风温。风温为病，脉阴阳俱浮，自汗出，身重，多眠睡，鼻息必鼾，语言难出。若被下者，小便不利，直视失溲；若被火者，微发黄色，剧则如惊痫，时瘛疭；若火熏之，一逆尚引日，再逆促命期。

病有发热恶寒者，发于阳也；无热恶寒者，发于阴也。发于阳，七日愈，发于阴，六日愈，以阳数七，阴数六故也。

太阳病，头痛至七日以上自愈者，以行其经尽故也。若欲作再经者，针足阳明，使经不传则愈。

太阳病欲解时，从巳至未上[①]。

风家，表解而不了了者，十二日愈。

病人身大热，反欲得近[②]衣者，热在皮肤，寒在骨髓也；身大寒，反不欲近衣者，寒在皮肤，热在骨髓也。

太阳中风，阳浮而阴弱。阳浮者，热自发；阴弱者，汗自出。啬啬恶寒，淅淅恶风，翕翕发热，鼻鸣干呕者，桂枝汤主之。

桂枝汤方[③]

桂枝三两（去皮）　芍药三两　甘草二两（炙）　生姜三两（切）　大枣十二枚（擘）

上五味，㕮咀[④]三味。以水七升，微火煮取三升，去滓，适寒温，服一升。服已须臾，啜热稀粥一升余，以助药力，温覆令一时许，遍身漐漐微似有汗者益佳，不可令如水流漓，病必不除。若一服汗出病差，停后服，不必尽剂；若不汗，更服依前法。又不汗，后服小促其间，半日许，令三服尽。若病重者，一日一夜服，周时观之。服一剂尽，病证犹在者，更作服。若汗不出者，乃服至二三剂。禁生冷、黏滑、肉面、五辛[⑤]、酒酪、臭恶等物。

太阳病，头痛，发热，汗出，恶风者，桂枝汤主之。方二。（用前第一方）

太阳病，项背强几几，反汗出恶风者，桂枝加葛根汤主之。方三。

桂枝加葛根汤方

葛根四两　麻黄三两（去节）　芍药二两　生姜三两（切）　甘草二两（炙）　大枣十二枚（擘）　桂枝二两（去皮）

---

① 从巳至未上：从上午九时至下午三时前。上：前也。

② 近，据《注解伤寒论》新加。

③ 桂枝汤方：原无，据文义新加，下同。

④ 㕮咀：本意咀嚼，引申为捣碎。

⑤ 五辛：五种辛味调味品，泛指刺激性食物。

上七味，以水一斗，先煮麻黄、葛根，减二升，去上沫，内诸药，煮取三升，去滓。温服一升，覆取微似汗，不须啜粥，余如桂枝法将息①及禁忌。臣亿等谨按，仲景本论，太阳中风自汗用桂枝，伤寒无汗用麻黄，今证云汗出恶风，而方中有麻黄，恐非本意也。第三卷有葛根汤证，云无汗，恶风，正与此方同，是合用麻黄也。此云桂枝加葛根汤，恐是桂枝中但加葛根耳。

太阳病，下之后，其气上冲者，可与桂枝汤。方用前法。若不上冲者，不得与之。四。

太阳病三日，已发汗，若吐、若下、若温针，仍不解者，此为坏病，桂枝②不中与之也。观其脉证，知犯何逆，随证治之。桂枝本为解肌，若其人脉浮紧，发热汗不出者，不可与之也。常须识此，勿令误也。五。

若酒客病，不可与桂枝汤，得之则呕，以酒客不喜甘故也。

喘家作，桂枝汤加厚朴杏子，佳。六。

凡服桂枝汤吐者，其后必吐脓血也。

太阳病，发汗，遂漏③不止，其人恶风，小便难，四肢微急，难以屈伸者，桂枝加附子汤主之。方七。

桂枝加附子汤方

桂枝三两（去皮）　芍药三两　甘草三两（炙）　生姜三两（切）　大枣十二枚（擘）　附子一枚（炮，去皮，破八片）

上六味，以水七升，煮取三升，去滓，温服一升。本云，桂枝汤今加附子。将息如前法。

太阳病，下之后，脉促胸满者，桂枝去芍药汤主之。方八。促，一作纵。

桂枝去芍药汤方

桂枝三两（去皮）　甘草二两（炙）　生姜三两（切）　大枣十二枚（擘）

上四味，以水七升，煮取三升，去滓，温服一升。本云，桂枝汤今去

---

① 将息：调养，休息。
② 桂枝：指桂枝汤。
③ 漏：形容汗出不断。

芍药。将息如前法。

若微寒者，桂枝去芍药加附子汤主之。方九。

桂枝去芍药加附子汤方

桂枝三两（去皮）　甘草二两（炙）　生姜三两（切）　大枣十二枚（擘）　附子一枚（炮，去皮，破八片）

上五味，以水七升，煮取三升，去滓，温服一升。本云，桂枝汤今去芍药加附子。将息如前法。

太阳病，得之八九日，如疟状，发热恶寒，热多寒少，其人不呕，清便欲自可①，一日二三度发，脉微缓者，为欲愈也；脉微而恶寒者，此阴阳俱虚，不可更发汗、更下、更吐也；面色反有热色者，未欲解也，以其不能得小汗出，身必痒，宜桂枝麻黄各半汤。方十。

桂枝麻黄各半汤方

桂枝一两十六铢（去皮）　芍药　生姜（切）　甘草（炙）　麻黄各一两（去节）　大枣四枚（擘）　杏仁二十四枚（汤浸，去皮尖及两仁者）

上七味，以水五升，先煮麻黄一二沸，去上沫，内诸药，煮取一升八合，去滓，温服六合。本云，桂枝汤三合，麻黄汤三合，并为六合，顿服。将息如上法。臣亿等谨按：桂枝汤方，桂枝、芍药、生姜各三两，甘草二两，大枣十二枚。麻黄汤方，麻黄三两，桂枝二两，甘草一两，杏仁七十个。今以算法约之，二汤各取三分之一，即得桂枝一两十六铢，芍药、生姜、甘草各一两，大枣四枚，杏仁二十三个零三分枚之一，收之得二十四个，合方。详此方乃三分之一，非各半也。宜云合半汤。

太阳病，初服桂枝汤，反烦不解者，先刺风池、风府，却与桂枝汤则愈。十一。用前第一方。

服桂枝汤，大汗出，脉洪大者，与桂枝汤如前法。若形如疟，一日再发者，汗出必解，宜桂枝二麻黄一汤。方十二。

---

① 欲自可：自调。

桂枝二麻黄一汤方

桂枝一两十七铢　芍药一两六铢　麻黄一十六铢（去节）　生姜一两六铢　杏仁十六个（去皮尖）　甘单一两二铢（炙）　大枣五枚（擘）

上七味，以水五升，先煮麻黄一二沸，去上沫，内诸药，煮取二升，去滓，温服一升，日再服。本云桂枝汤二分，麻黄汤一分，合为二升，分再服。今合为一方，将息如前法。臣亿等谨按：桂枝汤方，桂枝、芍药、生姜各三两，甘草二两，大枣十二枚。麻黄汤方，麻黄三两，桂枝二两，甘草一两，杏仁七十个。今以算法约之，桂枝汤取十二分之五，即得桂枝、芍药、生姜各一两六铢，甘草二十铢，大枣五枚。麻黄汤取九分之二，即得麻黄十六铢，桂枝十铢三分铢之二，收之得十一铢，甘草五铢三分铢之一，收之得六铢，杏仁十五个九分枚之四，收之得十六个。二汤所取相合，即共得桂枝一两十七铢，麻黄十六铢，生姜、芍药各一两六铢，甘草一两一铢．大枣五枚，杏仁十六个，合方。

服桂枝汤，大汗出后，大烦渴不解，脉洪大者，白虎加人参汤主之。方十三。

白虎加人参汤方

知母六两　石膏一斤（碎，绵裹）　甘草（炙）二两　粳米六合　人参三两

上五味，以水一斗，煮米熟汤成，去滓，温服一升，日三服。

太阳病，发热恶寒，热多寒少，脉微弱者，此无阳也，不可发汗，宜桂枝二越婢一汤。方十四。

桂枝二越婢一汤方

桂枝去皮　芍药　麻黄　甘草各十八铢（炙）　大枣四枚（擘）　生姜一两二铢。切　石膏二十四铢（碎，绵裹）

上七味，以水五升，煮麻黄一二沸，去上沫，内诸药，煮取二升，去滓，温服一升。本云，当裁为越婢汤桂枝汤，合之饮一升。今合为一方，桂枝汤二分，越婢汤一分。臣亿等谨按：桂枝汤方，桂枝、芍药、生姜各三两，甘草二两，大枣十二枚。越婢汤方，麻黄二两，生姜三两，甘草二两，石膏半斤，大枣十五枚。今以算法约之，桂枝汤取四．分之一，即得桂枝、芍药、生姜各十八铢，甘草十二铢，大枣三枚。越婢汤取八分之一，即得麻黄十八铢，生姜九铢，甘草六铢，

石膏二十四铢，大枣一枚八分之七，弃之。二汤所取相合，即共得桂枝、芍药、甘草、麻黄各十八铢，生姜一两三铢，石膏二十四铢，大枣四枚，合方。旧云：桂枝三，今取四分之一，即当云桂枝二也。越婢汤方，见仲景杂方中。《外台秘要》一云起脾汤。

服桂枝汤，或下之，仍头项强痛，翕翕发热，无汗，心下满微痛，小便不利者，桂枝去桂加茯苓白术汤主之。方十五。

桂枝去桂加茯苓白术汤方

芍药三两　甘草二两（炙）　生姜切、白术、茯苓各三两　大枣十二枚（擘）

上六味，以水八升，煮取三升，去滓，温服一升，小便利则愈。本云，桂枝汤今去桂枝，加茯苓，白术。

伤寒脉浮，自汗出，小便数，心烦，微恶寒，脚挛急，反与桂枝汤①，欲攻其表，此误也。得之便厥，咽中干，烦躁，吐逆者，作甘草干姜汤与之，以复其阳；若厥愈足温者，更作芍药甘草汤与之，其脚即伸；若胃气不和，谵语者，少与调胃承气汤；若重发汗，复加烧针者，四逆汤主之。方十六。

甘草干姜汤方

甘草四两（炙）　干姜二两

上二味，以水三升，煮取一升五合，去滓，分温再服。

芍药甘草汤方

白芍药　甘草各四两（炙）

上二味，以水三升，煮取一升五合，去滓，分温再服。

调胃承气汤方

大黄四两（去皮，清酒洗）　甘草二两（炙）　芒硝半升

上三味，以水三升，煮取一升，去滓，内芒硝，更上火微煮令沸。少少温服之。

---

① 桂枝汤：原无“汤”字，据《注解伤寒论》加。

四逆汤方

甘草二两（炙）　干姜一两半　附子一枚（生用，去皮，破八片）

上三味，以水三升，煮取一升二合，去滓，分温再服。强人可大附子一枚，干姜三两。

问曰：证象阳旦[①]，按法治之而增剧，厥逆，咽中干，两胫拘急而谵语。师曰：言夜半手足当温，两脚当伸，后如师言。何以知此？答日：寸口脉浮而大，浮为风，大为虚，风则生微热，虚则两胫挛。病形象桂枝，因加附子参其间，增桂令汗出，附子温经，亡阳故也。厥逆，咽中干，烦躁，阳明内结，谵语，烦乱，更饮甘草干姜汤。夜半阳气还，两足当热，胫尚微拘急，重与芍药甘草汤，尔乃胫伸，以承气汤微溏，则止其谵语，故知病可愈。

① 阳旦：指阳旦汤，即桂枝汤。

卷第三

辨太阳病脉证并治（中）第六

合六十六法，方三十九首。并见太阳阳明合病法。

太阳病，项背强几几，无汗恶风，葛根汤主之。第一。七味。

太阳阳明合病，必自利，葛根汤主之。第二。用前第一方。一云，用后第四方。

太阳阳明合病，不下利，但呕者，葛根加半夏汤主之。第三。八味。

太阳病，桂枝证，医反下之，利不止，葛根黄芩黄连汤主之。第四。四味。

太阳病，头痛发热，身疼，恶风，无汗而喘者，麻黄汤主之。第五。四味。

太阳阳明合病，喘而胸满，不可下，宜麻黄汤主之。第六。用前第五方。

太阳病，十日以去，脉浮细而嗜卧者，外已解。设胸满痛，与小柴胡汤。脉但浮者，与麻黄汤。第七。用前第五方。小柴胡汤，七味。

太阳中风，脉浮紧，发热恶寒，身疼痛，不汗出而烦躁者，大青龙汤主之。第八。七味。

伤寒，脉浮缓，身不疼，但重，乍有轻时，无少阴证，大青龙汤发之。第九。用前第八方。

伤寒表不解，心下有水气，干呕，发热而咳，小青龙汤主之。第十。八味，加减法附。

伤寒心下有水气，咳而微喘，小青龙汤主之。第十一。用前第十方。

太阳病，外证未解，脉浮弱者，当以汗解，宜桂枝汤。第十二。五味。

太阳病，下之微喘者，表未解，桂枝加厚朴杏子汤主之。第十三。七味。

太阳病，外证未解，不可下也，下之为逆，解外宜桂枝汤。第十四。用前第十二方。

太阳病，先发汗不解，复下之，脉浮者，当解外，宜桂枝汤。第十五。用前第十二方。

太阳病，脉浮紧无汗，发热身疼痛，八九日不解，表证在，发汗已，发烦，必衄，麻黄汤主之。第十六。用前第五方，下有太阳病，并二阳并病四证。

脉浮者，病在表，可发汗，宜麻黄汤。第十七。用前第五方。一法用桂枝汤。

脉浮数者，可发汗，宜麻黄汤。第十八。用前第五方。

病常自汗出，荣卫不和也，发汗则愈，宜桂枝汤。第十九。用前第十二方。

病人藏无他病，时自汗出，卫气不和也，宜桂枝汤。第二十。用前第十二方。

伤寒脉浮紧，不发汗，因衄，麻黄汤主之。第二十一。用前第五方。

伤寒不大便，六七日，头痛，有热，与承气汤。小便清者，知不在里，当发汗，宜桂枝汤。第二十二。用前第十二方。

伤寒发汗解半日许，复热烦，脉浮数者，可更发汗，宜桂枝汤。第二十三。用前第十二方。下别有三病证。

下之后，复发汗，昼日烦躁不得眠，夜而安静，不呕不渴，无表证，脉沉微者，干姜附子汤主之。第二十四。二味。

发汗后，身疼痛，脉沉迟者，桂枝加芍药生姜各一两，人参三两新加汤主之。第二十五。六味。

发汗后，不可行桂枝汤。汗出而喘，无大热者，可与麻黄杏子甘草石膏汤。第二十六。四味。

发汗过多，其人叉手自冒心，心悸欲得按者，桂枝甘草汤主之。第二十七。二味。

发汗后，脐下悸，欲作奔豚，茯苓桂枝甘草大枣汤主之。第二十八。四味。下有作甘烂水法。

发汗后，腹胀满者，厚朴生姜半夏甘草人参汤主之。第二十九。五味。

伤寒吐下后，心下逆满，气上冲胸，头眩，脉沉紧者，茯苓桂枝白术甘草汤主之。第三十。四味。

发汗病不解，反恶寒者，虚故也，芍药甘草附子汤主之。第三十一。三味。

发汗若下之，不解，烦躁者，茯苓四逆汤主之。第三十二。五味。

发汗后，恶寒，虚故也；不恶寒，但热者，实也，与调胃承气汤。第三十三。三味。

太阳病，发汗后，大汗出，胃中干燥，不能眠，欲饮水，小便不利者，五苓散主之。第三十四。五味，即猪苓散是。

发汗已，脉浮数，烦渴者，五苓散主之。第三十五。用前第三十四方。

伤寒汗出而渴者，五苓散；不渴者，茯苓甘草汤主之。第三十六。四味。

中风发热，六七日不解而烦，有表里证，渴欲饮水，水入则吐，名曰水逆，五苓散主之。第三十七。用前第三十四方。下别有三病证。

发汗吐下后，虚烦不得眠，心中懊侬，栀子豉汤主之。若少气者，栀子甘草豉汤主之。若呕者，栀子生姜豉汤主之。第三十八。栀子豉汤二味。栀子甘草豉汤、栀子生姜豉汤，并三味。

发汗，若下之，烦热，胸中窒者，栀子豉汤主之。第三十九。用上初方。

伤寒五六日，大下之，身热不去，心中结痛者，栀子豉汤主之。第四十。用上初方。

伤寒下后，心烦腹满，卧起不安者，栀子厚朴汤主之。第四十一。三味。

伤寒，医以丸药下之，身热不去，微烦者，栀子干姜汤主之。第四十二。二味。下有不可与栀子汤一证。

太阳病，发汗不解，仍发热，心下悸，头眩，身瞤，真武汤主之。第四十三。五味。下有不可汗五证。

汗家重发汗、必恍惚心乱，禹余粮丸主之。第四十四。方本阙。下有吐蚘、先汗下二证。

伤寒，医下之，清谷不止，身疼痛，急当救里。后身疼痛，清便自调，急当救表。救里宜四逆汤，救表宜桂枝汤。第四十五。桂枝汤用前第十二方。四逆汤三味。

太阳病未解，脉阴阳俱停，阴脉微者，下之解，宜调胃承气汤。第四十六。用前第三十三方。一云，用大柴胡汤。前有太阳病一证。

太阳病，发热汗出，荣弱卫强，故使汗出。欲救邪风，宜桂枝汤。第四十七。用前第十二方。

伤寒五六日，中风，往来寒热，胸胁满，不欲食。心烦喜呕者，小柴胡汤主之。第四十八。再见柴胡汤，加减法附。

血弱气尽，腠理开，邪气因入，与正气分争，往来寒热，休作有时，小柴胡汤主之。第四十九。用前方。渴者属阳明证附，下有柴胡不中与一证。

伤寒四五日，身热恶风，项强，胁下满，手足温而渴者，小柴胡汤主之。第五十。用前方。

伤寒阳脉涩，阴脉弦，法当腹中急痛，先与小建中汤。不差者，小柴胡汤主之。第五十一。用前方。小建中汤六味。下有呕家不可用建中汤，并服小柴胡一证。

伤寒二三日，心中悸而烦者，小建中汤主之。第五十二。用前第五十一方。

太阳病，过经十余日，反二三下之，后四五日，柴胡证仍在，微烦者，大柴胡汤主之。第五十三。加大黄，八味。

伤寒十三日不解，胸胁满而呕，日晡发潮热，柴胡加芒消汤主之。第五十四。八味。

伤寒十三日，过经谵语者，调胃承气汤主之。第五十五。用前第三十二方。

太阳病不解，热结膀胱，其人如狂，宜桃核承气汤。第五十六。五味。

伤寒八九日，下之，胸满烦惊，小便不利，谵语，身重者，柴胡加龙骨牡蛎汤主之。第五十七。十二味。

伤寒腹满谵语，寸口脉浮而紧，此肝乘脾也，名曰纵，刺期门。第五十八。

伤寒发热，啬啬恶寒，大渴，欲饮水，其腹必满，自汗出，小便利，此肝乘肺也，名曰横，刺期门。第五十九。下有太阳病二证。

伤寒脉浮，医火劫之，亡阳，必惊狂，卧起不安者，桂枝去芍药加蜀漆牡蛎龙骨救逆汤主之。第六十。七味。下有不可火五证。

烧针被寒，针处核起，必发奔豚气，桂枝加桂汤主之。第六十一。五味。

火逆下之，因烧针烦躁者，桂枝甘草龙骨牡蛎汤主之。第六十二。四味。下有太阳四证。

太阳病，过经十余日，温温欲吐，胸中痛，大便微溏，与调胃承气汤。第六十三。用前第三十三方。

太阳病，六七日，表证在，脉微沉，不结胸，其人发狂，以热在下焦，少腹满，小便自利者，下血乃愈，抵当汤主之。第六十四。四味。

太阳病，身黄，脉沉结，少腹鞕，小便自利，其人如狂者，血证谛也，抵当汤主之。第六十五。用前方。

伤寒有热，少腹满，应小便不利，今反利者，有血也，当下之，宜抵当丸。第六十六。四味。下有太阳病一证。

太阳病，项背强几几，无汗，恶风，葛根汤主之。方一。

葛根汤方

葛根四两　麻黄三两（去节）　桂枝二两（去皮）　生姜三两（切）　甘草二两　炙芍药二两　大枣十二枚（擘）

上七味，以水一斗，先煮麻黄葛根，减二升，去白沫，内诸药。煮取三升，去滓，温服一升，覆取微似汗，余如桂枝法将息及禁忌。诸汤皆仿此。

太阳与阳明合病者，必自下利，葛根汤主之。方二。用前第一方

太阳与阳明合病，不下利但呕者，葛根加半夏汤主之。方三。

葛根加半夏汤方

葛根四两　麻黄三两（去节）　甘草二两（炙）　芍药二两　桂枝二两（去皮）　生姜二两（切）　半夏半升（洗）　大枣十二枚（擘）

上八味，以水一斗，先煮葛根麻黄，减二升，去白沫，内诸药，煮取三升，去滓，温服一升。覆取微似汗。

太阳病，桂枝证，医反下之，利遂不止，脉促者，表未解也。喘而汗出者，葛根黄芩黄连汤主之。方四。促，一作纵。

葛根黄芩黄连汤方

葛根半斤　甘草二两（炙）　黄芩三两　黄连三两

上四味，以水八升，先煮葛根，减二升，内诸药，煮取二升，去滓，分温再服。

太阳病，头痛发热，身疼，腰痛，骨节疼痛，恶风，无汗而喘者，麻黄汤主之。五。

麻黄汤方

麻黄三两（去节）　桂技二两（去皮）　甘草一两（炙）　杏仁七十个（去皮尖）

上四味，以水九升，先煮麻黄，减二升，去上沫，内诸药，煮取二升半，去滓，温服八合，覆取微似汗，不须啜粥，余如桂枝法将息。

太阳与阳明合病，喘而胸满者，不可下，宜麻黄汤。六。用前第五方。

太阳病，十日以去[①]，脉浮细而嗜卧者，外已解也。设胸满胁痛者，与小柴胡汤。脉但浮者，与麻黄汤。七。用前第五方。

小柴胡汤方

柴胡半斤、黄芩、人参、甘草炙　生姜各三两（切）　大枣十二枚（擘）

---

① 以：《玉函》卷二、《千金翼》卷九作“已”。去：犹过也。

半夏半升（洗）

上七味，以水一斗二升，煮取六升，去滓，再煎取三升，温服一升，日三服。

太阳中风，脉浮紧，发热恶寒，身疼痛，不汗出而烦躁者，大青龙汤主之。若脉微弱，汗出恶风者，不可服之。服之则厥逆，筋惕肉瞤①，此为逆也。大青龙汤方。八。

大青龙汤方

麻黄六两（去节）　桂枝二两（去皮）　甘草二两（炙）　杏仁四十枚（去皮尖）　生姜三两（切）　大枣十枚（擘）　石膏如鸡子大，碎

上七味，以水九升，先煮麻黄，减二升，去上沫，内诸药，煮取三升，去滓，温服一升，取微似汗。汗出多者，温粉②粉之③。一服汗者，停后服。若复服，汗多亡阳，遂虚，恶风烦躁，不得眠也。

伤寒脉浮缓，身不疼但重，乍有轻时，无少阴证者，大青龙汤发之。九。用前第八方。

伤寒表不解，心下有水气，干呕发热而咳，或渴，或利，或噎，或小便不利，少腹满，或喘者，小青龙汤主之。方十。

小青龙汤方

麻黄去节、芍药、细辛、干姜、甘草（炙）、桂枝各三两（去皮）、五味子半升、半夏半升（洗）

上八味，以水一斗，先煮麻黄减二升，去上沫，内诸药，煮取三升，去滓。温服一升。

若渴，去半夏，加栝楼根三两；若微利者，去麻黄，加荛花（如一鸡子，熬令赤色）。若噎者，去麻黄，加附子一枚（炮）；若小便不利，少腹满者，去麻黄，加茯苓四两；若喘者，去麻黄加杏仁半升（去皮尖）。且荛

---

① 筋惕肉瞤：肌肉痉挛。

② 温粉：炒温之末粉。引自《伤寒论校注》。

③ 粉之：扑、撒。作动词。

花不治利，麻黄主喘，今此语反之，疑非仲景意。臣亿等谨按：小青龙汤，大要治水。又按《本草》，荛花下十二水。水若去，利则止也。又按《千金》，形肿者，应内麻黄，乃内杏仁者，以麻黄发其阳故也。以此证之，岂非仲景意也。

伤寒，心下有水气，咳而微喘，发热不渴。服汤已渴者，此寒去欲解也。小青龙汤主之。十一。用前第十方。

太阳病，外证未解，脉浮弱者，当以汗解，宜桂枝汤。方十二。

太阳病，下之微喘者，表未解故也。桂枝加厚朴杏子汤主之。方十三。

桂枝加厚朴杏子汤方

桂枝三两（去皮）　甘草二两（炙）　生姜三两（切）　芍药三两　大枣十二枚（擘）　厚朴二两（炙，去皮）　杏仁五十枚（去皮尖）

上七味。以水七升。微火煮取三升，去滓，温服一升，覆取微似汗。

太阳病，外证未解，不可下也，下之为逆。欲解外者，宜桂枝汤。十四。用前第十二方。

太阳病，先发汗不解，而复下之，脉浮者不愈。浮为在外，而反下之，故令不愈。今脉浮，故在外，当须解外则愈，宜桂枝汤。十五。用前第十二方。

太阳病，脉浮紧，无汗，发热，身疼痛，八九日不解，表证仍在，此当发其汗。服药已微除，其人发烦目瞑。剧者必衄，衄乃解，所以然者，阳气重故也。麻黄汤主之。十六。用前第五方。

太阳病，脉浮紧，发热，身无汗，自衄者愈。

二阳并病，太阳初得病时，发其汗，汗先出不彻，因转属阳明，续自微汗出，不恶寒。若太阳病证不罢者，不可下，下之为逆，如此可小发汗。设面色缘缘正赤者，阳气怫郁在表，当解之熏之；若发汗不彻，不足言，阳气怫郁不得越，当汗不汗，其人躁烦，不知痛处，乍在腹中，乍在四肢，按之不可得，其人短气，但坐，以汗出不彻故也，更发汗则愈。何以知汗出不彻？以脉涩故知也。

脉浮数者，法当汗出而愈。若下之，身重心悸者，不可发汗，当自汗出乃解。所以然者，尺中脉微，此里虚，须表里实，津液自和，便自汗出愈。

脉浮紧者，法当身疼痛，宜以汗解之。假令尺中迟者，不可发汗。何以知之然？以荣气不足，血少故也。

脉浮者，病在表，可发汗，宜麻黄汤。十七。用前第五方。法用桂枝汤。

脉浮而数者，可发汗，宜麻黄汤。十八。用前第五方。

病常自汗出者，此为荣气和。荣气和者，外不谐，以卫气不共荣气谐和故尔。以荣行脉中，卫行脉外，复发其汗，荣卫和则愈，宜桂枝汤。十九。用前第十二方。

病人脏无他病，时发热，自汗出而不愈者，此卫气不和也。先其时发汗则愈，宜桂枝汤。二十。用前第十二方。

伤寒脉浮紧，不发汗，因致衄者，麻黄汤主之。二十一。用前第五方。

伤寒不大便六七日，头痛有热者，与承气汤。其小便清，一云大便清，知不在里，仍在表也，当须发汗；若头痛者，必衄，宜桂枝汤。二十二。用前第十二方。

伤寒发汗已解，半日许复烦，脉浮数者，可更发汗，宜桂枝汤。用前第十二方。

凡病，若发汗、若吐、若下、若亡血、亡津液，阴阳自和者，必自愈。

大下之后，复发汗，小便不利者，亡津液故也，勿治之，得小便利，必自愈。

下之后，复发汗，必振寒，脉微细。所以然者，以内外俱虚故也。

下之后，复发汗，昼日烦躁不得眠，夜而安静，不呕，不渴，无表证，脉沉微，身无大热者，干姜附子汤主之。方二十四。

干姜附子汤方

干姜一两　附子一枚（生用，去皮，切八片）

上二味，以水三升，煮取一升，去滓，顿服。

发汗后，身疼痛，脉沉迟者，桂枝加芍药生姜各一两人参三两新加汤主之。方二十五。

桂枝加芍药生姜各一两人参三两新加汤方

桂枝三两（去皮）　芍药四两　甘草二两（炙）　人参三两　大枣十二枚（擘）　生姜四两

上六味，以水一斗二升，煮取三升，去滓，温服一升。本云，桂枝汤，今加芍药生姜人参。

发汗后，不可更行[①]桂枝汤。汗出而喘，无大热者，可与麻黄杏仁甘草石膏汤。方二十六。

麻黄杏仁甘草石膏汤方

麻黄四两（去节）　杏仁五十个（去皮尖）　甘草二两（炙）　石膏半斤（碎，绵裹）

上四味，以水七升，煮麻黄，减二升，去上沫，内诸药，煮取二升，去滓，温服一升。

发汗过多，其人叉手自冒心，心下悸，欲得按者，桂枝甘草汤主之。方二十七。

桂枝甘草汤方

桂枝四两（去皮）　甘草二两（炙）

上二味，以水三升，煮取一升，去滓，顿服。

发汗后，其人脐下悸者，欲作奔豚，茯苓桂枝甘草大枣汤主之。方二十八。

茯苓桂枝甘草大枣汤方

茯苓半斤　桂枝四两（去皮）　甘草二两（炙）　大枣十五枚（擘）

上四味，以甘澜水一斗，先煮茯苓，减二升，内诸药，煮取三升，去滓，温服一升，日三服。

作甘澜水法：取水二斗，置大盆内，以杓扬之，水上有珠子五六千颗相逐，取用之。

---

① 更行：重复再用。

发汗后，腹胀满者，厚朴生姜半夏甘草人参汤主之。方二十九。

厚朴生姜半夏甘草人参汤方

厚朴半斤（炙，去皮）　生姜半斤（切）　半夏半升（洗）　甘草二两　人参一两

上五味，以水一斗，煮取三升，去滓，温服一升，日三服。

伤寒，若吐若下后，心下逆满，气上冲胸，起则头眩，脉沉紧，发汗则动经，身为振振摇者，茯苓桂枝白术甘草汤主之。方三十。

茯苓桂枝白术甘草汤方

茯苓四两　桂枝三两（去皮）　白术　甘草各二两（炙）

上四味，以水六升，煮取三升，去滓，分温三服。

发汗，病不解，反恶寒者，虚故也，芍药甘草附子汤主之。方三十一。

芍药甘草附子汤方

芍药、甘草各三两（炙）　附子一枚（炮，去皮，破八片）

上三味，以水五升，煮取一升五合，去滓，分温三服。疑非仲景方。

发汗，若下之，病仍不解，烦躁者，茯苓四逆汤主之。方三十二。

茯苓四逆汤方

茯苓四两　人参一两　附子一枚（生用，去皮，破八片）　甘草二两（炙）　干姜一两半

上五味，以水五升，煮取三升，去滓，温服七合，日二服。

发汗后，恶寒者，虚故也；不恶寒，但热者，实也。当和胃气，与调胃承气汤①。方三十三。

太阳病，发汗后，大汗出，胃中干，烦躁不得眠，欲得饮水者，少少与饮之，令胃气和则愈。若脉浮，小便不利，微热消渴者，五苓散主之。方三十四。即猪苓散是。

---

① 与调胃承气汤：后世注家作“宜小承气汤”。供参考。

五苓散方

猪苓十八铢（去皮） 泽泻一两六铢 白术十八铢 茯苓十八铢 桂枝半两（去皮）

上五味，捣为散，以白饮①和服方寸匕，日三服，多饮暖水，汗出愈。如法将息。

发汗已，脉浮数，烦渴者，五苓散主之。三十五。用前第三十四方。

伤寒汗出而渴者，五苓散主之；不渴者，茯苓甘草汤主之。方三十六。

茯苓甘草汤方

茯苓二两 桂枝二两（去皮） 甘草一两（炙） 生姜三两（切）

上四味，以水四升，煮取二升，去滓，分温三服。

中风发热，六七日不解而烦，有表里证，渴欲饮水，水入则吐者，名曰水逆。五苓散主之。三十七。用前第三十四方。

未持脉时，病人手叉自冒心，师因教试令咳而不咳者，此必两耳聋无闻也。所以然者，以重发汗，虚故如此。发汗后，饮水多必喘，以水灌之，亦喘。

发汗后，水药不得入口为逆，若更发汗，必吐下不止。发汗吐下后，虚烦不得眠，若剧者，必反复颠倒，心中懊憹，栀子豉汤主之；若少气者，栀子甘草豉汤主之；若呕者，栀子生姜豉汤主之。三十八。

栀子豉汤方

栀子十四个（擘） 香豉四合（绵裹）

上二味，以水四升，先煮栀子，得二升半，内豉，煮取一升半，去滓，分为二服，温进一服，得吐者止后服。

栀子甘草豉汤方

栀子十四个（擘） 甘草二两（炙） 香豉四合（绵裹）

上三味，以水四升，先煮栀子，甘草，取二升半，内豉，煮取一升半，

① 白饮：据《千金要方》猪肝条，应指白米稀粥。

去滓，分二服，温进一服，得吐者止后服。

栀子生姜豉汤方

栀子十四个（擘）　生姜五两　香豉四合（绵裹）

上三味，以水四升，先煮栀子，生姜，取二升半，内豉，煮取一升半，去滓，分二服，温进一服，得吐者止后服。

发汗若下之，而烦热，胸中窒者，栀子豉汤主之。三十九。用上初方

伤寒五六日，大下之后，身热不去，心中结痛者，未欲解也，栀子豉汤主之。四十。用上初方

伤寒下后，心烦腹满、卧起不安者，栀子厚朴汤主之。方四十一。

栀子厚朴汤方

栀子十四个（擘）　厚朴四两（炙，去皮）　枳实四枚（水浸，炙令黄）

上三味，以水三升半，煮取一升半，去滓，分二服，温进一服，得吐者，止后服。

伤寒，医以丸药大下之，身热不去，微烦者，栀子干姜汤主之。方四十二。

栀子干姜汤方

栀子十四个（擘）　干姜二两

上二味，以水三升半，煮取一升半，去滓，分二服，温进一服，得吐者止后服。

凡用栀子汤，病人旧微溏者，不可与服之。

太阳病发汗，汗出不解，其人仍发热，心下悸，头眩，身瞤动，振振欲擗地者，真武汤主之。方四十三。

真武汤方

茯苓、芍药、生姜各三两（切）　白术二两　附子一枚（炮，去皮，破八片）

上五味，以水八升，煮取三升，去滓，温服七合，日三服。

咽喉干燥者，不可发汗。

淋家不可发汗，发汗必便血。

疮家，虽身疼痛，不可发汗，汗出则痓。

衄家不可发汗，汗出必额上陷，脉急紧，直视不能眴，不得眠。

亡血家，不可发汗，发汗则寒慄而振。

汗家，重发汗，必恍惚心乱，小便已阴疼，与禹余粮丸。四十四。方本阙。

病人有寒，复发汗，胃中冷，必吐蛔。一作逆。

本发汗而复下之，此为逆也；若先发汗，治不为逆。本先下之，而反汗之，为逆；若先下之，治不为逆。

伤寒，医下之，续得下利，清谷不止，身疼痛者，急当救里；后身疼痛，清便自调者，急当救表。救里宜四逆汤；救表宜桂枝汤。四十五。用前第十二方。

病发热头痛，脉反沉，若不差，身体疼痛，当救其里，四逆汤方。

四逆汤方

甘草二两（炙）　干姜一两半　附子一枚（生用，去皮，破八片）

上三味，以水三升，煮取一升二合，去滓，分温再服。强人可大附子一枚，干姜三两。

太阳病，先下而不愈，因复发汗，以此表里俱虚，其人因致冒，冒家汗出自愈。所以然者，汗出表和故也。里未和，然后复下之。

太阳病未解，脉阴阳俱停，一作微。必先振慄汗出而解。但阳脉微者一作尺脉实者，先汗出而解。但阴脉微，下之而解。若欲下之，宜调胃承气汤。四十六。用前第二十三方。一云用大柴胡汤。

太阳病，发热汗出者，此为荣弱卫强，故使汗出，欲救邪风者，宜桂枝汤。四十七。方用前法。

伤寒五六日，中风，往来寒热，胸胁苦满，默默[1]不欲饮食，心烦喜呕，或胸中烦而不呕，或渴，或腹中痛，或胁下痞硬，或心下悸，小便不

① 默默：据《注解伤寒论》当指郁闷不爽貌。

利，或不渴，身有微热，或咳者，小柴胡汤主之。方四十八。

小柴胡汤方

柴胡半斤　黄芩三两　人参三两　半夏半升（洗）、甘草炙、生姜各三两（切）　大枣十二枚（擘）

上七味，以水一斗二升，煮取六升，去滓，再煎，取三升，温服一升，日三服。若胸中烦而不呕者，去半夏、人参，加栝楼实一枚。若渴，去半夏，加人参，合前成四两半，栝楼根四两。若腹中痛者，去黄芩，加芍药三两。若胁下痞硬，去大枣，加牡蛎四两。若心下悸，小便不利者，去黄芩，加茯苓四两。若不渴，外有微热者，去人参，加桂枝三两，温覆微汗愈。若咳者，去人参、大枣、生姜，加五味子半升，干姜二两。

血弱气尽，腠理开，邪气因入，与正气相搏，结于胁下，正邪分争，往来寒热，休作有时，默默不欲饮食。脏腑相连，其痛必下，邪高痛下，故使呕也，小柴胡汤主之。服柴胡汤已，渴者，属阳明也，以法治之。四十九。同前方。

得病六七日，脉迟浮弱，恶风寒，手足温，医二三下之，不能食，而胁下满痛，面目及身黄，颈项强，小便难者，与柴胡汤，后必下重，本渴饮水而呕者，柴胡汤不中与也。食谷者哕。

伤寒四五日，身热恶风，颈项强，胁下满，手足温而渴者，小柴胡汤主之。五十。用前方。

伤寒，阳脉涩，阴脉弦，法当腹中急痛，先与小建中汤；不差者，小柴胡汤主之。五十一。用前方。

小建中汤方

桂枝三两（去皮）　甘草二两（炙）　大枣十二枚（擘）　芍药六两　生姜三两（切胶饴一升）

上六味，以水七升，煮取三升，去滓，内饴，更上微火消解，温服一升，日三服。呕家不可用建中汤，以甜故也。

伤寒中风，有柴胡证，但见一证便是，不必悉具。凡柴胡汤病证而下之，若柴胡证不罢者，复与柴胡汤，必蒸蒸而振，却复发热汗出而解。

伤寒二三日，心中悸而烦者，小建中汤主之。五十二。用前第五十一方。

太阳病，过经十余日，反二三下之，后四五日，柴胡证仍在者，先与小柴胡。呕不止，心下急，郁郁微烦者，为未解也，与大柴胡汤，下之则愈。方五十三。方五十三。

大柴胡汤方

柴胡半斤　黄芩三两　芍药三两　半夏半升（洗）　生姜五两（切）　枳实四枚（炙）　大枣十二枚（擘）

上七味，以水一斗二升，煮取六升，去滓再煎，温服一升，日三服。一方加大黄二两。若不加，恐不为大柴胡汤。

伤寒十三日不解，胸胁满而呕，日晡所发潮热，已而微利。此本柴胡证，下之以不得利，今反利者，知医以丸药下之，此非其治也。潮热者，实也，先宜服小柴胡汤以解外，后以柴胡加芒硝汤主之。五十四。

柴胡加芒硝汤方

柴胡二两十六铢　黄芩一两　人参一两　甘草一两（炙）　生姜一两（切）　半夏二十铢（本云五枚，洗）　大枣四枚（擘）　芒硝二两

上八味，以水四升，煮取二升，去滓，内芒硝，更煮微沸，分温再服，不解更作。

伤寒十三日，过经，谵语者，以有热也，当以汤下之。若小便利者，大便当硬，而反下利，脉调和者，知医以丸药下之，非其治也。若自下利者，脉当微厥，今反和者，此为内实也，调胃承气汤主之。五十五。用前第三十三方。

太阳病不解，热结膀胱，其人如狂，血自下，下者愈。其外不解者，尚未可攻，当先解其外。外解已，但少腹急结者，乃可攻之，宜桃核承气汤。方五十六。后云，解外宜桂枝汤。

桃核承气汤方

桃仁五十个（去皮尖）　大黄四两　桂枝二两（去皮）　甘草二两（炙）

芒硝二两

上五味，以水七升，煮取二升半，去滓，内芒硝，更上火，微沸下火，先食温服五合，日三服，当微利。

伤寒八九日，下之，胸满烦惊，小便不利，谵语，一身尽重，不可转侧者，柴胡加龙骨牡蛎汤主之。方五十七。

柴胡加龙骨牡蛎汤方

柴胡四两　龙骨、黄芩、生姜切、铅丹、人参、桂枝去皮、茯苓各一两半　半夏二合半（洗）　大黄二两　牡蛎一两半（熬）　大枣六枚（擘）

上十二味，以水八升，煮取四升，内大黄，切如棋子，更煮一两沸，去滓，温服一升。本云柴胡汤，今加龙骨等。

伤寒，腹满谵语，寸口脉浮而紧，此肝乘脾也，名曰纵，刺期门。五十八。

伤寒发热，啬啬恶寒，大渴欲饮水，其腹必满，自汗出，小便利，其病欲解，此肝乘肺也，名曰横，刺期门。五十九。

太阳病二日，反躁，反熨其背，而大汗出，火气入胃，胃中水竭，躁烦，必发谵语，十余日，振栗，自下利者，此为欲解也。故其汗从腰以下不得汗，欲小便不得，反呕，欲失溲，足下恶风，大便硬，小便当数而反不数，及不多，大便已，头卓然而痛，其人足心必热，谷气下流故也。

太阳病中风，以火劫发汗，邪风被火热，血气流溢，失其常度，两阳相熏灼，其身发黄。阳盛则欲衄，阴虚小便难，阴阳俱虚竭，身体则枯燥。但头汗出，剂①颈而还，腹满微喘，口干咽烂，或不大便，久则谵语，甚者至哕，手足躁扰，捻衣摸床，小便利者，其人可治。

伤寒脉浮，医以火迫劫之，亡阳必惊狂，卧起不安者，桂枝去芍药加蜀漆牡蛎龙骨救逆汤主之。方六十。

桂枝去芍药加蜀漆牡蛎龙骨救逆汤方

桂枝三两（去皮）　甘草二两（炙）　生姜三两（切）　大枣十二枚（擘）

---

① 剂：通“齐”。

牡蛎五两（熬）　蜀漆三两，洗去腥　龙骨四两

上七味，以水一斗二升，先煮蜀漆，减二升，内诸药，煮取三升，去滓，温服一升。本云，桂枝汤今去芍药，加蜀漆牡蛎龙骨。

形作伤寒，其脉不弦紧而弱。弱者必渴，被火者必谵语。弱者发热、脉浮，解之，当汗出愈。

太阳病，以火熏之，不得汗，其人必躁，到经不解，必清血，名为火邪。

脉浮热甚，而反灸之，此为实。实以虚治，因火而动，必咽燥吐血。

微数之脉，慎不可灸，因火为邪，则为烦逆，追虚逐实，血散脉中，火气虽微，内攻有力，焦骨伤筋，血难复也。脉浮，宜以汗解，用火灸之，邪无从出，因火而盛，病从腰以下必重而痹，名火逆也。欲自解者，必当先烦，烦乃有汗而解。何以知之？脉浮，故知汗出解。

烧针令其汗，针处被寒，核起而赤者，必发奔豚。气从少腹上冲心者，灸其核上各一壮，与桂枝加桂汤，更加桂二两也。方六十一。

桂枝加桂汤方

桂枝五两（去皮）　芍药三两　生姜三两（切）　甘草二两（炙）　大枣十二枚（擘）

上五味，以水七升，煮取三升，去滓，温服一升。本云桂枝汤，今加桂满五两，所以加桂者，以能泄奔豚气也。

火逆下之，因烧针烦躁者，桂枝甘草龙骨牡蛎汤主之。方六十二。

桂枝甘草龙骨牡蛎汤方

桂枝一两（去皮）　甘草二两（炙）　牡蛎二两（熬）　龙骨二两

上四味，以水五升，煮取二升半，去滓，温服八合，日三服。

太阳伤寒者，加温针必惊也。

太阳病，当恶寒发热，今自汗出，反不恶寒发热，关上脉细数者，以医吐之过也。一二日吐之者，腹中饥，口不能食；三四日吐之者，不喜糜粥，欲食冷食，朝食暮吐，以医吐之所致也，此为小逆。

太阳病吐之，但太阳病当恶寒，今反不恶寒，不欲近衣，此为吐之内

烦也。

病人脉数，数为热，当消谷引食，而反吐者，此以发汗，令阳气微，膈气虚，脉乃数也。数为客热，不能消谷，以胃中虚冷，故吐也。

太阳病，过经十余日，心下温温欲吐，而胸中痛，大便反溏，腹微满，郁郁微烦。先此时自极吐下者，与调胃承气汤。若不尔者，不可与。但欲呕，胸中痛，微溏者，此非柴胡汤证，以呕，故知极吐下也。调胃承气汤。六十三。用前第三十三方。

太阳病六七日，表证仍在，脉微而沉，反不结胸，其人发狂者，以热在下焦，少腹当硬满，小便自利者，下血乃愈，所以然者，以太阳随经，瘀热在里故也。抵当汤主之。方六十四。

抵当汤方

水蛭熬　虻虫各三十个（去翅足，熬）　桃仁二十个（去皮尖）　大黄三两（酒洗）

上四味，以水五升，煮取三升，去滓，温服一升。不下更服。

太阳病身黄，脉沉结，少腹硬，小便不利者，为无血也。小便自利，其人如狂者，血证谛也，抵当汤主之。六十五。用前方。

伤寒有热，少腹满，应小便不利。今反利者，为有血也，当下之，不可余药，宜抵当丸。方六十六。

抵当丸方

水蛭二十个（熬虻虫二十个，去翅足，熬）　桃仁二十五个（去皮尖）　大黄三两

上四味，捣分四丸，以水一升，煮一丸，取七合服之，晬时当下血，若不下者更服。

太阳病，小便利者，以饮水多，必心下悸。小便少者，必苦里急也。

卷第四

辨太阳病脉证并治（下）第七

合三十九法。方三十首。并见太阳少阳合病法。

结胸，项强，如柔痓状，下则和，宜大陷胸丸。第一。六味。前后有结胸藏结病六证。

太阳病，心中懊憹，阳气内陷，心下鞕，大陷胸汤主之。第二。三味。

伤寒六七日，结胸热实，脉沉紧，心下痛，大陷胸汤主之。第三。用前第二方。

伤寒十余日，热结在里，往来寒热者，与大柴胡汤。第四。八味。水结附。

太阳病，重发汗，复下之，不大便五六日，舌燥而渴，潮热，从心下至少腹满痛，不可近者，大陷胸汤主之。第五。用前第二方。

小结胸病，正在心下，按之痛，脉浮滑者，小陷胸汤主之。第六。三味。下有太阳病二证。

病在阳，应以汗解，反以水潠，热不得去，益烦不渴，服文蛤散，不差，与五苓散。寒实结胸，无热证者，与三物小陷胸汤，白散亦可服。第七。文蛤散一味。五苓散五味。小陷胸汤用前第六方。白散三味。

太阳少阳并病，头痛，眩冒，心下痞者，刺肺俞、肝俞，不可发汗，发汗则谵语，谵语不止，当刺期门。第八。

妇人中风，经水适来，热除脉迟，胁下满，谵语，当刺期门。第九。

妇人中风，七八日，寒热，经水适断，血结如疟状，小柴胡汤主之。第十。七味。

妇人伤寒，经水适来，谵语，无犯胃气，及上二焦，自愈。第十一。

伤寒六七日，发热，微恶寒，支节疼，微呕，心下支结，柴胡桂枝汤主之。第十二。九味。

伤寒五六日，已发汗，复下之，胸胁满，小便不利，渴而不呕，头汗出，往来寒热，心烦，柴胡桂枝干姜汤主之。第十三。七味。

伤寒五六日，头汗出，微恶寒，手足冷，心下满，不欲食，大便鞕，脉细者，为阳微结，非少阴也，可与小柴胡汤。第十四。用前第十方。

伤寒五六日，呕而发热，以他药下之，柴胡证仍在，可与柴胡汤，蒸蒸而振，却发热汗出解。心满痛者，为结胸。但满而不痛为痞，宜半夏泻心汤。第十五。七味。下有太阳并病并气痞二证。

太阳中风，下利呕逆，表解，乃可攻之，十枣汤主之。第十六。三味。下有太阳一证。

心下痞，按之濡者，大黄黄连泻心汤主之。第十七。二味。

心下痞，而复恶寒汗出者，附子泻心汤主之。第十八。四味。

心下痞，与泻心汤，不解者，五苓散主之。第十九。用前第七证方。

伤寒汗解后，胃中不和，心下痞，生姜泻心汤主之。第二十。八味。

伤寒中风，反下之，心下痞，医复下之，痞益甚，甘草泻心汤主之。第二十一。六味。

伤寒服药，利不止，心下痞，与理中，利益甚，宜赤石脂禹余粮汤。第二十二。二味。下有痞一证。

伤寒发汗，若吐下，心下痞，噫不除者，旋覆代赭汤主之。第二十三。七味。

下后，不可更行桂枝汤，汗出而喘，无大热者，可与麻黄杏子甘草石膏汤。第二十四。四味。

太阳病，外未除，数下之，遂协热而利，桂枝人参汤主之。第二十五。五味。

伤寒大下后，复发汗，心下痞，恶寒者，不可攻痞，先解表，表解乃可攻痞。解表宜桂枝汤，攻痞宜大黄黄连泻心汤。第二十六。泻心汤用前第十七方。

伤寒发热，汗出不解，心中痞，呕吐下利者，大柴胡汤主之。第二十七。用前第四方。

病如桂枝证，头不痛，项不强，寸脉浮，胸中痞，气上冲不得息，当吐之，宜瓜蒂散。第二十八。三味。下有不可与瓜蒂散证。

病胁下素有痞，连脐痛，引少腹者，此名藏结。第二十九。

伤寒，若吐下后，不解，热结在里，恶风，大渴，白虎加人参汤主之。第三十。五味。下有不可与白虎证。

伤寒无大热，口燥渴，背微寒者，白虎加人参汤主之。第三十一。用前方。

伤寒脉浮，发热无汗，表未解，不可与白虎汤。渴者，白虎加人参汤主之。第三十二。用前第三十方。

太阳少阳并病，心下鞕，颈项强而眩者，刺大椎、肺俞、肝俞，慎勿下之。第三十三。

太阳少阳合病，自下利，黄芩汤；若呕，黄芩加半夏生姜汤主之。第三十四。黄芩汤四味，加半夏生姜汤六味。

伤寒胸中有热，胃中有邪气，腹中痛，欲呕者，黄连汤主之。第三十五。七味。

伤寒八九日，风温相抟，身疼烦，不能转侧，不呕、不渴，脉浮虚而涩者，桂枝附子汤主之。大便鞕，一云脐下心下硬。小便自利者，去桂加白术汤主之。第三十六。桂附汤、加术汤并五味。

风湿相抟，骨节疼烦，掣痛不得屈伸，汗出短气，小便不利，恶风，或身微肿者，甘草附子汤主之。第三十七。四味。

伤寒脉浮滑，此表有热，里有寒，白虎汤主之。第三十八。四味。

伤寒脉结代，心动悸，炙甘草汤主之。第三十九。九味。

问曰：病有结胸，有藏结，其状何如？答曰：按之痛，寸脉浮，关脉沉，名曰结胸也。

何谓脏结？答曰：如结胸状，饮食如故，时时下利，寸脉浮，关脉小细沉紧，名曰脏结。舌上白胎滑者，难治。

脏结无阳证，不往来寒热，一云，寒而不热，其人反静，舌上胎滑者，不可攻也。

病发于阳，而反下之，热人因作结胸；病发于阴，而反下之，一作汗出，因作痞也。所以成结胸者，以下之太早故也。结胸者，项亦强，如柔痉状。下之则和，宜大陷胸丸。方一。

大陷胸丸方

大黄半斤　葶苈子半升（熬）　芒硝半升　杏仁半升（去皮尖，熬黑）

上四味，捣筛二味，内杏仁、芒硝，合研如脂，和散，取如弹丸一枚，别捣甘遂末一钱匕，白蜜二合，水二升，煮取一升，温顿服之，一宿乃下，如不下，更服，取下为效，禁如药法。

结胸证，其脉浮大者，不可下，下之则死。

结胸证悉具，烦躁者亦死。

太阳病，脉浮而动数，浮则为风，数则为热，动则为痛，数则为虚，头痛发热，微盗汗出，而反恶寒者，表未解也。医反下之，动数变迟，膈内拒痛，一云头痛即眩，胃中空虚，客气动膈，短气躁烦，心中懊侬，阳气内陷，心下因硬，则为结胸，大陷胸汤主之。若不结胸，但头汗出，余处无汗，剂颈而还，小便不利，身必发黄。宜大陷胸汤。方二。

大陷胸汤方

大黄六两（去皮）　芒硝一升　甘遂一钱匕

上三味，以水六升，先煮大黄取二升，去滓，内芒硝，煮一两沸，内甘遂末，温服一升，得快利止后服。

伤寒六七日，结胸热实，脉沉而紧，心下痛，按之石硬者，大陷胸汤主之。三。用前第二方。

伤寒十余日，热结在里，复往来寒热者，与大柴胡汤。但结胸，无大热者，此为水结在胸胁也，但头微汗出者，大陷胸汤主之。四。用前第二方

太阳病，重发汗而复下之，不大便五六日，舌上燥而渴，日晡所小有潮热，一云日晡所发，心胸大烦。从心下至少腹硬满而痛，不可近者，大陷胸汤主之。五。用前第二方。

小结胸病，正在心下，按之则痛，脉浮滑者，小陷胸汤主之。方六。

小陷胸汤方

黄连一两　半夏半升（洗）　栝楼实大者一枚

上三味，以水六升，先煮栝楼，取三升，去滓，内诸药，煮取二升，去滓，分温三服。

太阳病二三日，不能卧，但欲起，心下必结，脉微弱者，此本有寒分①也。反下之，若利止，必作结胸；未止者，四日复下之，此作协热利②也。

太阳病下之，其脉促一作纵，不结胸者，此为欲解也。脉浮者，必结

---

① 寒分：指寒饮。

② 协热利：协：作“挟”，下同。

胸；脉紧者，必咽痛；脉弦者，必两胁拘急；脉细数者，头痛未止；脉沉紧者，必欲呕；脉沉滑者，协热利；脉浮滑者，必下血。

病在阳，应以汗解之，反以冷水潠之，若灌之，其热被劫不得去，弥更益烦[①]，肉[②]出上粟起，意欲饮水，反不渴者，服文蛤散。若不差者，与五苓散。寒实结胸，无热证者，与三物小陷胸汤。用前第六方。

白散亦可服。七。一云与三物小白散

文蛤散方

文蛤五两

上一味为散。以沸汤和一方寸匕服，汤用五合。

五苓散方

猪苓十八铢（去黑皮）　白术十八铢　泽泻一两六铢　茯苓十八铢　桂枝半两（去皮）

上五味为散，更于臼中杵之，白饮和方寸匕服之，日三服，多饮暖水汗出愈。

白散方

桔梗三分　巴豆一分（去皮心，熬黑研如脂）　贝母三分

上三味为散，内巴豆，更于臼中杵之，以白饮和服，强人半钱匕，羸者减之。病在膈上必吐，在膈下必利，不利，进热粥一杯，利过不止，进冷粥一杯。身热皮粟不解，欲引衣自覆。若以水潠之、洗之，益令热却不得出。当汗而不汗则烦。假令汗出已，腹中痛，与芍药三两如上法。

太阳与少阳并病，头项强痛，或眩冒，时如结胸，心下痞硬者，当刺大椎第一间、肺俞、肝俞，慎不可发汗，发汗则谵语。脉弦，五日谵语不止，当刺期门。八。

妇人中风，发热恶寒，经水适来，得之七八日，热除而脉迟身凉，胸

---

① 弥更益烦：烦热更重。

② 肉：作“皮”。

胁下满，如结胸状，谵语者，此为热入血室也，当刺期门，随其实而泻[1]之。九。

妇人中风，七八日续得寒热，发作有时，经水适断者，此为热入血室，其血必结，故使如疟状，发作有时，小柴胡汤主之。方十。

妇人伤寒，发热，经水适来，昼日明了，暮则谵语，如见鬼状者，此为热入血室。无犯胃气及上二焦，必自愈。十一。

伤寒六七日，发热微恶寒，支节烦疼，微呕，心下支结，外证未去者，柴胡桂枝汤主之。方十二。

柴胡桂枝汤方

桂枝去皮　黄芩一两半　人参一两半　甘草一两（炙）　半夏二合半（洗）　芍药一两半　大枣六枚（擘）　生姜一两半（切）　柴胡四两

上九味，以水七升，煮取三升，去滓，温服一升，本云人参汤，作如桂枝法，加半夏、柴胡、黄芩，复如柴胡法，今用人参作半剂。

伤寒五六日，已发汗而复下之，胸胁满微结，小便不利，渴而不呕，但头汗出，往来寒热，心烦者，此为未解也，柴胡桂枝干姜汤主之。方十三。

柴胡桂枝干姜汤方

柴胡半斤　桂枝三两（去皮）　干姜二两　栝楼根四两　黄芩三两　牡蛎二两（熬）　甘草二两（炙）

上七味，以水一斗二升，煮取六升，去滓，再煎取三升，温服一升，日三服，初服微烦，复服汗出便愈。

伤寒五六日，头汗出，微恶寒，手足冷，心下满，口不欲食，大便硬，脉细者，此为阳微结，必有表，复有里也。脉沉，亦在里也。汗出为阳微，假令纯阴结，不得复有外证，悉入在里，此为半在里半在外也。脉虽沉紧，不得为少阴病，所以然者，阴不得有汗，今头汗出，故知非少阴也，可与小柴胡汤。设不了了者，得屎而解。十四。用前第十方。

---

① 泻：原作“取”，据《注解伤寒论》改。

伤寒五六日，呕而发热者，柴胡汤证具，而以他药下之，柴胡证仍在者，复与柴胡汤。此虽已下之，不为逆，必蒸蒸而振，却发热汗出而解。若心下满而硬痛者，此为结胸也，大陷胸汤主之；但满而不痛者，此为痞，柴胡不中与之，宜半夏泻心汤。方十五。

半夏泻心汤方

半夏半升（洗） 黄芩、干姜、人参、甘草炙，各三两 黄连一两 大枣十二枚（擘）

上七味，以水一斗，煮取六升，去滓，再煎取三升，温服一升，日三服。须大陷胸汤者，方用前第二法。一方用半夏一升。

太阳少阳并病，而反下之，成结胸，心下硬，下利不止，水浆不下，其人心烦。

脉浮而紧，而复下之，紧反入里，则作痞。按之自濡，但气痞耳。

太阳中风，下利呕逆，表解者，乃可攻之。其人漐漐汗出，发作有时，头痛，心下痞硬满，引胁下痛，干呕短气，汗出不恶寒者，此表解里未和也，十枣汤主之。方十六。

十枣汤方

芫花熬 甘遂 大戟

上三味等分，各别捣为散，以水一升半，先煮大枣肥者十枚，取八合，去滓，内药末，强人服一钱匕，羸人服半钱，温服之，平旦服。若下少，病不除者。明日更服，加半钱，得快下利后，糜粥自养。

太阳病，医发汗，遂发热恶寒，因复下之，心下痞，表里俱虚，阴阳气并竭，无阳则阴独，复加烧针，因胸烦，面色青黄，肤瞤者，难治；今色微黄，手足温者，易愈。

心下痞，按之濡，其脉关上浮者，大黄黄连泻心汤主之。方十七。

大黄黄连泻心汤方

大黄二两 黄连一两

上二味，以麻沸汤二升渍之，须臾绞去滓，分温再服。

臣亿等看详大黄黄连泻心汤，诸本皆二味，又后附子泻心汤，用大黄、黄连、黄芩、附子，恐是前方中亦有黄芩，后但加附子也，故后云附子泻心汤。本云加附子也。

心下痞，而复恶寒汗出者，附子泻心汤主之。方十八。

附子泻心汤方

大黄二两　黄连一两　黄芩一两　附子一枚（炮，去皮，破，别煮取汁）

上四味，切三味，以麻沸汤二升渍之，须臾绞去滓，纳附子汁，分温再服。

本以下之，故心下痞，与泻心汤。痞不解，其人渴而口燥烦，小便不利者，五苓散主之。十九。

伤寒汗出，解之后，胃中不和，心下痞硬，干噫食臭，胁下有水气，腹中雷鸣，下利者，生姜泻心汤主之。方二十。

生姜泻心汤方

生姜四两（切）　甘草三两（炙）　人参三两　干姜一两　黄芩三两　半夏半升（洗）　黄连一两　大枣十二枚（擘）

上八味，以水一斗，煮取六升，去滓，再煎取三升，温服一升，日三服。附子泻心汤，本云加附子。半夏泻心汤，甘草泻心汤，同体别名耳。生姜泻心汤，本云理中人参黄芩汤，去桂枝、术，加黄连并泻肝法。

伤寒中风，医反下之，其人下利日数十行，谷不化，腹中雷鸣，心下痞硬而满，干呕心烦不得安。医见心下痞，谓病不尽，复下之，其痞益甚，此非结热，但以胃中虚，客气上逆，故使硬也，甘草泻心汤主之。方二十一。

甘草泻心汤方

甘草四两（炙）　黄芩三两　干姜三两　半夏半升（洗）　大枣十二枚（擘）　黄连一两

上六味，以水一斗，煮取六升，去滓，再煎取三升，温服一升，日三服。

伤寒服汤药，下利不止，心下痞硬。服泻心汤已，复以他药下之，利不止，医以理中与之，利益甚。理中者，理中焦，此利在下焦，赤石脂禹余粮汤主之。复利[①]不止者，当利其小便。

赤石脂禹余粮汤方

赤石脂一斤（碎） 禹余粮一斤（碎）

上二味，以水六升，煮取二升，去滓，分温三服。

伤寒吐下后，发汗，虚烦，脉甚微。八九日心下痞硬，胁下痛，气上冲咽喉，眩冒。经脉动惕者，久而成痿。

伤寒发汗，若吐若下，解后，心下痞硬，噫气不除者，旋覆代赭汤主之。方二十三。

旋覆代赭汤方

旋覆花三两 人参二两 生姜五两 代赭一两 甘草三两（炙） 半夏半升（洗） 大枣十二枚（擘）

上七味，以水一斗，煮取六升，去滓，再煎取三升。温服一升，日三服。

下后不可更行桂枝汤。若汗出而喘，无大热者，可与麻黄杏子甘草石膏汤。方二十四。

麻黄杏子甘草石膏汤方

麻黄四两 杏仁五十个（去皮尖） 甘草二两（炙） 石膏半斤（碎，绵裹）

上四味，以水七升，先煮麻黄，减二升，去白沫，内诸药，煮取三升，去滓，温服一升。本云：黄耳杯。

太阳病，外证未除，而数下之，遂协热而利，利下不止，心下痞硬，表里不解者，桂枝人参汤主之。方二十五。

桂枝人参汤方

桂枝四两，另切 甘草四两（炙） 白术三两 人参三两 干姜三两

---

① 利：原无，据《注解伤寒论》加。

上五味，以水九升，先煮四味，取五升，内桂，更煮取三升，去滓，温服一升，日再夜一服。

伤寒大下后，复发汗，心下痞，恶寒者，表未解也，不可攻痞，当先解表，表解乃可攻痞。解表宜桂枝汤，攻痞宜大黄黄连泻心汤。二十六。泻心汤用前第十七方。

伤寒，发热，汗出不解，心中痞硬，呕吐而下利者，大柴胡汤主之。二十七。用前第四方。

病如桂枝证，头不痛，项不强，寸脉微浮，胸中痞硬，气上冲喉咽，不得息者，此为胸有寒①也，当吐之，宜瓜蒂散。方二十八。

瓜蒂散方

瓜蒂一分（熬黄）　赤小豆一分

上二味，各别捣筛，为散已，合治之，取一钱匕，以香豉一合，用热汤七合，煮作稀糜，去滓，取汁和散，温顿服之。不吐者，少少加，得快吐乃止。诸亡血虚家，不可与瓜蒂散。

病胁下素有痞，连在脐旁，痛引少腹，入阴筋者，此名脏结。死。二十九。

伤寒若吐、若下后，七八日不解，热结在里，表里俱热，时时恶风，大渴，舌上干燥而烦，欲饮水数升者，白虎加人参汤主之。方三十。

白虎加人参汤方

知母六两　石膏一斤（碎）　甘草二两（炙）　人参二两　粳米六合

上五味，以水一斗，煮米熟汤成，去滓，温服一升，日三服。此方立夏后立秋前乃可服，立秋后不可服。正月、二月、三月尚凛冷，亦不可与服之。与之则呕利而腹痛。诸亡血虚家，亦不可与，得之则腹痛利者，但可温之，当愈。

伤寒无大热，口燥渴，心烦，背微恶寒者，白虎加人参汤主之。三十一。用前方。

---

① 胸有寒：指有痰饮。

伤寒脉浮，发热无汗，其表不解，不可与白虎汤。渴欲饮水，无表证者，白虎加人参汤主之。三十二。用前方。

太阳少阳并病，心下硬，颈项强而眩者，当刺大椎、肺俞、肝俞，慎勿下之。三十三。

太阳与少阳合病，自下利者，与黄芩汤；若呕者，黄芩加半夏生姜汤主之。三十四。

黄芩汤方

黄芩三两　芍药二两　甘草二两（炙）　大枣十二枚（擘）

上四味，以水一斗，煮取三升，去滓，温服一升，日再夜一服。

黄芩加半夏生姜汤方

黄芩三两　芍药二两　甘草二两（炙）　大枣十二枚（擘）　半夏半升（洗）　生姜一两半，一方三两（切）

上六味，以水一斗，煮取三升，去滓，温服一升，日再夜一服。

伤寒胸中有热，胃中有邪气，腹中痛，欲呕吐者，黄连汤主之。方三十五。

黄连汤方

黄连三两　甘草三两（炙）　干姜三两　桂枝三两（去皮）　人参二两　半夏半升（洗）　大枣十二枚（擘）

上七味，以水一斗，煮取六升，去滓，温服，昼三夜二。疑非仲景方。

伤寒八九日，风湿相搏，身体疼烦，不能自转侧，不呕，不渴，脉浮虚而涩者，桂枝附子汤主之。若其人大便硬，一云脐下心下硬，小便自利者，去桂加白术汤主之。三十六。

桂枝附子汤方

桂枝四两（去皮）　附子三枚（炮，去皮，破）　生姜三两（切）　大枣十二枚（擘）　甘草二两（炙）

上五味，以水六升，煮取二升，去滓，分温三服。

去桂加白术汤方

附子三枚（炮，去皮，破）　白术四两　生姜三两（切）　甘草二两（炙）　大枣十二枚（擘）

上五味，以水六升，煮取二升，去滓，分温三服。初一服，其人身如痹，半日许复服之。三服都尽，其人如冒状，勿怪，此以附子、术，并走皮内，逐水气未得除，故使之耳，法当加桂四两。此本一方二法，以大便硬，小便自利，去桂也。以大便不硬，小便不利，当加桂，附子三枚恐多也。虚弱家及产妇。宜减服之。

风湿相搏，骨节疼烦，掣痛不得屈伸，近之则痛剧，汗出短气，小便不利，恶风不欲去衣，或身微肿者，甘草附子汤主之。方三十七。

甘草附子汤方

甘草二两（炙）　附子二枚（炮，去皮，破）　白术二两　桂枝四两（去皮）

上四味，以水六升，煮取三升，去滓，温服一升，日三服。初服得微汗则解，能食，汗止复烦者，将服五合，恐一升多者，宜服六七合为始。

伤寒脉浮滑，此以表有热、里有寒，白虎汤主之。方三十八。

白虎汤方

知母六两　石膏一斤（碎）　甘草二两（炙）　粳米六合

上四味，以水一斗，煮米熟汤成，去滓，温服一升，日三服。臣亿等谨按：前篇云，热结在里，表里俱热者，白虎汤主之。又云其表不解，不可与白虎汤。此云脉浮滑，表有热，里有寒者，必表里字差矣。又阳明一证云，脉浮迟，表热里寒，四逆汤主之。又少阴一证云，里寒外热，通脉四逆汤主之，以此表里自差明矣。《千金翼》云白通汤，非也。

伤寒脉结代，心动悸，炙甘草汤主之。方三十九。

炙甘草汤方

甘草四两（炙）　生姜三两（切）　人参二两　生地黄一斤　桂枝三两（去皮）

阿胶二两　麦门冬半升，去心　麻仁半升　大枣三十枚（擘）

上九味，以清酒七升，水八升，先煮八味，取三升，去滓，内胶，烊消尽，温服一升，日三服。一名复脉汤。

脉按之来缓，时一止复来者，名曰结。又脉来动而中止，更来小数，中有还者反动，名曰结，阴也；脉来动而中止，不能自还，因而复动者，名曰代，阴也。得此脉者，必难治。

卷第五

辨阳明病脉证并治第八

合四十四法，方一十首，一方附，并见阳明少阳合病法。

阳明病，不吐不下，心烦者，可与调胃承气汤。第一。三味，前有阳明病二十七证。

阳明病，脉迟，汗出不恶寒，身重短气，腹满潮热，大便鞕，大承气汤主之。若腹大满不通者，与小承气汤。第二。大承气四味，小承气三味。

阳明病，潮热，大便微鞕者，可与大承气汤。若不大便六七日，恐有燥屎，与小承气汤。若不转失气，不可攻之。后发热复鞕者，小承气汤和之。第三。用前第一方，下有二病证。

伤寒若吐下不解，至十余日，潮热，不恶寒，如见鬼状，微喘直视，大承气汤主之。第四。用前第二方。

阳明病，多汗，胃中燥，大便鞕，谵语，小承气汤主之。第五。用前第二方。

阳明病，谵语，潮热，脉滑疾者，小承气汤主之。第六。用前第二方。

阳明病，谵语，潮热，不能食，胃中有燥屎，宜大承气汤下之。第七。用前第二方。下有阳明病一证。

汗出谵语，有燥屎在胃中，过经乃可下之，宜大承气汤。第八。用前第二方，下有伤寒病一证。

三阳合病，腹满身重，谵语遗尿，白虎汤主之。第九。四味。

二阳并病，太阳证罢，潮热汗出，大便难，谵语者，宜大承气汤。第十。用前第二方。

阳明病，脉浮紧，咽燥口苦，腹满而喘，发热汗出，恶热身重。若下之，则胃中空虚，客气动膈，心中懊侬，舌上胎者，栀子豉汤主之。第十一。二味。

若渴欲饮水，舌燥者，白虎加人参汤主之。第十二。五味。

若脉浮发热，渴欲饮水，小便不利者，猪苓汤主之。第十三。五味。下有不可与猪苓汤一证。

脉浮迟，表热里寒，下利清谷者，四逆汤主之。第十四。三味。下有二病证。

阳明病，下之，外有热，手足温，不结胸，心中懊侬，不能食，但头汗出，栀子豉汤主之。第十五。用前第十一方。

阳明病，发潮热，大便溏，胸满不去者，与小柴胡汤。第十六。七味。

阳明病，胁下满，不大便而呕，舌上胎者，与小柴胡汤。第十七。用上方。

阳明中风，脉弦浮大，短气腹满，胁下及心痛，鼻干不得汗，嗜卧，身黄，小便难，潮热而哕，与小柴胡汤。第十八。用上方。

脉但浮，无余证者，与麻黄汤。第十九。四味。

阳明病，自汗出，若发汗，小便利，津液内竭，虽鞕，不可攻之。须自大便，蜜煎导而通之，若土瓜根，猪胆汁。第二十。一味猪胆方附。二味。

阳明病，脉迟，汗出多，微恶寒，表未解，宜桂枝汤。第二十一。五味。

阳明病，脉浮，无汗而喘，发汗则愈，宜麻黄汤。第二十二。用前第十九方。

阳明病，但头汗出，小便不利，身必发黄，茵陈蒿汤主之。第二十三。三味。

阳明证，喜忘，必有蓄血，大便黑，宜抵当汤下之。第二十四。四味。

阳明病，下之，心中懊侬而烦，胃中有燥屎者，宜大承气汤。第二十五。用前第二方。下有一病证。

病人烦热，汗出解，如疟状，日晡发热。脉实者，宜大承气汤；脉浮虚者，宜桂枝汤。第二十六。大承气汤，用前第二方。桂枝汤，用前第二十一方。

大下后，六七日不大便，烦不解，腹满痛，本有宿食，宜大承气汤。第二十七。用前第二方。

病人小便不利，大便乍难乍易，时有微热，宜大承气汤。第二十八。用前第二方。

食谷欲呕，属阳明也，吴茱萸汤主之。第二十九。四味。

太阳病，发热，汗出恶寒，不呕，心下痞，此以医下之也。如不下，不恶寒而渴，属阳明，但以法救之，宜五苓散。第三十。五味。下有二病证。

趺阳脉浮而涩，小便数，大便鞕，其脾为约，麻子仁丸主之。第三十一。六味。

太阳病三日，发汗不解，蒸蒸热者，调胃承气汤主之。第三十二。用前第一方。

伤寒吐后，腹胀满者，与调胃承气汤。第三十三。用前第一方。

太阳病，若吐下发汗后，微烦，大便鞕，与小承气汤和之。第三十四。用前第二方。

得病二三日，脉弱，无太阳柴胡证，烦躁，心下鞕，小便利，屎定鞕，宜大承气汤。第三十五。用前第二方。

伤寒六七日，目中不了了，睛不和，无表里证，大便难，宜大承气汤。第三十六。用前第二方。

阳明病，发热汗多者，急下之，宜大承气汤。第三十七。用前第二方。

发汗不解，腹满痛者，急下之，宜大承气汤。第三十八。用前第二方。

腹满不减，减不足言，当下之，宜大承气汤。第三十九。用前第二方。

阳明少阳合病，必下利脉滑而数，有宿食也，当下之，宜大承气汤。第四十。用前第二方。

病人无表里证，发热七八日，脉数，可下之。假令已下，不大便者，有瘀血，宜抵当汤。第四十一。用前第二十四方，下有二病证。

伤寒七八日，身黄如橘色，小便不利，茵陈蒿汤主之。第四十二。用前第二十三方。

伤寒身黄发热，栀子柏皮汤主之。第四十三。三味。

伤寒瘀热在里，身必黄，麻黄连轺赤小豆汤主之。第四十四。八味。

问曰：病有太阳阳明，有正阳阳明，有少阳阳明，何谓也？答曰：太阳阳明者，脾约一云络是也。正阳阳明者，胃家实是也。少阳阳明者，发汗利小便已，胃中燥烦实，大便难是也。

阳明之为病，胃家实一作寒是也。

问曰：何缘得阳明病？答日：太阳病，若发汗，若下、若利小便，此亡津液，胃中干燥，因转属阳明。不更衣①，内实，大便难者，此名阳明也。

问曰：阳明病外证云何？答曰：身热，汗自出，不恶寒，反恶热也。

问曰：病有得之一日，不发热而恶寒者，何也？答曰：虽得之一日，恶寒将自罢，即自汗出而恶热也。

问曰：恶寒何故自罢？答曰：阳明居中，主土也，万物所归，无所复传。始虽恶寒，二日自止，此为阳明病也。

---

① 更衣：解大便也。

本太阳初得病时，发其汗，汗先出不彻，因转属阳明也。伤寒发热，无汗，呕不能食，而反汗出濈濈①然者，是转属阳明也。

伤寒三日，阳明脉大。

伤寒脉浮而缓，手足自温者，是为系在太阴。太阴者，身当发黄；若小便自利者，不能发黄。至七八日大便硬者，为阳明病也。

伤寒转系阳明者，其人濈然微汗出也。

阳明中风，口苦咽干，腹满微喘，发热恶寒，脉浮而紧，若下之，则腹满小便难也。

阳明病，若能食，名中风；不能食，名中寒。

阳明病，若中寒者，不能食，小便不利，手足濈然汗出，此欲作固瘕②，必大便初硬后溏。所以然者，以胃中冷，水谷不别故也。

阳明病，初欲食，小便反不利，大便自调，其人骨节疼，翕翕如有热状，奄然③发狂，濈然汗出而解者，此水不胜谷气，与汗共并，脉紧则愈。

阳明病欲解时，从申至戌上。

阳明病，不能食，攻其热必哕。所以然者。胃中虚冷故也。以其人本虚，攻其热必哕。

阳明病脉迟，食难用饱，饱则微烦头眩，必小便难，此欲作谷瘅，虽下之，腹满如故。所以然者，脉迟故也。

阳明病，法多汗，反无汗，其身如虫行皮中状者，此以久虚故也。

阳明病，反无汗，而小便利，二三日呕而咳，手足厥者，必苦头痛。若不咳不呕，手足不厥者，头不痛。一云冬阳明

阳明病，但头眩，不恶寒，故能食而咳，其人咽必痛；若不咳者，咽不痛。一云冬阳明

阳明病无汗，小便不利，心中懊侬者，身必发黄。

---

① 汗出濈濈然：形容汗出连续不断。

② 固瘕：《伤寒溯源集》注："大便初硬后溏，因成瘕泄，即溏泄也，久而不止，则为固瘕。"

③ 奄然：忽然。

阳明病，被火，额上微汗出，而小便不利者，必发黄。

阳明病，脉浮而紧者，必潮热，发作有时。但浮者，必盗汗出。

阳明病，口燥，但欲漱水不欲咽者，此必衄。

阳明病，本自汗出，医更重发汗，病已差，尚微烦不了了者，此必大便硬故也。以亡津液，胃中干燥，故令大便硬。当问其小便日几行，若本小便日三四行，今日再行，故知大便不久出；今为小便数少，以津液当还入胃中，故知不久必大便也。

伤寒呕多，虽有阳明证，不可攻之。

阳明病，心下硬满者，不可攻之。攻之，利遂不止者死，利止者愈。

阳明病，面合色赤，不可攻之，必发热，色黄者，小便不利也。

阳明病，不吐不下，心烦者，可与调胃承气汤。方一。

调胃承气汤方

甘草二两（炙）　芒硝半升　大黄四两（清酒洗）

上三味，切，以水三升，煮二物至一升，去滓，内芒硝，更上微火一二沸，温顿服之，以调胃气。

阳明病脉迟，虽汗出，不恶寒者，其身必重，短气，腹满而喘，有潮热者，此外欲解，可攻里也，手足濈然汗出者，此大便已硬也，大承气汤主之；若汗多，微发热恶寒者，外未解也，一法与桂枝汤，其热不潮，未可与承气汤；若腹大满不通者，可与小承气汤，微和胃气，勿令至大泄下。大承气汤。方二。

大承气汤方

大黄四两（酒洗）　厚朴半斤（炙，去皮）　枳实五枚（炙）　芒硝三合

上四味，以水一斗，先煮二物，取五升，去滓，内大黄，更煮取二升，去滓，内芒硝，更上微火一两沸，分温再服，得下余勿服。

小承气汤方

大黄四两（酒洗）　厚朴二两（炙，去皮）　枳实三枚（大者，炙）

上三味，以水四升，煮取一升二合，去滓，分温二服。初服汤当更衣，

不尔者，尽饮之，若更衣者，勿服之。

阳明病，潮热，大便微硬者，可与大承气汤。不硬者，不可与之。若不大便六七日，恐有燥屎，欲知之法，少与小承气汤，汤入腹中，转矢气者，此有燥屎也，乃可攻之；若不转矢气者，此但初头硬，后必溏，不可攻之，攻之必胀满不能食也。欲饮水者，与水则哕。其后发热者，必大便复硬而少也，以小承气汤和之。不转矢气者，慎不可攻也。小承气汤。三。用前第二方。

夫实则谵语，虚则郑声。郑声者，重语也。直视谵语，喘满者死。下利者亦死。

发汗多，若重发汗者，亡其阳，谵语。脉短者死，脉自和者不死。

伤寒若吐若下后不解，不大便五六日，上至十余日，日晡所发潮热，不恶寒，独语如见鬼状。若剧者，发则不识人，循衣摸床，惕而不安，一云顺衣妄撮，怵惕不安。微喘直视，脉弦者生，涩者死，微者，但发热谵语者，大承气汤主之，若一服利，则止后服。四。用前第二方。

阳明病，其人多汗，以津液外出，胃中燥，大便必硬，硬则谵语，小承气汤主之。若一服谵语止者，更莫复服。五。用前第二方。

阳明病，谵语发潮热，脉滑而疾者，小承气汤主之。因与承气汤一升，腹中转气者，更服一升；若不转气者，勿更与之。明日又不大便，脉反微涩者，里虚也，为难治，不可更与承气汤也。六。用前第二方。

阳明病，谵语有潮热，反不能食者，胃中必有燥屎五六枚也。若能食者，但硬耳，宜大承气汤下之。七。用前第二方。

阳明病，下血谵语者，此为热入血室。但头汗出者，刺期门，随其实而泻之，濈然汗出则愈。

汗一作卧出谵语者，以有燥屎在胃中，此为风也，须下者，过经乃可下之。下之若早，语言必乱，以表虚里实故也。下之愈，宜大承气汤。八。用前第二方。云大柴胡汤。

伤寒四五日，脉沉而喘满。沉为在里，而反发其汗，津液越出，大便为难，表虚里实，久则谵语。

三阳合病，腹满身重，难以转侧，口不仁①，面垢，又作枯，一云向经，谵语遗尿。发汗则谵语，下之则额上生汗，手足逆冷。若自汗出者，白虎汤主之。方九。

白虎汤方

知母六两　石膏一斤（碎）　甘草二两（炙）　粳米六合

上四味，以水一斗，煮米熟，汤成去滓。温服一升，日三服。

二阳并病，太阳证罢，但发潮热，手足漐漐汗出，大便难而谵语者，下之则愈，宜大承气汤。十。用前第二方。

阳明病，脉浮而紧，咽燥口苦，腹满而喘，发热汗出，不恶寒，反恶热，身重。若发汗则躁，心愦愦，反谵语。若加温针，必怵惕，烦躁不得眠；若下之，则胃中空虚，客气动膈，心中懊侬，舌上苔者，栀子豉汤主之。方十一。

栀子豉汤方

肥栀子十四枚（擘）　香豉四合（绵裹）

上二味，以水四升，煮栀子，取二升半，去滓，内豉，更煮取一升半，去滓。分二服，温进一服，得快吐者，止后服。

若渴欲饮水，口干舌燥者，白虎加人参汤主之。方十二。

白虎加人参汤方

知母六两　石膏一斤（碎）　甘草二两（炙）　粳米六合　人参三两

上五味，以水一斗，煮米熟，汤成去滓。温服一升，日三服。

若脉浮发热，渴欲饮水，小便不利者，猪苓汤主之。方十三。

猪苓汤方

猪苓去皮　茯苓　泽泻　阿胶　滑石（碎）各一两

上五味，以水四升，先煮四味，取二升，去滓，内阿胶烊消，温服七合，日三服。

---

① 口不仁：口中知觉减退。

阳明病，汗出多而渴者，不可与猪苓汤，以汗多胃中燥，猪苓汤复利其小便故也。

脉浮而迟，表热里寒，下利清谷者，四逆汤主之。方十四。

四逆汤方

甘草二两（炙）　干姜一两半　附子一枚（生用，去皮，破八片）

上三味，以水三升，煮取一升二合，去滓，分温二服。强人可大附子一枚，干姜三两。

若胃中虚冷，不能食者，饮水则哕。

脉浮发热，口干鼻燥，能食者则衄。

阳明病，下之，其外有热，手足温，不结胸，心中懊侬，饥不能食，但头汗出者，栀子豉汤主之。十五。用前第十一方。

阳明病，发潮热，大便溏，小便自可，胸胁满不去者，与小柴胡汤。方十六。

小柴胡汤

柴胡半斤　黄芩三两　人参三两　半夏半升（洗）　甘草三两（炙）　生姜三两（切）　大枣十二枚（擘）

上七味，以水一斗二升，煮取六升，去滓，再煎取三升。温服一升，日三服。

阳明病，胁下硬满，不大便而呕，舌上白胎者，可与小柴胡汤。上焦得通，津液得下，胃气因和，身濈然汗出而解。十七。用上方。

阳明中风，脉弦浮大而短气，腹都满，胁下及心痛，久按之气不通，鼻干，不得汗，嗜卧，一身及目悉黄，小便难，有潮热，时时哕，耳前后肿，刺之小差。外不解，病过十日，脉续浮者，与小柴胡汤。十八。用上方。

脉但浮，无余证者，与麻黄汤；若不尿，腹满加哕者，不治。麻黄汤。方十九。

麻黄汤

麻黄三两（去节）　桂枝二两（去皮）　甘草一两（炙）　杏仁七十个（去

皮尖）

上四味，以水九升，煮麻黄，减二升，去白沫，内诸药，煮取二升半，去滓。温服八合，覆取微似汗。

阳明病，自汗出，若发汗，小便自利者，此为津液内竭，虽硬不可攻之，当须自欲大便，宜蜜煎导而通之。若土瓜根及大猪胆汁，皆可为导。二十。

蜜煎导方

食蜜七合

上一味，于铜器内，微火煎，当须凝如饴状，搅之勿令焦著，欲可丸，并手捻作挺，令头锐，大如指，长二寸许。当热时急作，冷则硬。以内谷道中，以手急抱，欲大便时乃去之。疑非仲景意，已试甚良。

土瓜根方（附方佚）

猪胆汁方（附方）

大猪胆一枚，泻汁，和少许法醋，以灌谷道内，如一食顷，当大便出宿食恶物，甚效。

阳明病，脉迟，汗出多，微恶寒者，表未解也，可发汗，宜桂枝汤。二十一。

桂枝汤

桂枝三两（去皮）　芍药三两　生姜三两　甘草二两（炙）　大枣十二枚（擘）

上五味，以水七升，煮取三升，去滓，温服一升，须臾啜热稀粥一升，以助药力取汗。

阳明病，脉浮，无汗而喘者，发汗则愈，宜麻黄汤。二十二。用前第十九方。

阳明病，发热汗出者，此为热越，不能发黄也。但头汗出，身无汗，剂颈而还，小便不利，渴引水浆者，此为瘀热在里，身必发黄，茵陈蒿汤主之。方二十三。

茵陈蒿汤方

茵陈蒿六两　栀子十四枚（擘）　大黄二两（去皮）

上三味，以水一斗二升，先煮茵陈，减六升，内二味，煮取三升，去滓，分三服。小便当利，尿如皂荚汁状，色正赤，一宿腹减，黄从小便去也。

阳明证，其人喜忘者，必有蓄血。所以然者，本有久瘀血，故令喜忘。屎虽硬，大便反易，其色必黑者，宜抵当汤下之。方二十四。

抵挡汤

水蛭（熬）　虻虫（去翅足，熬，各）三十个　大黄三两（酒洗）　桃仁二十个（去皮尖及两人者）

上四味，以水五升，煮取三升，去滓，温服一升，不下更服。

阳明病，下之，心中懊侬而烦，胃中有燥屎者，可攻。腹微满，初头硬，后必溏，不可攻之。若有燥屎者，宜大承气汤。二十五。用前第二方。

病人不大便五六日，绕脐痛，烦躁，发作有时者，此有燥屎，故使不大便也。

病人烦热，汗出则解，又如疟状，日晡所发热者，属阳明也。脉实者，宜下之。脉浮虚者，宜发汗。下之与大承气汤，发汗宜桂枝汤。二十六。大承气汤用前第二方。桂枝汤用前第二十二方。

大下后，六七日不大便，烦不解，腹满痛者，此有燥屎也。所以然者，本有宿食故也，宜大承气汤。二十七。用前第二方。

病人小便不利，大便乍难乍易，时有微热，喘冒，一作怫郁，不能卧者，有燥屎也，宜大承气汤。二十八。用前第二方。

食谷欲呕，属阳明也，吴茱萸汤主之。得汤反剧者，属上焦也。吴茱萸汤。方二十九。

吴茱萸汤方

吴茱萸一升（洗）　人参三两　生姜六两（切）　大枣十二枚（擘）

上四味，以水七升，煮取二升，去滓，温服七合，日三服。

太阳病，寸缓关浮尺弱，其人发热汗出，复恶寒，不呕，但心下痞者，此以医下之也。如其不下者，病人不恶寒而渴者，此转属阳明也。小便数者，大便必硬，不更衣十日，无所苦也。渴欲饮水，少少与之，但以法救之。渴者，宜五苓散。方三十。

五苓散

猪苓（去皮）　白术　茯苓各十八铢　泽泻一两六铢　桂枝半两（去皮）

上五味，为散，白饮和服方寸匕，日三服。

脉阳微而汗出少者，为自和一作如。也；汗出多者，为太过。阳脉实，因发其汗，出多者，亦为太过。太过者，为阳绝于里，亡津液，大便因硬也。

脉浮而芤，浮为阳，芤为阴，浮芤相搏，胃气生热，其阳则绝。

趺阳脉浮而涩，浮则胃气强，涩则小便数，浮涩相搏，大便则难，其脾为约，麻子仁丸主之。方三十一。

麻子仁丸方

麻子仁二升　芍药半斤　枳实半斤（炙）　大黄一斤（去皮）　厚朴一尺（炙，去皮）　杏仁一升（去皮尖，熬，别作脂）

上六味，蜜和丸如梧桐子大，饮服十丸，日三服，渐加，以知为度。

太阳病三日，发汗不解，蒸蒸发热者，属胃也，调胃承气汤主之。三十二。用前第一方。

伤寒吐后，腹胀满者，与调胃承气汤。三十三。用前第二方。

太阳病，若吐若下若发汗后，微烦，小便数，大便因硬者，与小承气汤和之愈。三十四。用前第二方。

得病二三日，脉弱，无太阳、柴胡证，烦躁，心下硬。至四五日，虽能食，以小承气汤少少与，微和之，令小安。至六日，与承气汤一升。若不大便六七日，小便少者，虽不受食一云不大便，但初头硬，后必溏，未定成硬，攻之必溏。须小便利，屎定硬，乃可攻之，宜大承气汤。三十五。用前第二方。

伤寒六七日，目中不了了，睛不和，无表里证，大便难，身微热者，此为实也。急下之，宜大承气汤。三十六。用前第二方。

阳明病，发热，汗多者，急下之，宜大承气汤。三十七。用前第二方。一云大柴胡汤。

发汗不解，腹满痛者，急下之，宜大承气汤。三十八。用前第二方。

腹满不减，减不足言，当下之，宜大承气汤。三十九。用前第二方。

阳明少阳合病，必下利。其脉不负者，为顺也。负者，失也。互相克贼，名为负也。脉滑而数者，有宿食也，当下之，宜大承气汤。四十。用前第二方。

病人无表里证，发热七八日，虽脉浮数者，可下之。假令已下，脉数不解，合热则消谷喜饥，至六七日不大便者，有瘀血，宜抵当汤。四十一。用前第二十四方。

若脉数不解，而下不止，必协热便脓血也。

伤寒发汗已，身目为黄，所以然者，以寒湿一作温在里不解故也。以为不可下也，于寒湿中求之。

伤寒七八日，身黄如橘子色，小便不利，腹微满者，茵陈蒿汤主之。四十二。用前第二十三方。

伤寒身黄发热，栀子柏皮汤主之。方四十三。

栀子柏皮汤方

肥栀子十五个（擘）　甘草一两（炙）　黄柏二两

上三味，以水四升，煮取一升半，去滓，分温再服。

伤寒瘀热在里，身必黄，麻黄连轺赤小豆汤主之。方四十四。

麻黄连轺赤小豆汤方

麻黄二两（去节）　连轺二两，连翘根是　杏仁四十个（去皮尖）　赤小豆一升　大枣十二枚（擘）　生梓白皮（切）一升　生姜二两（切）　甘草二两（炙）

上八味，以潦水一斗，先煮麻黄，再沸，去上沫，内诸药，煮取三升，去滓．分温三服，半日服尽。

辨少阳病脉证并治第九

方一首，并见三阳合病法

太阳病不解，转入少阳，胁下鞕满，干呕，不能食，往来寒热，尚未吐下，脉沉紧者，与小柴胡汤。第一。七味。

少阳之为病，口苦、咽干、目眩也。

少阳中风，两耳无所闻，目赤，胸中满而烦者，不可吐下，吐下则悸而惊。

伤寒脉弦细，头痛发热者，属少阳。少阳不可发汗，发汗则谵语，此属胃，胃和则愈，胃不和，烦而悸。一云燥。

本太阳病不解，转入少阳者，胁下硬满，干呕不能食，往来寒热，尚未吐下，脉沉紧者，与小柴胡汤。方一。

小柴胡汤方

柴胡八两　人参三两　黄芩三两　甘草三两（炙）　半夏半升（洗）　生姜三两（切）　大枣十二枚（擘）

上七味，以水一斗二升，煮取六升，去滓，再煎取三升。温服一升，日三服。

若已吐下、发汗、温针，谵语，柴胡汤证罢，此为坏病，知犯何逆，以法治之。

三阳合病，脉浮大，上关上，但欲眠睡，目合则汗。

伤寒六七日，无大热，其人躁烦者，此为阳去入阴故也。

伤寒三日，三阳为尽，三阴当受邪。其人反能食而不呕，此为三阴不受邪也。

伤寒三日，少阳脉小者，欲已也。

少阳病欲解时，从寅至辰上。

卷第六

辨太阴病脉证并治第十

合三法，方三首。

太阴病，脉浮，可发汗，宜桂枝汤。第一。五味。前有太阴病三证。

自利不渴者，属太阴，以其脏寒故也，宜服四逆辈。第二。下有利自止一证。

本太阳病，反下之，因腹满痛，属太阴，桂枝加芍药汤主之；大实痛者，桂枝加大黄汤主之。第三。桂枝加芍药汤，五味。加大黄汤，六味。减大黄、芍药法附。

太阴之为病，腹满而吐，食不下，自利益甚，时腹自痛。若下之，必胸下结硬。

太阴中风，四肢烦疼，脉阳微阴涩而长者，为欲愈。

太阴病欲解时，从亥至丑上。

太阴病，脉浮者，可发汗，宜桂枝汤。方一。

桂枝汤

桂枝三两（去皮）　芍药三两　甘草二两（炙）　生姜三两（切）　大枣十二枚（擘）。

上五味，以水七升，煮取三升，去滓，温服一升。须臾啜热稀粥一升，以助药力，温覆取汗。

自利不渴者，属太阴，以其藏有寒故也。当温之，宜服四逆辈。二。

伤寒脉浮而缓，手足自温者，系在太阴。太阴当发身黄，若小便自利者，不能发黄。至七八日，虽暴烦下利日十余行，必自止，以脾家实，腐秽当去故也。

本太阳病，医反下之，因尔腹满时痛者，属太阴也，桂枝加芍药汤主之。大实痛者，桂枝加大黄汤主之。三。

桂枝加芍药汤方

桂枝三两（去皮）　芍药六两　甘草二两（炙）　大枣十二枚（擘）　生姜三两（切）

上五味，以水七升，煮取三升，去滓，温分三服。本云桂枝汤，今加芍药。

桂枝加大黄汤方

桂枝三两（去皮）　大黄二两　芍药六两　生姜三两（切）　甘草二两（炙）　大枣十二枚（擘）

上六味，以水七升，煮取三升，去滓。温服一升，日三服。

太阴为病，脉弱，其人续自便利，设当行大黄芍药者，宜减之，以其人胃气弱，易动故也。下利者，先煎芍药二沸

辨少阴病脉证并治第十一

合二十三法，方一十九首。

少阴病，始得之，发热脉沉者，麻黄细辛附子汤主之。第一。三味，前有少阴病二十证。

少阴病，二三日，麻黄附子甘草汤微发汗。第二。三味。

少阴病，二三日以上，心烦不得卧，黄连阿胶汤主之。第三。五味。

少阴病，一二日口中和，其背恶寒，附子汤主之。第四。五味。

少阴病，身体痛，手足寒，骨节痛，脉沉者，附子汤主之。第五。用前第四方。

少阴病，下利便脓血者，桃花汤主之。第六。三味。

少阴病，二三日至四五日，腹痛，小便不利，便脓血者，桃花汤主之。第七。用前

第六方，下有少阴病一证。

少阴病，吐利，手足逆冷，烦躁欲死者，吴茱萸汤主之。第八。四味。

少阴病，下利咽痛，胸满心烦者，猪肤汤主之。第九。三味。

少阴病，二三日，咽痛，与甘草汤；不差，与桔梗汤。第十。甘草汤一味，桔梗汤二味。

少阴病，咽中生疮，不能语言，声不出者，苦酒汤主之。第十一。三味。

少阴病，咽痛，半夏散及汤主之。第十二。三味。

少阴病，下利，白通汤主之。第十三。三味。

少阴病，下利，脉微，与白通汤；利不止，厥逆无脉，干呕者，白通加猪胆汁汤主之。第十四。白通汤用前第十三方，加猪胆汁汤，五味。

少阴病，至四五日，腹痛，小便不利，四肢沉重疼痛，自下利，真武汤主之。第十五。五味，加减法附。

少阴病，下利清谷，里寒外热，手足厥逆，脉微欲绝，恶寒，或利止，脉不出，通脉四逆汤主之。第十六。三味，加减法附。

少阴病，四逆，或咳，或悸，四逆散主之。第十七。四味，加减法附。

少阴病，下利六七日，咳而呕，渴烦不得眠，猪苓汤主之。第十八。五味。

少阴病，二三日，口燥咽干者，宜大承气汤，第十九。四味。

少阴病，自利清水，心下痛，口干者，宜大承气汤。第二十。用前第十九方。

少阴病，六七日，腹满不大便，宜大承气汤。第二十一。用前第十九方。

少阴病，脉沉者，急温之，宜四逆汤。第二十二。三味。

少阴病，食入则吐，心中温温欲吐，手足寒，脉弦迟，当温之，宜四逆汤。第二十三。用前第二十二方，下有少阴病一证。

少阴之为病，脉微细，但欲寐也。

少阴病，欲吐不吐，心烦，但欲寐。五六日自利而渴者，属少阴也，虚故引水自救。若小便色白者，少阴病形悉具。小便白者，以下焦虚有寒，不能制水，故令色白也。

病人脉阴阳俱紧，反汗出者，亡阳也，此属少阴，法当咽痛而复吐利。

少阴病，咳而下利谵语者，被火气劫故也，小便必难，以强责少阴汗也。

少阴病，脉细沉数，病为在里，不可发汗。

少阴病，脉微，不可发汗，亡阳故也。阳已虚，尺脉弱涩者，复不可下之。

少阴病，脉紧，至七八日，自下利，脉暴微，手足反温，脉紧反去者，为欲解也。虽烦下利，必自愈。

少阴病，下利，若利自止，恶寒而蜷卧，手足温者，可治。

少阴病，恶寒而蜷，时自烦，欲去衣被者，可治。

少阴中风，脉阳微阴浮者，为欲愈。

少阴病欲解时，从子至寅上。

少阴病，吐利，手足不逆冷，反发热者，不死。脉不至者，灸少阴七壮。

少阴病，八九日，一身手足尽热者，以热在膀胱，必便血也。

少阴病，但厥无汗，而强发之，必动其血，未知从何道出，或从口鼻，或从目出者，是名下厥上竭，为难治。

少阴病，恶寒身蜷而利，手足逆冷者，不治。

少阴病，吐利，躁烦，四逆者，死。

少阴病，下利止而头眩，时时自冒者，死。一作吐利而躁逆者死

少阴病，四逆，恶寒而身蜷，脉不至，不烦而躁者，死。

少阴病，六七日，息高①者，死。

少阴病，脉微细沉，但欲卧，汗出不烦，自欲吐，至五六日，自利，复烦躁，不得卧寐者，死。

少阴病，始得之，反发热，脉沉者，麻黄细辛附子汤主之。方一。

麻黄细辛附子汤方

麻黄二两（去节）　细辛二两　附子一枚（炮，去皮，破八片）

上三味，以水一斗，先煮麻黄，减二升，去上沫，内诸药，煮取三升，去滓，温服一升，日三服。

少阴病，得之二三日，麻黄附子甘草汤，微发汗。以二三日无里证，

---

① 息高：指呼吸急促、喘息。

故微发汗也。方二。

麻黄附子甘草汤方

麻黄二两（去节）　甘草二两（炙）　附子一枚（炮，去皮，破八片）

上三味，以水七升，先煮麻黄一两沸，去上沫，内诸药，煮取三升，去滓，温服一升，日三服。

少阴病，得之二三日以上，心中烦，不得卧，黄连阿胶汤主之。方三。

黄连阿胶汤方

黄连四两　黄芩二两　芍药二两　鸡子黄二枚　阿胶三两

上五味，以水六升，先煮三物，取二升，去滓，内胶烊尽，小冷，内鸡子黄，搅令相得，温服七合，日三服。

少阴病，得之一二日，口中和，其背恶寒者，当灸之，附子汤主之。方四。

附子汤方

附子二枚（炮，去皮，破八片）　茯苓三两　人参二两　白术四两　芍药三两

上五味，以水八升，煮取三升，去滓，温服一升，日三服。

少阴病，身体痛，手足寒，骨节痛，脉沉者，附子汤主之。五。用前第四方。

少阴病，下利，便脓血者，桃花汤主之。方六。

桃花汤方

赤石脂一斤，一半全用，一半筛末　干姜一两　粳米一升

上三味，以水七升，煮米令熟，去滓，温服七合，内赤石脂末方寸匕，日三服。若一服愈，余勿服。

少阴病，二三日至四五日，腹痛，小便不利，下利不止，便脓血者，桃花汤主之。七。用前第六方。

少阴病，下利便脓血者，可刺。

少阴病，吐利，手足逆冷，烦躁欲死者，吴茱萸汤主之。方八。

吴茱萸汤

吴茱萸一升　人参二两　生姜六两（切）　大枣十二枚（擘）

上四味，以水七升，煮取二升，去滓，温服七合，日三服。

少阴病，下利，咽痛，胸满，心烦，猪肤汤主之。方九。

猪肤汤方

猪肤一斤

上一味，以水一斗，煮取五升，去滓，加白蜜一升，白粉[①]五合熬香，和令相得，温分六服。

少阴病，二三日，咽痛者，可与甘草汤。不差，与桔梗汤。十。

甘草汤方

甘草二两

上一味，以水三升，煮取一升半，去滓，温服七合，日二服。

桔梗汤方

桔梗一两　甘草二两

上二味，以水三升，煮取一升，去滓，温分再服。

少阴病，咽中伤，生疮，不能语言，声不出者，苦酒[②]汤主之。方十二。

苦酒汤方

半夏（洗，破如枣核十四枚）　鸡子一枚（去黄，内上苦酒，着鸡子壳中）

上二味，内半夏，著苦酒中，以鸡子壳置刀环中，安火上，令三沸，去滓，少少含咽之，不差，更作三剂。

少阴病，咽中痛，半夏散及汤主之。方十二。

半夏散及汤方

半夏（洗）　桂枝去皮　甘草炙

上三味，等分，各别捣筛已，合治之，白饮和服方寸匕，日三服。若

---

① 白粉：大米粉。

② 苦酒：米醋。

不能散服者，以水一升，煎七沸，内散两方寸匕，更煮三沸，下火，令小冷，少少咽之。半夏有毒，不当散服。

少阴病，下利，白通汤主之。方十三。

白通汤方

葱白四茎　干姜一两　附子一枚（生，去皮，破八片）

上三味，以水三升，煮取一升，去滓，分温再服。

少阴病，下利脉微者，与白通汤。利不止，厥逆无脉，干呕烦者，白通加猪胆汁汤主之。服汤，脉暴出者死，微续者生。方十四。白通汤用上方。

白通加猪胆汤方

葱白四茎　干姜一两　附子一枚（生，去皮，破八片）　人尿五合　猪胆汁一合

上五味，以水三升，煮取一升，去滓，内胆汁、人尿，和令相得。分温再服。若无胆，亦可用。

少阴病，二三日不已，至四五日，腹痛，小便不利，四肢沉重疼痛，自下利者，此为有水气，其人或咳，或小便利，或下利，或呕者，真武汤主之。方十五。

真武汤方

茯苓三两　芍药三两　白术二两　生姜三两（切）　附子一枚（炮，去皮，破八片）

上五味，以水八升，煮取三升，去滓，温服七合，日三服。若咳者，加五味子半升，细辛一两，干姜一两。若小便利者，去茯苓。若下利者，去芍药，加干姜二两。若呕者，去附子，加生姜，足前为半斤。

少阴病，下利清谷，里寒外热，手足厥逆，脉微欲绝，身反不恶寒，其人面色赤，或腹痛，或干呕，或咽痛，或利止脉不出者，通脉四逆汤主之。方十六。

通脉四逆汤方

甘草二两（炙）　附子大者一枚（生用，去皮，破八片）　干姜三两，强人可四两

上三味，以水三升，煮取一升二合，去滓，分温再服。其脉即出者愈。面色赤者，加葱九茎；腹中痛者，去葱，加芍药二两；呕者，加生姜二两；咽痛者，去芍药，加桔梗一两；利止脉不出者，去桔梗，加人参二两。病皆与方相应者，乃服之。

少阴病，四逆，其人或咳，或悸，或小便不利，或腹中痛，或泄利下重者，四逆散主之。方十七。

四逆散方

甘草炙　枳实（破，水渍，炙干）　柴胡　芍药

上四味，各十分，捣筛，白饮和服方寸匕，日三服。咳者，加五味子、干姜各五分，并主下利；悸者，加桂枝五分；小便不利者，加茯苓五分。腹中痛者，加附子一枚，炮令坼[①]。泄利下重者，先以水五升煮薤白三升，煮取三升，去滓，以散三方寸匕，内汤中，煮取一升半，分温再服。

少阴病，下利六七日，咳而呕渴，心烦不得眠者，猪苓汤主之。方十八。

猪苓汤方

猪苓去皮　茯苓　阿胶　泽泻　滑石各一两

上五味，以水四升，先煮四物，取二升，去滓，内阿胶烊尽，温服七合，日三服。

少阴病，得之二三日，口燥咽干者，急下之，宜大承气汤。方十九。

大承气汤

枳实五枚（炙）　厚朴半斤去皮，炙　大黄四两（酒洗）　芒硝三合

上四味，以水一斗，先煮二味，取五升，去滓，内大黄，更煮取二升，去滓，内芒消，更上火令一两沸，分温再服。一服得利，止后服。

少阴病，自利清水，色纯青，心下必痛，口干燥者，可下之，宜大承气汤。二十。用前第十九方，一法用大柴胡汤。

少阴病，六七日，腹胀不大便者，急下之，宜大承气汤。二十一。用前

---

① 坼：音沏，裂开之意。

十九方。

少阴病，脉沉者，急温之，宜四逆汤。方二十二。

四逆汤

甘草二两（炙）　干姜一两半　附子一枚（生用，去皮，破八片）

上三味，以水三升，煮取一升二合，去滓，分温再　服。强人可大附子一枚。干姜三两

少阴病，饮食入口则吐，心中温温欲吐，复不能吐，始得之，手足寒，脉弦迟者，此胸中实，不可下也，当吐之。若膈上有寒饮，干呕者，不可吐也，当温之，宜四逆汤。二十三。方依上法。

少阴病，下利，脉微涩，呕而汗出，必数更衣，反少者，当温其上，灸之。《脉经》云：灸厥阴可五十壮。

辨厥阴病脉证并治第十二

厥利呕哕附。合一十九法，方一十六首。

伤寒病，蛔厥，静而时烦，为脏寒。蛔上入膈，故烦。得食而呕吐蛔者，乌梅丸主之。第一。十味。前后有厥阴病四证，哕逆一十九证。

伤寒，脉滑而厥，里有热，白虎汤主之。第二。四味。

手足厥寒，脉细欲绝者，当归四逆汤主之。第三。七味。

若内有寒者，宜当归四逆加吴茱萸生姜汤。第四。九味。

大汗出，热不去，内拘急，四肢疼，下利厥逆，恶寒者，四逆汤主之。第五。三味。

大汗，若大下利而厥冷者，四逆汤主之。第六。用前第五方。

病人手足厥冷，脉乍紧，心下满而烦，宜瓜蒂散。第七。三味。

伤寒厥而心下悸，宜先治水，当服茯苓甘草汤。第八。四味。

伤寒六七日，大下后，寸脉沉迟，手足厥逆，麻黄升麻汤主之。第九。十四味。下有欲自利一证。

伤寒本自寒下，医复吐下之，若食入口即吐，干姜黄芩黄连人参汤主之。第十。四

味。下有下利一十病证。

下利清谷，里寒外热，汗出而厥者，通脉四逆汤主之。第十一。三味。

热利下重者，白头翁汤主之。第十二。四味。

下利腹胀满，身疼痛者，先温里，乃攻表。温里宜四逆汤，攻表宜桂枝汤。第十三。四逆汤用前第五方。桂枝汤五味。

下利欲饮水者，以有热也，白头翁汤主之。第十四。用前第十二方。

下利谵语者，有燥屎也，宜小承气汤。第十五。三味。

下利后更烦，按之心下濡者，虚烦也，宜栀子豉汤。第十六。二味。

呕而脉弱，小便利，身有微热，见厥者难治，四逆汤主之。第十七。用前第五方。前有呕脓一证。

干呕，吐涎沫，头痛者，吴茱萸汤主之。第十八。四味。

呕而发热者，小柴胡汤主之。第十九。七味，下有哕二证。

厥阴之为病，消渴，气上撞心，心中疼热，饥而不欲食，食则吐蛔，下之利不止。

厥阴中风，脉微浮为欲愈；不浮为未愈。

厥阴病，欲解时，从丑至卯上。

厥阴病，渴欲饮水者，少少与之愈。

诸四逆厥者，不可下之，虚家亦然。

伤寒先厥，后发热而利者，必自止。见厥复利。

伤寒始发热六日，厥反九日而利。凡厥利者，当不能食，今反能食者，恐为除中[①]，一云消中，食以索饼，不发热者，知胃气尚在，必愈，恐暴热来出而复去也。后三日脉之，其热续在者，期之旦日夜半愈。所以然者，本发热六日，厥反九日，复发热三日，并前六日，亦为九日，与厥相应，故期之旦日夜半愈。后三日脉之而脉数，其热不罢者，此为热气有余，必发痈脓也。

伤寒脉迟六七日，而反与黄芩汤彻其热。脉迟为寒，今与黄芩汤，复除其热，腹中应冷，当不能食；今反能食，此名除中，必死。

伤寒先厥后发热，下利必自止，而反汗出，咽中痛者，其喉为痹。发

① 除中：为中气败绝之危象。表现为病危而饮食突然增加。

热无汗，而利必自止，若不止，必便脓血。便脓血者，其喉不痹。

伤寒一二日至四五日，厥者，必发热，前热者后必厥，厥深者热亦深，厥微者热亦微，厥应下之，而反发汗者，必口伤烂赤。

伤寒病，厥五日，热亦五日，设六日当复厥。不厥者自愈。厥终不过五日，以热五日，故知自愈。

凡厥者，阴阳气不相顺接，便为厥。厥者，手足逆冷者是也。

伤寒，脉微而厥，至七八日肤冷，其人躁无暂安时者，此为脏厥，非蛔厥也。蛔厥者，其人当吐蛔。令病者静，而复时烦者，此为脏寒。蛔上入其膈，故烦，须臾复止，得食而呕，又烦者，蛔闻食臭出，其人常自吐蛔。蛔厥者，乌梅丸主之。又主久利。方一。

乌梅丸方

乌梅三百枚　细辛六两　干姜十两　黄连十六两　当归四两　附子六两（炮，去皮）　蜀椒四两（出汗）　桂枝（去皮）六两　人参六两　黄柏六两

上十味，异捣筛，合治之，以苦酒渍乌梅一宿，去核，蒸之五斗米下，饭熟捣成泥，和药令相得，内臼中，与蜜杵二千下，丸如梧桐子大，先食饮服十丸，日三服，稍加至二十丸，禁生冷滑物臭食等。

伤寒，热少厥微，指头寒，嘿嘿不欲食，烦躁，数日小便利，色白者，此热除也，欲得食，其病为愈。若厥而呕，胸胁烦满者，其后必便血。

病者手足厥冷，言我不结胸，小腹满，按之痛者，此冷结在膀胱关元也。

伤寒发热四日，厥反三日，复热四日，厥少热多者，其病当愈。四日至七日，热不除者，必便脓血。

伤寒厥四日，热反三日，复厥五日，其病为进，寒多热少，阳气退，故为进也。

伤寒六七日，脉微，手足厥冷，烦躁，灸厥阴，厥不还者，死。

伤寒发热，下利厥逆，躁不得卧者，死。

伤寒发热，下利至甚，厥不止者，死。

伤寒六七日，不利，便发热而利，其人汗出不止者，死。有阴无阳故也。

伤寒五六日，不结胸，腹濡，脉虚复厥者，不可下，此亡血，下之，死。

发热而厥，七日下利者，为难治。

伤寒脉促，手足厥逆者，可灸之。

伤寒脉滑而厥者，里有热，白虎汤主之。方二。

白虎汤方

知母六两　石膏一斤（碎，绵裹）　甘草二两（炙）　粳米六合

上四味，以水一斗，煮米熟汤成，去滓，温服一升，日三服。

手足厥寒，脉细欲绝者，当归四逆汤主之。方三。

当归四逆汤方

当归三两　桂枝三两（去皮）　芍药三两　细辛三两　甘草二两（炙）　通草二两　大枣二十五枚（擘。一法，十二枚）

上七味，以水八升，煮取三升，去滓，温服一升，日三服。

若其人内有久寒者，宜当归四逆加吴茱萸生姜汤。方四。

当归四逆加吴茱萸生姜汤方

当归三两　芍药三两　甘草二两（炙）　通草二两　桂枝三两（去皮）　细辛三两　生姜半斤（切）　吴茱萸二升　大枣二十五枚（擘）

上九味，以水六升，清酒六升和，煮取五升，去滓，温分五服。

大汗出，热不去，内拘急，四肢疼，又下利厥逆而恶寒者，四逆汤主之。方五。

四逆汤方

甘草二两（炙）　干姜一两半　附子一枚（生用，去皮，破八片）

上三味，以水三升，煮取一升二合，去滓，分温再服。若强人可用大附子一枚，干姜三两。

大汗，若大下利而厥冷者，四逆汤主之。六。用前第五方。

病人手足厥冷，脉乍紧者，邪结在胸中。心下满而烦，饥不能食者，病在胸中，当须吐之，宜瓜蒂散。方七。

瓜蒂散方

瓜蒂　赤小豆

上二味，各等分，异捣筛，合内臼中，更治之，别以香豉一合，用热汤七合，煮作稀糜，去滓，取汁，和散一钱匕，温顿服之。不吐者，少少加，得快吐乃止。诸亡血虚家，不可与瓜蒂散。

伤寒厥而心下悸，宜先治水，当服茯苓甘草汤，却治其厥。不尔，水渍人胃，必作利也。宜茯苓甘草汤。方八。

茯苓甘草汤方

茯苓二两　甘草一两（炙）　生姜三两（切）　桂枝二两（去皮）

上四味，以水四升，煮取二升，去滓，分温三服。

伤寒六七日，大下后，寸脉沉而迟，手足厥逆，下部脉不至，喉咽不利，唾脓血，泄利不止者，为难治。麻黄升麻汤主之。方九。

麻黄升麻汤方

麻黄二两半（去节）　升麻一两一分　当归一两一分　知母十八铢　黄芩十八铢　萎蕤十八铢　芍药六铢　天门冬六铢（去心）　桂枝六铢（去皮）　茯苓六铢　甘草六铢（炙）　石膏六铢（碎，绵裹）　白术六铢　干姜六铢

上十四味，以水一斗，先煮麻黄一两沸，去上沫，内诸药，煮取三升，去滓，分温三服，相去如炊三斗米顷，令尽汗出愈。

伤寒四五日，腹中痛，若转气下趋少腹者，此欲自利也。

伤寒本自寒下，医复吐下之，寒格，更逆吐下；若食入口即吐，干姜黄芩黄连人参汤主之。方十。

干姜黄芩黄连人参汤方

干姜、黄芩、黄连、人参各三两

上四味，以水六升，煮取二升，去滓，分温再服。

下利，有微热而渴，脉弱者，今自愈。

下利，脉数，有微热汗出，今自愈。设复紧，为未解。一云，设脉浮复紧。

下利，手足厥冷，无脉者，灸之不温，若脉不还，反微喘者，死。少阴负趺阳者，为顺也。

下利，寸脉反浮数，尺中自涩者，必清脓血。

下利清谷，不可攻表，汗出必胀满。

下利，脉沉弦者，下重也；脉大者，为未止；脉微弱数者，为欲自止，虽发热，不死。

下利，脉沉而迟，其人面少赤，身有微热，下利清谷者，必郁冒汗出而解，病人必微厥。所以然者，其面戴阳，下虚故也。

下利，脉数而渴者，今自愈；设不差，必清脓血，以有热故也。

下利后脉绝，手足厥冷，晬时[①]脉还，手足温者生，脉不还者死。

伤寒下利，日十余行，脉反实者，死。

下利清谷，里寒外热，汗出而厥者，通脉四逆汤主之。方十一。

通脉四逆汤方

甘草二两（炙）　附子大者一枚（生，去皮，破八片）　干姜三两（强人可四两）

上三味，以水三升，煮取一升二合，去滓，分温再服，其脉即出者愈。

热利，下重者，白头翁汤主之。方十二。

白头翁汤方

白头翁二两　黄柏三两　黄连三两　秦皮三两

上四味，以水七升，煮取二升，去滓，温服一升，不愈，更服一升。

下利腹胀满，身体疼痛者，先温其里，乃攻其表。温里，宜四逆汤，攻表，宜桂枝汤。十三。四逆汤，用前第五方。

桂枝汤方

桂枝三两（去皮）　芍药三两　甘草二两（炙）　生姜三两（切）　大枣十二枚（擘）

上五味，以水七升，煮取三升，去滓，温服一升，须臾啜热稀粥一升，以助药力。

下利，欲饮水者，以有热故也，白头翁汤主之。十四。用前第十二方。

① 晬时：一昼夜。

下利，谵语者，有燥屎也，宜小承气汤。方十五。

小承气汤

大黄四两（酒洗）　积实三枚（炙）　厚朴二两（去皮，炙）

上三味，以水四升，煮取一升二合，去滓，分二服。初一服，评语止，若更衣者，停后服，不尔尽服之。

下利后更烦，按之心下濡者，为虚烦也，宜栀子豉汤。方十六。

栀子豉汤

肥栀子十四个（擘）　香豉四合（绵裹）

上二味，以水四升，先煮栀子，取二升半，内豉，更煮取一升半，去滓，分再服。一服得吐，止后服。

呕家，有痈脓者，不可治呕，脓尽自愈。

呕而脉弱，小便复利，身有微热，见厥者难治，四逆汤主之。十七。用前第五方。

干呕，吐涎沫，头痛者，吴茱萸汤主之。方十八。

吴茱萸汤

吴茱萸一升（汤洗七遍）　人参三两　大枣十二枚（擘）　生姜六两（切）

上四味，以水七升，煮取二升，去滓，温服七合，日三服。

呕而发热者，小柴胡汤主之。方十九。

小柴胡汤

柴胡八两　黄芩三两　人参三两　甘草三两（炙）　生姜三两（切）　半夏半升（洗）　大枣十二枚（擘）

上七味，以水一斗二升，煮取六升，去滓，更煎取一三升，温服一升，日三服。

伤寒，大吐大下之，极虚，复极汗者，其人外气怫郁，复与之水，以发其汗，因得哕。所以然者，胃中寒冷故也。

伤寒，哕而腹满，视其前后，知何部不利，利之即愈。

卷第七

辨霍乱病脉证并治第十三

合六法，方六首。

恶寒脉微而利，利止者，亡血也，四逆加人参汤主之。第一。四味，前有吐利三证。

霍乱，头痛，发热，身疼，热多饮水者，五苓散主之。寒多不用水者，理中丸主之。第二。五苓散，五味。理中丸，四味。作加减法附。

吐利止，身痛不休，宜桂枝汤，小和之。第三。五味。

吐利汗出，发热恶寒，四肢拘急，手足厥冷者，四逆汤主之。第四。三味。

吐利，小便利，大汗出，下利清谷，内寒外热，脉微欲绝，四逆汤主之。第五。用前第四方。

吐已下断，汗出而厥，四肢不解，脉微绝，通脉四逆加猪胆汤主之。第六。四味。下有不胜谷气一证。

问曰：病有霍乱者何？答曰：呕吐而利，此名霍乱。

问曰：病发热，头痛，身疼，恶寒，吐利者，此属何病？答曰：此名霍乱。霍乱自吐下，又利止，复更发热也。

伤寒，其脉微涩者，本是霍乱，今是伤寒，却四五日，至阴经上，转入阴必利，本呕下利者，不可治也。欲似大便，而反失气，仍不利者，此属阳明也，便必硬，十三日愈，所以然者，经尽故也。下利后，当便硬，硬则能食者愈。今反不能食，到后经中，颇能食，复过一经能食，过之一日当愈。不愈者，不属阳明也。

恶寒脉微一作缓而复利，利止，亡血也，四逆加人参汤主之。方一。

四逆加人参汤方

甘草二两（炙）　附子一枚（生，去皮，破八片）　干姜一两半　人参一两

上四味，以水三升，煮取一升二合，去滓，分温再服。

霍乱，头痛发热，身疼痛，热多欲饮水者，五苓散主之。寒多不用水者，理中丸主之。二。

五苓散方

猪苓去皮　白术　茯苓各十八铢　桂枝半两（去皮）　泽泻一两六铢

上五味，为散，更治之，白饮和服方寸匕，日三服，多饮暖水，汗出愈。

理中丸方

人参、干姜、甘草炙、白术各三两

上四味，捣筛，蜜和为丸，如鸡子黄许大。以沸汤数合，和一丸，研碎，温服之，日三四，夜二服。腹中未热，益至三四丸，然不及汤。汤法，以四物依两数切，用水八升，煮取三升，去滓，温服一升，日三服。若脐上筑者，肾气动也，去术，加桂四两；吐多者，去术，加生姜三两；下多者，还用术；悸者，加茯苓二两；渴欲得水者，加术，足前成四两半；腹中痛者，加人参，足前成四两半；寒者，加干姜，足前成四两半；腹满者，去术，加附子一枚。服汤后如食顷，饮热粥一升许，微自温，勿发揭衣被。

吐利止，而身痛不休者，当消息和解其外，宜桂枝汤小和之。方三。

桂枝汤

桂枝三两（去皮）　芍药三两　生姜三两　甘草二两（炙）　大枣十二枚（擘）

上五味，以水七升，煮取三升，去滓，温服一升。

吐利汗出，发热恶寒，四肢拘急，手足厥冷者，四逆汤主之。方四。

四逆汤

甘草二两（炙）　干姜一两半　附子一枚（生，去皮，破八片）

上三味，以水三升，煮取一升二合，去滓，分温再服，强人可大附子

一枚、干姜三两。

既吐且利，小便复利，而大汗出，下利清谷，内寒外热，脉微欲绝者，四逆汤主之。五。用前第四方。

吐已下断，汗出而厥，四肢拘急不解，脉微欲绝者，通脉四逆加猪胆汤主之。方六。

通脉四逆加猪胆汤方

甘草二两（炙）　干姜三两，强人可四两　附子大者一枚（生，去皮，破八片）　猪胆汁半合

上四味，以水三升，煮取一升二合，去滓，内猪胆汁，分温再服，其脉即来，无猪胆，以羊胆代之。

吐利发汗，脉平，小烦者，以新虚不胜谷气故也。

辨阴阳易差后劳复病脉证并治第十四

合六法，方六首。

伤寒阴易病，身重，少腹里急，热上冲胸，头重不欲举，眼中生花，烧裈散主之。第一。一味。

大病差后劳复者，枳实栀子汤主之。第二。三味。下有宿食，加大黄法附。

伤寒差以后，更发热，小柴胡汤主之。第三。七味。

大病差后，从腰以下有水气者，牡蛎泽泻散主之。第四。七味。

大病差后，喜唾，久不了了，胸上有寒，当以丸药温之，宜理中丸。第五。四味。

伤寒解后，虚羸少气，气逆欲吐，竹叶石膏汤主之。第六。七味。下有病新差一证。

伤寒，阴阳易①之为病，其人身体重，少气，少腹里急，或引阴中拘挛，热上冲胸，头重不欲举，眼中生花，一作眵，膝胫拘急者，烧裩散主

① 阴阳易：指伤寒初愈，因房事传给对方的疾病。

之。方一。

烧裈散方

妇人中裈[①]近隐处，取烧作灰。

上一味，水服方寸匕，日三服，小便即利，阴头微肿，此为愈矣。妇人病，取男子裈烧服。

大病差后，劳复者，枳实栀子豉汤主之。方二。

枳实栀子豉汤方

枳实三枚（炙）　栀子十四个（擘）　豉一升（绵裹）

上三味，以清浆水七升，空煮取四升，内枳实、栀子，煮取二升，下豉，更煮五六沸，去滓，温分再服，覆令微似汗。若有宿食者，内大黄如博棋子五六枚，服之愈。

伤寒差以后，更发热，小柴胡汤主之。脉浮者，以汗解之。脉沉实者一作紧，以下解之。方三。

小柴胡汤

柴胡八两　人参二两　黄芩二两　甘草二两（炙）　生姜二两　半夏半升（洗）　大枣十二枚（擘）

上七味，以水一斗二升，煮取六升，去滓，再煎取三升，温服一升，日三服。

大病差后，从腰以下有水气者，牡蛎泽泻散主之。方四。

牡蛎泽泻散方

牡蛎熬　泽泻　蜀漆暖水洗，去腥　葶苈子熬　商陆根熬　海藻（洗，去皮）　栝楼根各等分

上七味，异捣，下筛为散，更于臼中治之，白饮和，服方寸匕，日三服。小便利，止后服。

大病差后，喜唾，久不了了，胸上有寒，当以丸药温之，宜理中丸。方五。

---

① 中裈：内裤。裈：音昆。

理中丸方

人参、白术、甘草（炙）、干姜各三两

上四味，捣筛，蜜和为丸，如鸡子黄许大，以沸汤数合，和一丸，研碎，温服之，日三服。

伤寒解后，虚羸少气，气逆欲吐，竹叶石膏汤主之。方六。

竹叶石膏汤方

竹叶二把　石膏一斤　半夏半升（洗）　麦门一升，去心　人参二两　甘草二两，炙　粳米半升

上七味，以水一斗，煮取六升，去滓，内粳米，煮米熟，汤成去米，温服一升，日三服。

病人脉已解，而日暮微烦，以病新差，人强与谷，脾胃气尚弱，不能消谷，故令微烦，损谷则愈。

辨不可发汗病脉证并治第十五

一法，方本阙。

夫以为疾病至急，仓卒寻按，要者难得，故重集诸可与不可方治，比之三阴三阳篇中，此易见也。又时有不止是三阳三阴，出在诸可与不可中也。

少阴病，脉细沉数，病为在里，不可发汗。

脉浮紧者，法当身疼痛，宜以汗解之。假令尺中迟者，不可发汗。何以知然？以荣气不足，血少故也。

少阴病，脉微，不可发汗，亡阳故也。

脉濡而弱，弱反在关，濡反在巅，微反在上，涩反在下。微则阳气不足，涩则无血，阳气反微，中风汗出，而反躁烦，涩则无血，厥而且寒，

阳微发汗，躁不得眠。

动气在右，不可发汗，发汗则衄而渴，心苦烦，饮即吐水。

动气在左，不可发汗。发汗则头眩，汗不止，筋惕肉瞤。

动气在上，不可发汗。发汗则气上冲，正在心端。

动气在下，不可发汗。发汗则无汗，心中大烦，骨节苦疼，目运①恶寒，食则反吐，谷不得前。

咽中闭塞，不可发汗。发汗则吐血，气微绝，手足厥冷，欲得蜷卧，不能自温。

诸脉得数，动微弱者，不可发汗。发汗则大便难，腹中干一云小便难胞中干，胃躁而烦，其形相象，根本异源。

脉濡而弱，弱反在关，濡反在巅，弦反在上，微反在下。弦为阳运，微为阴寒，上实下虚，意欲得温。微弦为虚，不可发汗，发汗则寒栗，不能自还。

咳者则剧，数吐涎沫，咽中必干，小便不利，心中饥烦，晬时而发，其形似疟，有寒无热，虚而寒栗。咳而发汗，蜷而苦满，腹中复坚。

厥，脉紧，不可发汗。发汗则声乱，咽嘶舌萎，声不得前②。

诸逆发汗，病微者难差，剧者言乱，目眩者死一云谵言目眩睛乱者死，命将难全。

太阳病，得之八九日，如疟状，发热恶寒，热多寒少，其人不呕，清便续自可，一日二三度发，脉微而恶寒者，此阴阳俱虚，不可更发汗也。

太阳病，发热恶寒，热多寒少，脉微弱者，无阳也，不可发汗。

咽喉干燥者，不可发汗。

亡血不可发汗，发汗则寒栗而振。

衄家不可发汗，汗出必额上陷，脉急紧，直视不能眴，不得眠。音见上。

汗家不可发汗，发汗必恍惚心乱，小便已，阴疼，宜禹余粮丸。一。方

---

① 目运：头目眩晕。“运”通“晕”。

② 声不得前：声音不能发出。

本阙。

淋家不可发汗，发汗必便血。

疮家虽身疼痛，不可发汗，汗出则痓。

下利不可发汗，汗出必胀满。

咳而小便利，若失小便者，不可发汗，汗出则四肢厥逆冷。

伤寒一二日至四五日厥者，必发热。前厥者，后必热；厥深者，热亦深；厥微者，热亦微。厥应下之，而反发汗者，必口伤烂赤。

伤寒脉弦细，头痛发热者，属少阳，少阳不可发汗。

伤寒头痛，翕翕发热，形象中风，常微汗出。自呕者，下之益烦，心懊侬如饥；发汗则致痓，身强，难以伸屈；熏之则发黄，不得小便，久则发咳唾。

太阳与少阳并病，头项强痛，或眩冒，时如结胸，心下痞硬者，不可发汗。

太阳病发汗，因致痓。

少阴病，咳而下利，谵语者，此被火气劫故也。小便必难，以强责少阴汗也。

少阴病，但厥无汗，而强发之，必动其血，未知从何道出，或从口鼻，或从目出者，是名下厥上竭，为难治。

辨可发汗病脉证并治第十六

合四十一法，方一十四首。

太阳病，外证未解，脉浮弱，当以汗解，宜桂枝汤。第一。五味，前有四法。

脉浮而数者，可发汗，属桂枝汤证。第二。用前第一方。一法用麻黄汤。

阳明病，脉迟，汗出多，微恶寒，表未解也，属桂枝汤证。第三。用前第一方。下有可汗二证。

病人烦热，汗出解，又如疟状，脉浮虚者，当发汗，属桂枝汤证。第四。用前第一方。

病常自汗出，此荣卫不和也，发汗则愈，属桂枝汤证。第五。用前第一方。

病人脏无他病，时发热汗出，此卫气不和也，先其时发汗则愈，属桂枝汤证。第六。用前第一方。

脉浮紧，浮为风，紧为寒，风伤卫，寒伤荣，荣卫俱病，骨节烦疼，可发汗，宜麻黄汤。第七。四味。

太阳病不解，热结膀胱，其人如狂，血自下，愈。外未解者，属桂枝汤证。第八。用前第一方。

太阳病，下之微喘者，表未解，宜桂枝加厚朴杏子汤。第九。七味。

伤寒脉浮紧，不发汗，因衄者，属麻黄汤证。第十。用前第七方。

阳明病，脉浮无汗而喘者，发汗愈，属麻黄汤证。第十一。用前第七方。

太阴病，脉浮者，可发汗，属桂枝汤证。第十二。用前第一方。

太阳病，脉浮紧，无汗，发热身疼痛，八九日表证在，当发汗，属麻黄汤证。第十三。用前第七方。

脉浮者，病在表，可发汗，属麻黄汤证。第十四。用前第七方。一法用桂枝汤。

伤寒不大便六七日，头痛有热者，与承气汤。其小便清者，知不在里，续在表，属桂枝汤证。第十五。用前第一方。

下利，腹胀满，身疼痛者，先温里，乃攻表，温里宜四逆汤，攻表宜桂枝汤。第十六。四逆汤三味。桂枝汤用前第一方。

下利后，身疼痛，清便自调者，急当救表，宜桂枝汤。第十七。用前第一方。

太阳病，头痛发热，汗出，恶风寒者，属桂枝汤证。第十八。用前第一方。

太阳中风，阳浮阴弱，热发汗出，恶寒恶风，鼻鸣干呕者，属桂枝汤证。第十九。用前第一方。

太阳病，发热汗出，此为荣弱卫强，属桂枝汤证。第二十。用前第一方。

太阳病下之，气上冲者，属桂枝汤证。第二十一。用前第一方。

太阳病，服桂枝汤反烦者，先刺风池、风府，却与桂枝汤愈。第二十二。用前第一方。

烧针被寒，针处核起者，必发奔豚气，与桂枝加桂汤。第二十三。五味。

太阳病，项背强几几，汗出恶风者，宜桂枝加葛根汤。第二十四。七味。注见第二卷中。

太阳病，项背强几几，无汗恶风者，属葛根汤证。第二十五。用前方。

太阳阳明合病，自利，属葛根汤证。第二十六。用前方。一云，用后第二十八方。

太阳阳明合病，不利，但呕者，属葛根加半夏汤。第二十七。八味。

太阳病，桂枝证，反下之，利遂不止，脉促者，表未解也，喘而汗出，属葛根黄芩黄连汤。第二十八。四味。

太阳病，头痛发热，身疼，恶风无汗，属麻黄汤证。第二十九。用前第七方。

太阳阳明合病，喘而胸满者，不可下，属麻黄汤证。第三十。用前第七方。

太阳中风，脉浮紧，发热恶寒，身疼不汗而烦躁者，大青龙汤主之。第三十一。七味。下有一病证。

阳明中风，脉弦浮大，短气，腹满，胁下及心痛，鼻干不得汗，嗜卧，身黄，小便难，潮热，外不解，过十日，脉浮者，与小柴胡汤。脉但浮，无余证者，与麻黄汤。第三十二。小柴胡汤七味。麻黄汤用前第七方。

太阳病，十日以去，脉浮细嗜卧者，外解也；设胸满胁痛者，与小柴胡汤；脉但浮，与麻黄汤。第三十三。并用前方。

伤寒脉浮缓，身不疼但重，乍有轻时，无少阴证，可与大青龙汤发之。第三十四。用前第三十一方。

伤寒表不解，心下有水气，干呕发热而咳，或渴，或利，或噎，或小便不利，或喘，小青龙汤主之。第三十五。八味。加减法附。

伤寒心下有水气，咳而微喘，发热不渴，属小青龙汤证。第三十六。用前方。

伤寒五六日中风，往来寒热，胸胁苦满，不欲饮食，心烦喜呕者，属小柴胡汤证。第三十七。用前第三十二方。

伤寒四五日，身热恶风，颈项强，胁下满，手足温而渴，属小柴胡汤证。第三十八。用前第三十二方。

伤寒六七日，发热，微恶寒，支节烦疼，微呕，心下支结，外证未去者，柴胡桂枝汤主之。第三十九。九味。

少阴病，得之二三日，麻黄附子甘草汤，微发汗。第四十。三味。

脉浮，小便不利，微热消渴者，与五苓散。第四十一。五味。

大法，春夏宜发汗。

凡发汗，欲令手足俱周，时出似漐漐然，一时间①许益佳，不可令如水流离。若病不解，当重发汗，汗多者必亡阳，阳虚不得重发汗也。

---

① 一时间：古代一个时辰左右。即现在的两个小时左右。

凡服汤发汗，中病便止，不必尽剂也。

凡云可发汗，无汤者，丸散亦可用，要以汗出为解，然不如汤随证良验。

太阳病，外证未解，脉浮弱者，当以汗解，宜**桂枝汤**。方一。

桂枝三两（去皮）　芍药三两　甘草二两（炙）　生姜三两（切）　大枣十二枚（擘）

上五味，以水七升，煮取三升，去滓，温服一升，啜粥将息，如初法。

脉浮而数者，可发汗，属桂枝汤证。二。用前第一方，一法用麻黄汤。

阳明病，脉迟，汗出多，微恶寒者，表未解也，可发汗，属桂枝汤证。三。用前第一方。

夫病脉浮大，问病者，言但便鞕耳。设利者，为大逆。鞕为实，汗出而解。何以故？脉浮当以汗解。

伤寒，其脉不弦紧而弱，弱者必渴，被火必谵语，弱者发热脉浮，解之，当汗出愈。

病人烦热，汗出即解，又如疟状，日晡所发热者，属阳明也。脉浮虚者，当发汗，属桂枝汤证。四。用前第一方。

病常自汗出者，此为荣气和，荣气和者，外不谐，以卫气不共荣气谐和故尔。以荣行脉中，卫行脉外，复发其汗，荣卫和则愈，属桂枝汤证。五。用前第一方。

病人脏无他病，时发热，自汗出而不愈者，此卫气不和也，先其时发汗则愈，属桂枝汤证。六。用前第一方。

脉浮而紧，浮则为风，紧则为寒，风则伤卫，寒则伤荣，荣卫俱病，骨节烦疼，可发其汗，宜**麻黄汤**。方七。

麻黄三两（去节）　桂枝二两　甘草一两（炙）　杏仁七十个（去皮尖）

上四味，以水八升，先煮麻黄，减二升，去上沫，内诸药，煮取二升半，去滓，温服八合。温覆取微似汗，不须啜粥，余如桂枝将息。

太阳病不解，热结膀胱，其人如狂，血自下，下者愈。其外未解者，尚未可攻，当先解其外，属桂枝汤证。八。用前第一方。

太阳病，下之微喘者，表未解也，宜**桂枝加厚朴杏子汤**。方九。

桂枝三两（去皮）　芍药三两　生姜三两（切）　甘草二两（炙）　厚朴二两（炙，去皮）　杏仁五十个（去皮尖）　大枣十二枚（擘）

上七味，以水七升，煮取三升，去滓，温服一升。

伤寒脉浮紧，不发汗，因致衄者，属麻黄汤证。十。用前第七方。

阳明病，脉浮无汗而喘者，发汗则愈，属麻黄汤证。十一。用前第七方。

太阴病，脉浮者，可发汗，属桂枝汤证。十二。用前第一方。

太阳病，脉浮紧，无汗，发热，身疼痛，八九日不解，表证仍在，当复发汗。服汤已，微除，其人发烦目瞑，剧者必衄，衄乃解。所以然者，阳气重故也。属麻黄汤证。十三。用前第七方。

脉浮者，病在表，可发汗，属麻黄汤证。十四。用前第七方。一法用桂枝汤。

伤寒不大便六七日，头痛有热者，与承气汤。其小便清者一云大便青，知不在里，续在表也，当须发汗。若头痛者，必衄，属桂枝汤证。十五。用前第一方。

下利腹胀满，身体疼痛者，先温其里，乃攻其表。温里宜四逆汤，攻表宜桂枝汤。十六。用前第一方。

四逆汤方

甘草二两（炙）　干姜一两半　附子一枚（生，去皮，破八片）

上三味，以水三升，煮取一升二合，去滓，分温再服。强人可大附子一枚，干姜三两。

下利后，身疼痛，清便自调者，急当救表，宜桂枝汤发汗。十七。用前第一方。

太阳病，头痛发热，汗出恶风寒者，属桂枝汤证。十八。用前第一方。

太阳中风，阳浮而阴弱。阳浮者，热自发；阴弱者，汗自出。啬啬恶寒，淅淅恶风，翕翕发热，鼻鸣干呕者，属桂枝汤证。十九。用前第一方。

太阳病，发热汗出者，此为荣弱卫强，故使汗出，欲救邪风，属桂枝汤证。二十。用前第一方。

太阳病，下之后，其气上冲者，属桂枝汤证。二十一。用前第一方。

太阳病，初服桂枝汤，反烦不解者，先刺风池、风府，却与桂枝汤则愈。二十二。用前第一方。

烧针令其汗，针处被寒，核起而赤者，必发奔豚。气从少腹上撞心者，灸其核上各一壮，与**桂枝加桂汤**。方二十三。

桂枝五两（去皮）　甘草二两（炙）　大枣十二枚（擘）　芍药三两　生姜三两（切）

上五味，以水七升，煮取三升，去滓，温服一升。本云桂枝汤，今加桂，满五两。所以加桂者，以能泄奔豚气也。

太阳病，项背强几几，反汗出恶风者，宜**桂枝加葛根汤**。方二十四。

葛根四两　麻黄三两（去节）　甘草二两（炙）　芍药三两　桂枝二两　生姜三两　大枣十二枚（擘）

上七味，以水一斗，煮麻黄、葛根，减二升，去上沫，内诸药，煮取三升，去滓，温服一升，覆取微似汗，不须啜粥助药力，余将息依桂枝法。注见第二卷中。

太阳病，项背强几几，无汗恶风者，属葛根汤证。二十五。用前第二十四方。

太阳与阳明合病，必自下利，不呕者，属葛根汤证。二十六。用前方。一云，用后第二十八方。

太阳与阳明合病，不下利，但呕者，宜**葛根加半夏汤**。方二十七。

葛根四两　半夏半升（洗）　大枣十二枚（擘）　桂枝（去皮）二两　芍药二两　甘草二两（炙）　麻黄三两（去节生姜三两）

上八味，以水一斗，先煮葛根、麻黄，减二升，去上沫，内诸药，煮取三升，去滓，温服一升，覆取微似汗。

太阳病，桂枝证，医反下之，利遂不止，脉促者，表未解也，喘而汗出者，宜**葛根黄芩黄连汤**。方二十八。促作纵。

葛根八两　黄连三两　黄芩三两　甘草二两（炙）

上四味，以水八升，先煮葛根，减二升，内诸药，煮取二升，去滓，分温再服。

太阳病，头痛发热，身疼腰痛，骨节疼痛，恶风无汗而喘者，属麻黄汤证。二十九。用前第七方。

太阳与阳明合病，喘而胸满者，不可下，属麻黄汤证。三十。用前第七方。

太阳中风，脉浮紧，发热恶寒，身疼痛，不汗出而烦躁者，大青龙汤主之。若脉微弱，汗出恶风者，不可服之，服之则厥逆，筋惕肉瞤，此为逆也。**大青龙汤方**。三十一。

麻黄六两（去节）　桂枝二两（去皮）　杏仁四十枚（去皮尖）　甘草二两（炙）　石膏如鸡子大，碎　生姜三两（切）　大枣十二枚（擘）

上七味，以水九升，先煮麻黄，减二升，去上沫，内诸药，煮取三升，温服一升，覆取微似汗。汗出多者，温粉粉之。一服汗者，勿更服。若复服，汗出多者，亡阳，遂一作逆虚，恶风烦躁，不得眠也。

阳明中风，脉弦浮大而短气，腹都满，胁下及心痛，久按之，气不通，鼻干不得汗，嗜卧，一身及目悉黄，小便难，有潮热，时时哕，耳前后肿，刺之小差，外不解，过十日，脉续浮者，与小柴胡汤。脉但浮，无余证者，与麻黄汤用前第七方不溺，腹满加哕者，不治。三十二。

小柴胡汤方

柴胡八两　黄芩三两　人参三两　甘草三两（炙）　生姜三两（切）　半夏半升（洗）　大枣十二枚（擘）

上七味，以水一斗二升，煮取六升，去滓，再煎取三升，温服一升，日三服。

太阳病，十日以去，脉浮而细，嗜卧者，外已解也。设胸满胁痛者，与小柴胡汤；脉但浮者，与麻黄汤。三十三。并用前方。

伤寒脉浮缓，身不疼，但重，乍有轻时，无少阴证者，可与大青龙汤发之。三十四。用前第三十一方。

伤寒表不解，心下有水气，干呕，发热而咳，或渴，或利，或噎，或小便不利、少腹满，或喘者，宜**小青龙汤**。方三十五。

麻黄二两（去节）　芍药二两　桂枝二两（去皮）　甘草二两（炙）　细

辛二两　五味子半升　半夏半升（洗）　干姜三两

上八味，以水一斗，先煮麻黄，减二升，去上沫内诸药，煮取三升，去滓，温服一升。若渴，去半夏加栝楼根三两。若微利，去麻黄，加荛花如一鸡子，熬令赤色。若噎，去麻黄，加附子一枚，炮。若小便不利，少腹满，去麻黄，加茯苓四两。若喘，去麻黄，加杏仁半升，去皮尖。且荛花不治利，麻黄主喘，今此语反之。疑非仲景意。注见第三卷中

伤寒，心下有水气，欬而微喘，发热不渴，服汤已渴者，此寒去欲解也，属小青龙汤证。三十六。用前方

中风往来寒热，伤寒五六日以后，胸胁苦满，嘿嘿不欲饮食，烦心喜呕，或胸中烦而不呕，或渴，或腹中痛，或胁下痞鞕，或心下悸，小便不利，或不渴，身有微热，或欬者，属小柴胡汤证。三十七。用前第三十二方。

伤寒四五日，身热恶风，颈项强，胁下满，手足温而渴者，属小柴胡汤证。三十八。用前第三十二方。

伤寒六七日，发热微恶寒，支节烦疼，微呕，心下支结，外证未去者，**柴胡桂枝汤主**之。方三十九。

柴胡四两　黄芩一两半　人参一两半　桂枝一两半（去皮）　生姜一两半（切）　半夏二合半（洗）　芍药一两半　大枣六枚（擘）　甘草一两（炙）

上九味，以水六升，煮取三升，去滓，温服一升，日三服。本云人参汤，作如桂枝法，加半夏柴胡黄芩，如柴胡法，今著人参，作半剂。

少阴病，得之二三日，**麻黄附子甘草汤**微发汗，以二三日无证，故微发汗也。四十。

麻黄二两（去根节）　甘草二两（炙）　附子一枚（炮，去皮，破八片）

上三味，以水七升，先煮麻黄一二沸，去上沫，内诸药，煮取二升半，去滓，温服八合，日三服。

脉浮，小便不利，微热消渴者，与**五苓散**，利小便，发汗。四十一。

猪苓十八铢（去皮）　茯苓十八铢　白术十八铢　泽泻一两六铢　桂枝半两（去皮）

上五味，捣为散，以白饮和服方寸匕，日三服。多饮暖水，汗出愈。

卷第八

辨发汗后病脉证并治第十七

合二十五法，方二十四首。

太阳病，发汗遂漏不止，恶风，小便难，四肢急，难以屈伸者，属桂枝加附子汤。第一。六味。前有八病证。

太阳病，服桂枝汤，烦不解，先刺风池风府，却与桂枝汤。第二。五味。

服桂枝汤，汗出，脉洪大者，与桂枝汤。若形似疟，一日再发者，属桂枝二麻黄一汤。第三。七味。

服桂枝汤，汗出后，烦渴不解，脉洪大者，属白虎加人参汤。第四。五味。

伤寒，脉浮，自汗出，小便数，心烦，恶寒，脚挛急，与桂枝攻表，得之便厥，咽干，烦躁吐逆，作甘草干姜汤；厥愈，更作芍药甘草汤，其脚即伸。若胃气不和，与调胃承气汤。若重发汗，加烧针者，与四逆汤。第五。甘草干姜汤，芍药甘草汤，并二味。调胃承气汤，四逆汤，并三味。

太阳病，脉浮紧，无汗发热，身疼，八九日不解，服汤已，发烦必衄，宜麻黄汤。第六。四味。

伤寒发汗已解，半日复烦，脉浮数者，属桂枝汤证。第七。用前第二方。

发汗后，身疼，脉沉迟者，属桂枝加芍药生姜各一两人参三两新加汤。第八。六味。

发汗后，不可行桂枝汤，汗出而喘，无大热者，可与麻黄杏子甘草石膏汤。第九。四味。

发汗过多，其人叉手自冒心，心下悸，欲得按者，属桂枝甘草汤。第十。二味。

发汗后，脐下悸，欲作奔豚，属茯苓桂枝甘草大枣汤。第十一。四味。甘烂水法附。

发汗后，腹胀满者，属厚朴生姜半夏甘草人参汤。第十二。五味。

发汗，病不解，反恶寒者，虚也，属芍药甘草附子汤。第十三。三味。

发汗后，不恶寒，但热者，实也，当和胃气，属调胃承气汤证。第十四。用前第五方。

太阳病，发汗后，大汗出，胃中干，烦躁，不得眠。若脉浮，小便不利，渴者，属五苓散。第十五。五味。

发汗已，脉浮数，烦渴者，属五苓散证。第十六。用前第十五方。

伤寒汗出而渴者，宜五苓散，不渴者，属茯苓甘草汤。第十七。四味。

太阳病，发汗不解，发热，心悸，头眩身瞤动，欲擗一作僻地者，属真武汤。第十八。五味。

伤寒汗出，解之后，胃中不和，心下痞，干噫，腹中雷鸣下利者，属生姜泻心汤。第十九。八味。

伤寒汗出不解，心中痞，呕吐下利者，属大柴胡汤。第二十。八味。

阳明病，自汗，若发其汗，小便自利，虽鞕不可攻，须自欲大便，宜蜜煎，若土瓜根，猪胆汁为导。第二十一。蜜煎一味，猪胆方二味。

太阳病三日，发汗不解，蒸蒸发热者，属调胃承气汤证。第二十二。用前第五方。

大汗出，热不去，内拘急，四肢疼，又下利厥逆恶寒者，属四逆汤证。第二十三。用前方第五方。

发汗后不解，腹满痛者，急下之，宜大承气汤。第二十四。四味。

发汗多，亡阳谵语者，不可下，与柴胡桂枝汤和其荣卫，后自愈。第二十五。九味。

二阳并病，太阳初得病时，发其汗，汗先出不彻，因转属阳明，续自微汗出，不恶寒。若太阳病证不罢者，不可下，下之为逆，如此可小发汗。设面色缘缘正赤者，阳气怫郁在表，当解之熏之。若发汗不彻，不足言，阳气怫郁不得越，当汗不汗，其人烦躁，不知痛处，乍在腹中，乍在四肢，按之不可得，其人短气，但坐以汗出不彻故也，更发汗则愈。何以知汗出不彻，以脉涩故知也。

未持脉时，病人叉手自冒心，师因教试令欬，而不即欬者，此必两耳聋无闻也。所以然者，以重发汗虚故如此。

发汗后，饮水多必喘，以水灌之亦喘。

发汗后，水药不得入口为逆。若更发汗，必吐下不止。

阳明病，本自汗出，医更重发汗，病已差，尚微烦不了了者，必大便鞕故也。以亡津液，胃中干燥，故令大便鞕。当问小便日几行，若本小便日三四行，今日再行，故知大便不久出。今为小便数少，以津液当还入胃中，故知不久必大便也。

发汗多，若重发汗者，亡其阳，谵语。脉短者死，脉自和者不死。

伤寒发汗已，身目为黄，所以然者，以寒湿一作温在里不解故也。以为不可下也，于寒湿中求之。

病人有寒，复发汗，胃中冷，必吐蛔。

太阳病，发汗，遂漏不止，其人恶风，小便难，四肢微急，难以屈伸者，属**桂枝加附子汤**。方一。

桂枝三两（去皮）　芍药三两　甘草二两（炙）　生姜三两（切）　大枣十二枚（擘）　附子一枚（炮）

上六味，以水七升，煮取三升，去滓，温服一升。本云桂枝汤，今加附子。

太阳病，初服桂枝汤，反烦不解者，先刺风池、风府，却与**桂枝汤**则愈。方二。

桂枝三两（去皮）　芍药三两　生姜三两（切）　甘草二两（炙）　大枣十二枚（擘）

上五味，以水七升，煮取三升，去滓，温服一升。须臾啜热稀粥一升，以助药力。

服桂枝汤，大汗出，脉洪大者，与桂枝汤，如前法。若形似疟，一日再发者，汗出必解，属**桂枝二麻黄一汤**。方三。

桂枝一两十七铢　芍药一两六铢　麻黄一十六铢（去节）　生姜一两六铢　杏仁十六个（去皮尖）　甘草一两二铢（炙）　大枣五枚（擘）

上七味，以水五升，先煮麻黄一二沸，去上沫，内诸药，煮取二升，去滓，温服一升，日再服。本云桂枝汤二分，麻黄汤一分，合为二升，分再服，今合为一方。

服桂枝汤，大汗出后，大烦渴不解，脉洪大者，属白虎加人参汤。方四。

知母六两　石膏一斤（碎，绵裹）　甘草二两（炙）　粳米六合　人参二两

上五味，以水一斗，煮米熟，汤成去滓，温服一升，日三服。

伤寒脉浮，自汗出，小便数，心烦，微恶寒，脚挛急，反与桂枝，欲攻其表，此误也。得之便厥，咽中干，烦躁吐逆者，作甘草干姜汤与之，以复其阳；若厥愈足温者，更作芍药甘草汤与之，其脚即伸；若胃气不和，谵语者，少与调胃承气汤；若重发汗，复加烧针者，与四逆汤。五。

甘草干姜汤方

甘草四两（炙）　干姜二两

上二味，以水三升，煮取一升五合，去滓，分温再服。

芍药甘草汤方

白芍药四两　甘草四两（炙）

上二味；以水三升，煮取一升五合，去滓，分温再服。

调胃承气汤方

大黄四两（去皮，清酒洗）　甘草二两（炙）　芒硝半升

上三味，以水三升，煮取一升，去滓，内芒硝，更上微火，煮令沸，少少温服之。

四逆汤方

甘草二两（炙）　干姜一两半　附子一枚（生用，去皮，破八片）

上三味，以水三升，煮取一升二合，去滓，分温再服。强人可大附子一枚，干姜三两。

太阳病，脉浮紧，无汗，发热，身疼痛，八九日不解，表证仍在，此当复发汗。服汤已，微除，其人发烦目瞑，剧者必衄，衄乃解。所以然者，阳气重故也，宜**麻黄汤**。方六。

麻黄三两（去节）　桂枝二两（去皮）　甘草一两（炙）　杏仁七十个（去皮尖）

上四味，以水九升，先煮麻黄减二升，去上沫，内诸药，煮取二升半，去滓，温服八合，覆取微似汗，不须啜粥。

伤寒发汗，已解半日许，复烦，脉浮数者，可更发汗，属桂枝汤证。七。用前第二方。

发汗后，身疼痛，脉沉迟者，属桂枝加芍药生姜各一两人参三两新加汤。方八。

桂枝新加汤

桂枝三两（去皮）　芍药四两　生姜四两　甘草二两（炙）　人参三两　大枣十二枚（擘）

上六味，以水一斗二升，煮取三升，去滓，温服一升。本云桂枝汤，今加芍药生姜人参。

发汗后，不可更行桂枝汤，汗出而喘，无大热者，可与**麻黄杏子甘草石膏汤**。方九。

麻黄四两（去节）　杏仁五十个（去皮尖）　甘草二两（炙）　石膏半斤（碎）

上四味，以水七升，先煮麻黄，减二升，去上沫，内诸药，煮取二升，去滓，温服一升。本云，黄耳杯。

发汗过多，其人叉手自冒心，心下悸，欲得按者，属**桂枝甘草汤**。方十。

桂枝二两（去皮）　甘草二两（炙）

上二味，以水三升，煮取一升，去滓，顿服。

发汗后，其人脐下悸者，欲作奔豚，属**茯苓桂枝甘草大枣汤**。方十一。

茯苓半斤　桂枝四两（去皮）　甘草二两（炙）　大枣十五枚（擘）

上四味，以甘澜水一斗，先煮茯苓减二升，内诸药，煮取三升，去滓，温服一升，日三服。

作甘澜水法：取水二斗，置大盆内，以杓扬之，水上有珠子五六千颗相逐，取用之。

发汗后，腹胀满者，属**厚朴生姜半夏甘草人参汤**。方十二。

厚朴半斤（炙）　生姜半斤　半夏半升（洗）　甘草二两（炙）　人参一两

上五味，以水一斗，煮取三升，去滓，温服一升，日三服。

发汗，病不解，反恶寒者，虚故也，属**芍药甘草附子汤**。方十三。

芍药三两　甘草三两　附子一枚（炮，去皮，破六片）

上三味，以水三升，煮取一升二合，去滓，分温三服。疑非仲景方。

发汗后，恶寒者，虚故也；不恶寒，但热者，实也，当和胃气，属调胃承气汤证。十四。用前第五方，一法用小承气汤。

太阳病，发汗后，大汗出，胃中干，烦躁不得眠，欲得饮水者，少少与饮之，令胃气和则愈。若脉浮，小便不利，微热消渴者，属**五苓散**。方十五。

猪苓十八铢（去皮）　泽泻一两六铢　白术十八铢　茯苓十八铢　桂枝半两（去皮）

上五味，捣为散，以白饮和服方寸匕，日三服，多饮暖水，汗出愈。

发汗已，脉浮数，烦渴者，属五苓散证。十六。用前第十五方。

伤寒汗出而渴者，宜五苓散；不渴者，属**茯苓甘草汤**。方十七。

茯苓二两　桂枝二两　甘草一两（炙）　生姜一两

上四味，以水四升，煮取二升，去滓，分温三服。

太阳病发汗，汗出不解，其人仍发热，心下悸，头眩，身瞤动，振振欲擗一作僻地者，属**真武汤**。方十八。

茯苓三两　芍药三两　生姜三两（切）　附子一枚（炮，去皮，破八片）　白术二两

上五味，以水八升，煮取三升，去滓，温服七合，日三服。

伤寒汗出解之后，胃中不和，心下痞鞕，干噫食臭，胁下有水气，腹中雷鸣下利者，属**生姜泻心汤**。方十九。

生姜四两　甘草三两（炙）　人参三两　干姜一两　黄芩三两　半夏半升（洗）　黄连一两　大枣十二枚（擘）

上八味，以水一斗，煮取六升，去滓，再煎取三升，温服一升，日三

服。生姜泻心汤，本云理中人参黄芩汤，去桂枝、术，加黄连，并泻肝法。

伤寒发热，汗出不解，心中痞鞕，呕吐而下利者，属**大柴胡汤**。方二十。

柴胡半斤　枳实四枚（炙）　生姜五两　黄芩三两　芍药三两　半夏半升（洗）　大枣十二枚（擘）

上七味，以水一斗二升，煮取六升，去滓，再煎取三升，温服一升，日三服。一方加大黄二两，若不加，恐不名大柴胡汤。

阳明病，自汗出，若发汗，小便自利者，此为津液内竭，虽鞕不可攻之。须自欲大便，宜蜜煎导而通之，若土瓜根及大猪胆汁，皆可为导。二十一。

蜜煎方

食蜜七合

上一味，于铜器内，微火煎，当须凝如饴状，搅之勿令焦著，欲可丸，并手捻作挺，令头锐，大如指许，长二寸。当热时急作，冷则鞕，以内谷道中，以手急抱，欲大便时，乃去之。疑非仲景意，已试甚良。

又大猪胆一枚，泻汁，和少许法醋，以灌谷道内，如一食顷，当大便，出宿食恶物，甚效。

太阳病，三日发汗不解，蒸蒸发热者，属胃也，属调胃承气汤证。二十二。用前第五方。

大汗出，热不去，内拘急，四肢疼，又下利厥逆而恶寒者，属四逆汤证。二十三。用前第五方。

发汗后不解，腹满痛者，急下之，宜**大承气汤**。方二十四。

大黄四两（酒洗）　厚朴半斤（炙）　枳实五枚（炙）　芒消三合

上四味，以水一斗，先煎二物，取五升，内大黄，更煮取二升，去滓，内芒消，更一二沸，分再服。得利者，止后服。

发汗多，亡阳谵语者，不可下，与柴胡桂枝汤，和其荣卫，以通津液，后自愈。方二十五。

柴胡四两　桂枝一两半，去皮　黄芩一两半　芍药一两半　生姜一两半　大枣六个（擘）　人参一两半　半夏二合半（洗）　甘草一两（炙）

上九味，以水六升，煮取三升，去滓，温服一升，日三服。

辨不可吐第十八

合四证。

太阳病，当恶寒发热，今自汗出，反不恶寒发热，关上脉细数者，以医吐之过也。若得病一二日吐之者，腹中饥，口不能食；三四日吐之者，不喜糜粥，欲食冷食，朝食暮吐。以医吐之所致也，此为小逆。

太阳病，吐之，但太阳病当恶寒，今反不恶寒，不欲近衣者，此为吐之内烦也。

少阴病，饮食入口则吐，心中温温欲吐，复不能吐。始得之，手足寒，脉弦迟者，此胸中实，不可下也。若膈上有寒饮干呕者，不可吐也，当温之。

诸四逆厥者，不可吐之，虚家亦然。

辨可吐第十九

合二法，五证。

大法，春宜吐。

凡用吐，汤中病便止，不必尽剂也。

病如桂枝证，头不痛，项不强，寸脉微浮，胸中痞鞕，气上撞咽喉，不得息者，此为有寒，当吐之。一云，此以内有久痰，宜吐之。

病胸上诸实一作寒，胸中郁郁而痛，不能食，欲使人按之，而反有涎唾，下利日十余行，其脉反迟，寸口脉微滑，此可吐之。吐之，利则止。

少阴病，饮食入口则吐，心中温温欲吐复不能吐者，宜吐之。

宿食在上脘[1]者，当吐之。

病手足逆冷，脉乍结，以客气在胸中，心下满而烦，欲食不能食者，病在胸中，当吐之。

① 脘：原作“管”，据《注解伤寒论》改。

卷第九

辨不可下病脉证并治第二十

合四法，方六首。

阳明病，潮热，大便微鞕，与大承气汤。若不大便六七日，恐有燥屎，与小承气汤和之。第一。大承气四味，小承气三味。前有四十病证。

伤寒中风，反下之，心下痞，医复下之，痞益甚，属甘草泻心汤。第二。六味。

下利脉大者，虚也，以强下之也。设脉浮革，肠鸣者，属当归四逆汤。第三。七味。下有阳明病二证。

阳明病，汗自出，若发汗，小便利，津液内竭，虽鞕不可攻，须自大便，宜蜜煎，若土瓜根，猪胆汁导之。第四。蜜煎一味，猪胆汁二味。

脉濡而弱，弱反在关，濡反在巅，微反在上，涩反在下。微则阳气不足，涩则无血，阳气反微，中风汗出，而反躁烦；涩则无血，厥而且寒。阳微则不可下，下之则心下痞鞕。

动气在右，不可下，下之则津液内竭，咽燥鼻干，头眩心悸也。

动气在左，不可下，下之则腹内拘急，食不下，动气更剧，虽有身热，卧则欲蜷。

动气在上，不可下，下之则掌握热烦，身上浮冷，热汗自泄，欲得水自灌。

动气在下，不可下，下之则腹胀满，卒起头眩，食则下清谷，心下痞也。

咽中闭塞，不可下，下之则上轻下重，水浆不下，卧则欲蜷，身急痛，下利日数十行。

诸外实者，不可下，下之则发微热。亡脉厥者，当齐握[①]热。

诸虚者，不可下，下之则大渴。求水者易愈，恶水者剧。

脉濡而弱，弱反在关，濡反在巅，弦反在上，微反在下。弦为阳运，微为阴寒，上实下虚，意欲得温。微弦为虚，虚者不可下也。微则为欬，欬则吐涎，下之则欬止，而利因不休。利不休，则胸中如虫啮，粥入则出，小便不利，两胁拘急，喘息为难，颈背相引，臂则不仁。极寒反汗出，身冷若冰，眼睛不慧，语言不休，而谷气多入，此为除中亦云消中，口虽欲言，舌不得前。

脉濡而弱，弱反在关，濡反在巅，浮反在上，数反在下。浮为阳虚，数为无血。浮为虚，数为[②]热。浮为虚，自汗出而恶寒；数为痛，振而寒栗。微弱在关，胸下为急，喘汗而不得呼吸。呼吸之中，痛在于胁，振寒相抟，形如疟状。医反下之，故令脉数发热，狂走见鬼，心下为痞，小便淋漓，少腹甚鞕，小便则尿血也。

脉濡而紧，濡则卫气微，紧则荣中寒。阳微卫中风，发热而恶寒，荣紧胃气冷，微呕心内烦。医谓有大热，解肌而发汗，亡阳虚烦躁，心下苦痞坚，表里俱虚竭，卒起而头眩，客热在皮肤，怅怏不得眠。不知胃气冷，紧寒在关元，技巧无所施，汲水灌其身。客热应时罢，栗栗而振寒，重被而覆之，汗出而冒巅。体惕而又振，小便为微难，寒气因水发，清谷不容间。呕变反肠出，颠倒不得安，手足为微逆，身冷而内烦，迟欲从后救，安可复追还。

脉浮而大，浮为气实，大为血虚。血虚为无阴，孤阳独下阴部者，小便当赤而难，胞中当虚。今反小便利，而大汗出，法应卫家当微，今反更实，津液四射，荣竭血尽，干烦而不眠，血薄肉消，而成暴一云黑液。医复

① 齐握：脐腹的中部。“齐”通“脐”；“握”：中心。
② 为：原作“生”，据《注解伤寒论》改。

以毒药攻其胃，此为重虚，客阳去有期，必下如污泥而死。

脉浮而紧，浮则为风，紧则为寒，风则伤卫，寒则伤荣，荣卫俱病，骨节烦疼，当发其汗，而不可下也。

趺阳脉迟而缓，胃气如经也。趺阳脉浮而数，浮则伤胃，数则动脾，此非本病，医特下之所为也。荣卫内陷，其数先微，脉反但浮，其人必大便鞕，气噫而除。何以言之，本以数脉动脾，其数先微，故知脾气不治，大便鞕，气噫而除。今脉反浮，其数改微，邪气独留，心中则饥，邪热不杀谷，潮热发渴，数脉当迟缓，脉因前后度数如法，病者则饥。数脉不时，则生恶疮也。

脉数者，久数不止。止则邪结，正气不能复，正气却结于藏，故邪气浮之，与皮毛相得。脉数者，不可下，下之必烦，利不止。

少阴病，脉微，不可发汗，亡阳故也。阳已虚，尺中弱涩者，复不可下之。

脉浮大，应发汗，医反下之，此为大逆也。

脉浮而大，心下反鞕，有热。属脏者，攻之，不令发汗；属腑者，不令溲数。溲数则大便鞕，汗多则热愈，汗少则便难，脉迟尚未可攻。

二阳并病，太阳初得病时，而发其汗，汗先出不彻，因转属阳明，续自微汗出，不恶寒。若太阳证不罢者，不可下，下之为逆。

结胸证，脉浮大者，不可下，下之即死。

太阳与阳明合病，喘而胸满者，不可下。

太阳与少阳合病者，心下鞕，颈项强而眩者，不可下。

诸四逆厥者，不可下之，虚家亦然。

病欲吐者，不可下。

太阳病，有外证未解，不可下，下之为逆。

病发于阳，而反下之，热人因作结胸；病发于阴，而反下之，因作痞。

病脉浮而紧，而复下之，紧反入里，则作痞。

夫病阳多者热，下之则鞕。

本虚，攻其热必哕。

无阳阴强，大便鞕者，下之必清谷腹满。

太阴之为病，腹满而吐，食不下，自利益甚，时腹自痛，下之必胸下结鞕。

厥阴之为病，消渴，气上撞心，心中疼热，饥而不欲食，食则吐蛔，下之利不止。

少阴病，饮食入口则吐，心中温温欲吐，复不能吐。始得之，手足寒，脉弦迟者，此胸中实，不可下也。

伤寒五六日，不结胸，腹濡，脉虚，复厥者，不可下。此亡血，下之死。

伤寒发热，头痛，微汗出，发汗则不识人；熏之则喘，不得小便，心腹满；下之则短气，小便难，头痛背强；加温针则衄。

伤寒，脉阴阳俱紧，恶寒发热，则脉欲厥。厥者，脉初来大，渐渐小，更来渐大，是其候也。如此者，恶寒甚者，翕翕汗出，喉中痛；若热多者，目赤脉多，睛不慧。医复发之，咽中则伤；若复下之，则两目闭。寒多便清谷，热多便脓血；若熏之，则身发黄；若熨之，则咽燥。若小便利者，可救之；若小便难者，为危殆。

伤寒发热，口中勃勃气出，头痛目黄，衄不可制，贪水者，必呕，恶水者，厥。若下之，咽中生疮。假令手足温者，必下重，便脓血。头痛目黄者，若下之，则目闭。贪水者，若下之，其脉必厥，其声嘤，咽喉塞；若发汗，则战栗，阴阳俱虚。恶水者，若下之，则里冷，不嗜食，大便完谷出；若发汗，则口中伤，舌上白胎，烦躁。脉数实，不大便六七日，后必便血；若发汗，则小便自利也。

得病二三日，脉弱，无太阳柴胡证，烦躁心下痞，至四日，虽能食，以承气汤，少少与微和之，令小安。至六日，与承气汤一升。若不大便六七日，小便少，虽不大便，但头鞕，后必溏，未定成鞕，攻之必溏；须小便利，屎定鞕，乃可攻之。

脏结无阳证，不往来寒热，其人反静，舌上胎滑者，不可攻也。

伤寒呕多，虽有阳明证，不可攻之。

阳明病，潮热，大便微鞕者，可与大承气汤；不鞕者，不可与之。若不大便六七日，恐有燥屎，欲知之法，少与小承气汤，汤入腹中，转失气者，此有燥屎也，乃可攻之。若不转失气者，此但初头鞕，后必溏，不可攻之，攻之必胀满，不能食也，欲饮水者，与水则哕。其后发热者，大便必复鞕而少也，宜小承气汤和之。不转失气者，慎不可攻也。**大承气汤**。方一。

大黄四两　厚朴八两（炙）　枳实五枚（炙）　芒消三合

上四味，以水一斗，先煮二味，取五升，下大黄，煮取二升，去滓，下芒消，再煮一二沸，分二服，利则止后服。

小承气汤方

大黄四两（酒洗）　厚朴二两（炙，去皮）　枳实三枚（炙）

上三味，以水四升，煮取一升二合，去滓，分温再服。

伤寒中风，医反下之，其人下利日数十行，谷不化，腹中雷鸣，心下痞鞕而满，干呕，心烦不得安。医见心下痞，谓病不尽，复下之，其痞益甚。此非结热，但以胃中虚，客气上逆，故使鞕也，属**甘草泻心汤**。方二。

甘草四两（炙）　黄芩三两　干姜三两　大枣十二枚（擘）　半夏半升（洗）　黄连一两

上六味，以水一斗，煮取六升，去滓，再煎，取三升，温服一升，日三服。有人参，见第四卷中。

下利脉大者，虚也，以强下之故也。设脉浮革，因尔肠鸣者，属**当归四逆汤**。方三。

当归三两　桂枝三两（去皮）　细辛三两　甘草二两（炙）　通草二两　芍药三两　大枣二十五枚（擘）

上七味，以水八升，煮取三升，去滓，温服一升半，日三服。

阳明病，身合色赤，不可攻之，必发热色黄者，小便不利也。

阳明病，心下鞕满者，不可攻之。攻之，利遂不止者，死；利止者，愈。

阳明病，自汗出，若发汗，小便自利者，此为津液内竭，虽鞕，不可攻之。须自欲大便，宜**蜜煎导**而通之，若土瓜根，及猪胆汁，皆可为导。方四。

食蜜七合

右一味，于铜器内，微火煎，当须凝如饴状，搅之，勿令焦著，欲可丸，并手捻作挺，令头锐，大如指，长二寸许。当热时急作，冷则鞕，以内谷道中。以手急抱，欲大便时，乃去之。疑非仲景意，已试甚良。又大猪胆一枚，泻汁，和少许法醋，以灌谷道内。如一食顷，当大便，出宿食恶物，甚效。

辨可下病脉证并治第二十一

合四十四法，方一十一首。

阳明病，汗多者，急下之，宜大柴胡汤。第一。加大黄八味。一法用小承气汤。前别有二法。

少阴病，得之二三日，口燥咽干者，急下之，宜大承气汤。第二。四味。

少阴病，六七日腹满不大便者，急下之，宜大承气汤。第三。用前第二方。

少阴病，下利清水，心下痛，口干者，可下之，宜大柴胡、大承气汤。第四。大柴胡汤用前第一方，大承气汤用前第二方。

下利，三部脉平，心下鞕者，急下之，宜大承气汤。第五。用前第二方。

下利，脉迟滑者，内实也。利未止，当下之，宜大承气汤。第六。用前第二方。

阳明少阳合病，下利，脉不负者，顺也。脉滑数者，有宿食，当下之，宜大承气汤。第七。用前第二方。

寸脉浮大反涩，尺中微而涩，故知有宿食。当下之，宜大承气汤。第八。用前第二方。

下利，不欲食者，以有宿食，当下之，宜大承气汤。第九。用前第二方。

下利，差，至其年月日时复发者，以病不尽，当下之，宜大承气汤。第十。用前第二方。

病腹中满痛，此为实，当下之，宜大承气、大柴胡汤。第十一。大承气用前第二方。大柴胡用前第一方。

下利，脉反滑，当有所去，下乃愈，宜大承气汤。第十二。用前第二方。

腹满不减，减不足言，当下之，宜大柴胡、大承气汤。第十三。大柴胡用前第一方。大承气用前第二方。

伤寒后，脉沉。沉者，内实也，下之解，宜大柴胡汤。第十四。用前第一方。

伤寒六七日，目中不了了，睛不和，无表里证。大便难，身微热者，实也，急下之。宜大承气、大柴胡汤。第十五。大柴胡用前第一方，大承气用前第二方。

太阳病未解，脉阴阳俱停，先振栗汗出而解。阴脉微者，下之解，宜大柴胡汤。第十六。用前第一方。一法，用调胃承气汤。

脉双弦而迟者，心下鞕，脉大而紧者，阳中有阴也，可下之，宜大承气汤。第十七。用前第二方。

结胸者，项亦强，如柔痉状，下之和。第十八。结胸门用大陷胸丸。

病人无表里证，发热七八日，虽脉浮数者，可下之，宜大柴胡汤。第十九。用前第一方。

太阳病，表证仍在，脉微而沉，不结胸，发狂，少腹满，小便利，下血愈，宜下之，以抵当汤。第二十。四味。

太阳病，身黄脉沉结，少腹鞕，小便自利，其人如狂，血证谛，属抵当汤证。第二十一。用前第二十方。

伤寒有热，少腹满，应小便不利，今反利，为有血。当下之，宜抵当丸。第二十二。四味。

阳明病，但头汗出，小便不利，身必发黄。宜下之，茵陈蒿汤。第二十三。三味。

阳明证，其人喜忘，必有蓄血，大便色黑，宜抵当汤下之，第二十四。用前第二十方。

汗出谵语，以有燥屎，过经可下之，宜大柴胡、大承气汤。第二十五。大柴胡用前第一方、大承气用前第二方。

病人烦热，汗出，如疟状，日晡发热，脉实者，可下之，宜大柴胡、大承气汤。第二十六。大柴胡用前第一方、大承气用前第二方。

阳明病，谵语，潮热，不能食，胃中有燥屎。若能食，但鞕耳，属大承气汤证。第二十七。用前第二方。

下利谵语者，有燥屎也，属小承气汤。第二十八。三味。

得病二三日，脉弱，无太阳柴胡证，烦躁，心下痞。小便利，屎定鞕，宜大承气汤。第二十九。用前第二方，一云大柴胡汤。

太阳中风，下利呕逆，表解，乃可攻之。属十枣汤。第三十。二味。

太阳病不解，热结膀胱，其人如狂，宜桃核承气汤。第三十一。五味。

伤寒七八日，身黄如橘子色，小便不利，腹微满者，属茵陈蒿汤证。第三十二。用前第二十三方。

伤寒发热，汗出不解，心中痞鞕，呕吐下利者，属大柴胡汤证。第三十三。用前第一方。

伤寒十余日，热结在里，往来寒热者，属大柴胡汤证。第三十四。用前第一方。

但结胸，无大热，水结在胸胁也，头微汗出者，属大陷胸汤。第三十五。三味。

伤寒六七日，结胸热实，脉沉紧，心下痛者，属大陷胸汤证。第三十六。用前第三十五方。

阳明病，多汗，津液外出，胃中燥，大便必鞕，谵语，属小承气汤证。第三十七。用前第二十八方。

阳明病不吐下，心烦者，属调胃承气汤。第三十八。三味。

阳明病脉迟，虽汗出不恶寒，身必重，腹满而喘，有潮热，大便鞕，大承气汤主之；若汗出多，微发热恶寒，桂枝汤主之。热不潮，腹大满不通，与小承气汤。第三十九。大承气汤用前第二方，小承气汤用前第二十八方，桂枝汤五味。

阳明病，潮热，大便微鞕，与大承气汤。若不大便六七日，恐有燥屎，与小承气汤。若不转气，不可攻之。后发热，大便复鞕者，宜以小承气和之。第四十。并用前方。

阳明病，谵语，潮热，脉滑疾者，属小承气汤证。第四十一。用前第二十八方。

二阳并病，太阳证罢，但发潮热，汗出，大便难，谵语者，下之愈，宜大承气汤。第四十二。用前第二方。

病人小便不利，大便乍难乍易，微热喘冒者，属大承气汤证。第四十三。用前第二方。

大下，六七日不大便，烦不解，腹满痛者，属大承气汤证。第四十四。用前第二方。

大法，秋宜下。

凡可下者，用汤胜丸散，中病便止，不必尽剂也。

阳明病，发热，汗多者，急下之，宜**大柴胡汤**。方一。一法用小承气汤。

柴胡八两　枳实四枚（炙）　生姜五两　黄芩三两　芍药三两　大枣十二枚（擘）　半夏半升（洗）

上七味，以水一斗二升，煮取六升，去滓，更煎取三升，温服一升，日三服。一方云，加大黄二两，若不加，恐不成大柴胡汤。

少阴病，得之二三日，口燥咽干者，急下之，宜**大承气汤**。方二。

大黄四两（酒洗） 厚朴半斤（炙，去皮） 枳实五枚（炙） 芒消三合

上四味，以水一斗，先煮二物，取五升，内大黄，更煮取二升，去滓，内芒消，更上微火一两沸，分温再服。得下，余勿服。

少阴病，六七日腹满不大便者，急下之，宜大承气汤。三。用前第二方。

少阴病，下利清水，色纯青，心下必痛，口干燥者，可下之，宜大柴胡大承气汤。四。用前第二方。

下利，三部脉皆平，按之心下鞕者，急下之，宜大承气汤。五。用前第二方。

下利，脉迟而滑者，内实也，利未欲止，当下之，宜大承气汤。六。用前第二方。

阳明少阳合病，必下利，其脉不负者，为顺也。负者，失也，互相克贼，名为负也。脉滑而数者，有宿食，当下之，宜大承气汤。七。用前第二方。

问曰：人病有宿食，何以别之？师曰：寸口脉浮而大，按之反涩，尺中亦微而涩，故知有宿食。当下之，宜大承气汤。八。用前第二方。

下利，不欲食者，以有宿食故也，当下之，宜大承气汤。九。用前第二方。

下利差，至其年月日时复发者，以病不尽故也，当下之，宜大承气汤。十。用前第二方。

病腹中满痛者，此为实也，当下之，宜大承气、大柴胡汤。十一。用前第一、第二方。

下利，脉反滑，当有所去，下乃愈，宜大承气汤。十二。用前第二方。

腹满不减，减不足言，当下之，宜大柴胡、大承气汤。十三。用前第一第二方。

伤寒后脉沉，沉者，内实也，下之解，宜大柴胡汤。十四。用前第一方。

伤寒六七日，目中不了了，睛不和，无表里证，大便难，身微热者，

此为实也，急下之，宜大承气、大柴胡汤。十五。用前第一、第二方。

太阳病未解，脉阴阳俱停一作微，必先振栗汗出而解。但阴脉微一作尺脉实者，下之而解，宜大柴胡汤。十六。用前第一方。一法用调胃承气汤。

脉双弦而迟者，必心下鞕；脉大而紧者，阳中有阴也，可下之，宜大承气汤。十七。用前第二方。

结胸者，项亦强，如柔痓状，下之则和。十八。结胸门用大陷胸丸。

病人无表里证，发热七八日，虽脉浮数者，可下之，宜大柴胡汤。十九。用前第一方。

太阳病，六七日表证仍在，脉微而沉，反不结胸，其人发狂者，以热在下焦，少腹当鞕满，而小便自利者，下血乃愈。所以然者，以太阳随经，瘀热在里故也，宜下之，以**抵当汤**。方二十。

水蛭三十枚（熬）　桃仁二十枚（去皮尖）　虻虫三十枚（去翅足，熬）　大黄三两（去皮，破六片）

上四味，以水五升，煮取三升，去滓，温服一升。不下者，更服。

太阳病，身黄，脉沉结，少腹鞕满，小便不利者，为无血也；小便自利，其人如狂者，血证谛，属抵当汤证。二十一。用前第二十方。

伤寒有热，少腹满，应小便不利，今反利者，为有血也，当下之，宜**抵当丸**。方二十二。

大黄三两　桃仁二十五个（去皮尖）　虻虫（去翅足，熬），水蛭（熬）各二十个，熬

上四味，捣筛，为四丸，以水一升，煮一丸，取七合服之，晬时当下血，若不下者，更服。

阳明病，发热汗出者，此为热越，不能发黄也；但头汗出，身无汗，剂颈而还，小便不利，渴引水浆者，以瘀热在里，身必发黄，宜下之，以**茵陈蒿汤**。方二十三。

茵陈蒿六两　栀子十四个（擘）　大黄二两（破）

上三味，以水一斗二升，先煮茵陈，减六升，内二味，煮取三升，去滓，分温三服，小便当利，尿如皂荚汁状，色正赤。一宿腹减，黄从小便

去也。

阳明证，其人喜忘者，必有蓄血。所以然者，本有久瘀血，故令喜忘。屎虽鞕，大便反易，其色必黑，宜抵当汤下之。二十四。用前第二十方。

汗一作卧出谵语者，以有燥屎在胃中，此为风也。须下者，过经乃可下之。下之若早者，语言必乱，以表虚里实故也。下之愈，宜大柴胡、大承气汤。二十五。用前第一第二方。

病人烦热，汗出则解，又如疟状，日晡所发热者，属阳明也。脉实者，可下之，宜大柴胡、大承气汤。二十六。用前第一第二方。

阳明病，谵语，有潮热，反不能食者，胃中有燥屎五六枚也；若能食者，但鞕耳，属大承气汤证。二十七。用前第二方。

下利谵语者，有燥屎也，属**小承气汤**。方二十八。

大黄四两　厚朴二两（炙，去皮）　枳实三枚（炙）

上三味，以水四升，煮取一升二合，去滓，分温再服。若更衣者，勿服之。

得病二三日，脉弱，无太阳柴胡证，烦躁，心下痞，至四五日，虽能食，以承气汤少少与微和之，令小安，至六日，与承气汤一升。若不大便六七日，小便少者，虽不大便，但初头鞕，后必溏，此未定成鞕也，攻之必溏，须小便利，屎定鞕，乃可攻之，宜大承气汤。二十九。用前第二方。一云大柴胡汤。

太阳病中风，下利，呕逆，表解者，乃可攻之。其人漐漐汗出，发作有时，头痛，心下痞鞕满，引胁下痛，干呕则短气，汗出不恶寒者，此表解里未和也，属**十枣汤**。方三十。

芫花（熬）、赤甘遂、大戟各等分。

上三味，各异捣筛秤已，合治之，以水一升半，煮大肥枣十枚，取八合，去枣，内药末，强人服重一钱匕，羸人半钱，温服之，平旦服。若下少，病不除者，明日更服，加半钱，得快下利后，糜粥自养。

太阳病不解，热结膀胱，其人如狂，血自下，下者愈。其外未解者，尚未可攻，当先解其外；外解已，但少腹急结者，乃可攻之，宜**桃核承气**

汤。方三十一。

桃仁五十枚（去皮尖）　大黄四两　甘草二两（炙）　芒消二两　桂枝二两（去皮）

上五味，以水七升，煮四物，取二升半，去滓，内芒消，更上火煎微沸，先食温服五合，日三服，当微利。

伤寒七八日，身黄如橘子色，小便不利，腹微满者，属茵陈蒿汤证。三十二。用前第二十三方。

伤寒发热，汗出不解，心中痞鞕，呕吐而下利者，属**大柴胡汤证**。三十三。用前第一方。

伤寒十余日，热结在里，复往来寒热者，属大柴胡汤证。三十四。用前第一方。

但结胸，无大热者，以水结在胸胁也，但头微汗出者，属**大陷胸汤**。方三十五。

大黄六两　芒消一升　甘遂末一钱匕

上三味，以水六升，先煮大黄，取二升，去滓，内芒消，更煮一二沸，内甘遂末，温服一升。

伤寒六七日，结胸热实，脉沉而紧，心下痛，按之石鞕者，属大陷胸汤证。三十六。用前第三十五方。

阳明病，其人多汗，以津液外出，胃中燥，大便必鞕，鞕则谵语，属小承气汤证。三十七。用前第二十八方。

阳明病，不吐不下，心烦者，属**调胃承气汤**。方三十八。

大黄四两（酒洗）　甘草二两（炙）　芒消半升

上三味，以水三升，煮取一升，去滓，内芒消，更上火微煮令沸，温顿服之。

阳明病，脉迟，虽汗出，不恶寒者，其身必重，短气，腹满而喘，有潮热者，此外欲解，可攻里也。手足濈然汗出者，此大便已鞕也，大承气汤主之。若汗出多，微发热恶寒者，外未解也，桂枝汤主之。其热不潮，未可与承气汤；若腹大满不通者，与小承气汤，微和胃气，勿令至大泄下。

三十九。大承气汤用前第二方，小承气用前第二十八方。

桂枝汤方

桂枝（去皮）　芍药　生姜（切，各）三两　甘草二两（炙）　大枣十二枚（擘）

上五味，以水七升，煮取三升，去滓，温服一升。服汤后，饮热稀粥一升余，以助药力，取微似汗。

阳明病，潮热，大便微鞕者，可与大承气汤；不鞕者，不可与之。若不大便六七日，恐有燥屎，欲知之法，少与小承气汤，汤入腹中，转失气者，此有燥屎也，乃可攻之。若不转失气者，此但初头鞕，后必溏，不可攻之，攻之必胀满不能食也，欲饮水者，与水则哕。其后发热者，大便必复鞕而少也，宜以小承气汤和之。不转失气者，慎不可攻也。四十。并用前方。

阳明病，谵语，发潮热，脉滑而疾者，小承气汤主之。因与承气汤一升，腹中转气者，更服一升；若不转气者，勿更与之。明日又不大便，脉反微涩者，里虚也，为难治，不可更与承气汤。四十一。用前第二十八方。

二阳并病，太阳证罢，但发潮热，手足漐漐汗出，大便难，而谵语者，下之则愈，宜大承气汤。四十二。用前第二方。

病人小便不利，大便乍难乍易，时有微热，喘冒不能卧者，有燥屎也，属大承气汤证。四十三。用前第二方。

大下后，六七日不大便，烦不解，腹满痛者，此有燥屎也。所以然者，本有宿食故也，属大承气汤证。四十四。用前第二方。

卷第十

辨发汗吐下后病脉证并治第二十二

合四十八法，方三十九首。

太阳病，八九日，如疟状，热多寒少，不呕，清便，脉微而恶寒者，不可更发汗吐下也，以其不得小汗，身必痒，属桂枝麻黄各半汤。第一。七味。前有二十二病证。

服桂枝汤，或下之，仍头项强痛，发热. 无汗，心下满痛，小便不利，属桂枝去桂加茯苓白术汤。第二。六味。

太阳病，发汗不解，而下之，脉浮者，为在外，宜桂枝汤。第三。五味。

下之后，复发汗，昼日烦躁，夜安静，不呕，不渴，无表证，脉沉微者，属干姜附子汤。第四。二味。

伤寒，若吐下后，心下逆满，气上冲胸，起则头眩，脉沉紧，发汗则身为振摇者，属茯苓桂枝白术甘草汤。第五。四味。

发汗若下之，病不解，烦躁者，属茯苓四逆汤。第六。五味。

发汗吐下后，虚烦不眠，若剧者，反覆颠倒，心中懊侬，属栀子豉汤。少气者，栀子甘草豉汤；呕者，栀子生姜豉汤。第七。栀子豉汤二味；栀子甘草豉汤、栀子生姜豉汤，并三味。

发汗下之而烦热，胸中窒者，属栀子豉汤证。第八。用上初方。

太阳病，过经十余日，心下欲吐，胸中痛，大便溏，腹满，微烦，先此时极吐下者，与调胃承气汤。第九。三味。

太阳病，重发汗，复下之，不大便五六日，舌上燥而渴，日晡潮热，心腹鞕满痛；不可近者，属大陷胸汤。第十。三味。

伤寒五六日，发汗复下之，胸胁满，微结，小便不利，渴而不呕，头汗出，寒热心烦者，属柴胡桂枝干姜汤。第十一。七味。

伤寒发汗、吐下解后，心下痞鞕，噫气不除者，属旋覆代赭汤。第十二。七味。

伤寒下之，复发汗，心下痞，恶寒，表未解也。表解乃可攻痞，解表宜桂枝汤；攻痞宜大黄黄连泻心汤。第十三。桂枝汤用前第三方；大黄泻心汤二味。

伤寒吐下后，七八日不解，热结在里，表里俱热，恶风，大渴，舌上燥而烦，欲饮水数升者，属白虎加人参汤。第十四。五味。

伤寒吐下后，不解，不大便至十余日，日晡发潮热，不恶寒，如见鬼状。剧者不识人，循衣摸床，惕而不安，微喘直视，发热谵语者，属大承气汤。第十五。四味。

三阳合病，腹满身重，口不仁，面垢，谵语遗尿。发汗则谵语，下之则额上汗，手足逆冷，自汗出者，属白虎汤。第十六。四味。

阳明病，脉浮紧，咽燥口苦，腹满而喘，发热汗出，反恶热，身重。

若发汗则谵语；加温针必怵惕，烦躁不眠；若下之，心中懊侬，舌上苔者，属栀子豉汤证。第十七。用前第七方。

阳明病，下之，心中懊侬而烦，胃中有燥屎，可攻，宜大承气汤。第十八。用前第十五方。

太阳病，吐下发汗后，微烦，小便数，大便鞕者，与小承气汤和之。第十九。三味。

大汗大下而厥者，属四逆汤。第二十。三味。

太阳病，下之，气上冲者，与桂枝汤。第二十一。用前第三方。

太阳病，下之后，脉促胸满者，属桂枝去芍药汤。第二十二。四味。

若微寒者，属桂枝去芍药加附子汤。第二十三。五味。

太阳桂枝证，反下之，利不止，脉促，喘而汗出者，属葛根黄芩黄连汤。第二十四。四味。

太阳病，下之微喘者，表未解也，属桂枝加厚朴杏子汤。第二十五。七味。

伤寒，不大便六七日，头痛有热者，与承气汤。小便清者，一云大便青。知不在里，当发汗，宜桂枝汤。第二十六。用前第三方。

伤寒五六日，下之后，身热不去，心中结痛者，属栀子豉汤证。第二十七。用前第七方。

伤寒下后，心烦腹满。卧起不安，属栀子厚朴汤。第二十八。三味。

伤寒，以丸药下之，身热不去，微烦者，属栀子干姜汤。第二十九。二味。

伤寒下之，续得下利不止。身疼痛，急当救里，后身疼痛，清便自调者，急当救表。救里宜四逆汤，救表宜桂枝汤。第三十。并用前方。

太阳病，过经十余日，二三下之，柴胡证仍在，与小柴胡。呕止小安，郁郁微烦者，可与大柴胡汤。第三十一。八味。

伤寒十三日不解，胸胁满而呕，日晡发潮热，微利。潮热者，实也，先服小柴胡汤以解外，后以柴胡加芒消汤主之。第三十二。八味。

伤寒十三日，过经谵语，有热也。若小便利，当大便鞕，而反利者，知以丸药下之也。脉和者，内实也，属调胃承气汤证。第三十三。用前第九方。

伤寒八九日，下之，胸满烦惊，小便不利，谵语，身重，不可转侧者，属柴胡加龙骨牡蛎汤。第三十四。十二味。

火逆下之，因烧针烦躁者，属桂枝甘草龙骨牡蛎汤。第三十五。四味。

太阳病，脉浮而动数，头痛发热，盗汗，恶寒，反下之，膈内拒痛，短气躁烦，心中懊侬，心下因鞕，则为结胸，属大陷胸汤证。第三十六。用前第十方。

伤寒五六日，呕而发热者，小柴胡汤证具，以他药下之，柴胡证仍在者，复与柴胡汤，必蒸蒸而振，却发热汗出而解。若心满而鞕痛者，此为结胸，大陷胸汤主之。但满而不痛者，为痞，属半夏泻心汤。第三十七。七味。

本以下之，故心下痞，其人渴而口燥烦，小便不利者，属五苓散。第三十八。五味。

伤寒中风，下之，其人下利日数十行，腹中雷鸣，心下痞鞕，干呕，心烦，复下之，其痞益甚，属甘草泻心汤。第三十九。六味。

伤寒服药，下利不止，心下痞鞕，复下之，利不止，与理中，利益甚，属赤石脂禹余粮汤。第四十。二味。

太阳病，外证未除，数下之，遂协热而利，利不止，心下痞鞕，表里不解，属桂枝人参汤。第四十一。五味。

下后，不可更行桂枝汤，汗出而喘，无大热者，属麻黄杏子甘草石膏汤。第四十二。四味。

阳明病，下之，外有热，手足温，心中懊侬，饥不能食，但头汗出，属栀子豉汤证。第四十三。用前第七方。

伤寒吐后，腹胀满者，属调胃承气汤证。第四十四。用前第九方。

病人无表里证，发热七八日，脉虽浮数，可下之。假令已下，脉数不解，不大便者，有瘀血，属抵当汤。第四十五。四味。

本太阳病，反下之，腹满痛，属太阴也，属桂枝加芍药汤。第四十六。五味。

伤寒六七日，大下，寸脉沉而迟，手足厥，下部脉不至，喉咽不利，唾脓血者，属麻黄升麻汤。第四十七。十四味。

伤寒本自寒下，复吐下之，食入口即吐，属干姜黄芩黄连人参汤。第四十八。四味。

师曰：病人脉微而涩者，此为医所病也。大发其汗，又数大下之，其人亡血，病当恶寒，后乃发热，无休止时。夏月盛热，欲著复衣，冬月盛寒，欲裸其身。所以然者，阳微则恶寒，阴弱则发热，此医发其汗，使阳气微，又大下之，令阴气弱。五月之时，阳气在表，胃中虚冷，以阳气内微，不能胜冷，故欲著复衣；十一月之时，阳气在里，胃中烦热，以阴气内弱，不能胜热，故欲裸其身。又阴脉迟涩，故知亡血也。

寸口脉浮大，而医反下之，此为大逆。浮则无血，大则为寒，寒气相抟，则为肠鸣。医乃不知，而反饮冷水，令汗大出，水得寒气，冷必相抟，其人则饲。

太阳病三日，已发汗，若吐，若下，若温针，仍不解者，此为坏病，桂枝不中与之也。观其脉证，知犯何逆，随证治之。

脉浮数者，法当汗出而愈，若下之，身重，心悸者，不可发汗，当自汗出乃解。所以然者，尺中脉微，此里虚，须表里实，津液和，便自汗出愈。

凡病若发汗，若吐，若下，若亡血，无津液，阴阳脉自和者，必自愈。

大下之后，复发汗，小便不利者，亡津液故也。勿治之，得小便利，必自愈。

下之后，复发汗，必振寒，脉微细。所以然者，以内外俱虚故也。

本发汗，而复下之，此为逆也；若先发汗，治不为逆。本先下之，而反汗之，为逆；若先下之，治不为逆。

太阳病，先下而不愈，因复发汗，以此表里俱虚，其人因致冒，冒家汗出自愈。所以然者，汗出表和故也。得表和，然后复下之。

得病六七日，脉迟浮弱，恶风寒，手足温，医二三下之，不能食，而胁下满痛，面目及身黄，颈项强，小便难者，与柴胡汤，后必下重。本渴饮水而呕者，柴胡不中与也，食谷者哕。

太阳病，二三日不能卧，但欲起，心下必结，脉微弱者，此本有寒分也。反下之，若利止，必作结胸，未止者，四日复下之，此作协热利也。

太阳病，下之，其脉促一作纵，不结胸者，此为欲解也。脉浮者，必结胸；脉紧者，必咽痛；脉弦者，必两胁拘急；脉细数者，头痛未止；脉沉紧者，必欲呕；脉沉滑者，协热利；脉浮滑者，必下血。

太阳少阳并病，而反下之，成结胸，心下鞕，下利不止，水浆不下，其人心烦。

脉浮而紧，而复下之，紧反入里，则作痞，按之自濡，但气痞耳。

伤寒吐下发汗后，虚烦，脉甚微，八九日心下痞鞕，胁下痛，气上冲咽喉，眩冒，经脉动惕者，久而成痿。

阳明病，能食，下之不解者，其人不能食，若攻其热必哕。所以然者，胃中虚冷故也，以其人本虚，攻其热必哕。

阳明病，脉迟，食难用饱，饱则发烦，头眩，必小便难，此欲作谷疸[①]。虽下之，腹满如故，所以然者，脉迟故也。

夫病，阳多者热，下之则鞕；汗多，极发其汗，亦鞕。

太阳病，寸缓关浮尺弱，其人发热，汗出，复恶寒，不呕，但心下痞者，此以医下之也。

太阴之为病，腹满而吐，食不下，自利益甚，时腹自痛，若下之，必胸下结鞕。

伤寒大吐大下之，极虚，复极汗者，其人外气怫郁，复与之水，以发其汗，因得哕。所以然者，胃中寒冷故也。

吐利发汗后，脉平，小烦者，以新虚，不胜谷气故也。

太阳病，医发汗，遂发热恶寒，因复下之，心下痞，表里俱虚，阴阳

---

① 疸：原作“疽”，据《注解伤寒论》改。

气并竭。无阳则阴独，复加烧针，因胸烦，面色青黄，肤瞤者，难治；今色微黄，手足温者，易愈。

太阳病，得之八九日，如疟状，发热恶寒，热多寒少，其人不呕，清便欲自可，一日二三度发，脉微缓者，为欲愈也。脉微而恶寒者，此阴阳俱虚，不可更发汗更下更吐也。面色反有热色者，未欲解也，以其不能得小汗出，身必痒，属**桂枝麻黄各半汤**。方一。

桂枝一两十六铢　芍药一两　生姜一两（切）　甘草一两（炙）　麻黄一两（去节）　大枣四枚（擘）　杏仁二十四个（汤浸，去皮尖及两人者）

上七味，以水五升，先煮麻黄一二沸，去上沫，内诸药，煮取一升八合，去滓，温服六合。本云桂枝汤三合，麻黄汤三合，并为六合，顿服。

服桂枝汤，或下之，仍头项强痛，翕翕发热，无汗，心下满微痛，小便不利者，属**桂枝去桂加茯苓白术汤**。方二。

芍药三两　甘草二两（炙）　生姜三两（切）　白术三两　茯苓三两　大枣十二枚（擘）

上六味，以水八升，煮取三升，去滓，温服一升，小便利则愈。本云桂枝汤，今去桂枝加茯苓、白术。

太阳病，先发汗不解，而下之，脉浮者不愈。浮为在外，而反下之，故令不愈。今脉浮，故在外，当须解外则愈，宜**桂枝汤**。方三。

桂枝三两（去皮）　芍药三两　生姜三两（切）　甘草二两（炙）　大枣十二枚（擘）

上五味，以水七升，煮取三升，去滓，温服一升，须臾啜热稀粥一升，以助药力，取汗。

下之后，复发汗，昼日烦躁不得眠，夜而安静，不呕，不渴，无表证，脉沉微，身无大热者，属**干姜附子汤**。方四。

干姜一两　附子一枚（生用，去皮，破八片）

上二味，以水三升，煮取一升，去滓，顿服。

伤寒若吐若下后，心下逆满，气上冲胸，起则头眩，脉沉紧，发汗则动经，身为振振摇者，属**茯苓桂枝白术甘草汤**。方五。

茯苓四两　桂枝三两（去皮）　白术二两　甘草二两（炙）

上四味，以水六升，煮取三升，去滓，分温三服。

发汗若下之后，病仍不解，烦躁者，属**茯苓四逆汤**。方六。

茯苓四两　人参一两　附子一枚（生用，去皮，破八片）　甘草二两（炙）　干姜一两半

上五味，以水五升，煮取二升，去滓，温服七合，日三服。

发汗吐下后，虚烦不得眠，若剧者，必反覆颠倒，心中懊侬，属栀子豉汤。若少气者，栀子甘草豉汤；若呕者，**栀子生姜豉汤**。七。

栀子豉汤

肥栀子十四枚（擘）　香豉四合（绵裹）

上二味，以水四升，先煮栀子，得二升半，内豉，煮取一升半，去滓，分为二服，温进一服。得吐者，止后服。

栀子甘草豉汤方

肥栀子十四个（擘）　甘草二两（炙）　香豉四合（绵裹）

上三味，以水四升，先煮二味，取二升半，内豉，煮取一升半，去滓，分二服，温进一服。得吐者，止后服。

栀子生姜豉汤方

肥栀子十四个（擘）　生姜五两（切）　香豉四合（绵裹上三味，以水四升，先煮二味，取二升半，内豉，煮取一升半，去滓，分二服，温进一服，得吐者，止后服。）

发汗若下之，而烦热，胸中窒者，属栀子豉汤证。八。用前初方。

太阳病，过经十余日，心下温温欲吐，而胸中痛，大便反溏，腹微满，郁郁微烦，先此时极吐下者，与调胃承气汤。若不尔者，不可与。但欲呕，胸中痛，微溏者，此非柴胡汤证，以呕，故知极吐下也，**调胃承气汤**。方九。

大黄四两（酒洗）　甘草二两（炙）　芒消半升

上三味，以水三升，煮取一升，去滓，内芒消，更上火令沸，顿服之。

太阳病，重发汗，而复下之，不大便五六日，舌上燥而渴，日晡所，小有潮热一云，日晡所发，心胸大烦，从心下至少腹鞕满而痛，不可近者，属**大陷胸汤**。方十。

大黄六两（去皮，酒洗）　芒消一升　甘遂末一钱匕

上三味，以水六升，煮大黄，取二升，去滓，内芒消，煮两沸，内甘遂末，温服一升，得快利，止后服。

伤寒五六日，已发汗，而复下之，胸胁满，微结，小便不利，渴而不呕，但头汗出，往来寒热，心烦者，此为未解也，属**柴胡桂枝干姜汤**。方十一。

柴胡半斤　桂枝三两（去皮）　干姜二两　栝楼根四两　黄芩三两　甘草二两（炙）　牡蛎二两（熬）

上七味，以水一斗二升，煮取六升，去滓，再煎取三升，温服一升，日三服。初服微烦，后汗出便愈。

伤寒发汗，若吐若下，解后，心下痞鞕，噫气不除者，属**旋覆代赭汤**。方十二。

旋覆花三两　人参二两　生姜五两　代赭一两　甘草三两（炙）　半夏半升（洗）　大枣十二枚（擘）

上七味，以水一斗，煮取六升，去滓，再煎取三升，温服一升，日三服。

伤寒大下之，复发汗，心下痞，恶寒者，表未解也，不可攻痞。当先解表，表解乃攻痞。解表宜桂枝汤，用前方；攻痞宜**大黄黄连泻心汤**。方十三。

大黄二两（酒洗）　黄连一两

上二味，以麻沸汤二升渍之，须臾绞去滓，分温再服。有黄芩，见第四卷中。

伤寒若吐下后，七八日不解，热结在里，表里俱热，时时恶风，大渴，舌上干燥而烦，欲饮水数升者，属**白虎加人参汤**。方十四。

知母六两　石膏一斤，碎　甘草二两（炙）　粳米六合　人参三两

上五味，以水一斗，煮米熟，汤成去滓，温服一升，日三服。

伤寒若吐若下后，不解，不大便五六日，上至十余日，日晡所发潮热，不恶寒，独语如见鬼状。若剧者，发则不识人，循衣摸床，惕而不安一云，顺衣妄撮，怵惕不安，微喘直视，脉弦者生，涩者死。微者，但发热，谵语者，属**大承气汤**。方十五。

大黄四两（去皮，酒洗） 厚朴半斤（炙） 枳实五枚（炙） 芒消三合

上四味，以水一斗，先煮二味，取五升，内大黄，煮取二升，去滓，内芒消，更煮令一沸，分温再服。得利者，止后服。

三阳合病，腹满身重，难以转侧，口不仁，面垢。又作枯，一云向经。

谵语遗尿，发汗则谵语，下之则额上生汗，若手足逆冷，自汗出者，属**白虎汤**。方十六。

知母六两 石膏一斤，碎 甘草二两（炙） 粳米六合

上四味，以水一斗，煮米熟，汤成去滓，温服一升，日三服。

阳明病，脉浮而紧，咽燥口苦，腹满而喘，发热汗出，不恶寒，反恶热，身重。若发汗则躁，心愦愦而反谵语；若加温针，必怵惕烦躁不得眠；若下之，则胃中空虚，客气动膈，心中懊憹，舌上胎者，属栀子豉汤证。十七。用前第七方。

阳明病，下之，心中懊憹而烦，胃中有燥屎者，可攻。腹微满，初头鞕，后必溏，不可攻之。若有燥屎者，宜大承气汤。第十八。用前第十五方。

太阳病，若吐若下若发汗后，微烦，小便数，大便因鞕者，与**小承气汤**和之愈。方十九。

大黄四两（酒洗） 厚朴二两（炙） 枳实三枚（炙）

上三味，以水四升，煮取一升二合，去滓，分温二服。

大汗，若大下而厥冷者，属**四逆汤**。方二十。

甘草二两（炙） 干姜一两半 附子一枚（生用，去皮，破八片）

上三味，以水三升，煮取一升二合，去滓，分温再服，强人可大附子一枚，干姜四两。

太阳病，下之后，其气上冲者，可与桂枝汤。若不上冲者，不得与之。

二十一。用前第三方。

太阳病，下之后，脉促胸满者，属**桂枝去芍药汤**。方二十二。促，一作纵。

桂枝三两（去皮）　甘草二两（炙）　生姜三两　大枣十二枚（擘）

上四味，以水七升，煮取三升，去滓，温服一升。本云桂枝汤，今去芍药。

若微寒者，属**桂枝去芍药加附子汤**。方二十三。

桂枝三两（去皮）　甘草二两（炙）　生姜三两（切）　大枣十二枚（擘）　附子一枚（炮）

上五味，以水七升，煮取三升，去滓，温服一升，本云桂枝汤，今去芍药加附子。

太阳病桂枝证，医反下之，利遂不止，脉促者，表未解也；喘而汗出者，属**葛根黄芩黄连汤**。方二十四。促，一作纵。

葛根半斤　甘草二两（炙）　黄芩三两　黄连三两

上四味，以水八升，先煮葛根，减二升，内诸药，煮取二升，去滓，温分再服。

太阳病，下之微喘者，表未解故也，属**桂枝加厚朴杏子汤**。方二十五。

桂枝三两（去皮）　芍药三两　生姜三两（切）　甘草二两（炙）　厚朴二两（炙，去皮）　大枣十二枚（擘）　杏仁五十个（去皮尖）

上七味，以水七升，煮取三升，去滓，温服一升。

伤寒，不大便六七日，头痛有热者，与承气汤。其小便清者一云，大便青，知不在里，仍在表也，当须发汗。若头痛者，必衄，宜桂枝汤。二十六。用前第三方。

伤寒五六日，大下之后，身热不去，心中结痛者，未欲解也，属栀子豉汤证。二十七。用前第七方。

伤寒下后，心烦腹满，卧起不安者，属**栀子厚朴汤**。方二十八。

栀子十四枚（擘）　厚朴四两（炙）　枳实四个（水浸，炙令赤）

上三味，以水三升半，煮取一升半，去滓，分二服，温进一服。得吐者，止后服。

伤寒，医以丸药大下之，身热不去，微烦者，属**栀子干姜汤**。方二十九。

栀子十四个（擘）　干姜二两

上二味，以水三升半，煮取一升半，去滓，分二服。一服得吐者，止后服。

凡用栀子汤，病人旧微溏者，不可与服之。

伤寒，医下之，续得下利清谷不止，身疼痛者，急当救里；后身疼痛，清便自调者，急当救表。救里宜四逆汤，救表宜桂枝汤。三十。并用前方。

太阳病，过经十余日，反二三下之，后四五日，柴胡证仍在者，先与小柴胡。呕不止，心下急一云，呕止小安，郁郁微烦者，为未解也，可与**大柴胡汤**，下之则愈。方三十一。

柴胡半斤　黄芩三两　芍药三两　半夏半升（洗）　生姜五两　枳实四枚（炙）　大枣十二枚（擘）

上七味，以水一斗二升，煮取六升，去滓，再煎取三升，温服一升，日三服。一方加大黄二两，若不加，恐不为大柴胡汤。

伤寒十三日不解，胸胁满而呕，日晡所发潮热，已而微利，此本柴胡，下之不得利，今反利者，知医以丸药下之，此非其治也。潮热者，实也，先服小柴胡汤以解外，后以**柴胡加芒消汤**主之。方三十二。

柴胡二两十六铢　黄芩一两　人参一两　甘草一两（炙）　生姜一两　半夏二十铢（旧云，五枚，洗）　大枣四枚（擘）　芒消二两

上八味，以水四升，煮取二升，去滓，内芒消，更煮微沸，温分再服，不解更作。

伤寒十三日，过经谵语者，以有热也，当以汤下之。若小便利者，大便当鞕，而反下利，脉调和者，知医以丸药下之，非其治也。若自下利者，脉当微厥，今反和者，此为内实也，属调胃承气汤证。三十三。用前第九方。

伤寒八九日，下之胸满烦惊，小便不利，谵语，一身尽重，不可转侧

者，属**柴胡加龙骨牡蛎汤**。方三十四。

柴胡四两　龙骨一两半　黄芩一两半　生姜一两半（切）　铅丹一两半　人参一两半　桂枝一两半（去皮）　茯苓一两半　半夏二合半（洗）　大黄二两　牡蛎一两半（熬）　大枣六枚（擘）

上十二味，以水八升，煮取四升，内大黄，切如棋子，更煮一两沸，去滓，温服一升。本云柴胡汤，今加龙骨等。

火逆下之，因烧针烦躁者，属**桂枝甘草龙骨牡蛎汤**。方三十五。

桂枝一两（去皮）　甘草二两（炙）　龙骨二两　牡蛎二两（熬）

上四味，以水五升，煮取二升半，去滓，温服八合，日三服。

太阳病，脉浮而动数，浮则为风，数则为热，动则为痛，数则为虚。头痛发热，微盗汗出，而反恶寒者，表未解也。医反下之，动数变迟，膈内拒痛一云，头痛即眩，胃中空虚，客气动膈，短气躁烦，心中懊侬，阳气内陷，心下因鞕，则为结胸，属大陷胸汤证。若不结胸，但头汗出，余处无汗，剂颈而还，小便不利，身必发黄。三十六。用前第十方。

伤寒五六日，呕而发热者，柴胡汤证具，而以他药下之，柴胡证仍在者，复与柴胡汤。此虽已下之，不为逆，必蒸蒸而振，却发热汗出而解。若心下满而鞕痛者，此为结胸也，大陷胸汤主之，用前方。但满而不痛者，此为痞，柴胡不中与之，属**半夏泻心汤**。方三十七。

半夏半升（洗）　黄芩三两　干姜三两　人参三两　甘草三两（炙）　黄连一两　大枣十二枚（擘）

上七味，以水一斗，煮取六升，去滓，再煎，取三升，温服一升，日三服。

本以下之，故心下痞，与泻心汤。痞不解，其人渴而口燥烦，小便不利者，属**五苓散**。方三十八。一方云，忍之一日乃愈。

猪苓十八铢（去黑皮）　白术十八铢　茯苓十八铢　泽泻一两六铢　桂心半两（去皮）

上五味，为散，白饮和服方寸匕，日三服。多饮暖水，汗出愈。

伤寒中风，医反下之，其人下利日数十行，谷不化，腹中雷鸣，心下痞鞕而满，干呕，心烦不得安。医见心下痞，谓病不尽，复下之，其痞益甚。此非结热，但以胃中虚，客气上逆，故使鞕也，属**甘草泻心汤**。方三十九。

甘草四两（炙）　黄芩三两　干姜三两　半夏半升（洗）　大枣十二枚（擘）　黄连一两

上六味，以水一斗，煮取六升，去滓，再煎，取三升，温服一升，日三服。有人参。见第四卷中。

伤寒服汤药，下利不止，心下痞鞕，服泻心汤已，复以他药下之，利不止，医以理中与之，利益甚。理中，理中焦，此利在下焦，属**赤石脂禹余粮汤**。复不止者，当利其小便。方四十。

赤石脂一斤（碎）　太一禹余粮一斤（碎）

上二味，以水六升，煮取二升，去滓，分温三服。

太阳病，外证未除，而数下之，遂协热而利，利下不止，心下痞鞕，表里不解者，属**桂枝人参汤**。方四十一。

桂枝四两（别切，去皮）　甘草四两（炙）　白术三两　人参三两　干姜三两

上五味，以水九升，先煮四味，取五升，内桂，更煮取三升，去滓，温服一升，日再，夜一服。

下后，不可更行桂枝汤，汗出而喘，无大热者，属**麻黄杏子甘草石膏汤**。方四十二。

麻黄四两（去节）　杏仁五十个（去皮尖）　甘草二两（炙）　石膏半斤（碎）

上四味，以水七升，先煮麻黄，减二升，去上沫，内诸药，煮取三升，去滓，温服一升。本云黄耳杯。

阳明病，下之，其外有热，手足温，不结胸，心中懊侬，饥不能食，但头汗出者，属栀子豉汤证。四十三。用前第七初方。

伤寒吐后，腹胀满者，属调胃承气汤证。四十四。用前第九方。

病人无表里证，发热七八日，脉虽浮数者，可下之。假令已下，脉数

不解，今热则消谷，喜饥，至六七日，不大便者，有瘀血，属**抵当汤**。方四十五。

大黄三两（酒洗）　桃仁二十枚（去皮尖）　水蛭三十枚（熬虻虫去翅足，三十枚，熬）

上四味，以水五升，煮取三升，去滓，温服一升，不下更服。

本太阳病，医反下之，因尔腹满，时痛者，属太阴也，属**桂枝加芍药汤**。方四十六。

桂枝三两（去皮）　芍药六两　甘草二两（炙）　大枣十二枚（擘）　生姜三两（切）

上五味，以水七升，煮取三升，去滓，分温三服。本云桂枝汤，今加芍药。

伤寒六七日，大下，寸脉沉而迟，手足厥逆，下部脉不至，喉咽不利，唾脓血，泄利不止者，为难治，属**麻黄升麻汤**。方四十七。

麻黄二两半（去节）　升麻一两六铢　当归一两六铢　知母十八铢　黄芩十八铢　萎蕤十八铢（一作菖蒲）　芍药六铢　天门冬六铢（去心）　桂枝六铢（去皮）　茯苓六铢　甘草六铢（炙）　石膏六铢（碎，绵裹）　白术六铢　干姜六铢

上十四味，以水一斗，先煮麻黄一两沸，去上沫，内诸药，煮取三升，去滓，分温三服，相去如炊三斗米顷，令尽，汗出愈。

伤寒本自寒下，医复吐下之，寒格更逆吐下，若食入口即吐，属**干姜黄芩黄连人参汤**。方四十八。

干姜　黄芩　黄连　人参各三两

上四味，以水六升，煮取二升，去滓，分温再服。

也，属**桂枝加芍药汤**。方四十六。

桂枝三两（去皮）　芍药六两　甘草二两（炙）　大枣十二枚（擘）　生姜三两（切）

上五味，以水七升，煮取三升，去滓，分温三服。本云桂枝汤，今加芍药。

伤寒六七日，大下，寸脉沉而迟，手足厥逆，下部脉不至，喉咽不利，唾脓血，泄利不止者，为难治，属**麻黄升麻汤**。方四十七。

麻黄二两半（去节）　升麻一两六铢　当归一两六铢　知母十八铢　黄芩十八铢　萎蕤十八铢（一作菖蒲）　芍药六铢　天门冬六铢（去心）　桂枝六铢（去皮）　茯苓六铢　甘草六铢（炙）　石膏六铢（碎，绵裹）　白术六铢　干姜六铢

上十四味，以水一斗，先煮麻黄一两沸，去上沫，内诸药，煮取三升，去滓，分温三服，相去如炊三斗米顷，令尽，汗出愈。

伤寒本自寒下，医复吐下之，寒格更逆吐下，若食入口即吐，属**干姜黄芩黄连人参汤**。方四十八。

干姜　黄芩　黄连　人参各三两

上四味，以水六升，煮取二升，去滓，分温再服。

金匮要略

汉·张仲景 著

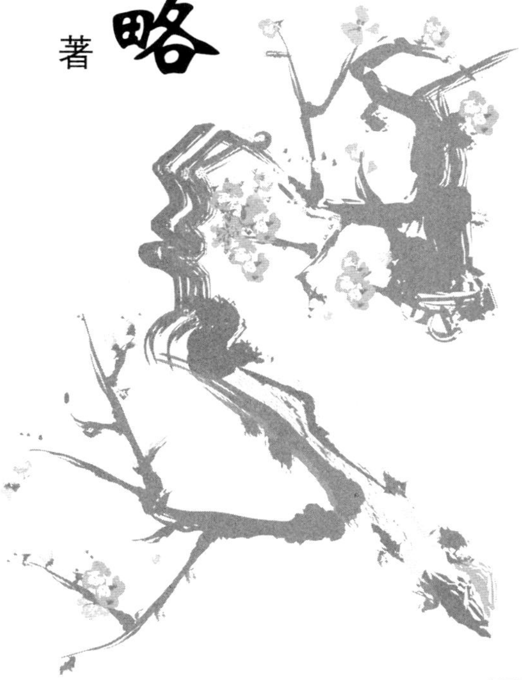

目　录

金匮要略方论序

张仲景为《伤寒杂病论》合十六卷，今世但传《伤寒论》十卷，杂病未见其书，或于诸家方中载其一二矣。翰林学士王洙在馆阁日，于蠹简中得仲景《金匮玉函要略方》三卷：上则辨伤寒，中则论杂病，下则载其方，并疗妇人，乃录而传之士流，才数家耳。尝以对方证对者，施之于人，其效若神。然而或有证而无方，或有方而无证，救疾治病，其有未备。国家诏儒臣校正医书，臣奇先校定《伤寒论》，次校定《金匮玉函经》，今又校成此书，仍以逐方次于证候之下，使仓卒之际，便于检用也。又采散在诸家之方，附于逐篇之末，以广其法。以其伤寒文多节略，故所自杂病以下，终于饮食禁忌，凡二十五篇，除重复合二百六十二方，勒成上、中、下三卷，依旧名曰：《金匮方论》。臣奇尝读《魏志·华佗传》云：出书一卷，曰此书可以活人。每观华佗凡所疗病，多尚奇怪，不合圣人之经。臣奇谓活人者，必仲景之书也。大哉！炎农圣法，属我盛旦，恭惟主上，丕承大统，抚育元元，颁行方书，拯济疾苦，使和气盈溢，而万物莫不尽和矣。

太子右赞善大夫臣高保衡

尚书都官员外郎臣孙奇

尚书司封郎中充秘阁校理臣林亿

等传上

卷 上

脏腑经络先后病脉证第一

论十三首，脉证二条

问曰：上工治未病，何也？师曰：夫治未病者，见肝之病，知肝传脾，当先实脾，四季脾王[①]不受邪，即勿补之；中工不晓相传，见肝之病，不解实脾，惟治肝也。

夫肝之病，补用酸，助用焦苦，益用甘味之药调之。酸入肝，焦苦入心，甘入脾。脾能伤肾，肾气微弱，则水不行；水不行，则心火气盛；心火气盛，则伤肺；肺被伤，则金气不行；金气不行，则肝气盛。故实脾[②]，则肝自愈。此治肝补脾之要妙也。肝虚则用此法，实则不在用之。

经曰："虚虚实实，补不足，损有余"，是其义也。余脏准此。

夫人禀五常，因风气而生长，风气虽能生万物，亦能害万物，如水能浮舟，亦能覆舟。若五脏元真通畅，人即安和。客气邪风，中人多死。千般疢难[③]，不越三条：一者，经络受邪，入脏腑，为内所因也；二者，四肢九窍，血脉相传，壅塞不通，为外皮肤所中也；三者，房室、金刃、虫兽所伤。以此详之，病由都尽。

若人能养慎，不令邪风干忤经络；适中经络，未流传脏腑，即医治之。

① 王：与"旺"通。四季脾王，指四季之末，脾土当令之时。

② 故实脾：原作无此三字。据后世复刻本加。

③ 疢难：疾病。

四肢才觉重滞，即导引、吐纳、针灸、膏摩，勿令九窍闭塞；更能无犯王法、禽兽灾伤，房室勿令竭乏，服食节其冷、热、苦、酸、辛、甘，不遗[①]形体有衰，病则无由人其腠理。腠者，是三焦通会元真之处，为血气所注；理者，是皮肤脏腑之文理也。

问曰：病人有气色见于面部，愿闻其说。师曰：鼻头色青，腹中痛，苦冷者死；一云腹中冷，苦痛者死。鼻头色微黑者，有水气；色黄者，胸上有寒；色白者，亡血也，设微赤非时者死；其目正圆者痉，不治。又色青为痛，色黑为劳，色赤为风，色黄者便难，色鲜明者有留饮。

师曰：病人语声寂然喜惊呼者，骨节间病；语声喑喑然不彻者，心膈间病；语声啾啾然细而长者，头中病。一作痛。

师曰：息摇肩者，心中坚；息引胸中上气者，咳；息张口短气者，肺痿唾沫。

师曰：吸而微数，其病在中焦，实也，当下之即愈，虚者不治。在上焦者，其吸促，在下焦者，其吸远，此皆难治。呼吸动摇振振者，不治。

师曰：寸口脉动者，因其王时[②]而动，假令肝旺色青，四时各随其色。肝色青而反色白，非其时色脉，皆当病。

问曰：有未至而至[③]，有至而不至，有至而不去，有至而太过，何谓也？师曰：冬至之后，甲子夜半少阳起，少阳之时，阳始生，天得温和。以未得甲子，天因温和，此为未至而至也；以得甲子，而天未温和，为至而不至也；以得甲子，而天大寒不解，此为至而不去也；以得甲子，而天温如盛夏五六月时，此为至而太过也。

师曰：病人脉浮者在前[④]，其病在表；浮者在后，其病在里，腰痛背强不能行，必短气而极也。

---

① 遗：原作“遣”，据医统本改。
② 王时：“王”通“旺”，指一年四季中五脏所主当令时，色、脉相应。
③ 未至而至：前“至”指时令，后“至”指气候。
④ 前：关前，即寸脉也。下文“后”，与之相对，指尺脉。

问曰：经云："厥阳独行"，何谓也？师曰：此为有阳无阴，故称厥阳。

问曰：寸脉沉大而滑，沉则为实，滑则为气，实气相搏，血气入脏即死，入腑即愈，此为卒厥，何谓也？师曰：唇口青，身冷，为入脏即死；如身和，汗自出，为入腑即愈。

问曰：脉脱入脏即死，入腑即愈，何谓也？师曰：非为一病，百病皆然。譬如浸淫疮，从口起流向四肢者可治，从四肢流来入口者不可治；病在外者可治，入里者即死。

问曰：阳病十八，何谓也？师曰：头痛、项、腰、脊、臂、脚掣痛。阴病十八，何谓也？师曰：咳、上气、喘、哕、咽、肠鸣、胀满、心痛、拘急。五脏病各有十八，合为九十病，人又有六微[①]，微有十八病，合为一百八病，五劳、七伤、六极，妇人三十六病，不在其中。

清邪居上，浊邪居下，大邪中表，小邪中里，槃饪之邪，从口入者，宿食也。五邪中人，各有法度，风中于前[②]，寒中于暮，湿伤于下，雾伤于上，风令脉浮，寒令脉急，雾伤皮腠，湿流关节，食伤脾胃，极寒伤经，极热伤络。

问曰：病有急当救里救表者，何谓也？师曰：病，医下之，续得下利清谷不止，身体疼痛者，急当救里；后身体疼痛，清便自调着，急当救表也。

夫病痼疾，加以卒病，当先治其卒病，后乃治其痼疾也。

师曰：五脏病各有所得者愈，五脏病各有所恶，各随其所不喜者为病。病者素不应食，而反暴思之，必发热也。

夫诸病在脏，欲攻之，当随其所得而攻之，如渴者，与猪苓汤。余皆仿此。

---

① 六微：指六腑。

② 前：与下文"暮"相对，指上午。

痓[①]湿暍病脉证治第二

论一省，脉证十二条，方十一首

太阳病，发热无汗，反恶寒者，名曰刚痓。

太阳病，发热汗出，而不恶寒，名曰柔痓。

太阳病，发热，脉沉而细者，名曰痓，为难治。

太阳病，发汗太多，因致痓。

夫风病，下之则痓，复发汗，必拘急。

疮家虽身疼痛，不可发汗，汗出则痓。

病者身热足寒，颈项强急，恶寒，时头热，面赤，目赤，独头动摇，卒口噤，背反张者，痓病也。若发其汗者，寒湿相得，其表益虚，即恶寒甚。发其汗已，其脉如蛇。一云其脉浛

暴腹胀大者，为欲解。脉如故，反伏弦者，痓。

夫痓脉，按之紧如弦，直上下行。一作筑筑而弦。《脉经》云：痓家其脉伏坚，直上下。

痓病有灸疮，难治。

太阳病，其证备，身体强，几几然，脉反沉迟，此为痓，栝蒌桂枝汤主之。

栝蒌桂枝汤方

栝蒌根二两　桂枝三两　芍药三两　甘草二两　生姜三两　大枣十二枚

上六味，以水九升，煮取三升，分温三服，取微汗。汗不出，食顷，啜热粥发之。

太阳病，无汗而小便反少，气上冲胸，口噤不得语，欲作刚痓，葛根汤主之。

---

① 痓：原作“痉”。据医统本改。后同。

葛根汤方

葛根四两 麻黄三两（去节） 桂枝二两（去皮） 芍药二两 甘草二两（炙） 生姜三两 大枣十二枚

上七味，㕮咀，以水一斗，先煮麻黄、葛根，减二升，去沫，内诸药，煮取三升，去滓，温服一升，覆取微似汗，不须啜粥，余如桂枝汤法将息及禁忌。

痉为病，胸满，口噤，卧不着席，脚挛急，必龂齿，可与大承气汤。

大承气汤方

大黄四两（酒洗） 厚朴半斤（炙去皮） 枳实五枚（炙） 芒硝三合

上四味，以水一斗，先煮二物，取五升，去滓，内大黄，煮取二升，去滓，内芒硝，更上火微一二沸，分温再服，得下止服。

太阳病，关节疼痛而烦，脉沉而细一作缓者，此名湿痹。湿痹之候，小便不利，大便反快，但当利其小便。

湿家之为病，一身尽疼，一云疼烦，发热，身色如熏黄也。

湿家，其人但头汗出，背强，欲得被覆向火。若下之早则哕，或胸满，小便不利，舌上如胎者，以丹田有热，胸上有寒，渴欲得饮而不能饮，则口燥烦也。

湿家下之，额上汗出，微喘，小便利者死；若下利不止者，亦死。

风湿相搏，一身尽疼痛，法当汗出而解，值天阴雨不止，医云此可发汗，汗之病不愈者，何也？盖发其汗，汗大出者，但风气去，湿气在，是故不愈也。若治风湿者，发其汗，但微微似欲出汗者，风湿俱去也。

湿家病，身疼发热，面黄而喘，头痛，鼻塞而烦，其脉大，自能饮食，腹中和无病，病在头中寒湿，故鼻塞，内药鼻中则愈。

湿家身烦疼，可与麻黄加术汤发其汗为宜，慎不可以火攻之。

麻黄加术汤方

麻黄三两（去节） 桂枝二两（去皮） 甘草一两（炙） 杏仁七十个（去皮尖） 白术四两

上五味，以水九升，先煮麻黄，减二升，去上沫，内诸药，煮取二升半，去滓，温服八合，覆取微似汗。

病者一身尽疼，发热，日晡所剧者，名风湿。此病伤于汗出当风，或久伤取冷所致也。可与麻黄杏仁薏苡甘草汤。

麻黄杏仁薏苡甘草汤方

麻黄半两（去节汤泡） 甘草一两（炙） 薏苡仁半两 杏仁十个（去皮尖，炒）

上剉麻豆大，每服四钱匕，水盏半，煮八分，去滓，温服，有微汗，避风。

风湿，脉浮，身重，汗出恶风者，防己黄芪汤主之。

防己黄芪汤方

防己一两 甘草半两（炒） 白术七钱半 黄芪一两一分（去芦）

上剉麻豆大，每抄五钱匕，生姜四片，大枣一枚，水盏半，煎八分，去滓，温服，良久再服，喘者加麻黄半两，胃中不和者加芍药三分，气上冲者加桂枝三分，下有陈寒者加细辛三分。服后当如虫行皮中，从腰下如冰，后坐被上，又以一被绕腰以下，温令微汗，瘥。

伤寒八九日，风湿相搏，身体疼烦，不能自转侧，不呕不渴，脉浮虚而涩者，桂枝附子汤主之；若大便坚，小便自利者，去桂加白术汤主之。

桂枝附子汤方

桂枝四两（去皮） 生姜三两（切） 附子三枚（炮去皮，破八片） 甘草二两（炙） 大枣十二枚（掰）

上五味，以水六升，煮取二升，去滓，分温三服。

白术附子汤方

白术二两 附子一枚半（炮去皮） 甘草一两（炙） 生姜一两半（切） 大枣六枚

上五味，以水三升，煮取一升，去滓，分温三服。一服觉身痹，半日许再服，三服都尽，其人如冒状，勿怪，即是术、附并走皮中，逐水气，未得除故耳。

风湿相搏，骨节疼烦，掣痛不得屈伸，近之则痛剧，汗出短气，小便不利，恶风不欲去衣，或身微肿者，甘草附子汤主之。

甘草附子汤方

甘草二两（炙） 白术二两 附子二枚（炮，去皮） 桂枝四两（去皮）

以上四味，以水六升，煮取三升，去滓。温服一升，日三服，初服得微汗则解，能食，汗出复烦者，服五合。恐一升多者，服六七合为妙。

太阳中暍①，发热恶寒，身重而疼痛，其脉弦细芤迟。小便已，洒洒然毛耸，手足逆冷，小有劳，身即热，口开，前板齿燥。若发其汗，则恶寒甚；加温针，则发热甚；数下之，则淋甚。

太阳中热者，暍是也。汗出恶寒，身热而渴，白虎加人参汤主之。

白虎加人参汤方

知母六两 石膏一斤（碎） 甘草二两 粳米六合 人参三两

上五味，以水一斗，煮米熟汤成，去滓，温服一升，日三服。

太阳中暍，身热疼重，而脉微弱，此以夏月伤冷水，水行皮中所致也。一物瓜蒂汤主之。

一物瓜蒂汤方

瓜蒂二十个

上剉，以水一升，煮取五合，去滓，顿服。

百合狐惑阴阳毒病脉证治第三

论一首，证三条，方十二首

论曰：百合病者，百脉一宗，悉致②其病也。意欲食复不能食，常默默，欲卧不能卧，欲行不能行，饮食或有美时，或有不用闻食臭时，

---

① 中暍：即中暑。

② 致：原作“治”。据赵开美本改。

如寒无寒，如热无热，口苦，小便赤，诸药不能治，得药则剧吐利，如有神灵者，身形如和，其脉微数。每溺时头痛者，六十日乃愈；若溺时头不痛，淅然者，四十日愈；若溺快然，但头眩者，二十日愈。其证或未病而预见，或病四、五日而出，或病二十日或一月微[①]见者，各随证治之。

百合病发汗后者，百合知母汤主之。

百合知母汤方

百合七枚（擘） 知母三两（切）

上先以水洗百合，渍一宿，当白沫出，去其水，更以泉水二升，煎取一升，去滓；别以泉水二升煎知母，取一升，去滓；后合和，煎取一升五合，分温再服。

百合病下之后者，滑石代赭汤主之。

滑石代赭汤方

百合七枚（擘） 滑石三两（碎，绵裹） 代赭石如弹丸大一枚（碎，绵裹）

上先以水洗百合，渍一宿，当白沫出，去其水，更以泉水二升，煎取一升，去滓；别以泉水二升煎滑石、代赭、取一升，去滓；后合和重煎，取一升五合，分温服。

百合病，吐之后者，百合鸡子汤主之。

百合鸡子汤方

百合七枚（擘） 鸡子黄一枚

上先以水洗百合，渍一宿，当白沫出，去其水，更以泉水二升，煎取一升，去滓，内鸡子黄，搅匀，煎五分，温服。

百合病，不经吐、下、发汗、病形如初者，百合地黄汤主之。

百合地黄汤方

百合七枚（擘） 生地黄汁一升

---

① 微：《外台秘要》作“复”。

上以水洗百合，渍一宿，当白沫出，去其水，更以泉水二升，煎取一升，去滓，内地黄汁，煎取一升五合，分温再服。中病，勿更服。大便当如漆。

百合病一月不解，变成渴者，百合洗方主之。

百合洗方

上以百合一升，以水一斗，渍之一宿，以洗身。洗已，食煮饼[①]，勿以盐豉也。

百合病，渴不差者，栝蒌牡蛎散主之。

栝蒌牡蛎散方

栝蒌根　牡蛎（熬）等分

上为细末，饮服方寸匕，日三服。

百合病变发热者，一作发寒热，百合滑石散主之。

百合滑石散方

百合一两（炙）　滑石三两

上为散，饮服方寸匕，日三服。当微利者，止服，热则除。

百合病见于阴者，以阳法救之；见于阳者，以阴法救之。见阳攻阴，复发起汗，此为逆；见阴攻阳，乃复下之，此亦为逆。

狐蜮之为病，状如伤寒，默默欲眠，目不得闭，卧起不安，蚀于喉为蜮，蚀于阴为狐，不欲饮食，恶闻食臭，其面目乍赤、乍黑、乍白。蚀于上部则声喝，甘草泻心汤主之。

甘草泻心汤方

甘草四两　黄芩三两　人参三两　干姜三两　黄连一两　大枣十二枚　半夏半升

上七味，水一斗，煮取六升，去滓再煎，温服一升，日三服。

---

① 饼：原作“馀”，形近而误。据赵开美本改。

蚀于下部则咽干，苦参汤洗之。

苦参汤方

苦参一升，以水一斗，煎取七升，去渣，熏洗，日三服。

蚀于肛者，雄黄熏之。

雄黄熏方

雄黄

上一味为末，筒瓦二枚合之，烧，向肛熏之。

《脉经》云：病人或从呼吸上蚀其咽，或从下焦蚀其肛阴，蚀上为惑，蚀下为狐。狐惑病者，猪苓散主之。

病者脉数，无热，微烦，默默但欲卧，汗出，初得之三四日，目赤如鸠眼；七八日，目四眦黑。若能食者，脓已成也，赤豆当归散主之。

赤小豆当归散方

赤小豆三升（浸，令芽出，曝干）　当归三两

上二味，杵为散，浆水服方寸匕，日三服。

阳毒之为病，面赤斑斑如锦纹，咽喉痛，唾脓血。五日可治，七日不可治，升麻鳖甲汤主之。

阴毒之为病，面目青，身痛如被杖，咽喉痛。五日可治，七日不可治，升麻鳖甲汤去雄黄、蜀椒主之。

升麻鳖甲汤方

升麻二两　当归一两　蜀椒（炒去汗）一两　甘草二两　雄黄半两（研）　鳖甲手指大一片（炙）

上六味，以水四升，煮取一升，顿服之，老小再服，取汗。

《肘后》《千金方》阳毒用升麻汤，无鳖甲有桂；阴毒用甘草汤，无雄黄。

疟病脉证并治第四

证二条，方六首

师曰：疟脉自弦，弦数者多热；弦迟者多寒。弦小紧者下之差，弦迟者可温之，弦紧者可发汗、针灸也，浮大者可吐之，弦数者风发也，以饮食消息止之①。

病疟以月一日发，当以十五日愈，设不差，当月尽解；如其不差，当云何？师曰：此结为癥瘕，名曰疟母，急治之，宜鳖甲煎丸。

鳖甲煎丸方

鳖甲十二分（炙） 乌扇三分（烧） 黄芩三分 柴胡六分 鼠妇三分（熬） 干姜三分 大黄三分 芍药五分 桂枝三分 葶苈一分（熬） 石韦三分（去毛） 厚朴三分 牡丹五分（去心） 瞿麦二分 紫葳三分 半夏一分 人参一分 䗪虫五分（熬） 阿②胶三分（炙） 蜂窝四分（炙） 赤硝十二分 蜣螂六分（熬） 桃仁二分

上二十三味，为末，取煅灶下灰一斗，清酒一斛五斗，浸灰，候酒尽一半，着鳖甲于中，煮令泛烂如胶漆，绞取汁，内诸药，煎为丸，如梧子大，空心服七丸，日三服。

《千金方》用鳖甲十二片，又有海藻三分、大戟一分、䗪虫五分，无鼠妇、赤消二味，以鳖甲煎和诸药为丸。

师曰：阴气孤绝，阳气独发，则热而少气烦冤，手足热而欲呕，名曰瘅疟。若但热不寒者，邪气内藏于心，外舍分肉之间，令人消铄脱肉。

温疟者，其脉如平，身无寒但热，骨节疼烦，时呕，白虎加桂枝汤

① 消息：斟酌。配合饮食酌情治之。
② 阿：原作“附”，据赵开美本改。

主之。

白虎加桂枝汤方

知母六两　甘草二两（炙）　石膏一斤　粳米二合　桂枝（去皮）三两

上剉，每五钱，水一盏半，煎至八分，去滓，温服，汗出愈。

疟多寒者，名日牝疟①，蜀漆散主之。

蜀漆散方

蜀漆（洗去腥）　云母（烧二日夜）　龙骨等分

上三味，杵为散，未发前以浆水服半钱。温疟加蜀漆半分，临发时服一钱匕。一方云母作云实。

附《外台秘要》方

牡蛎汤　治牝疟。

牡蛎四两（熬）　麻黄四两（去节）　甘草二两　蜀漆三两

上四味，以水八升，先煮蜀漆、麻黄，去上沫，得六升，内诸药，煮取二升，温服一升。若吐，则勿更服。

柴胡去半夏加栝蒌根汤　治并疟病发渴者，亦治劳疟。

柴胡八两　人参　黄芩　甘草各三两　栝蒌根四两　姜二两　大枣十二枚

上七味，以水一斗二升，煮取六升，去滓，再煎，取三升，温服一升，日二服。

柴胡桂姜汤　治疟寒多微有热，或但寒不热。

柴胡半斤　桂枝三两（去皮）　干姜二两　栝蒌根四两　黄芩三两　牡蛎三两（熬）　甘草二两（炙）

上七味，以水一斗二升，煮取六升，去淘滓，再煎，取三升，温服一升，日三服。初服微烦，复服汗出便愈。

---

① 牝疟：疟邪合痰饮内伏于心。《灵枢》：“心为牡脏”。

中风历节病脉证并治第五

论一首，脉证三条，方十二首

夫风之为病，当半身不遂，或但臂不遂者，此为痹。脉微而数，中风使然。

寸口脉浮而紧，紧则为寒，浮则为虚，寒虚相搏，邪在皮肤；浮者血虚，络脉空虚，贼邪不泻，或左或右；邪气反缓，正气即急，正气引邪，㖞僻不遂。邪在于络，肌肤不仁；邪在于经，即重不胜；邪入于腑，即不识人；邪入于脏，舌即难言，口吐涎。

侯氏黑散 治大风，四肢烦重，心中恶寒不足者。《外台》治风癫。

菊花四十分　白术十分　细辛三分　茯苓三分　牡蛎三分　桔梗八分　防风十分　人参三分　矾石三分　黄芩三分　当归三分　干姜三分　川芎三分　桂枝三分

上十四味，杵为散，酒服方寸匕，日一服，初服二十日，温酒调服，禁一切鱼肉大蒜，常宜冷食，六十日止，即药积在在腹中不下也。热食，即下矣，冷食自能助药力。

寸口脉迟而缓，迟则为寒，缓则为虚，营缓则为亡血，卫缓则为中风。邪气中经，则身痒而瘾疹；心气不足，邪气入中，则胸满而短气。

风引汤 除热瘫痫。

大黄、干姜、龙骨各四两　桂枝三两　甘草、牡蛎各二两　寒水石、滑石　赤石脂、白石脂、紫石英、石膏各六两

上十二味，杵，粗筛；以韦囊①盛之，取三指撮，井花水②三升，煮三

① 韦囊：古时用皮革制成的药囊。

② 井花水：清晨最先吸取之井水也。

沸，温服一升。治大人风引，少小惊痫瘛疭，日数十发，医所不疗，除热方。巢氏云[①]：脚气宜风引汤。

防己地黄汤 治病如狂状，妄行，独语不休，无寒热，其脉浮。

防己一钱 桂枝三钱 防风三钱 甘草二钱

上四味，以酒一杯，浸之一宿，绞取汁，生地黄二斤，㕮咀，蒸之如斗米饭久，以铜器盛其汁，更绞地黄汁和，分再服。

头风摩散方

大附子一枚（炮） 盐等分

上二味为散，沐了[②]，以方寸匕，以摩疾上，令药力行。

寸口脉沉而弱，沉即主骨，弱即主筋，沉即为肾，弱即为肝。汗出入水中，如水伤心，历节黄汗出，故曰历节。

趺阳脉浮而滑，滑则谷气实，浮则汗自出。

少阴脉浮而弱，弱则血不足，浮则为风，风血相搏，即疼痛如掣。

盛人脉涩小，短气，自汗出，历节痛，不可屈伸，此皆饮酒汗出当风所致。

诸肢节疼痛，身体尪羸，脚肿如脱，头眩短气，温温欲吐，桂枝芍药知母汤主之。

桂枝芍药知母汤方

桂枝四两 芍药三两 甘草二两 麻黄二两 生姜五两 白术五两 知母四两 防风四两 附子二枚（炮）

上九味，以水七升，煮取二升，温服七合，日三服。

味酸则伤筋，筋伤则缓，名曰泄。咸则伤骨，骨伤则痿，名曰枯。枯泄相搏，名曰断泄。营气不通，卫不独行，营卫俱微，三焦无所御，四属[③]断绝，身体羸瘦，独足肿大，黄汗出，胫冷。假令发热，便为历节也。

---

① 氏云：原作无，据医统本补。
② 沐了：洗头之后。
③ 属：连也。四属引伸为四肢。

病历节不可屈伸，疼痛，乌头汤主之。

乌头汤方　治脚气疼痛，不可屈伸。

麻黄、芍药、黄芪各三两　甘草三两（炙）　川乌五枚（㕮咀，以蜜二升，煎取一升，即出乌头）

上五味，㕮咀四味，以水三升，煮取一升，去滓，内蜜煎中，更煎之，服七合。不知，尽服之。

矾石汤　治脚气冲心。

矾石二两

上一味，以浆水一斗五升，煎三五沸，浸脚良。

附方①

《古今录验》续命汤　治中风痱，身体不能自收，口不能言，冒昧不知痛处，或拘急不得转侧。

麻黄、桂枝、当归、人参、石膏、干姜、甘草各三两　芎劳一两②　杏仁四十枚

上九味，以水一斗，煮取四升，温服一升，当小汗，薄覆脊，凭几坐，汗出则愈。不汗更服。无所禁，勿当风。并治但伏不得卧，咳逆上气，面目浮肿。

《千金》三黄汤　治中风，手足拘急，百节疼痛，烦热心乱，恶寒，经日不欲饮食。

麻黄五分　独活四分　细辛二分　黄芪二分　黄芩三分

上五味，以水六升，煮取二升，分温三服，一服小汗，二服大汗。心热加大黄二分，腹满加枳实一枚，气逆加人参三分，悸加牡蛎三分，渴加栝楼根三分，先有寒加附子一枚。

《近效》术附汤　治风虚头重眩，苦极，不知食味，暖肌补中，益精气。

白术二两　附子一枚半（炮去皮）　甘草一两（炙）

---

① 附方：原无此二字。

② 一两：原无，据《千金方》补。

上三味，剉，每五钱匕，姜五片，枣一枚，水盏半，煎七成，去滓，温服。

崔氏八味丸 治脚气上入少腹不仁。

干地黄八两 山茱萸 薯蓣各四两 泽泻、茯苓、牡丹皮各三两 桂枝 附子（炮）各一两

上八味，末之，炼蜜和丸梧子大。酒下十五丸，日再服。

《千金》越婢加术汤 治肉极热，则身体津脱，腠理开，汗大泄，厉风气，下焦脚弱。

麻黄六两 石膏半斤 生姜三两 甘草二两 白术四两 大枣十五枚

上六味，以水六升，先煮麻黄，去上沫，内诸药，煮取三升，分温三服。恶风加附子一枚，炮。

血痹虚劳病脉证并治第六

论一首，脉证九条，方九首

问曰：血痹病从何得之？师曰：夫尊荣人骨弱肌肤盛，重困疲劳汗出，卧不时动摇，加被微风，遂得之。但以脉自微涩，在寸口，关上小紧，宜针引阳气，令脉和紧去则愈。

血痹阴阳俱微，寸口关上微，尺中小紧，外证身体不仁，如风痹状，黄芪桂枝五物汤主之。

黄芪桂枝五物汤方

黄芪三两 芍药三两 桂枝三两 生姜六两 大枣十二枚

上五味，以水六升，煮取二升，温服七合，日三服。

夫男子平人，脉大为劳，极虚亦为劳。

男子面色薄者，主渴及亡血，卒喘悸，脉浮者，里虚也。

男子脉虚沉弦，无寒热，短气里急，小便不利，面色白，时目瞑，兼

衄，少腹满，此为劳使之然。

劳之为病，其脉浮大，手足烦，春夏剧，秋冬瘥，阴寒精自出，酸削不能行。

男子脉浮弱而涩，为无子，精气清冷。

夫失精家少腹弦急，阴头寒，目眩，一作目眶痛。发落，脉极虚芤迟，为清谷亡血，失精。脉得诸芤动微紧，男子失精，女子梦交，桂枝加龙骨牡蛎汤主之。

桂枝加龙骨牡蛎汤方

《小品》云：虚羸浮热汗出者，除桂，加白薇、附子各三分，古曰二加龙骨汤。

桂枝、芍药、生姜各三两　甘草二两　大枣十二枚　龙骨、牡蛎各三两

上七味，以水七升，煮取三升，分温三服。

天雄散方

天雄三两（炮）　白术八两　桂枝六两　龙骨三两

上四味，杵为散，酒服半钱匕，日三服，不知，稍增之。

男子平人，脉虚弱细微者，善盗汗也。

人年五六十，其病脉大者，痹夹背行，若肠鸣，马刀侠瘿者，皆为劳得之。

脉沉小迟，名脱气，其人疾行则喘喝，手足逆寒，腹满，甚则溏泄，食不消化也。

脉弦而大，弦则为减，大则为芤，减则为寒，芤则为虚，虚寒相搏，此名为革。妇人则半产漏下，男子则亡血失精。

虚劳里急，悸，衄，腹中痛，梦失精，四肢酸疼，手足烦热，咽干口燥，小建中汤主之。

小建中汤方

桂枝三两（去皮）　甘草三两（炙）　大枣十二枚　芍药六两　生姜三两　胶饴一升

上六味，以水七升，煮取三升，去滓，内胶饴，更上微火消解，温服

一升，日三服。呕家不可用建中汤，以甜故也。

虚劳里急，诸不足，黄芪建中汤主之。

黄芪建中汤方

即于小建中汤加黄芪一两半，余依上法。气短胸满者加生姜；腹满者去枣加茯苓一两半，及疗肺虚损不足，补气加半夏三两。

虚劳腰痛，少腹拘急，小便不利者，八味肾气丸主之。

肾气丸方

干地黄八两　山药　山茱萸各四两　泽泻　牡丹皮　茯苓各三两　桂枝　附子（炮）各一两

上八味末之，炼蜜和丸梧子大，酒下十五丸，加至二十五丸，日再服。

虚劳诸不足，风气百疾，薯蓣丸主之。

薯蓣丸方

薯蓣三十分、当归、桂枝、曲、干地黄、豆黄卷各十分　甘草二十八分　人参七分　川芎、芍药、白术、麦门冬、杏仁各六分　柴胡、桔梗、茯苓各五分　阿胶七分　干姜三分　白蔹二分　防风六分　大枣百枚为膏

上二十一味，末之，炼蜜和丸，如弹子大，空腹酒服一丸，一百丸为剂。

虚劳虚烦不得眠，酸枣仁汤主之。

酸枣仁汤方

酸枣仁二升　甘草一两　知母二两　茯苓二两　川芎二两

上五味，以水八升，煮酸枣仁，得六升，内诸药，煮取三升，分温三服。

五劳虚极羸瘦，腹满不能饮食，食伤、忧伤、饮伤、房室伤、饥伤、劳伤、经络营卫气伤，内有干血，肌肤甲错，两目黯黑。缓中补虚，大黄䗪虫丸主之。

大黄䗪虫丸方

大黄十分（蒸）　黄芩二两　甘草三两　桃仁一升　杏仁一升　芍药四两　干地黄十两　干漆一两　虻虫一升　水蛭百枚　蛴螬一升　䗪虫半升

上十二味，末之，炼蜜和丸小豆大，酒饮服五丸，日三服。

附方[①]

《千金翼》炙甘草汤一作复脉汤　治虚劳不足，汗出而闷，脉结悸，行动如常，不出百日，危急者十一日死。

甘草四两（炙）　桂枝、生姜各三两　麦门冬半升　麻仁半升　人参、阿胶各二两　大枣三十枚　生地黄一升

上九味，以酒七升，水八升，先煮八味，取三升，去滓，内胶消尽，温服一升，日三服。

《肘后》獭肝散　治冷劳，又主瘵疰一门相染。

獭肝一具

炙干末之，水服方寸匕，日三服。

肺痿肺痈咳嗽上气病脉证治第七

论三首，脉证四条，方十六首

问曰：热在上焦者，因咳为肺痿。肺痿之病，从何得之？师曰：或从汗出，或从呕吐，或从消渴，小便利数，或从便难，又被快药下利，重亡津液，故得之。

曰：寸口脉数，其人咳，口中反有浊唾涎沫者何？师曰：为肺痿之病。若口中辟辟燥，咳即胸中隐隐痛，脉反滑数，此为肺痈，咳唾脓血。脉数虚者为肺痿，数实者为肺痈。

问曰：病咳逆，脉之何以知此为肺痈？当有脓血，吐之则死，其脉何类？师曰：寸口脉微而数，微则为风，数则为热，微则汗出，数则恶寒。风中于卫，呼气不入；热过于营，吸而不出。风伤皮毛，热伤血脉。风舍于肺，其人则咳，口干喘满，咽燥不渴，多唾浊沫，时时振寒。热之所过，

① 方：原无，据赵开美本、医统本改。

血为之凝滞，蓄结痈脓，吐如米粥。始萌可救，脓成则死。

上气，面浮肿，肩息，其脉浮大，不治。又加利尤甚。

上气喘而躁者，此为肺胀，欲作风水，发汗则愈。

肺痿，吐涎沫而不咳者，其人不渴，必遗尿，小便数。所以然者，以上虚不能制下故也。此为肺中冷，必眩，多涎唾，甘草干姜汤以温之。若服汤已渴者，属消渴。

甘草干姜汤方

甘草四两（炙） 干姜二两（炮）

上㕮咀，以水三升，煮取一升五合，去滓，分温再服。

咳而上气，喉中水鸡声，射干麻黄汤主之。

射干麻黄汤方

射干三两 麻黄、生姜各四两 细辛、紫菀、款冬花各三两 大枣七枚 半夏半升 五味半升

上九味，以水一斗二升，先煮麻黄两沸，去上沫，内诸药，煮取三升，分温三服。

咳逆上气，时时吐浊，但坐不得眠，皂荚丸主之。

皂荚丸方

皂荚八两（刮去皮，酥炙）

上一味，末之，蜜丸梧子大，以枣膏和汤服三丸，日三夜一服。

咳而脉浮者，厚朴麻黄汤主之。

厚朴麻黄汤方

厚朴五两 麻黄四两 石膏如鸡子大 杏仁半升 半夏六升 干姜 细辛各二两 小麦一升 五味子半升

上九味，以水一斗二升，先煮小麦熟，去滓，内诸药，煮取三升，温服一升，日三服。

咳而[1]脉沉者，泽漆汤主之。

泽漆汤方

半夏半升　泽漆三斤（以东流水五斗，煮取一斗五升）　紫参、生姜、白前各五两　甘草、黄芩、人参、桂枝各三两

上九味，㕮咀，内泽漆汁中，煮取五升，温服五合，至夜尽。

大[2]逆上气，咽喉不利，止逆下气，麦门冬汤主之。

麦门冬汤方

麦门冬七升　半夏一升　人参　甘草各二两　粳米三合　大枣十二枚

上六味，以水一斗二升，煮取六升，温服一升，日三夜一服。

肺痈，喘不得卧，葶苈大枣泻肺汤主之。

葶苈大枣泻肺汤方

葶苈（熬令黄色，捣丸如弹子大）　大枣十二枚

上先以水三升，煮枣取二升，去枣，内葶苈，煮取一升，顿服。

咳而胸满，振寒脉数，咽干不渴，时出浊唾腥臭，久久吐脓如米粥者，为肺痈，桔梗汤主之。

桔梗汤方亦治血痹

桔梗一两　甘草二两

上以水三升，煮取一升，分温再服，则吐脓血也。

咳而上气，此为肺胀，其人喘，目如脱状，脉浮大者，越婢加半夏汤主之。

越婢加半夏汤方

麻黄六两　石膏半斤　生姜三两　大枣十五枚　甘草二两　半夏半升

上六味，以水六升，先煮麻黄，去上沫，内诸药，煮取三升，分温三服。

---

① 咳而：原无此二字，据上下文义补。

② 大：《金匮要略论证》《医宗金鉴》俱作“火”字。

肺胀，咳而上气，烦躁而喘，脉浮者，心下有水，小青龙加石膏汤[1]主之。

小青龙加石膏汤方

麻黄、芍药、桂枝、细辛、干姜、甘草各三两　五味子、半夏各半升　石膏二两

上九味，以水一斗，先煮麻黄，去上沫，内诸药，煮取三升。强人服一升，羸者减之，日三服。小儿服四合。

附方[2]

《外台》炙甘草汤　治肺痿涎唾多，心中温温液液[3]者方见虚劳中。

《千金》甘草汤

甘草（《千金》卷十六下有“二两”）

上一味，以水三升，煮减半，分温三服。

《千金》生姜甘草汤　治肺痿咳唾涎沫不止，咽燥而渴。

生姜五两　人参三两　甘草四两　大枣十五枚

上四味，以水七升，煮取三升，分温三服。

《千金》桂枝去芍药加皂荚汤　治肺痿吐涎沫。

桂枝、生姜各三两　甘草二两　大枣十枚　皂荚一枚（去皮子，炙焦）

上五味，以水七升，微微火煮，取三升，分温三服。

《外台》桔梗白散　治咳而胸满，振寒脉数，咽干不渴，时出浊唾腥臭，久久吐脓如米粥者，为肺痈。

桔梗、贝母各三分　巴豆一分（去皮，熬，研如脂）

上三味，为散，强人饮服半钱匕，羸者减之。病在膈上者吐脓血，在膈下者泻出，若下多不止，饮冷水一杯则定。

---

① 汤：原无，据赵开美本补。
② 方：原无，据赵开美本补。
③ 温温液液：泛泛欲吐之意。

《千金》**苇茎汤** 治咳有微热，烦满，胸中甲错，是为肺痈。

苇茎二升 薏苡仁半升 桃仁五十枚 瓜瓣半升

上四味，以水一斗，先煮苇茎，得五升，去滓，内诸药，煮取二升，服一升，再服，当吐如脓。

肺痈胸满胀，一身面目浮肿，鼻塞清涕出，不闻香臭酸辛，咳逆上气，喘鸣迫塞，葶苈大枣泻肺汤主之。

奔豚气病脉证治第八

论二首 方三首

师曰：病有奔豚，有吐脓，有惊怖，有火邪，此四部病，皆从惊发得之。

师曰：奔豚病，从少腹起上冲咽喉，发作欲死，复还止，皆从惊恐得之。

奔豚，气上冲胸，腹痛，往来寒热，奔豚汤主之。

奔豚汤方

甘草、川芎、当归、黄芩、芍药各二两 半夏、生姜各四两 生葛五两 甘李根白皮一升

上九味，以水二斗，煮取五升，温服一升，日三夜一服。

发汗后，烧针令其汗，针处被寒，核起而赤者，必发奔豚，气从少腹上至心，灸其核上各一壮，与桂枝加桂汤主之。

桂枝加桂汤方

桂枝五两 芍药、生姜各三两 甘草二两（炙） 大枣十二枚

上五味，以水七升，微火煮取三升，去滓，温服一升。

发汗后，脐下悸者，欲作奔豚，茯苓桂枝甘草大枣汤主之。

茯苓桂枝甘草大枣汤方

茯苓半斤　甘草二两（炙）　大枣十五枚　桂枝四两

上四味，以甘澜水一斗，先煮茯苓，减二升，内诸药，煮取三升，去滓，温服一升，日三服。（甘澜水法：取水二斗，置大盆内，以杓扬之，水上有珠子五六千颗相逐，取用之也。）

胸痹心痛短气病脉证治第九

论一首　证一首　方十首

师曰：夫脉当取太过不及，阳微阴弦，即胸痹而痛，所以然者，责其极虚也。今阳虚知在上焦，所以胸痹、心痛者，以其阴弦故也。

平人寒热，短气不足以息者，实也。

胸痹之病，喘息咳唾，胸背痛，短气，寸口脉沉而迟，关上小紧数，栝楼薤白白酒汤主之。

栝蒌薤白白酒汤方

栝蒌实一枚（捣）　薤白半斤　白酒七升

上三味，同煮，取二升，分温再服。

胸痹不得卧，心痛彻背者，栝蒌薤白半夏汤主之。

栝蒌薤白半夏汤方

栝蒌实一枚（捣）　薤白三两　半夏半升　白酒一斗

上四味，同煮，取四升，温服一升，日三服。

胸痹心中痞，留气结在胸，胸满，胁下逆抢心，枳实薤白桂枝汤主之。人参汤亦主之。

枳实薤白桂枝汤方

枳实四枚　薤白半升　桂枝一两　厚朴四两　栝蒌实一枚（捣）

上五味，以水五升，先煮枳实、厚朴，取二升，去滓，内诸药，煮数沸，分温三服。

人参汤方

人参、甘草、干姜、白术各三两

上四味，以水八升，煮取三升，温服一升，日三服。

胸痹，胸中气塞，短气，茯苓杏仁甘草汤主之；橘枳姜汤亦主之。

茯苓杏仁甘草汤方

茯苓三两　杏仁五十个　甘草一两

上三味，以水一斗，煮取五升，温服一升，日三服。不差，更服。

橘枳姜汤方

橘皮一斤　枳实三两　生姜半斤

上三味，以水五升，煮取二升，分温再服。

胸痹缓急者，薏苡附子散主之。

薏苡附子散方

薏苡仁十五两　大附子十枚（炮）

上二味，杵为散，服方寸匕，日三服。

心中痞，诸逆心悬痛，桂枝生姜枳实汤主之。

桂枝生姜枳实汤方

桂枝、生姜各三两　枳实五枚

上三味，以水六升，煮取三升，分温三服。

心痛彻背，背痛彻心，乌头赤石脂丸主之。

乌头[①]赤石脂丸方

乌头一分（炮）　蜀椒、干姜各一两　附子半两　赤石脂一两

上五味，末之，蜜丸如桐子大，先食服一丸，日三服。不知，稍加服。

---

① 乌头：原无，据上下文义补。

附

九痛丸 治九种心痛[①]

附子三两（炮） 生狼牙（炙香） 巴豆（去皮、熬，研如膏） 干姜 吴茱萸 人参各一两

上六味，末之，炼蜜丸如梧[②]子大，酒下。强人初服三丸，日三服。弱者二丸。兼治卒中恶，腹胀，口不能言。又治连年积冷流注，心胸痛；并冷冲上气，落马坠车血疾等，皆主之。忌口如常法。

腹满寒疝宿食病脉证治第十

论一首 脉证十六条 方十四首

趺阳脉微弦，法当腹满，不满者必便难，两胠疼痛，此虚寒从下上也，当以温药服之。

病者腹满，按之不痛为虚，痛者为实，可下之。舌黄未下者，下之黄自去。

腹满时减，复如故，此为寒，当与温药。

病者痿黄，躁而不渴，胸中寒实，而利不止者，死。

寸口脉弦者，即胁下拘急而痛，其人啬啬恶寒也。

夫中寒家，喜欠，其人清涕出，发热色和者，善嚏。

中寒，其人下利，以里虚也，欲嚏不能，此人肚中寒。

夫瘦人绕脐痛，必有风冷，谷气不行，而反下之，其气必冲，不冲者，心下则痞。

---

① 九种心痛：据《千金方》指虫心痛，注心痛，风心痛，悸心痛，食心痛，饮心痛，冷心痛，热心痛，去来心痛。

② 梧：赵开美本作“桐”。

病腹满，发热十日，脉浮而数，饮食如故，厚朴七物汤主之。

厚朴七物汤方

厚朴半斤　甘草三两　大黄三两　大枣十枚　枳实五枚　桂枝二两　生姜五两

上七味，以水一斗，煮取四升，温服八合，日三服。呕者加半夏五合，下利去大黄，寒多者加生姜至半斤。

腹中寒气，雷鸣切痛，胸胁逆痛，呕吐，附子粳米汤主之。

附子粳米汤方

附子一枚（炮）　半夏半斤　甘草一两　大枣十枚　粳米半升

上五味，以水八升，煮米熟，汤成，去滓，温服一升，日三服。

痛而闭者，厚朴三物汤主之。

厚朴三物汤方

厚朴八两　大黄四两　枳实五枚

上三味，以水一斗二升，先煮二味，取五升，内大黄，煮取三升，温服一升。以利为度。

按之心下满痛者，此为实也，当下之，宜大柴胡汤。

大柴胡汤方

柴胡半斤　黄芩三两　芍药三两　半夏半升（洗）　枳实四枚（炙）　大黄二两　大枣十二枚　生姜五两

上八味，以水一斗二升，煮取六升，去滓，再煎，温服一升，日三服。

腹满不减，减不足言，当须下之，宜大承气汤。

大承气汤

大黄四两（酒洗）　厚朴半斤（去皮，炙）　枳实五枚（炙）　芒硝三合

上四味，以水一斗，先煮二物，取五升，去滓，内大黄，煮取二升，内芒硝，更上火微一二沸，分温再服，下，余勿服。

心胸中大寒痛，呕不能饮食，腹中寒，上冲皮起，出见有头足，上下痛而不可触近，大建中汤主之。

大建中汤方

蜀椒二合（去汗）　干姜四两　人参二两

上三味，以水四升，煮取二升，去滓，内胶饴一升，微火煎取一升半，分温再服；如一炊顷，可饮粥二升，后更服，当一日食糜，温覆之。

胁下偏痛，发热，其脉紧弦，此寒也，以温药下之，宜大黄附子汤。

大黄附子汤方

大黄三两　附子三枚（炮）　细辛二两

上三味，以水五升，煮取二升，分温三服；若强人煮取二升半，分温三服。服后如人行四五里，进一服。

寒气厥逆，赤丸主之。

赤丸方

茯苓四两　乌头二两（炮）　半夏四两（洗）　细辛一两

上四味，末之，内真朱为色，炼蜜丸如麻子大，先食酒饮下三丸，日再夜一服；不知，稍增之，以知为度。

腹痛，脉弦而紧，弦则卫气不行，即恶寒，紧则不欲食，邪正相搏，即为寒疝。寒疝绕脐痛，若发则白汗出，手足厥冷，其脉沉紧者，大乌头煎主之。

大乌头煎方

乌头大者五枚（熬，去皮，不㕮咀）

上以水三升，煮取一升，去滓，内蜜二升，煎令水气尽，取二升，强人服七合，弱人服五合。不差，明日更服，不可一日再服。

寒疝腹中痛，及胁痛里急者，当归生姜羊肉汤主之。

当归生姜羊肉汤方

当归三两　生姜五两　羊肉一斤

上三味，以水八升，煮取六升，温服七合，日三服。若寒多者，加生姜成一斤；痛多而呕者，加橘皮二两、白术一两。加生姜者，亦加水五升，煮取三升二合，服之。

寒疝腹中痛，逆冷，手足不仁，若身疼痛，灸刺诸药不能治，抵当乌头桂枝汤主之。

乌头桂枝汤方

乌头五枚

上一味，以蜜二斤，煎减半，去滓，以桂枝汤五合解之，得一升后，初服二合，不知，即服三合；又不知，复加至五合。其知者，如醉状，得吐者，为中病。

桂枝汤方

桂枝三两（去皮）　芍药三两　甘草二两（炙）　生姜三两　大枣十二枚

上五味，剉，以水七升，微火煮取三升，去滓。

其脉数而紧乃弦，状如弓弦，按之不移。脉数弦者，当下其寒；脉紧大而迟者，必心下坚；脉大而紧者，阳中有阴，可下之。

附方

《外台》乌头汤　治寒疝腹中绞痛，贼风入攻五脏，拘急不得转侧，发作有时，使人阴缩，手足厥逆。方见上。

《外台》柴胡桂枝汤方　治心腹卒中痛者。

柴胡四两　黄芩、人参、芍药、桂枝、生姜各一两半　甘草一两　半夏二合半　大枣六枚

上九味，以水六升，煮取三升，温服一升，日三服。

《外台》走马汤　治中恶心痛腹胀，大便不通。

巴豆一枚（去皮心，熬）　杏仁二枚

上二味，以绵缠，捶令碎，热汤二合，捻取白汁，饮之，当下。老小量之，通治飞尸鬼击病。

问曰：人病有宿食，何以别之？师曰：寸口脉浮而大，按之反涩，尺中亦微而涩，故知有宿食，大承气汤主之。

脉数而滑者，实也，此有宿食，下之愈，宜大承气汤。

下利不欲食者，有宿食也，当下之，宜大承气汤。

宿食在上脘，当吐之，宜瓜蒂散。

瓜蒂散方

瓜蒂一分（熬黄） 赤小豆一分（煮）

上二味，杵为散，以香豉七合煮取汁，和散一钱匕，温服之，不吐者，少加之，以快吐为度而止。亡血及虚者不可与之。

脉紧如转索无常者，有宿食也。

脉紧，头痛风寒，腹中有宿食不化也。

卷　中

五脏风寒积聚病脉证并治第十一

论二首　脉证十七条　方二首

肺中风者，口燥而喘，身运而重，冒而肿胀。

肺中寒，吐浊涕。

肺死脏[1]，浮之[2]虚，按之弱如葱叶，下无根者，死。

肝中风者，头目瞤，两胁痛，行常伛，令人嗜甘。

肝中寒者，两臂不举，舌本燥，喜太息，胸中痛，不得转侧，食则吐而汗出也。《脉经》《千金》云：时盗汗，咳，食已吐其汁。

肝死脏，浮之弱，按之如索不来，或曲如蛇行者，死。

肝着，其人常欲蹈其胸上，先未苦时，但欲饮热，旋覆花汤主之。臣亿等校诸本旋复花汤方，皆同[3]

旋覆花汤方

旋覆花三两　葱十四茎　新绛少许

上三味，以水三升，煮取一升，顿服之。

心中风者，翕翕发热，不能起，心中饥，食即呕吐。

心中寒者，其人苦病心如啖蒜状，剧者心痛彻背，背痛彻心，譬如蛊

---

① 死脏：指真脏脉象。

② 浮之：诊脉手法，即浮取。

③ 同：原作“间”，形近致误。据赵开美本改。

注。其脉浮者，自吐乃愈。

心伤者，其人劳倦，即头面赤而下重，心中痛而自烦，发热，当脐跳，其脉弦，此为心脏伤所致也。

心死脏，浮之实如丸豆，按之益躁疾者，死。

邪哭使魂魄不安者，血气少也；血气少者属于心，心气虚者，其人则畏，合目欲眠，梦远行而精神离散，魂魄妄行。阴气衰者为癫，阳气衰者为狂。

脾中风者，翕翕发热，形如醉人，腹中烦重，皮目瞤瞤而短气。

脾死脏，浮之大坚，按之如覆杯洁洁[①]，状如摇者，死。臣亿等详五脏各有中风中寒，今脾中载中风，肾中风，中塞俱不载者，以古文简乱极多，去古既远，无文可以补缀也。

趺阳脉浮而涩，浮则胃气强，涩则小便数，浮涩相搏，大便则坚，其脾为约，麻子仁丸主之。

麻子仁丸方

麻子仁二升　芍药半斤　枳实一斤　大黄一斤（去皮）　厚朴一尺（去皮）　杏仁一升（去皮尖，熬，别作脂）

上六味，末之，炼蜜和丸梧子大，饮服十丸，日三服，渐加，以知为度。

肾着之病，其人身体重，腰中冷，如坐水中，形如水状，反不渴，小便自利，饮食如故，病属下焦，身劳汗出，衣里冷湿，久久得之，腰以下冷痛，腹重如带五千钱，甘姜苓术汤主之。

甘草干姜茯苓白术汤方

甘草、白术各二两　干姜、茯苓各四两

上四味，以水五升，煮取三升，分温三服，腰中即温。

肾死脏，浮之坚，按之乱如转丸，益下入尺中者，死。

---

① 洁洁：清白，引伸为杯中空空。

问曰：三焦竭部[1]，上焦竭善噫，何谓也？师曰：上焦受中焦气，未和，不能消谷，故能噫耳。下焦竭，即遗溺失便。其气不和，不能自禁制，不须治，久则愈。

师曰：热在上焦者，因咳为肺痿；热在中焦者，则为坚；热在下焦者，则尿血，亦令淋秘不通，大肠有寒者，多鹜溏；有热者，便肠垢。小肠有寒者，其人下重便血，有热者，必痔。

问曰：病有积、有聚、有槃气，何谓也？师曰：积者，脏病也，终不移；聚者，腑病也，发作有时，辗转痛移，为可治，槃气者，胁下痛，按之则愈，复发为槃气。

诸积大法，脉来细而附骨者，乃积也。寸口，积在胸中；微出寸口，积在喉中；关上，积在脐旁；上关上，积在心下；微下关，积在少腹；尺中，积在气冲。脉出左，积在左；脉出右，积在右；脉两出，积在中央。各以其部处之。

痰饮咳嗽病脉证并治第十二

论一首　脉证二十条　方十八首

问曰：夫饮有四，何谓也？师曰：有痰饮，有悬饮，有溢饮，有支饮。

问曰：四饮何以为异？师曰：其人素盛今瘦，水走肠间，沥沥有声，谓之痰饮；饮后水流在胁下，咳唾引痛，谓之悬饮；饮水流行，归于四肢，当汗出而不汗出，身体疼重，谓之溢饮；咳逆倚息，短气不得卧，其形如肿，谓之支饮。

水在心，心下坚筑，短气，恶水不欲饮。

水在肺，吐涎沫，欲饮水。

---

① 三焦竭部：指三焦所属脏腑功能衰竭。

水在脾，少气身重。

水在肝，胁下支满，嚏而痛。

水在肾，心下悸。

夫心下有留饮，其人背寒冷如手[①]大。

留饮者，胁下痛引缺盆，咳嗽则辄已。

胸中有留饮，其人短气而渴；四肢历节痛。脉沉者，有留饮。

膈上病痰，满喘咳吐，发则寒热，背痛腰疼，目泣自出，其人振振身瞤剧，必有伏饮。

夫病人饮水多，必暴喘满。同食少饮多，水停心下。甚者则悸，微者短气。脉双弦者寒也，皆大下后善[②]虚。脉偏弦者饮也。

肺饮不弦，但苦喘短气。

支饮亦喘而不能卧，加短气，其脉平也。

病痰饮者，当以温药和之。

心下有痰饮，胸胁支满，目眩，苓桂术甘汤主之。

苓桂术甘汤方

茯苓四两　桂枝三两　白术三两　甘草二两

以上四味，以水六升，煮取三升，分温三服，小便则利。

夫短气有微饮，当从小便去之，苓桂术甘汤主之。肾气丸亦主之。方见脚气中。

病者脉伏，其人欲自利，利反快，虽利，心下续坚满，此为留饮欲去故也，甘遂半夏汤方之。

甘遂半夏汤方

甘遂大者三枚　半夏十二枚（以水一升，煮取半升，去滓）　芍药五枚　甘草如指大一枚（炙）

上四味，以水二升，煮取半升，去滓，以蜜半升，和药汁煎取八合，

① 手：原作“水”，据赵开美本改。

② 善：原无，据赵开美本补。

顿服之。

脉浮而细滑，伤饮。

脉弦数，有寒饮，冬夏难治。

脉沉而弦者，悬饮内痛。

病悬饮者，十枣汤主之。

十枣汤方

芫花（熬）、甘遂、大戟各等分

上三味，捣筛，以水一升五合，先煮肥大枣十枚，取九合，去滓，内药末，强人服一钱匕，羸人服半钱，平旦温服之；不下者，明日更加半钱，得快下后，糜粥自养。

病溢饮者，当发其汗，大青龙汤主之；小青龙汤亦主之①。

大青龙汤方

麻黄六两（去节） 桂枝二两（去皮） 甘草二两（炙） 杏仁四十个（去皮尖） 生姜三两（切） 大枣十二枚 石膏如鸡子大（碎）

上七味，以水九升，先煮麻黄，减二升，去上沫，内诸药，煮取三升，去滓，温服一升，取微似汗。汗多者，温粉粉之。

小青龙汤方

麻黄三两（去节） 芍药三两 五味子半升 干姜三两 甘草三两（炙） 细辛三两 桂枝三两（去皮） 半夏半升（汤洗）

上八味，以水一斗，先煮麻黄，减二升，去上沫，内诸药，煮取三升，去滓，温服一升。

膈间支饮，其人喘满，心下痞坚，面色黧黑，其脉沉紧，得之数十日，医吐下之不愈，木防己汤主之。虚者即愈，实者三日复发，复与不愈者，宜木防己汤去石膏加茯苓芒硝汤主之。

木防己汤方

木防己三两 石膏十二枚（如鸡子大） 桂枝二两 人参四两

---

① 本条内容原作两条，据赵开美本并为一条。

上四味，以水六升，煮取二升，分温再服。

木防己去石膏加茯苓芒硝汤方

木防己　桂枝各二两　人参　茯苓各四两　芒硝三合

上五味，以水六升，煮取二升，去滓，纳芒硝，再微煎，分温再服，微利则愈。

心下有支饮，其人苦冒眩，泽泻汤主之。

泽泻汤方

泽泻五两　白术二两

上二味，以水二升，煮取一升，分温再服。

支饮胸满者，厚朴大黄汤主之。

厚朴大黄汤方

厚朴一尺　大黄六两　枳实四枚

上三味，以水五升，煮取二升，分温再服。

支饮不得息，葶苈大枣泻肺汤主之。见肺痈中。

呕家本渴，渴者为欲解。今反不渴，心下有支饮故也，小半夏汤主之。《千金》云：小半夏加茯苓汤。

小半夏汤方

半夏一升　生姜半斤

上二味，以水七升，煮取一升半，分温再服。

腹满，口舌干燥，此肠间有水气，已椒苈黄丸主之。

防己椒目葶苈大黄丸方

防己、椒目、葶苈熬、大黄各一两

上四味，末之，蜜丸如梧子大，先食饮服一丸，日三服，稍增，口中有津液。渴者加芒硝半两。

卒呕吐，心下痞，膈间有水，眩悸者，小半夏加茯苓汤主之。

小半夏加茯苓汤方

半夏一升　生姜半斤　茯苓三两

上三味，以水[1]七升，煮取一升五合，分温再服。

假令瘦人脐下有悸，吐涎沫而癫眩，此水也，五苓散主之。

五苓散方

泽泻一两一分　猪苓三分（去皮）　茯苓三分　白术三分　桂枝二分（去皮）

上五味，为末，白饮服方寸匕，日三服，多饮暖水，汗出愈。

附方

《外台》茯苓饮　治心胸中有停痰宿水，自吐出水后，心胸间虚，气满，不能食，消痰气，令能食。

茯苓、人参、白术各三两　枳实二两　橘皮二两半　生姜四两

上六味，水六升，煮取一升八合，分温三服，如人行八九里进之。

咳家，其脉弦，为有水，十枣汤主之。方见上。

夫有支饮家，咳烦，胸中痛者，不卒死，至一百日或[2]一岁，宜十枣汤。方见上。

久咳数岁，其脉弱者，可治；实大数者，死。其脉虚者必苦冒。其人本有支饮在胸中故也，治属饮家。

咳逆，倚息不得卧，小青龙汤主之。方见上及肺痈中。

青龙汤下已，多唾口燥，寸脉沉，尺脉微，手足厥逆，气从小腹上冲胸咽，手足痹，其面翕热如醉状，因复下流阴股，小便难，时复冒者，与茯苓桂枝五味子甘草汤，治其气冲。

桂苓五味甘草汤方

茯苓四两　桂枝四两（去皮）　甘草（炙）三两　五味子半升

上四味，以水八升，煮取三升，去滓，分三温服。

冲气即低，而反更咳，胸满者，用桂苓五味甘草汤，去桂加干姜、细辛，以治其咳满。

---

① 水：原无，据赵开美本补。

② 或：原无，据医统本补。

苓甘五味姜辛汤方

茯苓四两　甘草　干姜　细辛各三两　五味子半升

上五味，以水八升，煮取三升，去滓，温服半升，日三服[1]。

咳满即止，而更复渴，冲气复发者，以细辛、干姜为热药也。服之当遂渴，而渴反止者，为支饮也。支饮者法当冒，冒者必呕，呕者复内半夏，以去其水。

桂苓五味甘草去桂加干姜细辛半夏汤方

茯苓四两　甘草　细辛　干姜各二两　五味子　半夏各半升

上六味，以水八升，煮取三升，去滓，温服半升，日三服。

水去呕止，其人形肿者，加杏仁主之。其证应纳麻黄，以其人遂痹，故不内之。若逆而内之者，必厥，所以然者，以其人血虚，麻黄发其阳故也。

苓甘五味加姜辛半夏杏仁汤方

茯苓四两　甘草三两　五味子半升　干姜三两　细辛三两　半夏半升　杏仁半升（去皮尖）

上七味，以水一斗，煮取三升，去滓，温服半升，日三服。

若面热如醉，此为胃热上冲，熏其面，加大黄以利之。

苓甘五味加姜辛半杏大黄汤方

茯苓四两　甘草三两　五味子半升　干姜三两　细辛三两　半夏半升　杏仁半升　大黄三两

上八味，以水一斗，煮取三升，去滓，温服半升，日三服。

先渴后呕，为水停心下，此属饮家，小半夏加茯苓汤主之。方见上。

---

① 服：原无，据俞桥本补，下同。

消渴小便不[1]利淋病脉证并治第十三

脉证九条　方六首

厥阴之为病，消渴，气上冲心，心中疼热，饥而不欲食，食即吐，下之不肯止[2]。

寸口脉浮而迟，浮即为虚，迟即为劳；虚则卫气不足，劳则营气竭。趺阳脉浮而数，浮即为气，数即消谷而大坚一作紧。气盛则溲数，溲数即坚，坚数相搏，即为消渴。

男子消渴，小便反多，以饮一斗，小便一斗，肾气丸主之。方见脚气中。

脉浮，小便不利，微热，消渴者，宜利小便发汗，五苓散主之。方见上。

渴欲饮水，水入则吐者，名曰水逆，五苓散主之。方见上。

渴欲饮水不止者，文蛤散主之。

文蛤散方

文蛤五两

上一味，杵为散，以沸汤五合，和服方寸匕。

淋之为病，小便如粟状，小腹弦急，痛引脐中。

趺阳脉数，胃中有热，即消谷引食，大便必坚，小便即数。

淋家不可发汗，发汗则必便血。

小便不利者，有水气，其人若渴，栝蒌瞿麦丸主之。

栝蒌瞿麦丸方

栝蒌根二两　茯苓三两　薯蓣三两　附子一枚（炮）　瞿麦一两

上五味，末之，炼蜜丸梧子大，饮服三丸，日三服；不知，增至七八

---

① 不：原无此字，据后世诸家注本补。

② 不肯止：《伤寒论·辨厥阴病脉证并治》作“利不止”。

丸，以小便利，腹中温为知。

小便不利，蒲灰散主之；滑石白鱼散、茯苓戎盐汤并主之。

蒲灰散方

蒲灰七分　滑石三分

上二味，杵为散，饮服方寸匕，日三服。

滑石白鱼散方

滑石二分　乱发二分（烧）　白鱼二分

上三味，杵为散，饮服方七匕，日三服。

茯苓戎盐汤方

茯苓半斤　白术二两　戎盐弹丸大一枚

上三味，先将茯苓、白术，以水五升，煮取三升，入戎盐再服，分温三服①。

渴欲饮水，口干舌燥者，白虎加人参汤主之。方中见暍中。

脉浮发热，渴欲饮水，小便不利者，猪苓汤主之。

猪苓汤方

猪苓（去皮）、茯苓、阿胶、滑石、泽泻各一两

上五味，以水四升，先煮四味，取二升，去滓，内胶烊消，温服七合，日三服。

水气病脉证并治第十四

论七首　脉证五条　方八首

师曰：病有风水、有皮水、有正水、有石水、有黄汗。风水，其脉自浮，外证骨节疼痛，恶风；皮水，其脉亦浮，外证胕肿，按之没指，不恶

---

①　先将茯苓、白术，以水五升，煮取三升，入戎盐再服，分温三服：原作脱，据《金匮要略心典》补。

风，其腹如鼓，不渴，当发其汗；正水，其脉沉迟，外证自喘；石水，其脉自沉，外证腹满不喘。黄汗，其脉沉迟，身发热，胸满，四肢头面肿，久不愈，必致痈脓。

脉浮而洪，浮则为风，洪则为气，风气相搏，风强则为隐疹，身体为痒，痒为泄风，久为痂癞；气强则为水，难以俯仰。风气相击，身体洪肿，汗出乃愈。恶风则虚，此为风水；不恶风者，小便通利，上焦有寒，其口多涎，此为黄汗。

寸口脉沉滑者，中有水气，面目肿大，有热，名曰风水。视人之目窠上微拥，如蚕新卧起状，其颈脉动，时时咳，按其手足上，陷而不起者，风水。

太阳病，脉浮而紧，法当骨节疼痛，反不疼，身体反重而酸，其人不渴，汗出即愈，此为风水。恶寒者，此为极虚发汗得之。渴而不恶寒者，此为皮水。身肿而冷，状如周痹，胸中窒，不能食，反聚痛，暮躁不得眠，此为黄汗，痛在骨节。咳而喘，不渴者，此为脾胀，其状如肿，发汗即愈。然诸病此者，渴而下利，小便数者，皆不可发汗。

里水者，一身面目黄肿，其脉沉，小便不利，故令病水。假如小便自利，此亡津液，故令渴也。越婢加术汤主之。方见中风。

趺阳脉当伏，今反紧，本自有寒，疝，瘕，腹中痛，医反下之，下之即胸满短气。

趺阳脉当伏，今反数，本自有热，消谷，小便数，今反不利，此欲作水。

寸口脉浮而迟，浮脉则热，迟脉则潜，热潜相搏，名曰沉。趺阳脉浮而数，浮脉即热，数脉即止，热止相搏，名曰伏。沉伏相搏，名曰水。沉则络脉虚，浮则小便难，虚难相搏，水走皮肤，即为水矣。

寸口脉弦而紧，弦则卫气不行，即恶寒，水不沾流，走于肠间。少阴脉紧而沉，紧则为痛，沉则为水，小便即难。

脉得诸沉，当责有水，身体肿重。水病脉出者，死。

夫水病人，目下有卧蚕，面目鲜泽，脉伏，其人消渴。病水腹大，小便不利，其脉沉绝者，有水，可下之。

问曰：病下利后，渴饮水，小便不利，腹满因肿者，何也？答曰：此法当病水，若小便自利及汗出者，自当愈。

心水者，其身重而少气。不得卧，烦而躁，其人阴肿。

肝水者，其腹大，不能自转侧，胁下腹痛，时时津液微生，小便续通。

肺水者，其身肿，小便难，时时鸭溏。

脾水者，其腹大，四肢苦重，津液不生，但苦少气，小便难。

肾水者，其腹大，脐肿腰痛，不得溺，阴下湿如牛鼻上汗，其足逆冷，面反瘦。

师曰：诸有水者，腰以下肿，当利小便；腰以上肿，当发汗乃愈。

师曰：寸口脉沉而迟，沉则为水，迟则为寒，寒水相搏，趺阳脉伏，水谷不化，脾气衰则鹜溏，胃气衰则身肿。少阳脉卑，少阴脉细，男子则小便不利，妇人则经水不通。经为血，血不利则为水，名曰血分。

问曰：病有血分、水分，何也？师曰：经水前断，后病水，名曰血分，此病难治；先病水，后经水断，名曰水分，此病易治。何以故？去水，其经自下。

问曰：病者苦水，面目身体四肢皆肿，小便不利，脉之，不言水，反言胸中痛，气上冲咽，状如炙肉，当微咳喘，审如师言，其脉何类？师曰：寸口脉沉而紧，沉为水，紧为寒，沉紧相搏，结在关元，始时当微，年盛不觉，阳衰之后，营卫相干，阳损阴盛，结寒微动，肾气上冲，咽喉塞噎，胁下急痛。医以为留饮，而大下之，气击不去，其病不除。后重吐之，胃家虚烦，咽燥欲饮水，小便不利，水谷不化，面目手足浮肿。又与葶苈丸下水，当时如小差，饮食过度，肿复如前，胸胁苦满，象若奔豚，其水扬溢，则浮咳喘逆。当先攻击冲气，令止，乃治咳；咳止，其喘自差。先治新病，病当在后。

风水，脉浮身重，汗出，恶风者，防己黄芪汤主之。腹痛加芍药。

防己黄芪汤方：方见湿病中。

风水恶风，一身悉肿，脉浮不渴，续自汗出，无大热，越婢汤主之。

越婢汤方

麻黄六两　石膏半斤　生姜三两　大枣十五枚　甘草二两

上五味，以水六升，先煮麻黄，去上沫，内诸药，煮取三升，分温三服。恶风者，加附子一枚炮。风水加术四两。

皮水为病，四肢肿，水气在皮肤中，四肢聂聂动者，防己茯苓汤主之。

防己茯苓汤方

防己三两　黄芪三两　桂枝三两　茯苓六两　甘草二两

上五味，以水六升，煮取二升，分温三服。

里水，越婢加术汤主之；甘草麻黄汤亦主之。

越婢加术汤方方见上。于内加白术四两，又见脚气中。

甘草麻黄汤方

甘草二两　麻黄四两

上二味，以水五升，先煮麻黄，去上沫，内甘单，煮取三升，温服一升，重复汗出，不汗，再服。慎风寒。

水之为病，其脉沉小，属少阴；浮者为风，无水虚胀者，为气。水，发其汗即已。脉沉者宜麻黄附子汤；浮者宜杏子汤。

麻黄附子汤方

麻黄三两　甘草二两　附子一枚（炮）

上三味，以水七升，先煮麻黄，去上沫，内诸药，煮取二升半，温服八分，日三服。

杏子汤方：（方佚，恐是麻黄杏仁甘草石膏汤）

厥而皮水者，蒲灰散主之。方见消渴中。

问曰：黄汗之为病，身体肿，一作重。发热汗出而渴，状如风水，汗沾衣，色正黄如柏汁，脉自沉，何从得之？师曰：以汗出入水中浴，水从汗孔入得之，宜芪芍桂酒汤主之。

黄芪芍药桂枝苦酒汤方

黄芪五两　芍药三两　桂枝三两

上三味，以苦酒一升，水七升，相和，煮取三升，温服一升，当心烦，服至六七日乃解，若心烦不止者，以苦酒阻故也。

黄汗之病，两胫自冷；假令发热，此属历节。食已汗出，又身常暮卧[①]，盗汗出者，此劳气也。若汗出已反发热者，久久其身必甲错；发热不止者，必生恶疮。若身重，汗出已辄轻者，久久必身瞤，瞤即胸中痛，又从腰以上必汗出，下无汗，腰髋弛痛，如有物在皮中状，剧者不能食，身疼重，烦躁，小便不利，此为黄汗，桂枝加黄芪汤主之。

桂枝加黄芪汤方

桂枝、芍药各三两　甘草二两　生姜三两　大枣十二枚　黄芪二两

上六味，以水八升，煮取三升，温服一升，须臾饮热稀粥一升余，以助药力，温服取微汗；若不汗，更服。

师曰：寸口脉迟而涩，迟则为寒，涩为血不足。趺阳脉微而迟，微则为气，迟则为寒。寒气不足，则手足逆冷；手足逆冷，则营卫不利；营卫不利，则腹满胁鸣相逐[②]，气转膀胱，营卫俱劳；阳气不通即身冷，阴气不通即骨疼，阳前通则恶寒，阴前通则痹不仁，阴阳相得，其气乃行，大气一转，其气乃散；实则失气，虚则遗尿，名曰气分。

气分，心下坚，大如盘，边如旋杯，水饮所作，桂枝去芍药加麻辛附子汤主之。

桂枝去芍药加麻黄细辛附子汤方

桂枝三两[③]　生姜三两　甘草二两　大枣十二枚　麻黄　细辛各二两　附子一枚（炮）

上七味，以水七升，煮麻黄，去上沫，内诸药，煮取二升，分温三服，当汗出，如虫行皮中，即愈。

心下坚，大如盘，边如旋盘，水饮所作，枳术汤主之。

---

① 卧：原无，据医统本补。

② 胁鸣相逐：肠鸣不止。胁鸣：《金匮直解》《医宗金鉴》均作“肠鸣”。

③ 三两：原脱，据赵开美本补。

枳术汤方

枳实七枚　白术二两

上二味，以水五升，煮取三升，分温三服，腹中软即当散也。

附方

《外台》**防己黄芪汤**　治风水，脉浮为在表，其人或头汗出，表无他病，病者但下重，从腰以上为和，腰以下当肿及阴，难以屈伸。方见风湿中。

黄疸病脉证并治第十五

论二首　脉证十四首　方七首

寸口脉浮而缓，浮则为风，缓则为痹。痹非中风。四肢苦烦，脾色必黄，瘀热以行。

趺阳脉紧而数，数则为热，热则消谷，紧则为寒，食即为满。尺脉浮为伤肾，趺阳脉紧为伤脾。风寒相搏，食谷即眩，谷气不消，胃中苦浊，浊气下流，小便不通，阴被其寒，热流膀胱，身体尽黄，名曰谷疸。额上黑，微汗出，手足中热，薄暮即发；膀胱急，小便自利，名曰女劳疸；腹如水状，不治。心中懊侬而热，不能食，时欲吐，名曰酒疸。

阳明病，脉迟者，食难用饱，饱则发烦头眩，小便必难，此欲作谷疸。虽下之，腹满如故，所以然者，脉迟故也。

夫病酒黄疸，必小便不利，其候心中热，足下热，是其证也。

酒黄疸者，或无热，靖言了了[①]，腹满欲吐，鼻燥；其脉浮者，先吐之，沉弦者，先下之。

酒疸，心中热，欲呕者，吐之愈。

酒疸下之，久久为黑疸，目青面黑，心中如啖蒜虀状，大便正黑，皮

① 靖：古“静”字，安定也。言了了：语言不乱。参见《脉经》卷八。

肤爪之不仁，其脉浮弱，虽黑微黄，故知之。

师曰：病黄疸，发热烦喘，胸满口燥者，以病发时，火劫其汗，两热所得。然黄家所得，从湿得之。一身尽发热而[①]黄，肚热，热在里，当下之。

脉沉，渴欲饮水，小便不利者，皆发黄。

腹满，舌痿黄，燥[②]不得睡，属黄家。舌痿疑作身痿。

黄疸之病，当以十八日为期，治之十日以上差，反剧[③]难治。

疸而渴者，其疸难治，疸而不渴者，其疸可治。发于阴部，其人必呕；阳部，其人振寒而发热也。

谷疸之为病，寒热不食，食即头眩，心胸不安，久久发黄为谷疸，茵陈蒿汤主之。

茵陈蒿汤方

茵陈蒿六两　栀子十四枚　大黄二两

上三味，以水一斗，先煮茵陈，减六升，内二味，煮取三升，去滓，分温三服。小便当利，尿如皂角汁状，色正赤，一宿腹减，黄从小便去也。

黄家，日晡所发热，而反恶寒，此为女劳得之；膀胱急，少腹满，身尽黄，额上黑，足下热，因作黑疸，其腹胀如水状，大便必黑，时溏，此女劳之病，非水也。腹满者难治。硝石矾石散主之。

硝石矾石散方

硝石、矾石（烧）等分

上二味，为散，以大麦粥汁和服方寸匕，日三服。病随大小便去，小便正黄，大便正黑，是候也。

酒黄疸，心中懊憹或热痛，栀子大黄汤主之。

栀子大黄汤方

栀子十四枚　大黄一两　枳实五枚　豉一升

---

① 而：医统本、明仿宋本作“面”。

② 燥：通“躁”。

③ 剧：原作“极”，据医统本改。

上四味，以水六升，煮取二升，分温三服

诸病黄家，但利其小便，假令脉浮，当以汗解之，宜桂枝加黄芪汤主之。方见水病中。

诸黄，猪膏发煎主之。

猪膏发煎方

猪膏半斤　乱发如鸡子大，三枚

上二味，和膏中煎之，发消药成，分再服，病从小便出。

黄疸病，茵陈五苓散主之。

茵陈五苓散方

茵陈蒿末十分　五苓散五分

上二物和，先食饮方寸匕，日三服。

黄疸腹满，小便不利而赤，自汗出，此为表和里实，当下之，宜大黄硝石汤。

大黄硝石汤方

大黄、黄柏、硝石各四两　栀子十五枚

上四味，以水六升，煮取二升，去滓，内硝，更煮取一升，顿服。

患黄疸病，小便色不变，欲自利，腹满而喘，不可除热，热除必哕。哕者，小半夏汤主之。方见痰饮中。

诸黄，腹痛而呕者，宜柴胡汤。必小柴胡汤，方见呕吐中。

男子黄，小便自利，当与虚劳小建中汤。方见虚劳中。

附方

瓜蒂散　治诸黄。方见暍病中。

《千金》麻黄醇酒汤　治黄疸。

麻黄三两

上二味，以美清酒五升，煮取二升半，顿服尽。冬月用酒，春月用水煮之。

惊悸吐衄下血胸满瘀血病脉证治第十六

脉证十二条　方五首

寸口脉动而弱，动即为惊，弱则为悸。

师曰：尺脉浮，目睛晕黄，衄未止。晕黄去，目睛慧了，知衄今止。

又曰：从春至夏衄者，太阳；从秋至冬衄者，阳明。

衄家不可汗，汗出必额上陷，脉紧急，直视不能眴①，不得眠。

病人面无色，无寒热。脉沉弦者，衄；浮弱，手按之绝者，下血；烦咳者，必吐血。

夫吐血，咳逆上气，其脉数而有热，不得卧者，死。

夫酒客咳者，必致吐血，此因极饮过度所致也。

寸口脉弦而大，弦则为减，大则为芤，减则为寒，芤者为虚，寒虚相击，此名曰革，妇人半产漏下，男子则亡血。

亡血，不可发其表，汗出即寒栗而振。

病人胸满，唇痿舌青，口燥，但欲漱水不欲咽，无寒热，脉微大来迟，腹不满，其人言我满，为有瘀血。

病者如热状，烦满，口干燥而渴，其脉反无热，此为阴伏，是瘀血也，当下之。

火邪者，桂枝去芍药加蜀漆牡蛎龙骨救逆汤主之。

桂枝救逆汤方

桂枝三两（去皮）　甘草二两（炙）　生姜三两　牡蛎五两（熬）　龙骨四两　大枣十二枚　蜀漆三两（洗去腥）

上为末，以水一斗二升，先煮蜀漆，减二升，内诸药，煮取三升，去

---

① 眴：眼球转动。

滓，温服一升。

心下悸者，半夏麻黄丸主之。

半夏麻黄丸方

半夏、麻黄等分

上二味，末之，炼蜜和丸小豆大，饮服三丸，日三服。

吐血不止者，柏叶汤主之。

柏叶汤方

柏叶、干姜各三两　艾三把

上三味，以水五升，取马通汁一升，合煮取一升，分温再服。

下血，先便后血，此远血也，黄土汤主之。

黄土汤方

甘草、干地黄、白术、附子（炮）、阿胶、黄芩各三两　灶中黄土半斤

上七味，以水八升，煮取三升，分温二服。

下血，先血后便，此近血也，赤小豆当归散主之。方见狐惑中。

心气不足，吐血、衄血，泻心汤主之。

泻心汤方

大黄二两　黄连、黄芩各一两

上三味，以水三升，煮取一升，顿服之。

呕吐哕下利病脉证治第十七

论一首　脉证二十七条　方二十三首

夫呕家有痈脓，不可治呕，脓尽自愈。

先呕却渴者，此为欲解。先渴却呕者，为水停心下，此属饮家。呕家本渴，今反不渴者，以心下有支饮故也，此属支饮。

问曰：病人脉数，数为热，当消谷引食，而反吐者，何也？师曰：以发其汗，令阳微，膈气虚，脉乃数，数为客热，不能消谷，胃中虚冷故也。脉弦者，虚也，胃气无余，朝食暮吐，变为胃反。寒在于上，医反下之，今脉反弦，故名曰虚。

寸口脉微而数，微则无气，无气则营虚，营虚则血不足，血不足则胸中冷。

趺阳脉浮而涩，浮则为虚，涩则伤脾，脾伤则不磨，朝食暮吐，暮食朝吐，宿谷不化，名曰胃反。脉紧而涩，其病难治。

病人欲吐者，不可下之。

哕而腹满，视其前后①，知何部不利，利之即愈。

呕而胸满者，吴茱萸汤主之。

吴茱萸汤方

吴茱萸一升　人参三两　生姜六两　大枣十二枚

上四味，以水五升，煮取三升，温服七合，日三服。

干呕，吐涎沫，头痛者，吴茱萸汤主之。

呕而肠鸣，心下痞者，半夏泻心汤主之。

半夏泻心汤方

半夏半升（洗）　黄芩三两　干姜三两　人参三两　黄连一两　大枣十二枚　甘草三两（炙）

上七味，以水一斗，煮取六升，去滓，再煮取三升，温服一升，日三服。

干呕而利者，黄芩加半夏生姜汤主之。

黄芩加半夏生姜汤方

黄芩三两　甘草二两（炙）　芍药二两　半夏半升　生姜三两　大枣十二枚

上六味，以水一斗，煮取三升，去滓，温服一升，日再，夜一服。

诸呕吐，谷不得下者，小半夏汤主之。方见痰饮中。

---

① 前后：指大小便。

呕吐而病在膈上，后思水者，解，急与之。思水者，猪苓散主之。

猪苓散方

猪苓、茯苓、白术各等分

上三味，杵为散，饮服方寸匕，日三服。

呕而脉弱，小便复利，身有微热，见厥者，难治，四逆汤主之。

四逆汤方

附子（生用）一枚　干姜一两半　甘草二两（炙）

上三味，以水三升，煮取一升二合，去滓，分温再服。强人可大附子一枚，干姜三两。

呕而发热者，小柴胡汤主之。

小柴胡汤方

柴胡半升　黄芩三两　人参三两　甘草三两　半夏半斤　生姜三两　大枣十二枚

上七味，以水一斗二升，煮取六升，去滓，再煎取三升，温服一升，日三服。

胃反呕吐者，大半夏汤主之。《千金》云：治胃反不受食，食入即吐。《外台》云：治呕心下痞硬者。

大半夏汤方

半夏二升　人参三两　白蜜一升

上三味，以水一斗二升，和蜜扬之二百四十遍，煮取二升半，温服一升，余分再服。

食已即吐者，大黄甘草汤主之。《外台》方又治吐水。

大黄甘草汤方

大黄四两　甘草一两

上二味，以水三升，煮[1]取一升，分温再服。

---

① 煮：原作“者”，据赵开美本改。

胃反，吐而渴欲饮水者，茯苓泽泻汤主之。

茯苓泽泻汤方《外台》云：治消渴脉绝，胃反吐食方①，有小麦一升。

茯苓半斤　泽泻四两　甘草二两　桂枝二两　白术三两　生姜四两

上六味，以水一斗，煮取三升，内泽泻，再煮取二升半，温服八合，日三服。

吐后，渴欲得水而贪饮者，文蛤汤主之。兼主微风脉紧②头痛。

文蛤汤方

文蛤五两　麻黄三两　甘草三两　生姜三两　石膏五两　杏仁五十枚　大枣十二枚

上七味，以水六升，煮取二升，温服一升，汗出即愈。

干呕，吐逆，吐涎沫，半夏干姜散主之。

半夏干姜散方

半夏、干姜等分

上二味，杵为散，取方寸匕，浆水一升半，煮取七合，顿服之。

病人胸中似喘不喘，似呕不呕，似哕不哕，彻心中愦愦然无奈者，生姜半夏汤主之。

生姜半夏汤方

半夏半升　生姜汁一升

上二味，以水三升，煮半夏，取二升，内生姜汁，煮取一升半，小冷，分四服，日三夜一服。止，停后服。

干呕，哕，若手足厥者，橘皮汤主之。

橘皮汤方

橘皮四两　生姜半斤

上二味，以水七升，煮取三升，温服一升，下咽即愈。

---

① 方：原作“之”，据《外台秘要》改。
② 紧：原作“肾”，据医统本改。

哕逆者，橘皮竹茹汤主之。

橘皮竹茹汤方

橘皮二升　竹茹二升　大枣三十枚　人参一两　生姜半斤　甘草五两

上六味，以水一升，煮取三升，温服一升，日三服。

夫六腑气绝于外者，手足寒，上气，脚缩；五脏气绝于内者，利不禁，下甚者，手足不仁。

下利脉沉弦者，下重；脉大者，为未止，脉微弱数者，为欲自止，虽发热不死。

下利手足厥冷，无脉者，灸之不温。若脉不还，反微喘者，死。少阴负趺阳者，为顺也。

下利有微热而渴，脉弱者，今自愈。

下利脉数，有微热，汗出，今自愈；设脉紧为未解。

下利脉数而渴者，今自愈；设不差，必清脓血，以有热故也。

下利脉反弦，发热身汗者，自愈。

下利气者，当利其小便。

下利，寸脉反浮数，尺中自涩者，必清脓血。

下利清谷，不可攻其表，汗出必胀满。

下利脉沉而迟，其人面少赤，身有微热，下利清谷者，必郁冒，汗出而解，病人必微热。所以然者，其面戴阳，下虚故也。

下利后脉绝，手足厥冷，晬时[①]脉还，手足温者生，脉不还者死。

下利腹胀满，身体疼痛者，先温其里，乃攻其表。温里宜四逆汤，**四逆汤方见上**。攻表宜桂枝汤。

桂枝汤方

桂枝三两（去皮）　芍药三两　甘草二两（炙）　生姜三两　大枣十二枚

上五味，㕮咀，以水七升，微火煮取三升，去滓，适寒温服一升，服已须臾，啜稀粥一升，以助药力，温覆令一时许，遍身微似有汗者，益佳，

---

① 晬时：一昼夜。

不可令如水淋漓。若一服汗出病差，停后服。

下利三部脉皆平，按之心下坚者，急下之，宜大承气汤。

下利脉迟而滑者，实也，利未欲止，急下之，宜大承气汤。

下利脉反滑者，当有所去，下乃愈，宜大承气汤。

下利已差，至其年月日时复发者，以病不尽故也，当下之，宜大承气汤。方见痉病中。

下利谵语者，有燥屎也，小承气汤主之。

小承气汤方

大黄四两　厚朴二两（炙）　枳实大者三枚（炙）

上三味，以水四升，煮取一升二合，去滓，分温二服，得利则止。

下利便脓血者，桃花汤主之。

桃花汤方

赤石脂一斤（一半到，一半筛末）　干姜一两　粳米一升

上三味，以水七升，煮米令熟，去滓，温服七合，纳赤石脂末方寸匕，日三服；若一服愈，余勿服。

热利下重者，白头翁汤方之。

白头翁汤方

白头翁二两　黄连　黄柏　秦皮各三两

上四味，以水七升，煮取二升，去滓，温服一升；不愈，更服。

下利后更烦，按之心下濡者，为虚烦也，栀子豉汤主之。

栀子豉汤方

栀子十四枚　香豉四合（绵裹）

上二味，以水四升，先煮栀子，得二升半，内豉，煮取一升半，去滓，分二服，温进一服，得吐则止。

下利清谷，里寒外热，汗出而厥者，通脉四逆汤主之。

通脉四逆汤方

附子大者一枚（生用）　干姜三两（强人可四两）　甘草二两（炙）

上三味，以水三升，煮取一升二合，去滓，分温再服。

下利肺痛，紫参汤主之。

紫参汤方

紫参半斤　甘草三两

上二味，以水五升，先煮紫参，取二升内甘草，煮取一升半，分温三服。

气利，诃梨勒散主之。

诃梨勒散方

诃梨勒十枚（煨）

上一味，为散，粥饮和，顿服。

附方

《千金翼》小承气汤　治大便不通，哕，数谵语。方见上。

《外台》黄芩汤　治干呕下利。

黄芩、人参、干姜各二两（“二两”，有本作“三两”）　桂枝一两　大枣十二枚　半夏半升

上六味，以水[1]七升，煮取三升，温分三服。

疮痈肠痈浸淫病脉证并治第十八

论一首　脉证三条　方五首

诸浮数脉，应当发热，而反洒淅恶寒，若有痛处，当发其痈。

师曰：诸痈肿，欲知有脓无脓，以手掩肿上，热者为有脓，不热者为无脓。

肠痈之为病，其身甲错，腹皮急，按之濡，如肿状，腹无积聚，身无

---

① 水：原脱，据赵开美本补。

热，脉数，此为肠内有痈脓，薏苡附子败酱散主之。

薏苡附子败酱散方

薏苡仁十分　附子二分　败酱五分

上三味，杵为末，取方寸匕，以水二升，煎减半，顿服。小便当下。

肠痈者，少腹肿痞，按之即痛如淋，小便自调，时时发热，自汗出，复恶寒。其脉迟紧者，脓未成，可下之，当有血。脉洪数者，脓已成，不可下也。大黄牡丹汤主之。

大黄牡丹汤方

大黄四两　牡丹一两　桃仁五十个　瓜子半升　芒硝三合

上五味，以水六升，煮取一升，去滓，内芒硝，再煎沸，顿服之，有脓当下；如无脓，当下血。

问曰：寸口脉浮微而涩，法当亡血，若汗出，设不汗者云何？答曰：若身有疮，被刀斧所伤，亡血故也。

病金疮，王不留行散主之。

王不留行散方

王不留行十分（八月八日采）　蒴藋细叶十分（七月七日采）　桑东南根白皮十分（三月三日采）　甘草十八分　川椒三分（除目及闭口者，去①汗）　黄芩二分

干姜二分　厚朴二分　芍药二分

上九味，桑根皮以上三味，烧灰存性，勿令灰过；各别杵筛，合治之为散，服方寸匕，小疮即粉之．大疮但服之。产后亦可服。如风寒，桑东根勿取之。前三物，皆阴干百日。

排脓散方

枳实十六枚　芍药六分　桔梗二分

上三味，杵为散，取鸡子黄一枚，以药散与鸡黄相等，揉和令相得，

① 去：原无，据医统本补。

饮和服之，日一服。

排脓汤方

甘草二两　桔梗三两　生姜一两　大枣十枚

上四味，以水三升，煮取一升，温服五合，日再服。

浸淫疮，从口[①]流向四肢者，可治；从四肢流来入口者，不可治。

浸淫疮，黄连粉主之（方未见）。

趺蹶手指臂肿转筋阴狐疝蛔虫病脉证治第十九

论一首　脉证一条　方四首

师曰：病趺蹶，其人但能前，不能却，刺腨入二寸，此太阳经伤也。

病人常以手指臂肿动，此人身体瞤瞤者，藜芦甘草汤主之。

藜芦甘草汤方　方未见。

转筋之为病，其人臂脚直，脉上下行，微弦。转筋入腹者，鸡屎白散主之。

鸡屎白散方

鸡屎白

上一味，为散，取方寸匕，以水六合，和，温服。

阴狐疝气者，偏有大小，时上时下，蜘蛛散主之。

蜘蛛散方

蜘蛛十四枚（熬焦）　桂枝半两

上二味，为散，取八分一匕，饮和服，日再服，蜜丸亦可。

问曰：病腹痛有虫，其脉何以别之？师曰：腹中痛，其脉当沉，若弦

① 口：此泛指胸、腹等身体中心部位。

反洪大，故有蛔虫。

蛔虫之为病，令人吐涎，心痛，发作有时，毒药不止，甘草粉蜜汤主之。

甘草粉蜜汤方

甘草二两　粉一两　蜜四两

上三味，以水三升，先煮甘草，取二升，去滓，内粉、蜜，搅令和，煎如薄粥，温服一升，差即止。

蛔蹶者，当吐蛔，令病者静而复时烦，此为脏寒，蛔上入膈，故烦；须臾复止，得食而呕，又烦者，蛔闻食臭出，其人当自吐蛔。

蛔厥者，乌梅丸主之。

乌梅丸方

乌梅三百个　细辛六两（炮）　干姜十两　黄连一斤　当归四两　附子六两（炮）　川椒四两（去汗）　桂枝六两　人参　黄柏各六两

上十味，异捣筛，合治之，以苦酒（即酸醋）渍乌梅一宿，去核，蒸之五斗米下，饭熟，捣成泥，和药令相得，内臼中，与蜜杵二千下，丸和梧大，先食，饮服十丸，日三服，稍加至二十丸。禁生、冷、滑、臭等食。

卷 下

妇人妊娠病脉证治第二十

证三条 方八首

师曰：妇人得平脉，阴脉小弱，其人渴，不能食，无寒热，名妊娠，桂枝汤主之。方见下利中。于法六十日当有此证，设有医治逆者，却一月，加吐下者，则绝之。

妇人宿有癥病，经断未及三月，而得漏下不止，胎动在脐上者，为癥痼害。妊娠六月动者，前三月经水利时胎也①。下血者，后断三月衃也。所以血不止者，其癥不去故也，当下其癥，桂枝茯苓丸主之。

桂枝茯苓丸方

桂枝、茯苓、牡丹（去心）、芍药、桃仁（去皮尖，熬）各等分

上五味，末之，炼蜜和丸，如兔屎大，每日食前服一丸。不知，加至三丸。

妇人怀娠六七月，脉弦发热，其胎愈胀，腹痛恶寒者，少腹如扇，所以然者，子脏开故也，当以附子汤温其脏。方未见

师曰：妇人有漏下者，有半产后因续下血都不绝者，有妊娠下血者，假令妊娠腹中痛，为胞阻，胶艾汤主之。

---

① 也：原无，据医统本补。

芎归胶艾汤方

川芎　阿胶　甘草各二两　艾叶　当归各三两　芍药四两　干地黄四两

上七味，以水五升，清酒三升，合煮取三升，去滓，内胶，令消尽，温服一升，日三服。不差，更作。

妇人怀妊，腹中㽲痛，当归芍药散主之。

当归芍药散方

当归三两　芍药一斤　川芎半斤　茯苓四两　白术四两　泽泻半斤

上六味，杵为散，取方寸匕，酒和，日三服。

妊娠呕吐不止，干姜人参半夏丸主之。

干姜人参半夏丸方

干姜、人参各一两　半夏二两

上三味，末之，以生姜汁糊为丸，如梧桐子大，饮服十丸，日三服

妊娠，小便难，饮食如故，当归贝母苦参丸主之。

当归贝母苦参丸方

当归、贝母、苦参各四两

上三味，末之，炼蜜丸如小豆大，饮服三丸，加至十丸。

妊娠有水气，身重，小便不利，洒淅恶寒，起即头眩，葵子茯苓散主之。

葵子茯苓散方

葵子一斤　茯苓三两

上二味，杵为散，饮服方寸匕，日三服，小便利则愈。

妇人妊娠，宜常服当归散主之。

当归散方

当归、黄芩、芍药、川芎各一斤　白术半斤

上五味，杵为散，酒饮服方寸匕，日再服，妊娠常服即易产，胎无疾苦。产后百病悉主之。

妊娠养胎，白术散主之。

白术散方

白术四分　川芎四分　蜀椒三分（去[1]汗）　牡蛎二分

上四味，杵为散，酒服一钱匕，日三服，夜一服。但苦痛，加芍药；心下毒痛，倍加川芎；心烦吐痛，不能食饮，加细辛一两，半夏大者二十枚。服之后，更以醋浆水服之。若呕，以醋浆水服之复不解者，小麦汁服之。已后渴者，大麦粥服之。病虽愈，服之勿置。

妇人伤胎，怀身腹满，不得小便，从腰以下重，如有水气状，怀身七月，太阴当养不养，此心气实，当刺泻劳宫及关元，小便微利则愈。

妇人产后病脉证治第二十一

论一首　证六条　方七首

问曰：新产妇人有三病，一者病痉，二者病郁冒，三者大便难，何谓也？师曰：新产血虚，多汗出，喜中风，故令病痉；亡血复汗，寒多，故令郁冒；亡津液，胃燥，故大便难。

产妇郁冒，其脉微弱，呕不能食，大便反坚，但头汗出。所以然者，血虚而厥，厥而必冒，冒家欲解，必大汗出。以血虚下厥，孤阳上出，故头汗出。所以产妇喜汗出者，亡阴血虚，阳气独盛，故当汗出，阴阳乃复。大便坚，呕不能食，小柴胡汤主之。方见呕吐中。

病解能食，七八日更发热者，此为胃实，大承气汤主之。方见痉中。

产后腹中疞痛，当归生姜羊肉汤主之方见寒疝中。并治腹中寒疝，虚劳不足。

产后腹痛，烦满不得卧，枳实芍药散主之。

---

① 去：原脱，据医统本补。

枳实芍药散方

枳实（烧令黑，勿太过）、芍药等分

上二味，杵为散，服方寸匕，日三服，并主痈脓，以麦粥下之。

师曰：产妇腹痛，法当以枳实芍药散，假令不愈者，此为腹中有干血着脐下，宜下瘀血汤主之；亦主经水不利。

下瘀血汤方

大黄二两　桃仁二十枚　䗪虫二十枚（熬，去足）

上三味，末之，炼蜜和为四丸，以酒一升，煎一丸，取八合顿服之，新血下如豚肝。

产后七八日，无太阳证，少腹坚痛，此恶露不尽；不大便，烦躁发热，切脉微实，再倍发热，日晡时烦躁者，不食，食则谵语，至夜即愈，宜大承气汤主之。热在里，结在膀胱也。方见痓病中。

产后风，续之数十日不解，头微痛，恶寒，时时有热，心下闷，干呕，汗出，虽久，阳旦证[①]续在耳，可与阳旦汤。即桂枝汤，方见下利中。

产后中风，发热，面正赤，喘而头痛，竹叶汤主之。

竹叶汤方

竹叶一把　葛根三两　防风、桔梗、桂枝、人参、甘草各一两　附子一枚（炮）　大枣十五枚　生姜五两

上十味，以水一斗，煮取二升半，分温三服，温覆使汗出。颈项强。用大附子一枚，破之如豆大，煎药扬去沫。呕者，加半夏半升洗。

妇人乳中[②]虚，烦乱呕逆，安中益气，竹皮大丸主之。

竹皮大丸方

生竹茹二分　石膏二分　桂枝一分　甘草七分　白薇一分

上五味，末之，枣肉和丸弹子大，以饮服一丸，日三夜二服。有热者

---

① 阳旦证：指太阳中风。

② 乳中：指哺乳期间。

倍白薇，烦喘者加柏实一分。

产后下利虚极，白头翁加甘草阿胶汤主之。

白头翁加甘草阿胶汤方

白头翁、甘草、阿胶各二两　秦皮、黄连、柏皮各三两

上六味，以水七升，煮取二升半，内胶令消尽，分温三服。

附方

《千金》**三物黄芩汤**　治妇人在草蓐，自发露得风，四肢苦烦热，头痛者与小柴胡汤；头不痛但烦者，此汤主之。

黄芩一两　苦参二两　干地黄四两

上三味，以水八升，煮取二升，温服一升，多吐下虫。

《千金》**内补当归建中汤**　治妇人产后虚羸不足，腹中刺痛不止，吸吸少气，或苦少腹中急，摩痛[①]引腰背，不能食饮。产后一月，日得服四五剂为善，令人强壮宜。

当归四两　桂枝三两　芍药六两　生姜三两　甘草二两　大枣十二枚

上六味，以水一斗，煮取三升，分温三服，一日令尽。若大虚，加饴糖六两，汤成内之，于火上暖令饴消。若去血过多，崩伤内衄不止，加地黄六两，阿胶二两，合八味，汤成内阿胶。若无当归，以川芎代之，若无生姜，以干姜代之。

妇人杂病脉证并治第二十二

论一首　脉证余十四条　方十三首

妇人中风，七八日续来寒热，发作有时，经水适断，此为热入血室，其血必结，故使如疟状，发作有时，小柴胡汤主之。方见呕吐中。

---

① 摩痛：隐隐作痛。

妇人伤寒发热，经水适来，昼日明了，暮则谵语，如见鬼状者，此为热人血室，治之无犯胃气及上二焦，必自愈。

妇人中风，发热恶寒，经水适来，得之七八日，热除脉迟，身凉和，胸胁满，如结胸状，谵语者，此为热入血室也，当刺期门，随其实而取之。

阳明病，下血谵语者，此为热入血室，但头汗出，当刺期门，随其实而泻之，然汗出者愈。

妇人咽中如有炙脔，半夏厚朴汤主之。

半夏厚朴汤方《千金》作胸满，心下坚、咽中帖帖，如有炙肉，吐之水出，吞之不下。

半夏一升　厚朴三两　茯苓四两　生姜五两　干苏叶二两

上五味，以水七升，煮取四升，分温四服，日三夜一服。

妇人脏躁，喜悲伤欲哭，象如神灵所作，数欠伸，甘麦大枣汤主之。

甘麦大枣汤方

甘草三两　小麦一升　大枣十枚

上三味①，以水六升，煮取三升，温分三服。亦补脾气。

妇人吐涎沫，医反下之，心下即痞，当先治其吐涎沫，小青龙汤主之；见痰饮中。涎沫止，乃治痞，泻心汤主之。见惊悸中。

妇人之病，因虚、积冷、结气，为诸经水断绝，至有历年，血寒积结，胞门寒伤，经络凝坚。在上呕吐涎唾，久成肺痈，形体损分。在中盘结，绕脐寒疝；或两胁疼痛，与脏相连；或结热中，痛在关元，脉数无疮，肌若鱼鳞，时着男子，非止女身。在下未多，经候不匀，冷阴掣痛，少腹恶寒；或引腰脊，下根气街，气冲急痛，膝胫疼烦。奄忽眩冒，状如厥癫；或有忧惨，悲伤多嗔，此皆带下，非有鬼神。久则羸瘦，脉虚多寒。

三十六病，千变万端；审脉阴阳，虚实紧弦；行其针药，治危得安；其虽同病，脉各异源；子当辨计，勿谓不然。

问曰：妇人年五十所，病下利数十日不止，暮即发热，少腹里急，腹

---

① 味：原作“分”，据赵开美本改。

满，手掌烦热，唇口干燥，何也？师曰：此病属带下，何以故？曾经半产，瘀血在少腹不去。何以知之？其证唇口干燥，故知之。当以温经汤主之。

温经汤方

吴茱萸三两　当归二两、川芎二两、芍药二两　人参二两　桂枝二两　阿胶二两　生姜二两　牡丹皮（去心）二两　甘草二两　半夏半升　麦门冬一升（去心）

上十二味，以水一斗，煮取三升，分温三服。亦主妇人少腹寒，久不受胎；兼取崩中去血，或月水来过多，及至期不来。

带下，经水不利，少腹满痛，经一月再见者，土瓜根散主之。

土瓜根散方

土瓜根、芍药、桂枝、䗪虫各三两

上四味，杵为散，酒服方寸匕，日三服

寸口脉弦而大，弦则为减，大则为芤，减则为寒，芤则为虚，寒虚相搏，此名曰革，妇人则半产漏下，旋覆花汤主之。

旋覆花汤方

旋覆花三两　葱十四茎　新绛少许

上三味，以水三升，煮取一升，顿服之。

妇人陷经，漏下黑不解，胶姜汤主之。臣亿等校诸本无胶姜汤方，想是前妊娠中胶艾汤。

妇人少腹满如敦状，小便微难而不渴，生后者，此为水与血俱结在血室也，大黄甘遂汤主之。

大黄甘遂汤方

大黄四两　甘遂二两　阿胶二两

上三味，以水三升，煮取一升，顿服之，其血当下

妇人经水不利下，抵当汤主之。亦治男子膀胱满急，有瘀血者。

抵当汤方

水蛭三十个（熬）　虻虫三十枚（熬，去翅足）　桃仁二十个（去皮尖）　大

黄三两（酒浸）

上四味，为末，以水五升，煮取三升，去滓，温服一升。

妇人经水闭不利，脏坚癖不止，中有干血，下白物，矾石丸主之。

矾石丸方

矾石三分（烧）　杏仁一分

上二味，末之，炼蜜和丸枣核大，内脏中，剧者再内之。

妇人六十二种风，及腹中血气刺痛，红蓝花酒主之。

红蓝花酒方疑作仲景方。

红蓝花一两

上一味，以酒一大升，煎减半，顿服一半，未止再服。

妇人腹中诸疾痛，当归芍药散主之。方见前妊娠中。

妇人腹中痛，小建中汤主之。方见前虚劳中。

问曰：妇人病，饮食如故，烦热不得卧，而反倚息者，何也？师曰：此名转胞，不得溺也，以胞系了戾，故致此病，但利小便则愈，宜肾气丸主之。

肾气丸方

干地黄八两　薯蓣四两　山茱萸四两　泽泻三①两　茯苓三两　牡丹皮三两　桂枝、附子（炮）各一两

上八味，末之。炼蜜和丸梧子大，酒下十五丸，加至二十五丸，日再服。

妇人阴寒，温阴中，坐药，蛇床子散主之。

蛇床子散方

蛇床子仁

上一味，末之，以白粉少许，和令相许，和令相得，如枣大，绵裹内之，自然温。

---

① 三：原脱，据赵开美本补。

少阴脉滑而数者，阴中即生疮，阴中蚀疮烂者，狼牙汤洗之。

狼牙汤方

狼牙三两

上一味，以水四升，煮取半升，以棉缠筯[①]如茧，浸汤沥阴中，日四遍。

胃气下泄，阴吹而正喧，此谷气之实也，膏发煎导之。方见黄疸中。

小儿疳虫蚀齿方疑非仲景方。

雄黄　葶苈

上二味，末之，取腊月猪脂熔，以槐枝绵裹头四五枚，点药烙之。

杂疗方第二十三

论一首　证一条　方二十二首

退五脏虚热**四时加减柴胡饮子方**

冬三月加柴胡八分　白术八分　陈皮五分　大腹槟榔四枚（并皮子用），生姜五分桔梗七分

春三月加枳实，减白术共六味

夏三月加生姜三分　枳实五分，甘草三分，共八味

秋三月加陈皮三分，共六味

上各㕮咀，分为三贴，一贴以水三升，煮取二升，分温三服。如人行四五里，进一服。如四体壅，添甘草少许，每贴分作三小贴，每小贴以水一升，煮取七合，温服，再合滓为一服，重煮，都成四服。疑非仲景方。

长服诃梨勒丸方疑非仲景方。

诃梨勒、陈皮、厚朴各三两

① 筯：筷子。

上三味，末之，炼蜜丸如梧子大，酒饮服二十丸，加至三十丸。

三物备急丸方见《千金方》，司空裴秀为散用。亦可先和成汁，乃倾口中，令从齿间得入，至良验。

大黄一两　干姜一两　巴豆一两　（去皮皮心，熬），外研如脂。

上药各须精新，先捣大黄、干姜为末，研巴豆内中，合治一千杵，用为散，蜜和丸亦佳，密器中贮之，莫令歇[①]。主心腹诸卒暴百病，若中恶客忤，心腹胀满，卒痛如锥刺，气急口噤，停尸卒死者，以暖[②]水若酒，服大豆许三四丸，或不下，捧头起，灌令下咽，须臾当差。如未差，更与三丸，当腹中鸣，即吐下，便差。若口噤，亦须折齿灌之。

治伤寒令愈不复**紫石寒食散方**见《千金翼》。

紫石英、白石英、赤石脂、钟乳（碓炼）、栝蒌根、防风、桔梗、文蛤鬼臼各十分　太一余粮十分（烧）　干姜　附子（炮，去皮）　桂枝（去皮）各四分

上十三味，杵为散，酒服方寸匕。

救卒死方

薤捣汁，灌鼻中。

又方：雄鸡冠割取血，管吹内鼻中。

猪脂如鸡子大，苦酒一升，煮沸灌喉中，鸡肝及血涂面上，以灰围四旁，立起。

大豆二十七粒，以鸡子白并酒和，尽以吞之。

救卒死而壮热者方

矾石半斤，以水一斗半煮消，以渍脚，令没踝。

救卒死而目闭者方

骑牛临面，捣薤汁灌耳中，吹皂荚末鼻中，立效。

---

① 歇：通“泄”。
② 暖：原作“缓”，据医统本改。

救卒死而张口反折者方

灸手足两爪后十四壮了，饮以五毒诸膏散。

救卒死而四肢不收失便者方

马屎一升　水三斗　煮取二斗　以洗之又取牛洞稀粪也，一升温酒灌口中，灸心下一寸，脐上三寸、脐下四寸各一百壮，差。

救[1]小儿卒死而吐利不知是何病方

狗屎一丸，绞取汁，以灌之。无湿者，水煮干者，取汁。

治尸蹶方

尸蹶脉动而无气，气闭不通，故静而死也。治方，脉证见上卷。

菖蒲屑，内鼻两孔中吹之，令人以桂屑着舌下。

又方：剔取左角发方寸，烧末，酒和，灌令人喉，立起。

救卒死、客杵死，还魂汤主之方：

《千金》云：主卒忤鬼击飞尸，诸奄忽气绝无复觉，或已无脉，口噤拗不开，去齿下汤。汤下口不下者，分病人发左右，捉擒之。药下，复增取一升，须臾立苏。

麻黄三两（去节一方四两）　杏仁（去皮尖）七十个　甘草一两（炙）

上三味，以水八升，煮取三升，去滓，分令咽之，通治诸感忤。

又方

韭根一把　乌梅二十七个　吴茱萸半升（炒）

上三味，以水一斗煮之，以病人栉内中，三沸，栉浮者生；沉者死。煮取三升，去滓，分饮之。

救自缢死方

救自缢死，旦至暮，虽已冷，必可治；暮至旦，小难也。恐此当言阴气盛故也，然夏时夜短于昼，又热，犹应可治。又云：心下若微温者，一日以上，犹可治之。

---

① 救：原缺，据赵开美本补。

方

徐徐抱解，不得截绳，上下安被卧之。一人以脚踏其两肩，手少挽其发，常弦弦勿纵之。一人以手按据胸上，数动之；一人摩捋臂胫屈伸之，若已僵，但渐渐强屈之，并按其腹。如此一炊顷，气从口出，呼吸眼开而犹引按莫置，亦勿苦劳之。须臾，可少桂汤及粥清含与之，令濡喉，渐渐能咽，乃稍止。若向令两人以管吹其两耳罙①好。此法最善，无不活者。

疗中暍方

凡中暍死，不可使得冷，得冷便死，疗之方

屈草带，绕暍人脐，使三两人溺其中，令温。亦可用热泥和屈草，亦可扣瓦碗底，按及车缸，以着暍人，取令溺，须得流去，此谓道路穷卒无汤，当令溺其中，欲使多人溺，取令温。若有②汤便可与之，不可泥及车缸，恐此物冷，暍既在夏月，得热泥土，暖车缸，亦可用也。

救溺死方

取灶中灰两石余，以埋人，从头至足。水出七孔，即活。

上疗自缢、溺、暍之法，并出自张仲景为之，其意殊绝，殆非常情所及，本草所能关，实救人之大术矣。伤寒家数有暍病，非此遇热之暍，见《外台》《肘后》目。

治马坠及一切筋骨损方 见《肘后方》

大黄一两（切、浸，汤成下） 绯帛（如手大，烧灰） 乱发（如鸡子大烧灰用）久用炊单布一尺（烧灰） 败蒲一握三寸 桃仁四十九个（去皮尖熬） 甘草如中指节（炙，剉）

上七味，以童子小便量多少煎汤成 内酒一大盏，次下大黄，去滓，分温三服。先剉败蒲席半领，煎汤浴，衣被盖覆，斯须通利数行，痛楚立差，利及浴水赤，勿怪，即瘀血也。

---

① 罙：音弥：愈也。

② 有：原无，据《外台秘要》补。

禽兽鱼虫禁忌并治第二十四

论辨二首　合九十法　方二十首

凡饮食滋味，以养于生，食之有妨，反能为害。自非服药炼液，焉能不饮食乎？切见时人，不闲调摄，疾疢竞起，若不因食而生，苟全其生，须知切忌者矣，所食之味，有与病相宜，有与身相害，若得宜则益体，害则成疾，以此致危，例皆难疗。凡煮药饮汁以解毒者，虽云救急，不可热饮，诸毒病得热更甚，宜冷饮之。

肝病禁辛，心病禁咸，脾病禁酸，肺病禁苦，肾病禁甘。春不食肝，夏不食心，秋不食肺，冬不食肾，四季不食脾。辨曰：春不食肝者，为肝气旺，脾气败，若食肝，则又补肝，脾气败尤甚，不可救。又肝旺之时，不可以死气入肝，恐伤魂也。若非旺时，即虚，以肝补之佳，余脏准此。

凡[①]肝脏自不可轻啖，自死者弥甚。

凡心皆为神识所舍，勿食之，使人来生复其报对矣。

凡肉及肝，落地不着尘土者，不可食之。

猪肉落水浮者，不可食。

诸肉及鱼，若狗不食，鸟不啄者，不可食。

诸肉不干，火炙不动，见水自动者，不可食之。

肉中有如米点者，不可食之。

六畜肉，热血不断者，不可食之。

父母及身本命肉，食之，令人神魂不安。

食肥肉及热羹，不得饮冷水。

诸五脏及鱼，投地尘土不污者，不可食之。

---

① 凡：原缺，据赵开美本补。

秽饭、馁肉、臭鱼，食之皆伤人。自死肉，口闭者，不可食之。

六畜自死，皆疫死，则有毒，不可食之。

兽自死，北首及伏地者，

食之杀人。食生肉，饱饮乳，变成白虫。一作血蛊。

疫死牛肉，食之令病洞下，亦致坚积，宜利药下之。

脯藏米①瓮中，有毒，及经夏食之，发肾病。

治（食）自死六畜肉中毒方

黄柏屑，捣服方寸匕。

治食郁肉漏脯中毒方

郁肉，密器盖之，隔宿者是也。漏脯，茅屋漏下，沾着者是也。

烧犬屎，酒服方寸匕，每服人乳汁亦良。饮生韭汁三升，亦得。

治黍米中藏干脯，食之中毒方

大豆浓煮汁，饮数升即解。亦治诸②肉漏脯等毒。

治食生肉中毒方

掘地深三尺，取其下土三升，以水五升煮数沸，澄清汁，饮一升，即愈。

治（食）六畜鸟兽肝中毒方

水浸豆豉，绞取汁，服数升愈。

马脚无③夜眼者，不可食之。

食酸马肉，不饮酒，则杀人。

马肉不可热④食，伤人心。

马鞍下肉，食之杀人。

---

① 米：原作“朱”，据赵开美本改。

② 诸：原作“狸”，据《外台秘要》改。

③ 马脚无：原缺，据赵开美本补。

④ 不可热：原缺，据赵开美本补。

白马黑头者，不可食之[①]。

白马青蹄者，不可食之。

马肉、㹠肉共食，饱醉卧，大忌。

驴马肉合猪肉食之，成霍乱。马肝及毛，不可妄食，中毒害人。

治马肝毒中人未死方

雄鼠屎二七粒，末之，水和服，日再服。屎尖者是。

又方

人垢，取方寸匕，服之佳。

治食马肉中毒欲死方

香豉二两　杏仁三两

上二味，蒸一食顷熟，杵之服，日再服。

又方

煮芦根汁，饮之良。

疫死牛，或目赤，或黄，食之大忌。

牛肉共猪肉食之，必作寸白虫。

青牛肠，不可合犬肉食之。

牛肺从三月至五月，其中有虫如马尾，割去勿食，食则损人。

牛、羊、猪肉，皆不得以楮木、桑木蒸炙[②]，食之令人腹内生虫。啖蛇牛肉杀人，何以知之？啖蛇者，毛发向后顺者，是也。

治噉蛇牛肉食之欲死方

饮人乳汁一升，立愈。

又方

以泔洗头。饮一升，愈。

牛肚细切，以水一斗，煮取一升，暖饮之，大汗出者愈。

---

① 食之：原缺，据赵开美本补。

② 炙：原作“灸”，据医统本改。

治食牛肉中毒方

甘草煮汁饮之，即解。

羊肉，其①有宿热者，不可食之。

羊肉不可共生鱼、酪食之，害人。

羊②蹄甲中有珠子白者，名羊悬筋，食之令人癫。

白羊黑头，食其脑，作肠痈。

羊肝共生椒食之，破人五脏。

猪肉共羊肝和食之，令人心闷。猪肉以生胡荽同食，烂人脐。

猪脂不可合梅子食之。猪肉和葵食之，少气。

鹿肉不可和蒲白作羹，食之发恶疮。

麋脂及梅李子，若妊妇食之，令子青盲，男子伤精。

獐肉不可合虾及生菜、梅、李果食之，皆病人。

痼疾人不可食熊肉，令终身不愈。

白犬自死，不出舌者，食之害人。

食狗鼠余，令人发瘘疮。

治食犬肉不消成病方

治食犬肉不消，心下坚，或腹胀，口干大渴，心急发热，妄语如狂，或洞下方

杏仁一升（合皮，熟，研用）。

以沸汤三升和，取汁，分三服，利下肉片，大验。

妇人妊娠，不可食兔肉、山羊肉及鳖、鸡、鸭，令子无声音。

兔肉不可合白鸡肉食之，令人面发黄。

兔肉着干姜食之，成霍乱。

凡鸟自死，口不闭，翅不合者，不可食之。

诸禽肉，肝青者，食之杀人。

---

① 羊肉，其：原缺，据赵开美补。

② 羊：原缺：据赵开美本补。

鸡有六翮四距者，不可食之。

乌鸡白首者，不可食之。

鸡不可共葫蒜食之，滞气。（一云鸡子）山鸡不可合鸟兽肉食之。

雉肉久食之，令人瘦。

鸭卵不可合鳖肉食之。妇人妊娠食雀肉，令子淫乱无耻。

雀肉不可合李子食之。

燕肉勿食，入水为蛟龙所啖。

治食鸟兽中箭肉毒方

鸟兽有中毒箭死者，其肉有毒，解之方大豆煮汁及盐汁服之，解。

鱼头正白如连珠至脊上，食之杀人①。

鱼头无腮者，不可食之，杀人。

鱼无肠胆者，不可食之，三年阴不起，女子绝生。

鱼头似有角者，不可食之。鱼目合者，不可食之。

六甲日，勿食鳞甲之物。

鱼不可合鸡肉食之。

鱼不得合鸬鹚肉食之。

鲤鱼鲊，不可合小豆藿食之，其子不可合猪肝食之，害人。

鲤鱼不可合犬肉食之。

鲤鱼不可合猴雉肉食之。一云不可合猪肝食。

鳀鱼合鹿肉生食，令人筋甲缩。

青鱼鲊，不可合生葫荽及生葵并麦中食之。

鳅、鳝不可合白犬血食之。

龟肉不可合酒、果子食之。

鳖目凹陷者，及厌下有王字形者，不可食之。

其肉不得合鸡、鸭子食之。

龟、鳖肉不可合苋菜食之。

① 之杀人：原缺：据赵开美本补。

虾无须，及腹下通黑，煮之反白者，不可食之。

食脍，饮乳酪，令人腹中生虫为瘕。

治食鲙不化成癥病方

鲙食之，在心胸间不化，吐复不出，速下除之，久成瘕病，治之方

橘皮一两　大黄二两　朴硝二两

上三味，以水一大升，煮至小升，顿服即消。

食鲙多不消，结为症病，治之方

马鞭草

上一味，捣汁饮之，或以姜叶汁饮之一升，亦消。又可服吐药吐之。

食鱼后食毒，两种烦乱，治之方

橘皮

浓煎汁，服之即解。

食鯸鮧鱼中毒方

芦根

煮汁，服之即解。

蟹目相向，足斑目赤者，不可食之。

食蟹中毒治之方

紫苏

煮汁，饮之三升。紫苏子捣汁饮之，亦良。

又方：冬瓜汁饮二升，食冬瓜亦可。

凡蟹未遇霜，多毒，其熟者乃可食之。

蜘蛛落食中，有毒，勿食之。凡蜂、蝇、虫、蚁等多集食上，食之致瘘。

果实菜谷禁忌并治第二十五

果子生食生疮。果子落地经宿，虫蚁食之者，人大忌食之。

生米停留多日，有损处，食之伤人。

桃子多食令人热，仍不得入水浴，令人病，淋沥，寒热病。

杏酪不熟伤人。

梅多食，坏人齿。李不可多食，令人胪胀。林擒不可多食，令人百脉弱。

橘柚多食，令人口爽，不知五味。梨不可多食，令人寒中。金疮、产妇亦不宜食。

樱桃、杏多食，伤筋骨。

安石榴不可多食，损人肺。胡桃不可多食，令人动痰饮。

生枣多食，令人热渴气胀。寒热羸瘦者，弥不可食，伤人。

食诸果中毒治之方

猪骨烧过

上一味，末之，水服方寸匕。亦治马肝、漏脯等毒。

木耳赤色，及仰生者，勿食。

菌仰卷及赤色者，不可食。

食诸菌中毒，闷乱欲死，治之方

人粪汁，饮一升。土浆，饮一二升。大豆浓煮汁饮之。服诸吐利药，并解。

食枫柱菌而哭不止，治之以前方。

误食野芋，烦毒欲死，治之以前方。

蜀椒闭口者有毒。误食之，戟人咽喉，气病欲绝，或吐下白沫，身体痹冷，急治之方。

肉桂煎汁饮之，多饮冷水一二升，或食蒜，或饮地浆，或浓煮豉汁饮之，并解。

正月勿食生葱，令人面生游风。二月勿食蓼，伤人肾。三月勿食小蒜，伤人志性。

四月、八月勿食胡荽，伤人神。五月勿食韭，令人乏气力。五月五日勿食一切生菜，发百病。

六月、七月勿食茱萸，伤神气。

八月、九月勿食姜，伤人神。十月勿食椒，损人心，伤心脉。

十一月、十二月勿食薤，令人多涕唾。

四季勿食生葵，令人饮食不化，发百病。非但食中，药中皆不可用，深宜慎之。

时病差，未健，食生菜，手足必肿。

夜食生菜，不利人。

十月勿食被霜生菜，令人面无光，目涩，心痛，腰疼，或发心疟。疟发时，手足十指爪皆青，困委。

葱、韭初生芽者，食之伤人心气。

饮白酒，食生韭，令人病增。

生葱不可共蜜食之，杀人。独颗蒜弥忌。枣和生葱食之，令人病。生葱和雄鸡、雉、白犬肉食之，令人七窍经年流血。食糖、蜜后四日内食生葱、韭，令人心痛。夜食诸姜、蒜、葱等，伤人心。芜菁根多食，令人气胀。薤不可共牛肉作羹，食之成瘕病，韭亦然。莼多食，动痔疾。

野苣不可同蜜食之，作内痔。白苣不可共酪同食，作䘌虫。黄瓜食之，发热病。葵心不可食，伤人，叶尤冷，黄背赤茎者，勿食之。胡荽久食之，令人多忘。病人不可食胡荽及黄花菜，芋不可多食，动病。妊妇食姜，令子余指。蓼多食，发心痛。蓼和生鱼食之，令人夺气，阴核疼痛。芥菜不可共兔肉食之，成恶邪病。小蒜多食，伤人心力。

食躁或躁方

豉

浓煮汁饮之。

误食钩吻杀人解之方

钩吻与芹菜相似，误食之杀人，解之方

荠苨八两

上一味，水六升，煮取二升，分温二服。

治误食水莨菪中毒方

菜中有水莨菪，叶圆丽光，有毒。误食之，令人狂乱，状如中风，或吐血，治之方

甘草

煮汁服之，即解。

治食芹菜中龙精毒方

春秋二时，龙带精入芹菜中，人偶食之为病。发时手青腹满，痛不可忍，名蛟龙病，治之方。

硬糖二三升

上一味，日两度服之，吐出如蜥蜴三五枚，差。

食苦瓠中毒治之方

黎穰煮汁，数服之，解。

扁豆，寒热者不可食之。久食小豆，令人枯燥。食大豆屑，忌啖猪肉。大麦久食。令人作疥。白黍米不可同饴、蜜食，亦不可合葵食之。荍（荞）麦面多食之，令人发落。盐多食，伤人肺。食冷物，冰人齿。食热物，勿饮冷水。

饮酒食生苍耳，令人心痛。夏月大醉汗流，不得冷水洗着身，及使扇，即成病。饮酒，大忌灸腹背，令人肠结。醉后勿饱食，发寒热。饮酒食猪肉，卧秫稻穰中则发黄。食饴，多饮酒，大忌。凡水及酒，照见人影动者，不可饮之，醋和酪食之，令人血瘕。食白米粥，勿食生苍耳，成走疰。食

甜粥已，食盐即吐。犀角筋搅饮食，沫出及浇地坟起者，食之杀人。

饮食中毒，烦满，治之方

苦参三两，苦酒一升半

上二味，煮三沸，三上三下，服之，吐食出，即差。或以水煮亦得。

又方：犀角汤亦佳。

贪食、食多不消，心腹坚满痛，治之方

盐一升　水三升

上二味，煮令盐消，分三服，当吐出食，便差。

矾石，生入腹，破人心肝，亦禁水。商陆，以水服，杀人。葶苈子傅头疮，药成人脑，杀人。水银入人耳及六畜等，皆死。以金银着耳边，水银则吐。苦楝无子者，杀人。凡诸毒，多是假毒以投，不知时，宜煮甘草荠苨汁饮之，通除诸毒药。

温病条辨

清·吴瑭 著

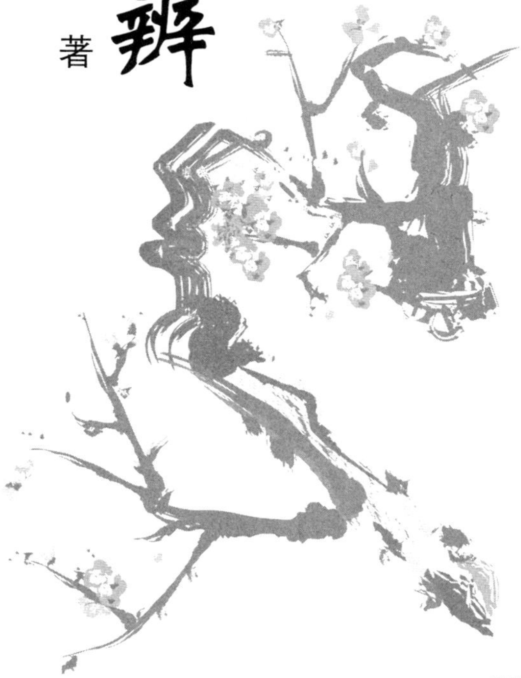

目　录

卷首

温病条辨序

天以五运六气化生万物，不能无过不及之差，于是有六淫之邪，非谓病寒不病温，病温不病寒也。后汉张仲景著《伤寒论》，发明轩岐之奥旨，如日星河岳之丽天地，任百世之钻仰，而义蕴仍未尽也。然其书专为伤寒而设，未尝遍及于六淫也。奈后之医者，以治伤寒之法，应无穷之变，势必至如凿枘之不相入。至明陶节庵《六书》，大改仲景之法，后之学者，苦张之艰深，乐陶之简易，莫不奉为蓍蔡，而于六淫之邪，混而为一，其死于病者十二三，死于医者十八九，而仲景之说，视如土苴矣。余来京师，获交吴子鞠通，见其治疾，一以仲景为依归，而变化因心，不拘常格，往往神明于法之外，而究不离乎法之中，非有得于仲景之深者不能。久之，乃出所著《温病条辨》七卷，自温而热而暑而湿而燥，一一条分缕析，莫不究其病之所从生，推而至于所终极；其为方也约而精，其为论也闳以肆，俾二千余年之尘雾，豁然一开。昔人谓仲景为轩岐之功臣，鞠通亦仲景之功臣也。余少时颇有志于医，年逾四十，始知其难，乃废然而返。今读鞠通之书，目识心融，若有牖其明而启其秘者，不诚学医者一大快事哉！爰不辞而为之序。

嘉庆辛未四月既望　宝应朱彬序

温病条辨叙

昔淳于公有言：人之所病，病病多；医之所病，病方少。夫病多而方少，未有甚于温病者矣！何也？六气之中，君相二火无论已，风湿与燥，无不兼温，惟寒水与温相反，然伤寒者必病热，天下之病，孰有多于温病者乎？方书始于仲景，仲景之书专论伤寒，此六气中之一气耳。其中有兼言风者，亦有兼言温者，然所谓风者，寒中之风，所谓温者，寒中之温，以其书本论伤寒也。其余五气，概未之及，是以后世无传焉。虽然，作者谓圣，述者谓明，学者诚能究其文，通其义，化而裁之，推而行之，以治六气可也，以治内伤可也。亡如，世鲜知十之才士，以阙如为耻，不能举一反三，惟务按图索骥。盖自叔和而下，大约皆以伤寒之法，疗六气之疴，御风以絺，指鹿为马，殆试而辄困，亦知其术之疏也。因而沿习故方，略变药味，冲和、解肌诸汤，纷然著录，至陶氏之书出，遂居然以杜撰之伤寒，治天下之六气，不独仲景之书所未言者，不能发明，并仲景已定之书，尽遭窜易，世俗乐其浅近，相与宗之，而生民之祸亟矣！又有吴又可者，著《温疫论》，其方本治一时之时疫，而世误以治常候之温热。最后若方中行、喻嘉言诸子，虽列温病于伤寒之外，而治法则终未离乎伤寒之中。惟金源刘河间守真氏者，独知热病，超出诸家，所著《六书》，分三焦论治，而不墨守六经，庶几幽室一灯，中流一柱。惜其人朴而少文，其论简而未畅，其方时亦杂而不精，承其后者，又不能阐明其意，裨补其疏，而下士闻道，若张景岳之徒，方且怪而訾之，于是其学不明，其说不行。而世之俗医，遇温热之病，无不首先发表，杂以消导，继则峻投攻下，或妄用温补，轻者以重，重者以死，幸免则自谓己功，致死则不言己过。即病者亦但知膏肓难挽，而不悟药石杀人，父以授子，师以传弟，举世同风，牢不可破，肺腑无语，冤鬼夜嗥，二千余年，略同一辙，可胜慨哉！我朝治洽学明，名贤辈出，咸知溯原《灵》《素》，问道长沙。自吴人叶天士氏《温病论》《温病续论》出，然后当名辨物，好学之士，咸知向方，而贪常习故之流，犹且各是师说，恶闻至论，其粗工则又略知疏节，未达精旨，施之于用，罕得十全。吾友鞠通吴子，怀救世之心，秉超悟之哲，嗜学不厌，研理务精，抗志以希古人，虚心而师百氏，病斯世之贸贸也，述先贤之格言，摅生平之心得，穷源竟委，作为是书，然犹未敢自信，且惧世之未信之也，藏诸笥者久之。予谓学者之心，固无自信时也，然以天下至多之病，而竟无应病之方，幸而得之，亟宜出而公之，譬如拯溺救焚，岂待整冠束发，况乎心理无异，大道不孤，是书一出，子云其人，必当旦暮遇之，且将有阐明其意，裨补其疏，使夭札之民，咸登仁寿者，此天下后世之幸，亦吴子之幸也。若夫折杨皇荂，听然而笑，阳春白雪，和仅数人，自古如斯，知我罪我，一任当世，岂不善乎！吴子以为然，遂相与评骘而授之梓。

嘉庆十有七年壮月既望　同里愚弟汪廷珍谨序

温病条辨序

立天之道，曰阴与阳，立地之道，曰柔与刚，立人之道，曰仁与义。医，仁道也，而必智以先之，勇以副之，仁以成之。智之所到，汤液针灸任施，无处不当；否则卤莽不经，草菅民命矣。独是聪明者予智自雄，涉猎者穿凿为智，皆非也。必也博览载籍，上下古今，目如电，心如发，智足以周乎万物，而后可以道济天下也。在昔有熊御极，生而神灵，犹师资于僦贷季、岐伯，而《内经》作。周秦而降，代有智人。东汉长沙而外，能径窥轩岐之壶奥者，指不多屈。外是缅一家言，争著为书，曾未见长沙之项背者比比。所以医方之祖，必推仲景，而仲景之方，首重伤寒，人皆宗之。自晋王叔和编次《伤寒论》，则割裂附会矣。王好古辈著《伤寒续编》《伤寒类证》等书，俗眼易明，人多便之。金元以后，所谓仲景之道，日晦一日。嗟夫！晚近庸质，不知仲景，宁识伤寒，不知伤寒，宁识温病，遂至以治寒者治温。自唐宋迄今，千古一辙，何胜浩叹！然则其法当何如？曰：天地阴阳，日月水火，罔非对待之理，人自习焉不察；《内经》平列六气，人自不解耳。伤寒为法，法在救阳；温热为法，法在救阴。明明两大法门，岂可张冠李戴耶！假令长沙复起，必不以伤寒法治温也。仆不敏，年少力学，搜求经史之余，偶及方书，心窃为之怦怦，自谓为人子者当知之，然有志焉而未逮也。乾隆丁未春，萱堂弗豫，即以时温见背，悲愤余生，无以自赎，誓必欲精于此道。庐墓之中，环列近代医书，朝研而夕究，茫茫无所发明。求诸师友，流览名家，冀有以启迪之，则所知惟糟粕。上溯而及于汉唐，洊至《灵枢》《素问》诸经，捧读之余，往往声与泪俱。久之别有会心，十年而后，汩汩焉若心花之漫开，觉古之人原非愚我，我自愚耳。离经泥古，厥罪惟均，读书所贵，得间后可。友人吴子鞠通，通儒也，以颖悟之才，而好古敏求，其学医之志，略同于仆，近师承于叶氏，而远追踪乎仲景。其临证也，虽遇危疾，不避嫌怨。其处方也，一遵《内经》，效法仲祖。其用药也，随其证而轻重之，而功若桴鼓。其殆智而勇，勇而仁者哉！嘉庆甲子，出所著治温法示余，余向之急欲订正者，今乃发复析疑，力矫前非，如拨云见日，宁不快哉！阅十稔而后告成，名曰《温病条辨》。末附三卷，其一为条辨之翼，余二卷约幼科、产后之大纲，皆前人之不明六气而致误者，莫不独出心裁，发前人所未发。呜呼！昌黎有云："莫为之前，虽美弗彰；莫为之后，虽圣弗传。"此编既出，将欲悬诸国门，以博弹射。积习之难革者，虽未必一时尽革，但能拾其绪余，即可为苍生之福。数百年后，当必有深识其用心者夫！然后知此编之羽翼长沙，而为长沙之功臣，实亦有熊氏之功臣也。是为序。

嘉庆癸酉仲秋谷旦　苏完愚弟征保拜书

问心堂温病条辨自序

夫立德立功立言，圣贤事也，瑭何人斯，敢以自任？缘瑭十九岁时，父病年余，至于不起，瑭愧恨难名，哀痛欲绝，以为父病不知医，尚复何颜立天地间，遂购方书，伏读于苫块之余。至张长沙“外逐荣势，内忘身命”之论，因慨然弃举子业，专事方术。越四载，犹子巧官病温。初起喉痹，外科吹以冰硼散，喉遂闭，又遍延诸时医治之，大抵不越双解散、人参败毒散之外，其于温病治法，茫乎未之闻也，后至发黄而死。瑭以初学，未敢妄赞一词，然于是证，亦未得其要领。盖张长沙悲宗族之死，作《玉函经》，为后世医学之祖，奈《玉函》中之《卒病论》，亡于兵火，后世学者，无从仿效，遂至各起异说，得不偿失。又越三载，来游京师，检校《四库全书》，得明季吴又可《温疫论》，观其议论宏阔，实有发前人所未发，遂专心学步焉。细察其法，亦不免支离驳杂，大抵功过两不相掩，盖用心良苦，而学术未精也。又遍考晋唐以来诸贤议论，非不珠璧琳琅，求一美备者，盖不可得，其何以传信于来兹！瑭进与病谋，退与心谋，十阅春秋，然后有得，然未敢轻治一人。癸丑岁，都下温疫大行，诸友强起瑭治之，大抵已成坏病，幸存活数十人，其死于世俗之手者，不可胜数。呜呼！生民何辜，不死于病而死于医，是有医不若无医也，学医不精，不若不学医也。因有志采辑历代名贤著述，去其驳杂，取其精微，间附己意，以及考验，合成一书，名曰《温病条辨》，然未敢轻易落笔。又历六年，至于戊午，吾乡汪瑟庵先生促瑭曰：来岁己未湿土正化，二气中温厉大行，子盍速成是书，或者有益于民生乎！瑭愧不敏，未敢自信，恐以救人之心，获欺人之罪，转相仿效，至于无穷，罪何自赎哉！然是书不出，其得失终未可见，因不揣固陋，黾勉成章，就正海内名贤，指其疵谬，历为驳正，将万世赖之无穷期也。

淮阴吴瑭自序

凡　例

一、是书仿仲景《伤寒论》作法，文尚简要，便于记诵。又恐简则不明，一切议论，悉于分注注明，俾纲举目张，一见了然，并免后人妄注，致失本文奥义。

一、是书虽为温病而设，实可羽翼伤寒。若真能识得伤寒，断不致疑麻桂之法不可用；若真能识得温病，断不致以辛温治伤寒之法治温病。伤寒自以仲景为祖，参考诸家注述可也；温病当于是书中之辨似处究心焉。

一、晋唐以来诸名家，其识见学问工夫，未易窥测，瑭岂敢轻率毁谤乎！奈温病一证，诸贤悉未能透过此关，多所弥缝补救，皆未得其本真，心虽疑虑，未敢直断明确，其故皆由不能脱却《伤寒论》蓝本，其心以为推戴仲景，不知反晦仲景之法。至王安道始能脱却伤寒，辨证温病，惜其论之未详，立法未备。吴又可力为卸却伤寒，单论温病，惜其立论不精，立法不纯，又不可从。惟叶天士持论平和，立法精细。然叶氏吴人，所治多南方证，又立论甚简，但有医案散见于杂证之中，人多忽之而不深究。瑭故历取诸贤精妙，考之《内经》，参以心得，为是编之作。诸贤如木工钻眼，已至九分，瑭特透此一分，作圆满会耳，非敢谓高过前贤也。至于驳证处，不得不下直言，恐误来学。《礼》云：“事师无犯无隐，”瑭谨遵之。

一、是书分为五卷：首卷历引经文为纲，分注为目，原温病之始；一卷为上焦篇，凡一切温病之属上焦者系之；二卷为中焦篇，凡温病之属中焦者系之；三卷为下焦篇，凡温病之属下焦者系之；四卷杂说救逆，病后调治。俾阅者心目了然，胸有成局，不致临证混淆，有治上犯中，治中犯下之弊。末附一卷，专论产后调治与产后惊风、小儿急慢惊风、痘证，缘世医每于此证，惑于邪说，随手杀人，毫无依据故也。

一、《经》谓先夏至为病温，后夏至为病暑，可见暑亦温之类，暑自温而来，故将暑温、湿温，并收入温病论内。然治法不能尽与温病相同，故上焦篇内第四条谓：温毒、暑温、湿温不在此例。

一、是书之出，实出于不得已。因世之医温病者，毫无尺度，人之死于温病者，不可胜纪。无论先达后学，有能择其弊窦，补其未备，瑭将感之如师资之恩。

一、是书原为济病者之苦，医医士之病，非为获利而然，有能翻版传播者听之，务望校对真确。

一、《伤寒论》六经由表入里，由浅及深，须横看。本论论三焦由上及下，亦由浅人深，须竖看，与《伤寒论》为对待文字，有一纵一横之妙。学者诚能合二书而细心体察，自无难识之证，虽不及内伤，而万病诊法，实不出此一纵一横之外。

一、方中所定分量，宜多宜少，不过大概而已，尚须临证者自行斟酌。盖药必中病而后可，病重药轻，见病不愈，反生疑惑；若病轻药重，伤及无辜，又系医者之大戒。古人治病，胸有定见，目无全牛，故于攻伐之剂，每用多备少服法；于调补之剂，病轻者日再服，重者日三服，甚则日三夜一服。后人治病，多系捉风捕影，往往病东药西，败事甚多；因拘于约方之说，每用药多者二、三钱，少则三、五分为率，遂成痼疾。吾见大江南北，用甘草必三、五分。夫甘草之性最为和平，有国老之称，坐镇有余，施为不足，设不假之以重权，乌能为功，即此一端，殊属可笑！医并甘草而不能用，尚望其用他药哉！不能用甘草之医，尚足以言医哉！又见北方儿科于小儿痘证，自一、二朝用大黄，日加一、二钱，甚至三、五钱，加至十三、四朝，成数两之多，其势必咬牙寒战，灰白塌陷，犹日此毒未净也，仍须下之，有是理乎？《经》曰："大毒治病，十衰其六；中毒治病，十衰其七；小毒治病，十衰其八；无毒治病，十衰其九。食养尽之，勿使过剂。"医者全在善测病情，宜多宜少，胸有确见，然后依经训约之，庶无过差也。

一、此书须前后互参，往往义详于前，而略于后，详于后，而略于前。再，法有定而病无定。如温病之不兼湿者，忌刚喜柔；愈后胃阳不复，或因前医过用苦寒，致伤胃阳，亦间有少用刚者；温病之兼湿者，忌柔喜刚；湿退热存之际，乌得不用柔哉！全在临证者善察病情，毫无差忒也。

一、是书原为温病而设，如疟、痢、疸、痹，多因暑温、湿温而成，不得不附见数条，以粗立规模，其详不及备载，以有前人之法可据，故不详论。是书所详论者，论前人之未备者也。

一、是书着眼处全在认证无差，用药先后缓急得宜，不求识证之真，而妄议药之可否，不可与言医也。

一、古人有方即有法，故取携自如，无投不利。后世之失，一失于测证无方，识证不真，再失于有方无法。本论于各方条下，必注明系用《内经》何法，俾学者知先识证，而后有治病之法，先知有治病之法，而后择用何方。有法同而方异者，有方似同而法异者，稍有不真，即不见效，不可不详察也。

一、大匠诲人，必以规矩，学者亦必以规矩。是书有鉴于唐宋以来，人自为规，而不合乎大中至正之规，以至后学宗张者非刘，宗朱者非李，未识医道之全体，故远追《玉函经》，补前人之未备，尤必详立规矩，使学者有阶可升，至神明变化出乎规矩之外，而仍不离乎规矩之中，所谓从心所欲不逾矩。是所望于后之达士贤人，补其不逮，诚不敢自谓尽善又尽美也。

问心堂温病条辨原病篇

汪瑟庵先生参订　吴　瑭鞠通氏著
征以园先生同参　受业侄嘉会校字
朱武曹先生点评　男　廷莲　同校

一、《六元正纪大论》曰：辰戌之岁，初之气，民厉温病；卯酉之岁，二之气，厉大至，民善暴死；终之气，其病温。寅申之岁，初之气，温病乃起；丑未之岁，二之气，温厉大行，远近咸若。子午之岁，五之气，其病温。巳亥之岁，终之气，其病温厉。

叙气运，原温病之始也。每岁之温。有早暮微盛不等，司天在泉，主气客气，相加临而然也。细考《素问》注自知，兹不多赘。

按吴又可谓温病非伤寒，温病多而伤寒少，甚通。谓非其时而有其气，未免有顾此失彼之诮。盖时和岁稔，天气以宁，民气以和，虽当盛之岁亦微；至于凶荒兵火之后，虽应微之岁亦盛，理数自然之道，无足怪者。

二、《阴阳应象大论》曰：喜怒不节，寒暑过度，生乃不固。故重阴必阳，重阳必阴，故曰：冬伤于寒，春必病温。

上节统言司天之病，此下专言人受病之故。

细考宋元以来诸名家，皆不知温病伤寒之辨。如庞安常之《卒病论》，朱肱之《活人书》，韩祗和之《微旨》，王实之《证治》，刘守真之《伤寒医鉴》《伤寒直格》，张子和之《伤寒心镜》等书，非以治伤寒之法治温病，即将温暑认作伤寒，而疑麻桂之法不可用，遂别立防风通圣、双解通圣、九味羌活等汤，甚至于辛温药中加苦寒，王安道《溯洄集》中辩之最详，兹不再辩。论温病之最详者，莫过张景岳、吴又可、喻嘉言三家。时医所宗者，三家为多，请略陈之：按张景岳、喻嘉言，皆著讲寒字，并未理会本文上有“故曰”三字，上文有“重阴必阳、重阳必阴”二句。张氏立论出方，悉与伤寒混，谓温病即伤寒，袭前人之旧，全无实得，固无足论。喻氏立论，虽有分析，中篇亦混入伤寒少阴、厥阴证，出方亦不能外辛温发表，辛热温里，为害实甚。以苦心力学之士，尚不免智者千虑之失，尚何怪后人之无从取法，随手杀人哉！甚矣，学问之难也！吴又可实能识得寒温二字，所见之证，实无取乎辛温、辛热、甘温，又不明伏气为病之理，以为何者为即病之伤寒，何者为不即病待春而发之温病，遂直断温热之原非风寒所中，不责己之不明，反责经言之谬，瑭推原三子之偏，各自有说：张氏混引经文，将论伤寒之文，引证温热，以伤寒化热之后，经亦称热病故也，张氏不能分析，遂将温病认作伤寒。喻氏立论，开口言春温，当初春之际，所见之病，多有寒证，遂将伤寒认作温病。吴氏当崇祯凶荒兵火之际，满眼温疫，遂直辟经文"冬伤于寒，春必病温"之文。盖皆各执己见，不能融会贯通也。瑭按伏气为病，如春温、冬咳、温疟，《内经》已明言之矣。亦有不因伏气，乃司天时令现行之气，如前列《六元正纪》所云是也。此二者，皆理数之常者也。更有非其时而有其气，如又可所云戾气，间亦有之，乃其变也。惟在司命者善查其常变而补救之。

三、《金匮真言论》曰：夫精者，身之本也，故藏于精者，春不病温。

《易》曰：履霜坚冰至。圣人恒示戒于早，必谨于微。《记》曰：凡事豫则立。《经》曰：上工不治已病治未病，圣人不治已乱治未乱。此一节当与《月令》参看，与上条冬伤于寒互看。盖谓冬伤寒则春病温，惟藏精者足以避之。故《素问》首章《上古天真论》即言男女阴精之所以生，所以长，所以枯之理；次章紧接《四气调神大论》，示人春养生以为夏奉长之地，夏养长以为秋奉收之地，秋养收以为冬奉藏之地，冬养藏以为春奉生之地。盖能藏精者一切病患皆可却，岂独温病为然哉！《金匮》谓五脏元真通畅，人即安和是也。何喻氏不明此理，将冬伤于寒作一大扇文字，将不藏精又作一大扇文字，将不藏精而伤于寒，又总作一大扇文字，勉强割裂《伤寒论》原文以实之，未免有过虑则凿之弊。不藏精三字须活看，不专主房劳说，一切人事之能摇动其精者皆是，即冬日天气应寒而阳不潜藏，如春日之发泄，甚至桃李反花之类亦是。

汪按：喻氏天资超卓，学力精锐，在此道诚为独辟榛芜，深窥窔奥，但帖括结习太重，往往于间架门面上著力，论伤寒以青龙与桂麻鼎峙，柯氏已正其失矣，乃论温病仍用三扇，甚至方法数目，一一求合《伤寒论》，正如汉唐步天，以律吕卦爻为主，牵凑补缀，反使正义不明，读者当分别观之也。《寓意草》中金鉴一条，仍属伤寒，指为温病者非。

四、《热论篇》曰：凡病伤寒而成温者，先夏至日者为病温，后夏至日者为病暑。暑当与汗出，勿止。

温者，暑之渐也。先夏至，春候也。春气温，阳气发越，阴精不足以承之，故为病温。后夏至，温盛为热，热盛则湿动，热与湿搏而为暑也。勿者，禁止之词。勿止暑之汗，即治暑之法也。

五、《刺志论》曰：气盛身寒，得之伤寒；气虚身热，得之伤暑。

此伤寒暑之辨也。经语分明如此，奈何世人悉以治寒法治温暑哉！

六、《生气通天论》曰：因于暑，汗，烦则喘喝，静则多言。

暑中有火，性急则疏泄，故令人自汗。火与心同气相求，故善烦（烦从火从页，谓心气不宁，而面若火烁也）。烦则喘喝者，火克金故喘，郁遏胸中清廓之气，故欲喝而呻之。其或邪不外张而内藏于心，则静；心主言，暑邪在心，虽静亦欲自言不休也。

七、《论疾诊尺篇》曰：尺肤热甚，脉盛躁者，病温也；其脉盛而滑者，病且出也。

此节以下，诊温病之法。

《经》之辨温病分明如是，何世人悉谓伤寒，而悉以伤寒足三阴经温法治之哉！张景岳作《类经》，割裂经文，蒙混成章，由未细心䌷绎也。尺肤热甚，火烁精也；脉盛躁，精被火煎沸也；脉盛而滑，邪机向外也。

八、《热病篇》曰：热病三日，而气口静，人迎躁者，取之诸阳五十九刺，以泻其热而出其汗，实其阴以补其不足者。身热甚，阴阳皆静者，勿刺也；其可刺者，急取之，不汗出则泄。所谓勿刺者，有死征也。热病七日八日，动喘而弦者，急刺之，汗且自出，浅刺手大指间。热病七日八日，脉微小，病者溲血，口中干，一日半而死，脉代者一日死。热病已得汗出

而脉尚躁，喘，且复热，勿刺肤，喘甚者死。热病七日八日，脉不躁，躁不散数，后三日中有汗，三日不汗，四日死；未曾汗者，勿腠刺之。热病不知所痛，耳聋不能自收，口干，阳热甚，阴颇有寒者，热在骨髓，死不可治。热病已得汗而脉尚躁盛，此阴脉之极也，死；其得汗而脉静者生。热病者，脉尚躁盛而不得汗者，此阳脉之极也，死（阳脉之极，虽云死征。较前阴阳俱静有差。此证犹可大剂急急救阴，亦有活者。盖已得汗而阳脉躁甚，邪强正弱，正尚能与邪争，若留得一分正气，便有一分生理，只在留之得法耳。至阴阳俱静，邪气深入下焦阴分，正无捍邪之意，直听邪之所为，不死何待）。**脉盛躁，得汗，静者生。热病不可刺者有九：一曰汗不出，大颧发赤，哕者死。二曰泄而腹满甚者死。三曰目不明，热不已者死。四曰老人婴儿，热而腹满者死。五曰汗大出，呕，下血者死。六曰舌本烂，热不已者死。七曰咳而衄，汗不出，出不至足者死。八日髓热者死。九曰热而痉者死，腰折、瘛疭、齿噤龂也。凡此九者不可刺也。太阳之脉色荣颧骨，热病也，与厥阴脉争见者，死期不过三日。少阳之脉色荣颊前，热病也，与少阴脉争见者，死期不过三日。**

此节历叙热病之死征，以禁人之刺，盖刺则必死也。然刺固不可，亦间有可药而愈者。盖刺法能泄能通，开热邪之闭结最速，至于益阴以留阳，实刺法之所短，而汤药之所长也。

热病三日而气口静人迎躁者，邪机尚浅，在上焦，故取之诸阳以泄其阳邪，阳气通则汗随之。实其阴以补其不足者，阳盛则阴衰，泻阳则阴得安其位，故曰实其阴，泻阳之有余，即所以补阴之不足，故曰补其不足也（实其阴以补其不足，此一句，实治温热之吃紧大纲。盖热病未有不耗阴者，其耗之未尽则生，尽则阳无留恋，必脱而死也。真能体味此理，思过半矣。此论中治法，实从此处入手）

身热甚而脉之阴阳皆静，脉证不应，阳证阴脉，故曰勿刺。

热病七、八日，动喘而弦，喘为肺气实，弦为风火鼓荡，故浅刺手大指间，以泄肺气，肺之热痹开则汗出。大指间，肺之少商穴也。

热证七、八日，脉微小者，邪气深入下焦血分，逼血从小便出，故溲血；肾精告竭，阴液不得上潮，故口中干；脉至微小，不惟阴精竭，阳气亦从而竭矣，死象自明。倘脉实者可治，法详于后。

热病已得汗，脉尚躁而喘，故知其复热也；热不为汗衰，火热克金故喘。金受火克，肺之化源欲绝，故死。间有可治，法详于后。

热病不知所痛，正衰不与邪争也；耳聋，阴伤精欲脱也；不能自收，真气惫也；口干热甚，阳邪独盛也；阴颇有寒，此寒字，作虚字讲，谓下焦阴分颇有虚寒之证，以阴精亏损之人，真气败散之象已见，而邪热不退，未有不乘其空虚而入者，故曰热在骨髓，死不治也。其有阴衰阳盛而真气未至溃败者，犹有治法，详见于后。

热病已得汗而脉尚躁盛，此阴虚之极，故曰死。然虽不可刺，犹可以药，沃之得法，亦有生者，法详于后。

脉躁盛不得汗，此阳盛之极也。阳盛而至于极，阴无容留之地，故亦曰死。然用药开之得法，犹可生，法详于后。

汗不出而颧赤，邪盛不得解也；哕，脾阴病也。阴阳齐病，治阳碍阴，治阴碍阳，故曰死也。泄而腹满甚，脾阴病重也，亦系阴阳皆病。目不明，精散而气脱也。《经》曰：精散视岐，又曰：气脱者目不明。热犹未已，仍铄其精而伤其气，不死得乎！老人婴儿，一则孤阳已衰，一则稚阳未足，既得温热之阳病，又加腹满之阴病，不必至于满甚，而已有死道焉。汗不出为邪阳盛，呕为正阳衰；下血者，热邪深入不得外出，必逼迫阴络之血下注，亦为阴阳两伤也。舌本烂，肾脉、胆脉、心脉皆循喉咙系舌本，阳邪深入，则一阴一阳之火结于血分，肾水不得上济，热退犹可生，热仍不止，故曰死也。咳而衄，邪闭肺络，上行清道，汗出邪泄可生，不然则化源绝矣。髓热者，邪入至深至于肾部也。热而痉，邪入至深至于肝部也。以上九条，虽皆不可刺，后文亦间立治法，亦有可生者。太阳之脉色荣颧骨为热病者，按手太阳之脉，由目内眦斜络于颧，而与足太阳交，是颧者两太阳交处也。太阳属水，水受火沸，故色荣赤为热病也；与厥阴脉争见，厥阴，木也，水受火之反克，金不来生木反生火，水无容足之地，故死速也。少阳之脉色荣颊前为热病者，按手少阳之脉，出耳前，过客主人前

（足少阳穴），交颊至目锐眦而交足少阳，是颊前两少阳交处也，少阳属相火，火色现于二经交会之处，故为热病也；与少阴脉争见，少阴属君火，二火相炽，水难为受，故亦不出三日而死也。

九、《评热病论》：帝曰：有病温者，汗出辄复热，而脉躁疾，不为汗衰，狂言不能食，病名为何？岐伯曰：病名阴阳交。交者死也。人所以汗出者，皆生于谷，谷生于精。今邪气交争于骨肉而得汗者，是邪却而精胜也。精胜则当能食而不复热。复热者，邪气也，汗者，精气也。今汗出而辄复热者，邪气胜也；不能食者，精无俾也；病而留者，其寿可立而倾也。且夫《热论》曰：汗出而脉尚躁盛者死。今脉不与汗相应，此不胜其病也，其死明矣。狂言者，是失志，失志者死。今见三死，不见一生，虽愈必死也。

此节语意自明，《经》谓必死之证，谁敢谓生，然药之得法，有可生之理，前所谓针药各异用也，详见后。

十、《刺热篇》曰：肝热病者，小便先黄，腹痛多卧，身热。热争则狂言及惊，胁满痛，手足躁，不得安卧，庚辛甚，甲乙大汗，气逆则庚辛日死。刺足厥阴、少阳。其逆则头痛员员，脉引冲头也。

肝病小便先黄者，肝脉络阴器；又肝主疏泄，肝病则失其疏泄之职，故小便先黄也。腹痛多卧，木病克脾土也。热争，邪热甚而与正气相争也。狂言及惊，手厥阴心包病也，两厥阴同气，热争，则手厥阴亦病也。胁满痛，肝脉行身之两旁，胁，其要路也。手足躁不得安卧，肝主风，风淫四末，又木病克土，脾主四肢，木病热，必吸少阴肾中真阴，阴伤，故骚扰不得安卧也。庚辛金日克木，故甚。甲乙肝木旺时，故汗出而愈。气逆谓病重而不顺其可愈之理，故逢其不胜之日而死也。刺足厥阴、少阳，厥阴系本脏，少阳，厥阴之腑也，并刺之者，病在脏，泻其腑也。逆则头痛以下，肝主升，病极而上升之故。

自庚辛日甚以下之理，余脏仿此。

十一、心热病者，先不乐，数日乃热。热争，则卒心痛，烦闷善呕，头痛，面赤，无汗；壬癸甚，丙丁大汗，气逆则壬癸死。刺手少阴、太阳。

心病先不乐者，心包名膻中，居心下，代君用事，《经》谓膻中为臣使之官，喜乐出焉，心病故不乐也。卒心痛，凡实痛，皆邪正相争，热争，故卒然心痛也。烦闷，心主火，故烦，膻中气不舒，故闷。呕，肝病也，两厥阴同气，膻中代心受病，故热甚而争之后，肝病亦见也，且邪居膈上，多善呕也。头痛，火升也。面赤，火色也。无汗，汗为心液，心病故汗不得通也。

十二、脾热病者，先头重，颊痛，烦心，颜青，欲呕，身热；热争则腰痛，不可用俯仰，腹满泄，两颔痛；甲乙甚，戊己大汗，气逆则甲乙死。刺足太阴、阳明。

脾病头先重者，脾属湿土，性重。《经》谓湿之中人也，首如裹，故脾病头先重也。颊，少阳部也，土之与木，此负则彼胜，土病而木病亦见也。烦心，脾脉注心也。颜青欲呕，亦木病也。腰痛不可用俯仰，腰为肾之府，脾主制水，肾为司水之神，脾病不能制水，故腰痛；再脾病胃不能独治，阳明主约束而利机关，故痛而至于不可用俯仰也。腹满泄，脾经本病也。颔痛，亦木病也。

十三、肺热病者，先淅然厥，起毫毛，恶风寒，舌上黄，身热；热争则喘咳，痛走胸膺背，不得太息，头痛不堪，汗出而寒；丙丁甚，庚辛大汗，气逆则丙丁死。刺手太阴、阳明，出血如大豆，立已。

肺病先恶风寒者，肺主气，又主皮毛，肺病则气贲郁不得捍卫皮毛也。舌上黄者，肺气不化则湿热聚而为黄苔也（按苔字，方书悉作胎。胎乃胎包之胎，特以苔生舌上，故从肉旁。不知古人借用之字甚多，盖湿热蒸而生苔，或黄、或白、或青、或黑，皆因病之深浅、或寒、或热、或燥、或湿而然，如春夏间石上土坂之阴面生苔者然。故本论苔字，悉从草不从肉）。喘，气郁极也。咳，火克金也。胸膺，背之府也，皆天气主之，肺主天气，肺气郁极，故痛走胸膺背也。走者，不定之词。不得太息，气郁之极也。头痛不堪，亦天气贲郁之极也。汗出而寒，毛窍开，故汗出，汗出卫虚，故恶寒，又肺本恶寒也。

十四、肾热病者，先腰痛，胻痠，苦渴数饮，身热；热争则项痛而强，胻寒且痠。足下热，不欲言。其逆则项痛。员员澹澹然；戊己甚，壬癸大汗，气逆则戊已死。刺足少阴、太阳。

肾病腰先痛者，腰为肾之府，又肾脉贯脊，会于督之长强穴。胻，肾脉入跟中，以上腨内，太阳之脉亦下贯腨内，腨即所胻也；痠，热烁液也。苦渴数饮，肾主五液而恶燥，病热则液伤而燥，故苦渴而饮水求救也。项，太阳之脉，从巅入络脑，还出别下项；肾病至于热争，脏病甚而移之腑，故项痛而强也。胻寒且痠，胻义见上，寒，热极为寒也；痠，热烁液也。足下热，肾脉从小指之下，邪趋足心涌泉穴，病甚而热也。不欲言，心主言，肾病则水克火也。员员澹澹，状其痛之甚而无奈也。

十五、肝热病者，左颊先赤；心热病者，颜先赤；脾热病者，鼻先赤；肺热病者，右颊先赤；肾热病者，颐先赤。病虽未发，见赤色者刺之，名曰治未病。

此节言五脏欲病之先，必各现端绪于其部分，示人早治，以免热争则病重也。

十六、《热论篇》：帝曰：热病已愈，时有所遗者，何也？岐伯曰：诸遗者，热甚而强食之，故有所遗也。若此者，皆病已衰而热有所藏，因其谷气相薄，两热相合，故有所遗也。帝曰：治遗奈何？岐伯曰：视其虚实，调其逆从，可使必已也。帝曰：病热当何禁之？岐伯曰：病热少愈，食肉则复，多食则遗，此其禁也。

此节言热病之禁也，语意自明。大抵邪之着人也，每借有质以为依附，热时断不可食，热退必须少食，如兵家坚壁清野之计，必俟热邪尽退，而后可大食也。

十七、《刺法论》：帝曰：余闻五疫之至，皆相染易，无问大小，病状相似，不施救疗，如何可得不相移易者？岐伯曰：不相染者，正气存内，邪不可干。

此言避疫之道。

按此下尚有避其毒气若干言，以其想青气、想白气等，近于祝由家言，恐后人附会之词，故节之，要亦不能外“正气存内，邪不可干”二句之理，语意已尽，不必滋后学之惑也。

十八、《玉版论要》曰：病温虚甚死。

病温之人，精血虚甚，则无阴以胜温热，故死。

十九、《平人气象论》曰：人一呼脉三动，一吸脉三动而躁，尺热曰病温，尺不热，脉滑曰病风，脉涩曰痹。

呼吸俱三动，是六、七至脉矣，而气象又急躁，若尺部肌肉热，则为病温。盖温病必伤金水二脏之津液，尺之脉属肾，尺之穴属肺也，此处肌肉热，故知为病温。其不热而脉兼滑者，则为病风，风之伤人也，阳先受之，尺为阴，故不热也。如脉动躁而兼涩，是气有余而血不足，病则为痹矣。

卷一　上焦篇

风温　温热　温疫　温毒　冬温

一、温病者：有风温、有温热、有温疫、有温毒、有暑温、有湿温、有秋燥、有冬温、有温疟。

此九条，见于王叔和《伤寒例》中居多，叔和又牵引《难经》之文以神其说。按时推病，实有是证，叔和治病时，亦实遇是证。但叔和不能别立治法，而叙于《伤寒例》中，实属蒙混，以《伤寒论》为治外感之妙法，遂将一切外感悉收入《伤寒例》中，而悉以治伤寒之法治之，后人亦不能打破此关，因仍苟简，千余年来，贻患无穷，皆叔和之作俑，无怪见驳于方有执、喻嘉言诸公也。然诸公虽驳叔和，亦未曾另立方法。喻氏虽立治法，仍不能脱却伤寒圈子，弊与叔和无二，以致后人无所遵依。本论详加考核，准古酌今，细立治法，除伤寒宗仲景法外，俾四时杂感，朗若列眉；未始非叔和有以肇其端，东垣、河间、安道、又可、嘉言、天士宏其议，而瑭得以善其后也。

风温者，初春阳气始开，厥阴行令，风夹温也。温热者，春末夏初，阳气弛张，温盛为热也。温疫者，厉气流行，多兼秽浊，家家如是，若役使然也。温毒者，诸温夹毒，秽浊太甚也。暑温者，正夏之时，暑病之偏于热者也。湿温者，长夏初秋，湿中生热，即暑病之偏于湿者也。秋燥者，秋金燥烈之气也。冬温者，冬应寒而反温，阳不潜藏，民病温也。温疟者，阴气先伤，又因于暑，阳气独发也。

按诸家论温，有顾此失彼之病，故是编首揭诸温之大纲，而名其书曰《温病条辨》。

二、凡病温者，始于上焦，在手太阴。

伤寒由毛窍而入，自下而上，始足太阳。足太阳膀胱属水，寒即水之气，同类相从，故病始于此。古来但言膀胱主表，殆未尽其义。肺者，皮毛之合也，独不主表乎（按：人身一脏一腑主表之理，人皆习焉不察。以三才大道言之：天为万物之大表，天属金．人之肺亦属金，肺主皮毛，《经》曰皮应天；天一生水；地支始于子，而亥为天门，乃贞元之会；人之膀胱为寒水之腑；故俱同天气，而俱主表也）！治法必以仲景六经次传为祖法。温病由口鼻而入，自上而下，鼻通于肺，始手太阴。太阴金也，温者火之气，风者火之母，火未有不克金者，故病始于此，必从河间三焦定论。再寒为阴邪，虽《伤寒论》中亦言中风，此风从西北方来，乃觱发之寒风也，最善收引，阴盛必伤阳，故首郁遏太阳经中之阳气，而为头痛身热等证。太阳阳腑也，伤寒阴邪也．阴盛伤人之阳也。温为阳邪，此论中亦言伤风，此风从东方来，乃解冻之温风也，最善发泄，阳盛必伤阴，故首郁遏太阴经中之阴气，而为咳嗽、自汗、口渴、头痛、身热、尺热等证。太阴阴脏也，温热阳邪也，阳盛伤人之阴也。阴阳两大法门之辨，可了然于心目间矣。

夫大明生于东，月生于西，举凡万物，莫不由此少阳、少阴之气以为生成，故万物皆可名之曰东西。人乃万物之统领也，得东西之气最全，乃与天地东西之气相应。其病也，亦不能不与天地东西之气相应。东西者，阴阳之道路也。由东而往，为木、为风、为温、为火、为热。湿土居中，与火交而成暑，火也者，南也。由西而往，为金、为燥、为水、为寒，水也者，北也。水火者，阴阳之征兆也；南北者，阴阳之极致也。天地运行此阴阳以化生万物，故曰天之无恩而大恩生。天地运行之阴阳和平，人生之阴阳亦和平，安有所谓病也哉！天地与人之阴阳，一有所偏，即为病也。偏之浅者病浅，偏之深者病深；偏于火者病温、病热，偏于水者病清、病寒，此水火两大法门之辨，医者不可不知。烛其为水之病也，而温之热之；烛其为火之病也，而凉之寒之，各救其偏，以抵于平和而已。非如鉴之空，一尘不染，如衡之平，毫无倚着，不能暗合道妙，岂可各立门户，专主于寒热温凉一家之论而已哉！瑭因辨寒病之原于水，温病之原于火也，而并及之。

三、太阴之为病，脉不缓不紧而动数，或两寸独大，尺肤热，头痛，微恶风寒，身热自汗，口渴。或不渴，而咳，午后热甚者，名曰温病。

不缓，则非太阳中风矣；不紧，则非太阳伤寒矣；动数者，风火相煽之象，《经》谓之躁；两寸独大，火克金也。（按：温病之脉多洪，或长，或滑，或数，兼见不一；然总无紧脉，紧则为寒，乃非温病。但紧数二脉相类，辨之宜确。《脉诀》云：数而弦急为紧；又云：紧来如数似弹绳，数脉惟看至数间。玩此，则知紧数矣。——朱评）。尺肤热，尺部肌肤热甚，火反克水也。头痛、恶风寒、身热自汗，与太阳中风无异，此处最足以相混，于何辨之？于脉动数，不缓不紧，证有或渴、或咳、尺热，午后热甚辨之。太阳头痛，风寒之邪，循太阳经上至头与项，而项强头痛也。太阴之头痛，肺主天气，天气郁，则头亦痛也，且春气在头，又火炎上也。吴又可谓浮泛太阳经者，臆说也。伤寒之恶寒，太阳属寒水而主表，故恶风寒、温病之恶寒，肺合皮毛而亦主表，故亦恶风寒也。太阳病则周身之阳气郁，故身热；肺主化气，肺病不能化气，气郁则身亦热也。太阳自汗，风疏卫也；太阴自汗，皮毛开也，肺亦主卫。渴，火克金也。咳，肺气郁也。午后热甚，浊邪归下，又火旺时也，又阴受火克之象也。

四、太阴风温、温热、温疫、冬温，初起恶风寒者，桂枝汤主之；但热不恶寒而渴者。辛凉平剂银翘散主之。温毒、暑温、湿温、温疟，不在此例。

按仲景《伤寒论》原文，太阳病（谓如太阳证，即上文头痛，身热，恶风，自汗也），但恶热不恶寒而渴者，名曰温病，桂枝汤主之。盖温病忌汗，最喜解肌，桂枝本为解肌，且桂枝芳香化浊，芍药收阴敛液，甘草败毒和中，姜、枣调和营卫，温病初起，原可用之。此处却变易前法，恶风寒者，主以桂枝，不恶风寒主以辛凉者，非敢擅违古训也。仲景所云不恶风寒者，非全不恶风寒也，其先亦恶风寒，迨既热之后，乃不恶风寒耳，古文简、质，且对太阳中风热时亦恶风寒言之，故不暇详耳。盖寒水之病，冬气也，非辛温春夏之气，不足以解之，虽曰温病，既恶风寒，明是温自内发，风寒从外搏，成内热外寒之证，故仍旧用桂枝辛温解肌法，俾得微汗，而寒热之邪皆解矣。温热之邪，春夏气也，不恶风寒，则不兼寒风可知，此非辛凉秋金之气不足以解之。桂枝辛温，以之治温，是以火济火也，故改从

《内经》“风淫于内、治以辛凉、佐以苦甘”法。（全书力辟以温治温之非，而以桂枝发端，明乎外寒搏内热，或非寒时而感寒气者，本可用之。而纯乎温病者不可用，明矣。又按：外寒搏内热，及非时伤风，春秋皆有之，即暑中亦有之，皆可少投辛温，但须辨之清切耳。——朱评）。

桂枝汤方

桂枝六钱　芍药（炒）三钱　炙甘草二钱　生姜三片　大枣（去核）二枚

煎法服法，必如《伤寒论》原文而后可，不然，不惟失桂枝汤之妙，反生他变，病必不除。

辛凉平剂银翘散方

连翘一两　银花一两　苦桔梗六钱　薄荷六钱　竹叶四钱　生甘草五钱　芥穗四钱　淡豆豉五钱　牛蒡子六钱

上杵为散，每服六钱，鲜苇根汤煎，香气大出，即取服，勿过煎。肺药取轻清，过煎则味厚而入中焦矣。病重者，约二时一服，日三服，夜一服；轻者，三时一服，日二服，夜一服；病不解者，作再服。盖肺位最高，药过重，则过病所，少用又有病重药轻之患，故从普济消毒饮时时轻扬法。今人亦间有用辛凉法者，多不见效，盖病大药轻之故。一不见效，随改弦易辙，转去转远，即不更张，缓缓延至数日后，必成中下焦证矣。胸膈闷者，加藿香三钱、郁金三钱，护膻中；渴甚者，加花粉；项肿咽痛者，加马勃、元参；衄者，去芥穗、豆豉，加白茅根三钱、侧柏炭三钱、栀子炭三钱；咳者，加杏仁利肺气；二、三日病犹在肺，热渐入里，加细生地、麦冬保津液；再不解，或小便短者，加知母、黄芩、栀子之苦寒，与麦、地之甘寒，合化阴气，而治热淫所胜。

【方论】按温病忌汗，汗之不惟不解，反生他患。盖病在手经，徒伤足太阳无益。病自口鼻吸受而生，徒发其表亦无益也。且汗为心液，心阳受伤，必有神明内乱、谵语癫狂、内闭外脱之变。再，误汗虽曰伤阳，汗乃五液之一，未始不伤阴也。《伤寒论》曰：“尺脉微者为里虚，禁汗，”其义可见。其曰伤阳者，特举其伤之重者而言之耳。温病最善伤阴，用药又复伤阴，岂非为贼立帜乎？此古来用伤寒法治温病之大错也。至若吴又可开首立一达原饮，其意以为直透膜原，使邪速溃，其方施于藜藿壮实人之温疫病，容有愈者，芳香辟秽之功也；若施于膏粱纨绔，及不甚壮实人，未有不败者。盖其方中首用槟榔、草果、厚朴为君；夫槟榔，子之坚者也，诸子皆降，槟榔苦辛而温，体重而坚，由中走下，直达肛门，中下焦药也；草果亦子也，其气臭烈大热，其味苦，太阴脾经之劫药也；厚朴苦温，亦中焦药也。岂有上焦温病，首用中下焦苦温雄烈劫夺之品，先劫少阴津液之理！知母、黄芩，亦皆中焦苦燥里药，岂可用乎？况又有温邪游溢三阳之说，而有三阳经之羌活、葛根、柴胡加法，是仍以伤寒之法杂之，全不知温病治法，后人止谓其不分三焦，犹浅说也。其三消饮加入大黄、芒硝，惟邪入阳明，气体稍壮者，幸得以下而解，或战汗而解，然往往成弱证，虚甚者，则死矣。况邪有在卫者，在胸中者，在营者，入血者，妄用下法，其害可胜言耶？岂视人与铁石一般，并非气血生成者哉？究其始意，原以矫世医以伤寒法治病温之弊。颇能正陶氏之失，奈学未精纯，未足为法。至喻氏、张氏，多以伤寒三阴经法治温病，其说亦非，以世医从之者少，而宗又可者多，故不深辩耳。本方谨遵《内经》“风淫于内，治以辛凉，佐以苦甘；热淫于内，治以咸寒，佐以甘苦”之训（王安道《溯洄集》，亦有温暑当用辛凉不当用辛温之论，谓仲景之书，为即病之伤寒而设，并未尝为不即病之温暑而设。张凤逵集治暑方。亦有暑病首用辛凉，继用甘寒，再用酸泄酸敛，不必用下之论。皆先得我心者）。又宗喻嘉言芳香逐秽之说，用东垣清心凉膈散，辛凉苦甘。病初起，且去入里之黄芩，勿犯中焦；加银花辛凉，芥穗芳香，散热解毒，牛蒡子辛平润肺，解热散结，除风利咽，皆手太阴药也。合而论之，《经》谓“冬不藏精，春必病温”，又谓“藏于精者，春不病温”，又谓“病温虚甚死”，可见病温者，精气先虚。此方之妙，预护其虚，纯然清肃上焦，不犯中下，无开门揖盗之弊，有轻以去实之能，用之得法，自然奏效，此叶氏立法，所以迥出诸家也。

五、太阴温病，恶风寒，服桂枝汤已。恶寒解，余病不解者，银翘散主之；余证悉减者，减其制。

太阴温病，总上条所举而言也。恶寒已解，是全无风寒，止余温病，即禁辛温法，改从辛凉。减其制者，减银翘散之制也。

六、太阴风温，但咳，身不甚热，微渴者，辛凉轻剂桑菊饮主之。

咳，热伤肺络也。身不甚热，病不重也。渴而微，热不甚也。恐病轻药重，故另立轻剂方。

辛凉轻剂桑菊饮方

杏仁二钱　连翘一钱五分　薄荷八分　桑叶二钱五分　菊花一钱　苦梗二钱　甘草八分　苇根二钱

水二杯，煮取一杯，日二服。二、三日不解，气粗似喘，燥在气分者，加石膏、知母；舌绛暮热，甚燥，邪初入营，加元参二钱、犀角一钱；在血分者，去薄荷、苇根，加麦冬、细生地、玉竹、丹皮各二钱；肺热甚加黄芩；渴者加花粉。

【方论】此辛甘化风、辛凉微苦之方也。盖肺为清虚之脏，微苦则降，辛凉则平，立此方所以避辛温也。今世佥用杏苏散通治四时咳嗽，不知杏苏散辛温，只宜风寒，不宜风温，且有不分表里之弊。此方独取桑叶、菊花者：桑得箕星之精，箕好风，风气通于肝，故桑叶善平肝风；春乃肝令而主风，木旺金衰之候，故抑其有余，桑叶芳香有细毛，横纹最多，故亦走肺络，而宣肺气。菊花晚成，芳香味甘，能补金水二脏，故用之以补其不足。风温咳嗽，虽系小病，常见误用辛温重剂销铄肺液，致久嗽成劳者，不一而足。圣人不忽于细，必谨于微，医者于此等处，尤当加意也。

七、太阴温病，脉浮洪，舌黄，渴甚，大汗，面赤，恶热者，辛凉重剂白虎汤主之。

脉浮洪，邪在肺经气分也。舌黄，热已深。渴甚，津已伤也。大汗，热逼津液也。面赤，火炎上也。恶热，邪欲出而未遂也。辛凉平剂焉能胜任，非虎啸风生，金飚退热，而又能保津液不可，前贤多用之。

辛凉重剂白虎汤方

生石膏（研）一两　知母五钱　生甘草三钱　白粳米一合

水八杯，煮取三杯，分温三服，病退，减后服，不知，再作服。

【方论】义见法下，不再立论，下仿此。

八、太阴温病，脉浮大而芤，汗大出，微喘，甚至鼻孔扇者，白虎加人参汤主之；脉若散大者，急用之，倍人参。

浮大而芤，几于散矣，阴虚而阳不固也。补阴药有鞭长莫及之虞，惟白虎退邪阳，人参固正阳。使阳能生阴，乃救化源欲绝之妙法也。汗涌，鼻扇，脉散，皆化源欲绝之征兆也。

白虎加人参汤方

即于前方内加人参三钱。

九、白虎本为达热出表。若其人脉浮弦而细者。不可与也；脉沉者，不可与也；不渴者，不可与也；汗不出者，不可与也；常须识此，勿令误也。

此白虎之禁也。按白虎剽悍，邪重非其力不举，用之得当，原有立竿见影之妙，若用之不当，祸不旋踵。懦者多不敢用，未免坐误事机；孟浪者，不问其脉证之若何，一概用之，甚至石膏用至斤余之多，应手而效者固多，应手而毙者亦复不少。皆未真知确见其所以然之故，故手下无准的也。

十、太阴温病，气血两燔者，玉女煎去牛膝加元参主之。

气血两燔，不可专治一边，故选用张景岳气血两治之玉女煎。去牛膝者，牛膝趋下，不合太阴证之用。改熟地为细生地者，亦取其轻而不重，凉而不温之义，且细生地能发血中之表也。加元参者，取其壮水制火，预防咽痛失血等证也。

玉女煎去牛膝熟地加细生地元参方（辛凉合甘寒法）

生石膏一两　知母四钱　元参四钱　细生地六钱　麦冬六钱

水八杯，煮取三杯，分二次服，渣再煮一钟服。

十一、太阴温病，血从上溢者，犀角地黄汤合银翘散主之。有中焦病者，以中焦法治之。若吐粉红血水者，死不治；血从上溢，脉七、八至以上，面反黑者，死不治；可用清络育阴法。

血从上溢，温邪逼迫血液上走清道，循清窍而出，故以银翘散败温毒，以犀角地黄清血分之伏热，而救水即所以救金也。至粉红水非血非液，实血与液交迫而出，有燎原之势，化源速绝。血从上溢，而脉至七、八至，面反黑。火极而似水，反兼胜己之化也。亦燎原之势莫制，下焦津液亏极，不能上济君火，君火反与温热之邪合德，肺金其何以堪，故皆主死。化源绝，乃温病第一死法也。仲子曰：敢问死？孔子曰：未知生，焉知死。瑭以为医者不知死，焉能救生。细按温病死状百端，大纲不越五条。在上焦有二：一曰肺之化源绝者死；二曰心神内闭，内闭外脱者死。在中焦亦有二：一曰阳明太实，土克水者死；二曰脾郁发黄，黄极则诸窍为闭，秽浊塞窍者死。在下焦则无非热邪深入，消铄津液，涸尽而死也。

犀角地黄汤方（见下焦篇）

银翘散（方见前）

已用过表药者，去豆豉、芥穗、薄荷。

十二、太阴温病，口渴甚者，雪梨浆沃之；吐白沫粘滞不快者，五汁饮沃之。

此皆甘寒救液法也。

雪梨浆方（甘冷法）

以甜水梨大者一枚，薄切，新汲凉水内浸半日，时时频饮。

五汁饮方（甘寒法）

梨汁　荸荠汁　鲜苇根汁　麦冬（汁）　藕汁（或用蔗浆）

临时斟酌多少，和匀凉服，不甚喜凉者，重汤炖温服。

十三、太阴病得之二、三日，舌微黄，寸脉盛，心烦懊侬。起卧不安，欲呕不得呕，无中焦证，栀子豉汤主之

温病二、三日，或已汗，或未汗，舌微黄，邪已不全在肺中矣。寸脉盛，心烦懊侬，起卧不安，欲呕不得，邪在上焦膈中也。在上者因而越之，故涌之以栀子，开之以香豉。

栀子豉汤方（酸苦法）

栀子（捣碎）五枚　香豆豉六钱

水四杯，先煮栀子数沸，后纳香豉，煮取二杯，先温服一杯，得吐，止后服。

十四、太阴病得之二、三日，心烦不安，痰涎壅盛，胸中痞塞欲呕者，无中焦证，瓜蒂散主之，虚者加参芦。

此与上条有轻重之分，有有痰无痰之别。重剂不可轻用，病重药轻，又不能了事，故上条止用栀子豉汤快涌膈中之热，此以痰涎壅盛，必用瓜蒂散急吐之，恐邪入包宫而成痉厥也。瓜蒂，栀子之苦寒，合赤小豆之甘酸，所谓酸苦涌泄为阴，善吐热痰，亦在上者因而越之方也。

瓜蒂散方（酸苦法）

甜瓜蒂一钱　赤小豆（研）二钱　山栀子二钱

水二杯，煮取一杯，先服半杯，得吐止后服，不吐再服。虚者加人参芦一钱五分。

十五、太阴温病，寸脉大，舌绛而干，法当渴，今反不渴者，热在营中也，清营汤去黄连主之。

渴乃温之本病，今反不渴，滋人疑惑。而舌绛且干，两寸脉大，的系温病。盖邪热入营，蒸腾营气上升，故不渴，不可疑不渴非温病也，故以清营汤清营分之热。去黄连者，不欲其深入也。

清营汤（见暑温门中）

十六、太阴温病，不可发汗，发汗而汗不出者，必发斑疹；汗出过多者，必神昏谵语。发斑者，化斑汤主之；发疹者，银翘散去豆豉，加细生地、丹皮、大青叶，倍元参主之。禁升麻、柴胡、当归、防风、羌活、白芷、葛根、三春柳。神昏谵语者，清宫汤主之，牛黄丸、紫雪丹、局方至宝丹亦主之。

温病忌汗者，病由口鼻而入，邪不在足太阳之表，故不得伤太阳经也。时医不知而误发之。若其人热甚血燥，不能蒸汗，温邪郁于肌表血分，故必发斑疹也。若其表疏，一发而汗出不止，汗为心液，误汗亡阳，心阳伤而神明乱，中无所主，故神昏。心液伤而心血虚，心以阴为体，心阴不能济阳，则心阳独亢，心主言，故谵语不休也。且手经逆传，世罕知之，手太阴病不解，本有必传手厥阴心包之理，况又伤其气血乎！

化斑汤方

石膏一两　知母四钱　生甘草三钱　元参三钱　犀角二钱　白粳米一合

水八杯，煮取三杯，日三服，渣再煮一钟，夜一服。

【方论】此热淫于内，治以咸寒，佐以苦甘法也。前人悉用白虎汤作化斑汤者，以其为阳明证也。阳明主肌肉，斑家遍体皆赤，自内而外，故以石膏清肺胃之热，知母清金保肺而治阳明独胜之热，甘草清热解毒和中，粳米清胃热而保胃液，白粳米阳明燥金之岁谷也。本论独加元参、犀角者，以斑色正赤，木火太过，其变最速，但用白虎燥金之品，清肃上焦，恐不胜任，故加元参启肾经之气，上交于肺，庶水天一气，上下循环，不致泉源暴绝也。犀角咸寒，禀水木火相生之气，为灵异之兽，具阳刚之体，主治百毒蛊疰，邪鬼瘴气，取其咸寒，救肾水，以济心火，托斑外出，而又败毒辟瘟也；再病至发斑，不独在气分矣，故加二味凉血之品。

银翘散去豆豉加细生地丹皮大青叶倍元参方即于前银翘散内去豆豉，加：

细生地四钱　大青叶三钱　丹皮三钱　元参加至一两

【方论】银翘散义见前。加四物，取其清血热；去豆豉，畏其温也。

按：吴又可有托里举斑汤，不言疹者，混斑疹为一气也。考温病中发疹者，十之七、八，发斑者十之二、三。盖斑乃纯赤，或大片，为肌肉之病，故主以化斑汤，专治肌肉；疹系红点高起，麻、瘖、沙皆一类，系血络中病，故主以芳香透络，辛凉解肌，甘寒清血也。其托里举斑汤方中用归、升、柴、芷、川山甲，皆温燥之品，岂不畏其灼津液乎？且前人有痘宜温、疹宜凉之论，实属确见，况温疹更甚于小儿之风热疹乎！其用升、柴，取其升发之义，不知温病多见于春夏发生之候，天地之气，有升无降，岂用再以升药升之乎？且《经》谓“冬藏精者，春不病温”，是温病之人，下焦精气久已不固，安庸再升其少阳之气，使下竭上厥乎！《经》谓“无实实，无虚虚，必先岁气，无伐天和”，可不知耶？后人皆尤而效之，实不读经文之过也。

再按：时人发温热之表，二、三日汗不出者，即云斑疹蔽伏，不惟用升、柴、羌、葛，且重以山川柳发之。不知山川柳一岁三花，故得三春之名，俗转音三春为山川，此柳古称柽木，《诗》所谓“其柽其椐”者是也。其性大辛大温，生发最速，横枝极细，善能入络，专发虚寒白疹，若温热气血沸腾之赤疹，岂非见之如雠仇乎？夫善治温病者，原可不必出疹，即有邪郁二、三日，或三、五日，既不得汗，有不得不疹之势，亦可重者化轻，轻者化无，若一派辛温刚燥，气受其灾而移于血，岂非自造斑疹乎？再时医每于疹已发出，便称放心，不知邪热炽甚之时，正当谨慎，一有疏忽，为害不浅。再疹不忌泻，若里结须微通之，不可令大泄，致内虚下陷，法在中焦篇。

清宫汤方

元参心三钱　莲子心五分　竹叶卷心二钱　连翘心二钱　犀角尖（磨冲）二钱　连心麦冬三钱

【加减法】热痰盛加竹沥、梨汁各五匙；咯痰不清，加栝蒌皮一钱五分；热毒盛加金汁、人中黄；渐欲神昏，加银花三钱、荷叶一钱、石菖蒲一钱。

【方论】此咸寒甘苦法，清膻中之方也。谓之清宫者，以膻中为心之宫城也。俱用心者，凡心有生生不已之意，心能入心，即以清秽浊之品，便补心中生生不已之生气，救性命于微芒也。火能令人昏，水能令人清，神昏谵语，水不足而火有余，又有秽浊也。且离以坎为体，元参味苦属水，补离中之虚；犀角灵异味咸，辟秽解毒，所谓灵犀一点通，善通心气，色黑补水，亦能补离中之虚，故以二物为君。莲心甘苦咸，倒生根，由心走肾，能使心火下通于肾，又回环上升，能使肾水上潮于心，故以为使。连翘象心，心能退心热。竹叶心锐而中空，能通窍清心，故以为佐。麦冬之所以用心者，《本经》称其主心腹结气，伤中伤饱，胃脉络绝，试问去心，焉能散结气，补伤中，通伤饱，续胃脉络绝哉？盖麦冬禀少阴癸水之气，一本横生，根颗连络，有十二枚者，有十四、五枚者，所以然之故，手足三阳三阴之络，共有十二，加任之尾翳，督之长强，共十四，又加脾之大络，共十五，此物性合人身自然之妙也，惟圣人能体物象，察物情，用麦冬以通续络脉。命名与天冬并称门冬者，冬主闭藏，门主开转，谓其有开合之功能也。其妙处全在一心之用，从古并未有去心之明文，张隐庵谓不知始自何人，相沿已久而不可改，瑭遍考始知自陶弘景始也，盖陶氏惑于诸心入心，能令人烦之一语，不知麦冬无毒，载在上品，久服身轻，安能令人烦哉！如参、术、芪、草，以及诸仁诸子，莫不有心，亦皆能令人烦而悉去之哉？陶氏之去麦冬心，智者千虑之失也。此方独取其心，以散心中秽浊之结气，故以之为臣。

安宫牛黄丸方

牛黄一两　郁金一两　犀角一两　黄连一两　朱砂一两　梅片二钱五分　麝香二钱五分　真珠五钱　山栀一两　雄黄一两　金箔衣　黄芩一两

上为极细末，炼老蜜为丸，每丸一钱，金箔为衣，蜡护。脉虚者人参汤下，脉实者银花、薄荷汤下，每服一丸。兼治飞尸卒厥，五痫中恶，大人小儿痉厥之因于热者。大人病重体实者，日再服，甚至日三服；小儿服半丸，不知再服半丸。

【方论】此芳香化秽浊而利诸窍，咸寒保肾水而安心体，苦寒通火腑而泻心用之方也。牛黄得日月之精，通心主之神。犀角主治百毒，邪鬼瘴气。真珠得太阴之精，而通神明，合犀角补水救火。郁金，草之香，梅片，木之香（按冰片，洋外老杉木浸成，近世以樟脑打成伪之，樟脑发水中之火，为害甚大，断不可用），雄黄，石之香，麝香，乃精血之香。合四香以为用，使闭锢之邪热温毒深在厥阴之分者，一齐从内透出，而邪秽自消，神明可复也。黄连泻心火，栀子泻心与三焦之火，黄芩泻胆、肺之火，使邪火随诸香一齐俱散也。朱砂补心体，泻心用，合金箔坠痰而镇固，再合真珠、犀角为督战之主帅也。

紫雪丹方（从《本事方》去黄金）

滑石一斤　石膏一斤　寒水石一斤　磁石（水煮）二斤

捣煎去渣，入后药。

羚羊角五两　木香五两　犀角五两　沉香五两　丁香一两　升麻一斤　元参一斤　炙甘草半斤

以上八味，并捣锉，入前药汁中煎，去渣，入后药。

朴硝、硝石各二斤，提净，入前药汁中，微火煎，不住手将柳木搅，候汁欲凝，再加入后二味。

辰砂（研细）三两　麝香（研细）一两二钱　入煎药拌匀。合成，退火气。冷水调服一、二钱。

【方论】诸石利水火而通下窍。磁石、元参补肝肾之阴，而上济君火。犀角、羚羊泻心、胆之火。甘草和诸药而败毒，且缓肝急。诸药皆降，独用一味升麻，盖欲降先升也。诸香化秽浊，或开上窍，或开下窍，使神明不致坐困于浊邪而终不克复其明也。丹砂色赤，补心而通心火，内含汞而补心体，为坐镇之用。诸药用气，硝独用质者，以其水卤结成，性峻而易消，泻火而散结也。

局方至宝丹方

犀角（镑）一两　朱砂（飞）一两　琥珀（研）一两　玳瑁（镑）一两　牛黄五钱　麝香五钱

以安息重汤炖化，和诸药为丸一百丸，蜡护。

【方论】此方荟萃各种灵异，皆能补心体，通心用，除邪秽，解热结，共成拨乱反正之功。大抵安宫牛黄丸最凉，紫雪次之，至宝又次之。主治略同，而各有所长，临用对证斟酌可也。

十七、邪入心包，舌謇肢厥，牛黄丸主之，紫雪丹亦主之。

厥者，尽也。阴阳极造其偏，皆能致厥。伤寒之厥，足厥阴病也。温热之厥，手厥阴病也。舌卷囊缩，虽同系厥阴现证，要之舌属手，囊属足也。盖舌为心窍，包络代心用事，肾囊前后，皆肝经所过，断不可以阴阳二厥混而为一，若陶节庵所云：“冷过肘膝，便为阴寒”，恣用大热。再热厥之中亦有三等：有邪在络居多，而阳明证少者，则从芳香，本条所云是也；有邪搏阳明，阳明太实，上冲心包，神迷肢厥，甚至通体皆厥，当从下法，本论载入中焦篇；有日久邪杀阴亏而厥者，则从育阴潜阳法，本论载入下焦篇。

牛黄丸、紫雪丹方（并见前）

十八、温毒咽痛喉肿，耳前耳后肿，颊肿，面正赤，或喉不痛，但外肿，甚则耳聋。俗名大头温、虾蟆温者，普济消毒饮去柴胡、升麻主之，初起一、二日，再去芩、连，三、四日加之佳。

温毒者，秽浊也。凡地气之秽，未有不因少阳之气而自能上升者，春夏地气发泄，故多有是证；秋冬地气，间有不藏之时，亦或有是证；人身之少阴素虚，不能上济少阳，少阳升腾莫制，亦多成是证；小儿纯阳火多，阴未充长，亦多有是证。咽痛者，《经》谓“一阴一阳结，谓之喉痹”。盖少阴少阳之脉，皆循喉咙，少阴主君火，少阳主相火，相济为灾也。耳前、耳后、颊前肿者，皆少阳经脉所过之地，颊车不独为阳明经穴也。面赤者，火色也。甚则耳聋者，两少阳之脉，皆入耳中，火有余则清窍闭也。治法总不能出李东垣普济消毒饮之外。其方之妙，妙在以凉膈散为主，而加化清气之马勃、僵蚕、银花，得轻可去实之妙；再加元参、牛蒡、板蓝根，败毒而利肺气，补肾水以上济邪火。去柴胡、升麻者，以升腾飞越太过之病，不当再用升也，说者谓其引经，亦甚愚矣！凡药不能直至本经者，方用引经药作引，此方皆系轻药，总走上焦，开天气，肃肺气，岂须用升、柴直升经气耶？去黄芩、黄连者，芩、连里药也，病初起未至中焦，不得先用里药故犯中焦也。

普济消毒饮去升麻柴胡黄芩黄连方

连翘一两　薄荷三钱　马勃四钱　牛蒡子六钱　芥穗三钱　僵蚕五钱　元参一两　银花一两　板蓝根五钱　苦梗一两　甘草五钱

上共为粗末，每服六钱，重者八钱。鲜苇根汤煎，去渣服，约二时一服，重者一时许一服。

十九、温毒外肿，水仙膏主之，并主一切痈疮。

按：水仙花得金水之精，隆冬开花，味苦微辛，寒滑无毒。苦能降火败毒，辛能散邪热之结，寒能胜热，滑能利痰。其妙用全在汁之胶粘，能拔毒外出，使毒邪不致深入脏腑伤人也。

水仙膏方

水仙花根，不拘多少，剥去老赤皮与根须，入石臼捣如膏，敷肿处，中留一孔出热气，干则易之，以肌肤上生黍米大小黄疮为度。

二十、温毒敷水仙膏后，皮间有小黄疮如黍米者，不可再敷水仙膏，过敷则痛甚而烂，三黄二香散主之。

三黄取其峻泻诸火，而不烂皮肤，二香透络中余热而定痛。

三黄二香散方（苦辛芳香法）

黄连一两　黄柏一两　生大黄一两　乳香五钱　没药五钱

上为极细末，初用细茶汁调敷，干则易之，继则用香油调敷。

二一、温毒神昏谵语者，先与安宫牛黄丸、紫雪丹之属，继以清宫汤。

安宫牛黄丸、紫雪丹、清宫汤（方法并见前）

暑　温

二二、形似伤寒，但右脉洪大而数，左脉反小于右，口渴甚，面赤，汗大出者，名曰暑温，在手太阴，白虎汤主之；脉芤甚者，白虎加人参汤主之。

此标暑温之大纲也。按温者热之渐，热者温之极也。温盛为热，木生火也。热极湿动，火生土也。上热下湿。人居其中而暑成矣。若纯热不兼湿者，仍归前条温热例，不得混入暑也。形似伤寒者，谓头痛、身痛、发热恶寒也。水火极不同性，各造其偏之极，反相同也。故《经》谓水极而似火也，火极而似水也。伤寒，伤于水气之寒，故先恶寒而后发热，寒郁人身卫阳之气而为热也，故仲景《伤寒论》中，有已发热或未发之文。若伤暑则先发热，热极而后恶寒，盖火盛必克金，肺性本寒，而复恶寒也。

然则伤暑之发热恶寒虽与伤寒相似，其所以然之故实不同也，学者诚能究心于此，思过半矣。脉洪大而数，甚则芤，对伤寒之脉浮紧而言也。独见于右手者，对伤寒之左脉大而言也，右手主上焦气分，且火克金也，暑从上而下，不比伤寒从下而上，左手主下焦血分也，故伤暑之左脉，反小于右。口渴甚、面赤者，对伤寒太阳证面不赤、口不渴而言也；火烁津液，故口渴。火甚未有不烦者，面赤者，烦也，烦字从火后页，谓火现于面也。汗大出者，对伤寒汗不出而言也。首白虎例者，盖白虎乃秋金之气，所以退烦暑，白虎为暑温之正例也，其源出自《金匮》，守先圣之成法也。

白虎汤、白虎加人参汤方（并见前）

二三、《金匮》谓太阳中暍，发热恶寒，身重而疼痛，其脉弦细芤迟，小便已，洒然毛耸，手足逆冷，小有劳，身即热，口开，前板齿燥。若发其汗，则恶寒甚，加温针，则发热甚，数下，则淋甚。可与东垣清暑益气汤。

张石顽注，谓太阳中暍，发热恶寒，身重而疼痛，此因暑而伤风露之邪，手太阳标证也。手太阳小肠属火，上应心包，二经皆能制金烁肺，肺受火刑，所以发热恶寒似足太阳证。其脉或见弦细，或见芤迟，小便已，洒然毛耸，此热伤肺胃之气，阳明本证也（愚按：小便已，洒然毛耸，似乎非阳明证，乃足太阳膀胱证也。盖膀胱主水，火邪太甚而制金，则寒水来为金母复仇也。所谓五行之极，反兼胜己之化）。发汗则恶寒甚者，气虚重夺（当作伤）其津（当作阳）也。温针则发热甚者，重伤经中之液，转助时火，肆虐于外也。数下之则淋甚者，劫其在里之阴，热势乘机内陷也。此段经文，本无方治，东垣特立清暑益气汤，足补仲景之未逮。愚按：此言太过。仲景当日，必有不可立方之故，或曾立方而后世脱简，皆未可知，岂东垣能立，而仲景反不能立乎？但细按此证，恰可与清暑益气汤，曰可者，仅可而有所未尽之词，尚望遇是证者，临时斟酌尽善。至沈目南《金匮要略注》，谓当用辛凉甘寒，实于此证不合。盖身重疼痛，证兼寒湿也。即目南自注，谓发热恶寒，身重疼痛，其脉弦细芤迟，内暑而兼阴湿之变也。岂有阴湿而用甘寒柔以济柔之理？既曰阴湿，岂辛凉所能胜任！不待辩而自明。

清暑益气汤方（辛甘化阳酸甘化阴复法）

黄芪一钱　黄柏一钱　麦冬二钱　青皮一钱　白术一钱五分　升麻三分　当归七分　炙草一钱　神曲一钱　人参一钱　泽泻一钱　五味子八分　陈皮一钱　苍术一钱五分　葛根三分　生姜二片　大枣二枚

水五杯，煮取二杯，渣再煮一杯，分温三服。虚者得宜，实者禁用；汗不出而但热者禁用。

二四、手太阴暑温，如上条证，但汗不出者，新加香薷饮主之。

证如上条，指形似伤寒，右脉洪大，左手反小，面赤口渴而言。但以汗不能自出，表实为异，故用香薷饮发暑邪之表也。按香薷辛温芳香，能由肺之经而达其络。鲜扁豆花，凡花皆散，取其芳香而散，且保肺液，以花易豆者，恶其呆滞也。夏日所生之物，多能解暑，惟扁豆花为最。如无花时，用鲜扁豆皮，若再无此，用生扁豆皮。厚朴苦温，能泻实满。厚朴，皮也，虽走中焦，究竟肺主皮毛，以皮从皮，不为治上犯中。若黄连甘草，纯然里药，暑病初起，且不必用，恐引邪深入，故易以连翘、银花，取其辛凉达肺经之表，纯从外走，不必走中也。

温病最忌辛温，暑病不忌者，以暑必兼湿，湿为阴邪，非温不解，故此方香薷、厚朴用辛温，而余则佐以辛凉云。下文湿温论中，不惟不忌辛温，且用辛热也。

新加香薷饮方（辛温复辛凉法）

香薷二钱　银花三钱　鲜扁豆花三钱　厚朴二钱　连翘二钱

水五杯，煮取二杯。先服一杯，得汗止后服；不汗再服；服尽不汗，再作服。

二五、手太阴暑温。服香薷饮，微得汗，不可再服香薷饮重伤其表，暑必伤气，最令表虚，虽有余证，知在何经，以法治之。

按伤寒非汗不解，最喜发汗；伤风亦非汗不解，最忌发汗，只宜解肌，此麻、桂之异其治，即异其法也。温病亦喜汗解，最忌发汗，只许辛凉解肌，辛温又不可用，妙在导邪外出，俾营卫气血调和，自然得汗，不必强责其汗也。若暑温、湿温则又不然，暑非汗不解，可用香薷发之。发汗之后，大汗不止，仍归白虎法，固不比伤寒、伤风之漏汗不止，而必欲桂、附护阳实表，亦不可屡虚其表，致令厥脱也。观古人暑门有生脉散法，其义自见。

二六、手太阴暑温，或已经发汗，或未发汗，而汗不止，烦渴而喘，脉洪大有力者，白虎汤主之；脉洪大而芤者，白虎加人参汤主之；身重者，湿也，白虎加苍术汤主之；汗多。脉散大，喘喝欲脱者。生脉散主之。

此条与上文少异者，只已经发汗一句。

白虎加苍术汤方

即于白虎汤内加苍术三钱。

汗多而脉散大，其为阳气发泄太甚，内虚不司留恋可知。生脉散酸甘化阴，守阴所以留阳，阳留，汗自止也。以人参为君，所以补肺中元气也。

生脉散方（酸甘化阴法）

人参三钱　麦冬（不去心）二钱　五味子一钱

水三杯，煮取八分二杯，分二次服，渣再煎服。脉不敛，再作服，以脉敛为度。

二七、手太阳暑温，发汗后，暑证悉减，但头微胀，目不了了，余邪不解者，清络饮主之。邪不解而入中下焦者，以中下法治之。

既曰余邪，不可用重剂明矣，只以芳香轻药清肺络中余邪足矣。倘病深而入中下焦，又不可以浅药治深病也。

清络饮方（辛凉芳香法）

鲜荷叶边二钱　鲜银花二钱　西瓜翠衣二钱　鲜扁豆花一枝　丝瓜皮二钱　鲜竹叶心二钱

水二杯，煮取一杯，日二服。凡暑伤肺经气分之轻证皆可用之。

二八、手太阴暑温，但咳无痰，咳声清高者，清络饮加甘草、桔梗、甜杏仁、麦冬、知母主之。

咳而无痰，不嗽可知。咳声清高，金音清亮，久咳则哑，偏于火而不兼湿也。即用清络饮，清肺络中无形之热，加甘、桔开提，甜杏仁利肺而不伤气，麦冬、知母保肺阴而制火也。

清络饮加甘桔甜杏仁麦冬汤方

即于清络饮内，加甘草一钱，桔梗二钱，甜杏仁二钱，麦冬三钱。

二九、两太阴暑温，咳而且嗽，咳声重浊，痰多，不甚渴，渴不多饮者，小半夏加茯苓汤再加厚朴、杏仁主之。

既咳且嗽，痰涎复多，咳声重浊，重浊者，土音也，其兼足太阴湿土可知。不甚渴，渴不多饮，则其中之有水可知，此暑温而兼水饮者也。故以小半夏加茯苓汤，蠲饮和中；再加厚朴、杏仁，利肺泻湿，预夺其喘满之路。水用甘澜，取其走而不守也。

此条应入湿温，却列于此处者，以与上条为对待之文，可以互证也。

小半夏加茯苓汤再加厚朴杏仁方（辛温淡法）

半夏八钱　茯苓块六钱　厚朴三钱　生姜五钱　杏仁三钱

甘澜水八杯，煮取三杯，温服，日三。

三十、脉虚，夜寐不安，烦渴，舌赤，时有谵语，目常开不闭，或喜闭不开，暑入手厥阴也。手厥阴暑温，清营汤主之；舌白滑者，不可与也。

夜寐不安，心神虚而阳不得入于阴也。烦渴舌赤，心用恣而心体亏也。时有谵语，神明欲乱也。目常开不闭，目为火户，火性急，常欲开以泄其火，且阳不下交于阴也；或喜闭不喜开者，阴为亢阳所损，阴损则恶见阳光也。故以清营汤急清营中之热，而保离中之虚也。若舌白滑，不惟热重，湿亦重矣，湿重忌柔润药，当于湿温例中求之，故曰不可与清营汤也。

清营汤方（咸寒苦甘法）

犀角三钱　生地五钱　元参三钱　竹叶心一钱　麦冬三钱　丹参二钱　黄连一钱五分　银花三钱　连翘（连心用）二钱

水八杯、煮取三杯，日三服。

三一、手厥阴暑温，身热不恶寒，清神不了了，时时谵语者。安宫牛黄丸主之，紫雪丹亦主之。

身热不恶寒，已无手太阴证，神气欲昏，而又时时谵语，不比上条时有谵语，谨防内闭，故以芳香开窍、苦寒清热为急。

安宫牛黄丸、紫雪丹（方义并见前）

三二、暑温寒热，舌白不渴，吐血者，名曰暑瘵，为难治：清络饮加杏仁、薏仁、滑石汤主之。

寒热，热伤于表也；舌白不渴，湿伤于里也。皆在气分，而又吐血，是表里气血俱病，岂非暑瘵重证乎？此证纯清则碍虚，纯补则碍邪，故以清络饮清血络中之热，而不犯手；加杏仁利气，气为血帅故也；薏仁、滑石，利在里之湿；冀邪退气宁而血可止也。

清络饮加杏仁薏仁滑石汤方

即于清络饮内加杏仁二钱，滑石末三钱，薏仁三钱，服法如前。

三三、小儿暑温，身热，卒然痉厥，名曰暑痫，清营汤主之，亦可少与紫雪丹。

小儿之阴，更虚于大人，况暑月乎！一得暑温，不移时有过卫入营者，盖小儿之脏腑薄也。血络受火邪逼迫，火极而内风生，俗名急惊，混与发散消导，死不旋踵，惟以清营汤清营分之热而保津液，使液充阳和，自然汗出而解，断断不可发汗也。可少与紫雪者，清包络之热而开内窍也。

三四、大人暑痫，亦同上法。热初入营，肝风内动，手足瘛疭，可于清营汤中，加钩藤、丹皮、羚羊角。

清营汤、紫雪丹（方法并见前）

伏　暑

三五、暑兼湿热，偏于暑之热者为暑温，多手太阴证而宜清；偏于暑之湿者为湿温，多足太阴证而宜温；湿热平等者两解之。各宜分晓，不可混也。

此承上起下之文。按暑温、湿温，古来方法最多精妙，不比前条温病毫无尺度，本论原可不必再议，特以《内经》有先夏至为病温、后夏至为病暑之明文，是暑与温，流虽异而源则同，不得言温而遗暑，言暑而遗湿。

又以历代名家，悉有蒙混之弊，盖夏日三气杂感，本难条分缕析。惟叶氏心灵手巧，精思过人，案中治法，丝丝入扣，可谓汇众善以为长者，惜时人不能知其一、二；然其法散见于案中，章程未定，浅学者读之，有望洋之叹，无怪乎后人之无阶而升也。故本论摭拾其大概，粗定规模，俾学者有路可寻。精妙甚多，不及备录，学者仍当参考名家，细绎叶案，而后可以深造。再按：张洁古云："静而得之为中暑，动而得之为中热；中暑者阴证，中热者阳证"。呜呼！洁古笔下如是不了了，后人奉以为规矩准绳，此医道之所以难言也。试思中暑，竞无动而得之者乎？中热，竞无静而得之者乎？似难以动静二字分暑、热。又云"中暑者阴证"，暑字从日，日岂阴物乎？暑中有火，火岂阴邪乎？暑中有阴耳，湿是也，非纯阴邪也。"中热者阳证"，斯语诚然，要知热中亦兼秽浊，秽浊亦阴类也，是中热非纯无阴也。盖洁古所指之中暑，即本论后文之湿温也；其所指之中热，即本论前条之温热也。张景岳又细分阴暑、阳暑：所谓阴暑者，即暑之偏于湿，而成足太阴之里证也；阳暑者，即暑之偏于热，而成手太阴之表证也。学者非目无全牛，不能批隙中窾。宋元以来之名医，多自以为是，而不求之自然之法象，无怪乎道之常不明，而时人之随手杀人也，可胜慨哉！

汪按：偏湿偏热，伤手伤足，挈领提纲，可谓不易之论，学者从此认清，自不患动手便错矣。又按：洁古所谓动者，指奔走劳役之人，触冒天地之热气而病者也；所谓静者，指富贵安逸之人，纳凉于高堂大厦以避热而中湿者也。然动者亦有时中湿，静者亦有时中热，未可拘执。静者一种内，又有乘凉饮冷，无湿气而但中寒气，应用桂枝、大顺，甚则理中、四逆者，此即夏月伤寒，当一一条分缕晰也。至景岳于六气治法，全未入门，无足置论。

三六、长夏受暑，过夏而发者，多曰伏暑。霜未降而发者少轻，霜既降而发者则重，冬日发者尤重，子、午、丑、未之年为多也。

长夏盛暑，气壮者不受也；稍弱者但头晕片刻，或半日而已；次则即病；其不即病而内舍于骨髓，外舍于分肉之间者，气虚者也。盖气虚不能传送暑邪外出，必待秋凉金气相搏而后出也，金气本所以退烦暑，金欲退之，而暑无所藏，故伏暑病发也。其有气虚甚者，虽金风亦不能击之使出，必待深秋大凉、初冬微寒相逼而出，故尤为重也。子、午、丑、未之年为独多者，子、午君火司天，暑本于火也；丑、未湿土司天，暑得湿则留也。

三七、头痛，微恶寒，面赤烦渴，舌白，脉濡而数者，虽在冬月，犹为太阴伏暑也。

头痛，恶寒，与伤寒无异；面赤烦渴，而非伤寒矣，然犹似伤寒阳明证；若脉濡而数，则断断非伤寒矣。盖寒脉紧，风脉缓，暑脉弱，濡则弱之象，弱即濡之体也。濡即离中虚，火之象也；紧即坎中满，水之象也。火之性热，水之性寒，象各不同，性则迥异，何世人悉以伏暑作伤寒治，而用足六经羌、葛、柴、芩，每每杀人哉！象各不同，性则迥异，故曰虽在冬月，定其非伤寒而为伏暑也。冬月犹为伏暑，秋日可知。伏暑之与伤寒，犹男女之别，一则外实中虚，一则外虚中实，岂可混哉！

三八、太阴伏暑，舌白口渴，无汗者，银翘散去牛蒡、元参加杏仁、滑石主之[①]**。**

此邪在气分而表实之证也。

三九、太阴伏暑，舌赤口渴，无汗者，银翘散加生地、丹皮、赤芍、麦冬主之。

此邪在血分而表实之证也。

四十、太阴伏暑，舌白口渴，有汗，或大汗不止者，银翘散去牛蒡子、元参、芥穗，加杏仁、石膏、黄芩主之。脉洪大，渴甚，汗多者，仍用白虎法；脉虚大而芤者，仍用人参白虎法。

此邪在气分而表虚之证也。

四一、太阴伏暑，舌赤，口渴。汗多，加减生脉散主之。

此邪在血分而表虚之证也。

银翘散去牛蒡子元参加杏仁滑石方

即于银翘散内，去牛蒡子、元参，加杏仁六钱，飞滑石一两。服如银

---

① 银翘散“去元参”，查原方并无“元参”，疑误。

翘散法。胸闷加郁金四钱，香豉四钱；呕而痰多，加半夏六钱，茯苓六钱；小便短，加薏仁八钱，白通草四钱。

银翘散加生地丹皮赤芍麦冬方

即于银翘散内，加生地六钱，丹皮四钱，赤芍四钱，麦冬六钱。服法如前。

银翘散去牛蒡子元参芥穗加杏仁石膏黄芩方

即于银翘散内，去牛蒡子、元参、芥穗，加杏仁六钱，生石膏一两，黄芩五钱。服法如前。

白虎法、白虎加人参法（俱见前）

加减生脉散方（酸甘化阴法）

沙参三钱　麦冬三钱　五味子一钱　丹皮二钱　细生地三钱

水五杯，煮二杯，分温再服。

四二、伏暑、暑温、湿温，证本一源，前后互参，不可偏执。

湿温　寒湿

四三、头痛恶寒，身重疼痛，舌白不渴，脉弦细而濡，面色淡黄。胸闷不饥，午后身热，状若阴虚，病难速已，名曰湿温。汗之则神昏耳聋，甚则目瞑不欲言，下之则洞泄。润之则病深不解。长夏深秋冬日同法，三仁汤主之。

头痛恶寒，身重疼痛，有似伤寒，脉弦濡，则非伤寒矣。舌白不渴，面色淡黄，则非伤暑之偏于火者矣。胸闷不饥，湿闭清阳道路也。午后身热，状若阴虚者，湿为阴邪，阴邪自旺于阴分，故与阴虚同一午后身热也。湿为阴邪，自长夏而来，其来有渐，且其性氤氲粘腻，非若寒邪之一汗而解，温热之一凉则退，故难速已。世医不知其为湿温，见其头痛恶寒，身重疼痛也，以为伤寒而汗之，汗伤心阳，湿随辛温发表之药蒸腾上逆，内蒙心窍则神昏，上蒙清窍则耳聋，目瞑不言。见其中满不饥，以为停滞而大下之，误下伤阴，而重抑脾阳之升，脾气转陷，湿邪乘势内溃，故洞泄。

见其午后身热，以为阴虚而用柔药润之，湿为胶滞阴邪，再加柔润阴药，二阴相合，同气相求，遂有锢结而不可解之势。惟以三仁汤轻开上焦肺气，盖肺主一身之气，气化则湿亦化也。湿气弥漫，本无形质，以重浊滋味之药治之，愈治愈坏。伏暑、湿温，吾乡俗名秋呆子，悉以陶氏《六书》法治之，不知从何处学来，医者呆，反名病呆，不亦诬乎！再按：湿温较诸温，病势虽缓而实重，上焦最少，病势不甚显张，中焦病最多，详见中焦篇，以湿为阴邪故也，当于中焦求之。

三仁汤方

杏仁五钱　飞滑石六钱　白通草二钱　白蔻仁二钱　竹叶二钱　厚朴二钱　生薏仁六钱　半夏五钱

甘澜水八碗，煮取三碗，每服一碗，日三服。

四四、湿温邪入心包，神昏肢逆，清宫汤去莲心、麦冬，加银花、赤小豆皮，煎送至宝丹，或紫雪丹亦可。

湿温着于经络，多身痛身热之候，医者误以为伤寒而汗之，遂成是证。仲景谓湿家忌发汗，发汗则病痉。湿热相搏，循经入络，故以清宫汤清包中之热邪，加银花、赤豆以清湿中之热，而又能直入手厥阴也。至宝丹去秽浊，复神明，若无至宝，即以紫雪代之。

清宫汤去莲心麦冬加银花赤小豆皮方

犀角一钱　连翘心三钱　元参心二钱　竹叶心二钱　银花二钱　赤小豆皮三钱

至宝丹、紫雪丹方（并见前）

四五、湿温喉阻咽痛，银翘马勃散主之。

肺主气，湿温者，肺气不化，郁极而一阴一阳（谓心与胆也）之火俱结也。盖金病不能平木，木反挟心火来刑肺金。喉即肺系，其闭在气分者即阻，闭在血分者即痛也，故以轻药开之。

银翘马勃散方（辛凉微苦法）

连翘一两　牛蒡子六钱　银花五钱　射干三钱　马勃二钱

上杵为散，服如银翘散法。不痛，但阻甚者，加滑石六钱，桔梗五钱，苇根五钱。

四六、太阴湿温，气分痹郁而哕者（俗名为呃），宣痹汤主之。

上焦清阳膹郁，亦能致哕，治法故以轻宣肺痹为主。

宣痹汤（苦辛通法）

枇杷叶二钱　郁金一钱五分　射干一钱　白通草一钱　香豆豉一钱五分

水五杯，煮取二杯，分二次服。

四七、太阴湿温喘促者，千金苇茎汤加杏仁、滑石主之。

《金匮》谓喘在上焦，其息促。太阴湿蒸为痰，喘息不宁，故以苇茎汤轻宣肺气，加杏仁、滑石利窍而逐热饮。若寒饮喘咳者，治属饮家，不在此例。

千金苇茎汤加滑石杏仁汤（辛淡法）

苇茎五钱　薏苡仁五钱　桃仁二钱　冬瓜仁二钱　滑石三钱　杏仁三钱

水八杯，煮取三杯，分三次服。

四八、《金匮》谓太阳中暍，身热疼痛而脉微弱，此以夏月伤冷水，水行皮中所致也，一物瓜蒂汤主之。

此热少湿多，阳郁致病之方法也。瓜蒂涌吐其邪，暑湿俱解，而清阳复辟矣。

一物瓜蒂汤方

瓜蒂二十个。

上捣碎，以逆流水八杯，煮取三杯，先服一杯，不吐再服，吐停后服。虚者加参芦三钱。

四九、寒湿伤阳，形寒脉缓。舌淡，或白滑，不渴，经络拘束，桂枝姜附汤主之。

载寒湿，所以互证湿温也。按寒湿伤表阳、中经络之证，《金匮》论之甚详，兹不备录。独采叶案一条，以见湿寒、湿温不可混也。形寒脉缓，舌白不渴，而经络拘束，全系寒证，故以姜、附温中，白术燥湿，桂枝通行表阳也。

桂枝姜附汤（苦辛热法）

桂枝六钱　干姜三钱　白术（生）三钱　熟附子三钱

水五杯，煮取二杯，渣再煮一杯服。

温　疟

五十、骨节疼烦，时呕，其脉如平，但热不寒。名曰温疟，白虎加桂枝汤主之。

阴气先伤，阳气独发，故但热不寒，令人消烁肌肉，与伏暑相似，亦温病之类也。彼此实足以相混，故附于此，可以参观而并见。治以白虎加桂枝汤者，以白虎保肺清金，峻泻阳明独胜之热，使不消烁肌肉；单以桂枝一味，领邪外出，作向导之官，得热因热用之妙。《经》云“奇治之不治，则偶治之，偶治之不治，则求其属以衰之”是也，又谓之复方。

白虎加桂枝汤方（辛凉苦甘复辛温法）

知母六钱　生石膏一两六钱　粳米一合　桂枝木三钱　炙甘草二钱

水八碗，煮取三碗。先服一碗，得汗为度，不知再服，知后仍服一剂，中病即已。

五一、但热不寒，或微寒多热，舌干口渴，此乃阴气先伤，阳气独发，名日瘅疟，五汁饮主之。

仲景于瘅疟条下，谓以饮食消息之，并未出方。调如是重病而不用药，特出饮食二字，重胃气可知。阳明于脏象为阳土，于气运为燥金，病系阴伤阳独，法当救阴何疑。重胃气，法当救胃阴何疑。制阳土燥金之偏胜，配孤阳之独亢，非甘寒柔润而何！此喻氏甘寒之论，其超卓无比伦也。叶氏宗之，后世学者，咸当宗之矣。

五汁饮（方见前）

【加减法】 此甘寒救胃阴之方也。欲清表热，则加竹叶、连翘；欲泻阳明独胜之热，而保肺之化源，则加知母；欲救阴血，则加生地、元参；欲宣肺气，则加杏仁；欲行三焦开邪出路，则加滑石。

五二、舌白渴饮，咳嗽频仍，寒从背起，伏暑所致，名曰肺疟，杏仁汤主之。

肺疟，疟之至浅者。肺疟虽云易解，稍缓则深，最忌用治疟印板俗例之小柴胡汤，盖肺去少阳半表半里之界尚远，不得引邪深入也，故以杏仁汤轻宣肺气，无使邪聚则愈。

杏仁汤方（苦辛寒法）

杏仁三钱　黄芩一钱五分　连翘一钱五分　滑石三钱　桑叶一钱五分　茯苓块三钱　白蔻皮八分　梨皮二钱

水三杯，煮取二杯，日再服。

五三、热多昏狂，谵语烦渴，舌赤中黄，脉弱而数，名曰疟，加减银翘散主之；兼秽，舌浊口气重者，安宫牛黄丸主之。

心疟者，心不受邪，受邪则死，疟邪始受在肺，逆传心包络。其受之浅者，以加减银翘散清肺与膈中之热，领邪出卫；其受之重者，邪闭心包之窍，则有闭脱之危，故以牛黄丸，清宫城而安君主也。

加减银翘散方（辛凉兼芳香法）

连翘十分　银花八分　元参五分　麦冬五分（不去心）　犀角五分　竹叶三分

共为粗末，每服五钱，煎成去渣，点荷叶汁二、三茶匙。日三服。

安宫牛黄丸方（见前）

秋　燥

五四、秋感燥气，右脉数大，伤手太阴气分者，桑杏汤主之。

前人有云：六气之中，惟燥不为病，似不尽然。盖以《内经》少秋感于燥一条，故有此议耳。如阳明司天之年，岂无燥金之病乎？大抵春秋二令，气候较夏冬之偏寒偏热为平和，其由于冬夏之伏气为病者多，其由于本气自病者少，其由于伏气而病者重，本气自病者轻耳。其由于本气自病之燥证，初起必在肺卫，故以桑杏汤清气分之燥也。

桑杏汤方（辛凉法）

桑叶一钱　杏仁一钱五分　沙参二钱　象贝一钱　香豉一钱　栀皮一钱　梨皮一钱

水二杯，煮取一杯，顿服之，重者再作服（轻药不得重用，重用必过病所。再，一次煮成三杯，其二三次之气味必变，药之气味俱轻故也）。

五五、感燥而咳者，桑菊饮主之。

亦救肺卫之轻剂也。

桑菊饮方（见前）

五六、燥伤肺胃阴分，或热或咳者，沙参麦冬汤主之。

此条较上二条，则病深一层矣，故以甘寒救其津液。

沙参麦冬汤（甘寒法）

沙参三钱　玉竹二钱　生甘草一钱　冬桑叶一钱五分　麦冬三钱　生扁豆一钱五分　花粉一钱五分

水五杯，煮取二杯，日再服。久热久咳者，加地骨皮三钱。

五七、燥气化火，清窍不利者，翘荷汤主之。

清窍不利，如耳鸣目赤，龈胀咽痛之类。翘荷汤者，亦清上焦气分之燥热也。

翘荷汤（辛凉法）

薄荷一钱五分　连翘一钱五分　生甘草一钱　黑栀皮一钱五分　桔梗二钱　绿豆皮二钱

水二杯，煮取一杯，顿服之。日服二剂，甚者日三。

【加减法】耳鸣者，加羚羊角、苦丁茶；目赤者，加鲜菊叶、苦丁茶、夏枯草；咽痛者，加牛蒡子、黄芩。

五八、诸气膹郁，诸痿喘呕之因于燥者，喻氏清燥救肺汤主之。

喻氏云：诸气膹郁之属于肺者，属于肺之燥也，而古今治气郁之方，用辛香行气，绝无一方治肺之燥者。诸痿喘呕之属于上者，亦属于肺之燥也，而古今治法以痿呕属阳明，以喘属肺，是则呕与痿属之中下，而惟喘属之上矣，所以千百方中亦无一方及于肺之燥也。即喘之属于肺者，非表即下，非行气即泻气，间有一二用润剂者，又不得其肯綮。总之，《内经》六气，脱误秋伤于燥一气，指长夏之湿为秋之燥。后人不敢更端其说，置此一气于不理，即或明知理燥，而用药夹杂，如弋获飞虫，茫无定法示人也。今拟此方，命名清燥救肺汤，大约以胃气为主，胃土为肺金之母也。其天门冬虽能保肺，然味苦而气滞，恐反伤胃阻痰，故不用也；其知母能滋肾水、清肺金，亦以苦而不用；至如苦寒降火正治之药，尤在所忌。盖肺金自至于燥，所存阴气不过一线耳，倘更以苦寒下其气，伤其胃，其人尚有生理乎？诚仿此增损，以救肺燥变生诸证，支沃焦救焚，不厌其频，庶克有济耳。

清燥救肺汤方（辛凉甘润法）

石膏二钱五分　甘草一钱　霜桑叶三钱　人参七分　杏仁（泥）七分　胡麻仁（炒研）一钱　阿胶八分　麦冬（不去心）二钱　枇杷叶（去净毛，炙）六分

水一碗，煮六分，频频二、三次温服。痰多加贝母、瓜蒌；血枯加生地黄；热甚加犀角、羚羊角，或加牛黄。

补秋燥胜气论

按前所序之秋燥方论，乃燥之复气也，标气也。盖燥属金而克木，木之子，少阳相火也，火气来复，故现燥热干燥之证。又《灵枢》谓：丙丁为手之两阳合明，辰巳为足之两阳合明，阳明本燥，标阳也。前人谓燥气化火，《经》谓燥金之下，火气承之，皆谓是也。案古方书，无秋燥之病。近代以来，惟喻氏始补燥气论，其方用甘润微寒；叶氏亦有燥气化火之论，其方用辛凉甘润，乃《素问》所谓燥化于天，热反胜之，治以辛凉，佐以苦甘法也。瑭袭前人之旧，故但叙燥证复气如前。书已告成，窃思与《素问》燥淫所胜不合，故杂说篇中，特著燥论一条，详言正化、对化、胜气、复气以补之。其于燥病胜气之现于三焦者，究未出方论，乃不全之书，心

终不安。嗣得沈目南先生《医征》温热病论，内有秋燥一篇，议论通达正大，兹采而录之于后，间有偏胜不圆之处，又详辨之，并特补燥证胜气治法如下。

再按胜复之理，与正化对化，从本从标之道，近代以来，多不深求，注释之家，亦不甚考。如仲景《伤寒论》中之麻、桂、姜、附，治寒之胜气也，治寒之正化也，治寒之本病也。白虎、承气，治寒之复气也，治寒之对化也，治寒之标病也。余气俱可从此类推。（太阳本寒标热，对化为火，盖水胜必克火。故《经》载太阳司天，心病为多。末总结之曰：病本于心，心火受病必克金。白虎所以救金也。金受病，则坚刚牢固，滞塞不通，复气为土，土性壅塞，反来克本身之真水。承气所以泄金与土而救水也。再《经》谓：寒淫所胜，以咸泻之。从来注释家，不过随文释义，其所以用方之故，究未达出。本论不能遍注伤寒，偶举一端，以例其余。明者得此门径，熟玩《内经》，自可迎刃而解；能解伤寒，其于本论，自无难解者矣。由是推之，六气皆然耳）。

沈目南《燥病论》曰：《天元纪大论》云：天以六为节，地以五为制。盖六乃风寒暑湿燥火为节，五即木火土金水为制。然天气主外，而一气司六十日有奇；地运主内，而一运主七十二日有奇。故五运六气合行而终一岁，乃天然不易之道也。《内经》失去长夏伤于湿、秋伤于燥，所以燥证湮没，至今不明。先哲虽有言之，皆是内伤津血干枯之证，非谓外感清凉时气之燥。然燥病起于秋分以后，小雪以前，阳明燥金凉气司令。《经》云：阳明之胜，清发于中，左胠胁痛，溏泄，内为嗌塞，外发㿗疝。大凉肃杀，华英改容，毛虫乃殃。胸中不便，嗌塞而咳。据此经文，燥令必有凉气感人，肝木受邪而为燥也。惟近代喻嘉言昂然表出，可为后世苍生之幸。奈以诸气膹郁，诸痿喘呕，咳不止而出白血死，谓之燥病，此乃伤于内者而言，诚与外感燥证不相及也。更自制清燥救肺汤，皆以滋阴清凉之品，施于火热刑金，肺气受热者宜之。若治燥病，则以凉投凉，必反增病剧。殊不知燥病属凉，谓之次寒，病与感寒同类。《经》以寒淫所胜，治以甘热，此但燥淫所胜，平以苦温，乃外用苦温辛温解表，与冬月寒令而用麻、桂、姜、附，其法不同，其和中攻里则一，故不立方。盖《内经》六气，但分阴阳主治，以风热火三气属阳同治，但药有辛凉、苦寒、咸寒之异；湿燥寒三气属阴同治，但药有苦热、苦温、甘热之不同。仲景所以立伤寒、温病二论为大纲也。盖《性理大全》谓燥属次寒，奈后贤悉谓属热，大相径庭。如盛夏暑热熏蒸，则人身汗出濈濈，肌肉潮润而不燥也；冬月寒凝肃杀，而人身干槁燥冽。故深秋燥令气行，人体肺金应之，肌肤亦燥，乃火令无权，故燥属凉，前人谓热，非矣。

按先生此论，可谓独具只眼，不为流俗所汩没者。其责喻氏补燥论用甘寒滋阴之品，殊失燥淫所胜，平以苦温之法，亦甚有理。但谓诸气膹郁，诸痿喘呕，咳不止，出白血，尽属内伤，则于理欠圆。盖因内伤而致此证者固多，由外感余邪在络，转化转热而致此证者，亦复不少。瑭前于风温咳嗽条下，驳杏苏散，补桑菊饮，方论内极言咳久留邪致损之故，与此证同一理也。谓清燥救肺汤治燥之复气，断非治燥之胜气，喻氏自无从致辨；若谓竟与燥不相及，未免各就一边谈理。盖喻氏之清燥救肺汤，即《伤寒论》中后半截之复脉汤也。伤寒必兼母气之燥，故初用辛温、甘热，继用辛凉、苦寒，终用甘润，因其气化之所至而然也。至谓仲景立伤寒、温病二大纲，如《素问》所云，寒暑六入，暑统风火，寒统燥湿，一切外感，皆包于内，其说尤不尽然，盖尊信仲景太过而失之矣。若然，则仲景之书，当名六气论，或外感论矣，何以独名《伤寒论》哉！盖仲景当日著书，原为伤寒而设，并未遍著外感，其论温、论暑、论湿，偶一及之也。即先生亦补《医征》温热病论，若系全书，何容又补哉！瑭非好辨，恐后学眉目不清，尊信前辈太过，反将一切外感，总混入《伤寒论》中，此近代以来之大弊，祸未消灭，尚敢如此立论哉！

一、秋燥之气，轻则为燥，重则为寒，化气为湿，复气为火。

揭燥气之大纲，兼叙其子母之气、胜复之气，而燥气自明。重则为寒者，寒水为燥金之子也；化气为湿者，土生金，湿土其母气也。《至真要大论》曰：阳明厥阴，不从标本，从乎中也。又曰：从本者，化生于本；从标本者，有标本之化；从中者，以中气为化也。按阳明之上，燥气治之，中见太阴。故本论初未著燥金本气方论，而于疟、疝等证，附见于寒湿条下。叶氏医案谓伏暑内发，新凉外加，多见于伏暑类中；仲景《金匮》，多见于腹痛、疟、疝门中。

二、燥伤本脏，头微痛，恶寒，咳嗽稀痰，鼻塞，嗌塞，脉弦，无汗，杏苏散主之。

本脏者，肺胃也。《经》有嗌塞而咳之明文，故上焦之病自此始。燥伤皮毛，故头微痛、恶寒也，微痛者，不似伤寒之痛甚也。阳阴之脉，上行头角，故头亦痛也。咳嗽稀痰者，肺恶寒，古人谓燥为小寒也；肺为燥气所搏，不能通调水道，故寒饮停而咳也。鼻塞者，鼻为肺窍。嗌塞者，嗌为肺系也。脉弦者，寒兼饮也。无汗者，凉搏皮毛也。按杏苏散，减小青龙一等。此条当与下焦篇所补之痰饮数条参看。再杏苏散乃时人统治四时伤风咳嗽通用之方，本论前于风温门中已驳之矣；若伤燥凉之咳，治以苦温，佐以甘辛，正为合拍。若受重寒夹饮之咳，则有青龙；若伤春风，与燥已化火无痰之证，则仍从桑菊饮、桑杏汤例。

杏苏散方

苏叶　半夏　茯苓　前胡　苦桔梗　枳壳　甘草　生姜　大枣（去核）　橘皮　杏仁

【加减法】无汗，脉弦甚或紧者，加羌活，微透汗。汗后咳不止，去苏叶、羌活，加苏梗。兼泄泻腹满者，加苍术、厚朴。头痛兼眉棱骨痛者，加白芷。热甚加黄芩，泄泻腹满者不用。

【方论】此苦温甘辛法也。外感燥凉，故以苏叶、前胡辛温之轻者达表；无汗脉紧，故加羌活辛温之重者，微发其汗。甘、桔从上开，枳、杏、前、芩从下降，则嗌塞鼻塞宣通而咳可止。橘、半、茯苓，逐饮而补肺胃之阳。以白芷易原方之白术者，白术，中焦脾药也，白芷，肺胃本经之药也，且能温肌肉而达皮毛。姜、枣为调和营卫之用。若表凉退而里邪未除，咳不止者，则去走表之苏叶，加降里之苏梗。泄泻腹满，金气太实之里证也，故去黄芩之苦寒，加术、朴之苦辛温也。

三、伤燥，如伤寒太阳证，有汗，不咳，不呕，不痛者，桂枝汤小和之。

如伤寒太阳证者，指头痛、身痛、恶风寒而言也。有汗不得再发其汗，亦如伤寒例，但燥较寒为轻，故少与桂枝小和之也。

桂枝汤方（见前）

四、燥金司令，头痛，身寒热，胸胁痛，甚则疝瘕痛者。桂枝柴胡各半汤加吴萸楝子茴香木香汤主之。

此金胜克木也。木病与金病并见，表里齐病，故以柴胡达少阳之气，即所以达肝木之气，合桂枝而外出太阳，加芳香定痛，苦温通降也。湿燥寒同为阴邪，故仍从足经例。

桂枝柴胡各半汤加吴萸楝子茴香木香汤方（治以苦温。佐以甘辛法）

桂枝　吴茱萸　黄芩　柴胡　人参　广木香　生姜　白芍　大枣（去核）　川楝子　小茴香　半夏　炙甘草

五、燥淫传入中焦，脉短而涩，无表证，无下证，胸痛，腹胁胀痛，或呕，或泄，苦温甘辛以和之。

燥虽传入中焦，既无表、里证，不得误汗、误下，但以苦温甘辛和之足矣。脉短而涩者，长为木，短为金，滑为润，涩为燥也。胸痛者，肝脉络胸也。腹痛者，金气克木，木病克土也。胁痛者，肝木之本位也。呕者，亦金克木病也。泄者，阳明之上，燥气治之，中见太阴也。或者，不定之辞，有痛而兼呕与泄者，有不呕而但泄者，有不泄而但呕者，有不兼呕与泄而但痛者。病情有定，病势无定，故但出法而不立方，学者随证化裁可也。药用苦温甘辛者，《经》谓燥淫所胜，治以苦温，佐以甘辛，以苦下之。盖苦温从火化以克金，甘辛从阳化以胜阴也。以苦下之者，金性坚刚，介然成块，病深坚结，非下不可。下文即言下之证。

六、阳明燥证，里实而坚，未从热化，下之以苦温；已从热化。下之以苦寒。

燥证阳明里实而坚满，《经》统言以苦下之，以苦泄之。今人用下法，多以苦寒。不知此证当别已化未化，用温下寒下两法，随证施治，方为的确。未从热化之脉，必仍短涩，涩即兼紧也，面必青黄。苦温下法，如《金匮》大黄附子细辛汤，新方天台乌药散（见下焦篇寒湿门）加巴豆霜之类。已从热化之脉，必数而坚，面必赤，舌必黄，再以他证参之。苦寒下法，如三承气之类，而小承气无芒硝，轻用大黄或酒炒，重用枳、朴，即微兼温矣。

【附治验】 丙辰年，瑭治一山阴幕友车姓，年五十五岁，须发已白大半。脐左坚大如盘，隐隐微痛，不大便数十日。先延外科治之，外科以大承气下之三、四次，终不通。延余诊视。按之坚冷如石，面色青黄，脉短涩而迟。先尚能食，屡下之后，糜粥不进，不大便已四十九日。余曰：此癥也，金气之所结也。以肝本抑郁，又感秋金燥气，小邪中里，久而结成，愈久愈坚，非下不可，然寒下非其治也。以天台乌药散二钱，加巴豆霜一分，姜汤和服。设三伏以待之，如不通，第二次加巴豆霜分半；再不通，第三次加巴豆霜二分。服至三次后，始下黑亮球四十九枚，坚莫能破。继以苦温甘辛之法调理，渐次能食。又十五日不大便，余如前法，下至第二次而通，下黑亮球十五枚，虽亦坚结，然破之能碎，但燥极耳。外以香油熬川椒，熨其坚处，内服苦温芳香透络，月余化尽。于此证，方知燥金之气伤人如此，而温下寒下之法，断不容紊也。

乙丑年，治通廷尉，久疝不愈。时年六十八岁。先是通廷尉外任时，每发疝，医者必用人参，故留邪在络，久不得愈。至乙丑季夏，受凉复发，坚结肛门，坐卧不得，胀痛不可忍，汗如雨下，七日不大便。余曰：疝本寒邪，凡坚结牢固，皆属金象，况现在势甚危急，非温下不可。亦用天台乌药散一钱，巴豆霜分许，下至三次始通，通后痛渐定。调以倭硫黄丸，兼用《金匮》蜘蛛散，渐次化净。以上治验二条，俱系下焦证，以出阳明坚结下法，连类而及。

七、燥气延入下焦，搏于血分而成癥者，无论男妇，化癥回生丹主之。

大邪中表之燥证，感而即发者，诚如目南先生所云，与伤寒同法，学者衡其轻重可耳。前所补数条，除减伤寒法等差二条，胸胁腹痛一条，与伤寒微有不同，余俱兼疝瘕者，以《经》有燥淫所胜，男子㿗疝，女子少腹痛之明文。疝瘕已多见寒湿门中，疟证、泄泻、呕吐已多见于寒湿、湿温门中，此特补小邪中里，深入下焦血分，坚结不散之痼疾。若不知络病宜缓通治法，或妄用急攻，必犯瘕散为蛊之戒。此蛊乃血蛊也，在妇人更多，为极重难治之证，学者不可不预防之也。化癥回生丹法，系燥淫于内，治以苦温，佐以甘辛，以苦下之也。方从《金匮》鳖甲煎丸与回生丹脱化而出。此方以参、桂、椒、姜通补阳气，白芍、熟地守补阴液，益母膏通补阴气，而消水气，鳖甲胶通补肝气，而消癥瘕，余俱芳香入络而化浊。且以食血之虫，飞者走络中气分，走者走络中血分，可谓无微不入，无坚不破。又以醋熬大黄三次，药入病所，不伤他脏，久病坚结不散者，非此不可。或者病其药味太多，不知用药之道，少用独用，则力大而急；多用众用，则功分而缓。古人缓化之方皆然，所谓有制之师不畏多，无制之师少亦乱也。此方合醋与蜜共三十六味，得四九之数，金气生成之数也。

化癥回生丹方

人参六两　安南桂二两　两头尖二两　麝香二两　片子姜黄二两　公丁香三两　川椒炭二两　虻虫二两　京三棱二两　蒲黄炭一两　藏红花二两　苏木三两　桃仁三两　苏子霜二两　五灵脂二两　降真香二两　干漆二两　当归尾四两　没药二两　白芍四两　杏仁三两　香附米二两　吴茱萸二两　元胡索二两　水蛭二两　阿魏二两　小茴香炭三两　川芎二两　乳香二两　良姜二两　艾炭二两　益母膏八两　熟地黄四两　鳖甲胶一斤　大黄八两（共为细末，以高米醋一斤半，熬浓，晒干为末，再加醋熬，如是三次，晒干，末之）

共为细末，以鳖甲、益母、大黄三胶和匀，再加炼蜜为丸，重一钱五分，蜡皮封护。用时温开水和，空心服；瘀甚之证，黄酒下。

一、治癥结不散不痛。

一、治癥发痛甚。

一、治血痹。

一、治妇女干血痨证之属实者。

一、治疟母左胁痛而寒热者。

一、治妇女经前作痛，古谓之痛经者。

一、治妇女将欲行经而寒热者。

一、治妇女将欲行经，误食生冷腹痛者。

一、治妇女经闭。

一、治妇女经来紫黑，甚至成块者。

一、治腰痛之因于跌扑死血者。

一、治产后瘀血，少腹痛，拒按者。

一、治跌扑昏晕欲死者。

一、治金疮、棒疮之有瘀滞者。

八、燥气久伏下焦，不与血搏，老年八脉空虚，不可与化癥回生丹，复亨丹主之。

金性沉著，久而不散，自非温通络脉不可。既不与血搏成坚硬之块，发时痛胀有形，痛止无形，自不得伤无过之营血，而用化癥矣。复亨大义，谓剥极而复，复则能亨也。其方以温养温燥兼用，盖温燥之方，可暂不可久，况久病虽曰阳虚，阴亦不能独足，至老年八脉空虚，更当预护其阴。故以石硫黄补下焦真阳，而不伤阴之品为君，佐以鹿茸、枸杞、人参、茯苓、苁蓉补正，而但以归、茴、椒、桂、丁香、萆薢，通冲任与肝肾之邪也。按《解产难》中，已有通补奇经丸方，此方可以不录。但彼方专以通补八脉为主，此则温养温燥合法；且与上条为对待之方，故并载之。按《难经》：任之为病，男子为七疝，女子为瘕聚。七疝者，朱丹溪谓：寒疝、水疝、筋疝、血疝、气疝、狐疝、癞疝，为七疝。《袖珍》：谓一厥、二盘、三寒、四癥、五附、六脉、七气，为七疝。瘕者血病，即妇人之疝也。后世谓：蛇瘕、脂瘕、青瘕、黄瘕、燥瘕、狐瘕、血瘕、鳖瘕，为八瘕。盖任为天癸生气，故多有形之积。大抵有形之实证宜前方，无形之虚证宜此方也。

按燥金遗病，如疟、疝之类，多见下焦篇寒湿、湿温门中。再载在方书，应收入燥门者尚多，以限于边幅，不及备录，已示门径，学者隅反可也。

复亨丹方（苦温甘辛法）

倭硫黄十分（按倭硫黄者，石硫黄也，水土硫黄断不可用）　鹿茸（酒炙）八分　枸杞子六分　人参四分　云茯苓八分　淡苁蓉八分　安南桂四分　全当归

（酒浸）六分　小茴香六分（酒浸，与当归同炒黑）　川椒炭三分　萆薢六分　炙龟板四分

益母膏和为丸，小梧桐子大。每服二钱，日再服；冬日渐加至三钱，开水下。

按前人燥不为病之说，非将寒、燥混入一门，即混入湿门矣。盖以燥为寒之始，与寒相似，故混入寒门。又以阳明之上，燥气治之，中见太阴；而阳明从中，以中气为化，故又易混入湿门也。但学医之士，必须眉目清楚，复《内经》之旧，而后中有定见，方不越乎规矩也。

霹雳散方

主治中燥吐泻腹痛，甚则四肢厥逆，转筋，腿痛，肢麻，起卧不安，烦躁不宁，甚则六脉全无，阴毒发斑，疝瘕等证，并一切凝寒固冷积聚。寒轻者，不可多服；寒重者，不可少服，以愈为度。非实在纯受湿、燥、寒三气阴邪者，不可服。

桂枝六两　公丁香四两　草果二两　川椒（炒）五两　小茴香（炒）四两　薤白四两　良姜三两　吴茱萸四两　五灵脂二两　降香五两　乌药三两　干姜三两　石菖蒲二两　防己三两　槟榔二两　荜澄茄五两　附子三两　细辛二两　青木香四两　薏仁五两　雄黄五钱

上药共为细末，开水和服。大人每服三钱，病重者五钱；小人减半。再病重者，连服数次，以痛止厥回，或泻止筋不转为度。

【方论】按《内经》有五疫之称，五行偏胜之极，皆可致疫。虽疠气之至，多见火证；而燥金寒湿之疫，亦复时有。盖风火暑三者为阳邪，与秽浊异气相参，则为温疠；湿燥寒三者为阴邪，与秽浊异气相参，则为寒疠。现在见证，多有肢麻转筋，手足厥逆，吐泻腹痛，胁肋疼痛，甚至反恶热而大渴思凉者。《经》谓雾伤于上，湿伤于下。此证乃燥金寒湿之气（《经》谓阳明之上，中见太阴；又谓阳明从中治也），直犯筋经，由大络、别络，内伤三阴脏真，所以转筋，入腹即死也。既吐且泻者，阴阳逆乱也。诸痛者，燥金湿土之气所搏也。其渴思凉饮者，少阴篇谓自利而渴者，属少阴虚，故饮水求救也。其头面赤者，阴邪上逼，阳不能降，所谓戴阳也。

其周身恶热喜凉者，阴邪盘踞于内，阳气无附欲散也。阴病反见阳证，所谓水极似火，其受阴邪尤重也。诸阳证毕现，然必当脐痛甚拒按者，方为阳中见纯阴，乃为真阴之证，此处断不可误。故立方荟萃温三阴经刚燥苦热之品，急温脏真，保住阳气。又重用芳香，急驱秽浊。一面由脏真而别络大络，外出筋经经络以达皮毛；一面由脏络腑络以通六腑，外达九窍。俾秽浊阴邪，一齐立解。大抵皆扶阳抑阴，所谓离照当空，群阴退避也。再此证自唐宋以后，医者皆不识系燥气所干，凡见前证，俗名曰痧。近时竟有著痧证书者，捉风捕影，杂乱无章，害人不浅。即以痧论，未有不干天地之气而漫然成痧者。究竟所感何气，不能确切指出，故立方毫无准的。其误皆在前人谓燥不为病，又有燥气化火之说。瑭亦为其所误，故初刻书时，再三疑虑，辨难见于杂说篇中，而正文只有化气之火证，无胜气之寒证。其燥不为病之误，误在《阴阳应象大论》篇中，脱秋伤于燥一条；长夏伤于湿，又错秋伤于湿，以为竟无燥证矣。不知《天元纪》《气交变》《五运行》《五常政》《六微旨》诸篇，平列六气，燥气之为病，与诸气同，何尝燥不为病哉！《经》云：风为百病之长。按风属木，主仁。《大易》曰：元者善之长也，得生生之机，开生化之源，尚且为病多端，况金为杀厉之气。欧阳氏曰：商者伤也，主义主收，主刑主杀。其伤人也，最速而暴，竟有不终日而死者。瑭目击神伤，故再三致意云。

卷二 中焦篇

风温 温热 温疫 温毒 冬温

一、面目俱赤，语声重浊，呼吸俱粗，大便闭，小便涩，舌苔老黄，甚则黑有芒刺，但恶热，不恶寒，日晡益甚者，传至中焦，阳明温病也。脉浮洪躁甚者。白虎汤主之；脉沉数有力。甚则脉体反小而实者，大承气汤主之。暑温、湿温、温疟，不在此例。

阳明之脉荣于面，《伤寒论》谓阳明病面缘缘正赤，火盛必克金，故目白睛亦赤也。语声重浊，金受火刑而音不清也。呼吸俱粗，谓鼻息来去俱粗，其粗也平等，方是实证；若来粗去不粗，去粗来不粗，或竟不粗，则非阳明实证，当细辨之，粗则喘之渐也。大便闭，阳明实也。小便涩，火腑不通，而阴气不化也。口燥渴，火烁津也。舌苔老黄，肺受胃浊，气不化津也（按《灵枢》论诸脏温病，独肺温病有舌苔之明文，余则无有。可见舌苔乃胃中浊气，熏蒸肺脏，肺气不化而然），甚则黑者，黑，水色也，火极而似水也。又水胜火，大凡五行之极盛，必兼胜己之形。芒刺，苔久不化，热极而起坚硬之刺也；倘刺软者，非实证也。不恶寒，但恶热者，传至中焦，已无肺证，阳明者，两阳合明也，温邪之热，与阳明之热相搏，故但恶热也。或用白虎，或用承气者，证同而脉异也。浮洪躁甚，邪气近表，脉浮者不可下。凡逐邪者，随其所在，就近而逐之。脉浮则出表为顺，故以白虎之金飙以退烦热。若沉小有力，病纯在里，则非下夺不可矣，故主以大承气。按吴又可《温疫论》中云：舌苔边白但见中微黄者，即加大黄，甚不可从。虽云伤寒重在误下，温病重在误汗，即误下不似伤寒之逆之甚，究竟承气非可轻尝之品，故云舌苔老黄，甚则黑有芒刺，脉体沉实，的系燥结痞满，方可用之。

或问：子言温病以手经主治，力辟用足经药之非，今亦云阳明证者何？阳明特非足经乎？曰：阳明如市，胃为十二经之海，土者万物之所归也，诸病未有不过此者。前人云伤寒传足不传手，误也，一人不能分为两截。总之，伤寒由毛窍而谿，谿，肉之分理之小者；由谿而谷，谷，肉之分理之大者；由谷而孙络，孙络，络之至细者；由孙络而大络，由大络而经，此经即太阳经也。始太阳，终厥阴，伤寒以足经为主，未始不关手经也。温病由口鼻而入，鼻气通于肺，口气通于胃。肺病逆传则为心包，上焦病不治，则传中焦，胃与脾也；中焦病不治，即传下焦，肝与肾也。始上焦，终下焦。温病以手经为主，未始不关足经也。但初受之时，断不可以辛温发其阳耳。盖伤寒伤人身之阳，故喜辛温、甘温、苦热，以救其阳；温病伤人身之阴，故喜辛凉、甘寒、甘咸，以救其阴。彼此对勘，自可了然于心目中矣。

白虎汤（方见上焦篇）

大承气汤方

大黄六钱　芒硝三钱　厚朴三钱　枳实三钱

水八杯，先煮枳、朴，后纳大黄、芒硝，煮取三杯。先服一杯，约二时许，得利止后服，不知，再服一杯，再不知．再服。

【方论】此苦辛通降咸以入阴法。承气者，承胃气也。盖胃之为腑，体阳而用阴，若在无病时，本系自然下降，今为邪气蟠踞于中，阻其下降之气，胃虽自欲下降而不能，非药力助之不可，故承气汤通胃结，救胃阴，仍系承胃腑本来下降之气，非有一毫私智穿凿于其间也，故汤名承气。学者若真能透彻此义，则施用承气，自无弊窦。大黄荡涤热结，芒硝入阴软坚，枳实开幽门之不通，厚朴泻中宫之实满（厚朴分量不似《伤寒论》中重用者，治温与治寒不同，畏其燥也）。曰大承气者，合四药而观之，可谓无坚不破，无微不入，故曰大也。非真正实热蔽痼，气血俱结者，不可用也。若去入阴之芒硝，则云小矣；云枳、朴之攻气结，加甘草以和中，则云调胃矣。

二、阳明温病，脉浮而促者，减味竹叶石膏汤主之。

脉促，谓数而时止，如趋者过急，忽一蹶然，其势甚急，故以辛凉透表重剂，逐邪外出则愈。

减味竹叶石膏汤方（辛凉合甘寒法）

竹叶五钱　石膏八钱　麦冬六钱　甘草三钱

水八杯，煮取三杯，一时服一杯，约三时令尽。

三、阳明温病，诸证悉有而微，脉不浮者，小承气汤微和之。

以阳明温病发端者，指首条所列阳明证而言也，后凡言阳明温病者仿此。诸证悉有，以非下不可，微则未至十分亢害，但以小承气通和胃气则愈，无庸芒硝之软坚也。

四、阳明温病，汗多谵语，舌苔老黄而干者，宜小承气汤。

汗多，津液散而大便结，苔见干黄，谵语因结粪而然，故宜承气。

五、阳明温病，无汗，小便不利，谵语者，先与牛黄丸；不大便，再与调胃承气汤。

无汗而小便不利，则大便未定成硬，谵语之不因燥屎可知。不因燥屎而谵语者，犹系心包络证也，故先与牛黄丸，以开内窍。服牛黄丸，内窍开，大便当下，盖牛黄丸亦有下大便之功能。其仍然不下者，无汗则外不通，大小便俱闭则内不通，邪之深结于阴可知。故取芒硝之咸寒，大黄、甘草之甘苦寒，不取枳、朴之辛燥也。伤寒之谵语，舍燥屎无他证，一则寒邪不兼秽浊，二则由太阳而阳明；温病谵语，有因燥屎，有因邪陷心包，一则温多兼秽，二则自上焦心肺而来。学者常须察识，不可歧路亡羊也。

六、阳明温病，面目俱赤，肢厥，甚则通体皆厥，不瘛疭，但神昏，不大便七、八日以外，小便赤，脉沉伏，或并脉亦厥，胸腹满坚，甚则拒按，喜凉饮者，大承气汤主之。

此一条须细辨其的是火极似水、热极而厥之证，方可用之，全在目赤、小便赤、腹满坚、喜凉饮定之。

大承气汤（方法并见前）

七、阳明温病，纯利稀水无粪者，谓之热结旁流，调胃承气汤主之。

热结旁流，非气之不通，不用枳、朴，独取芒硝入阴以解热结，反以甘草缓芒硝急趋之性，使之留中解结，不然结不下而水独行，徒使药性伤人也。吴又可用大承气汤者非是。

八、阳明温病，实热壅塞为哕者，下之。连声哕者，中焦；声断续，时微时甚者，属下焦。

《金匮》谓：哕而腹满，视其前后，知何部不利，利之即愈。阳明实热之哕，下之，里气得通则止，但其兼证之轻重，难以预料，故但云下之而不定方，以俟临证者自为采取耳。再按：中焦实证之哕，哕必连声紧促者，胃气大实，逼迫肺气不得下降，两相攻击而然。若或断或续，乃下焦冲虚之哕，其哕之来路也远，故其声断续也，治属下焦。

九、阳明温病，下利谵语，阳明脉实，或滑疾者，小承气汤主之；脉不实者，牛黄丸主之，紫雪丹亦主之。

下利谵语，柯氏谓：肠虚胃实，故取大黄之濡胃，无庸芒硝之润肠。本论有脉实、脉滑疾、脉不实之辨，恐心包络之谵语而误以承气下之也，仍主芳香开窍法。

小承气汤方（苦辛通法重剂）

大黄五钱　厚朴二钱　枳实一钱

水八杯，煮取三杯，先服一杯，得宿粪，止后服，不知再服。

调胃承气汤（热淫于内，治以咸寒，佐以甘苦法）

大黄三钱　芒硝五钱　生甘草二钱

牛黄丸（方论并见上焦篇）

紫雪丹（方论并见上焦篇）

十、温病三焦俱急，大热大渴，舌燥，脉不浮而躁甚，舌色金黄，痰涎壅甚，不可单行承气者，承气合小陷胸汤主之。

三焦俱急，谓上焦未清，已入中焦阳明，大热大渴，脉躁苔焦，阳土燥烈，煎熬肾水，不下则阴液立见消亡，下则引上焦余邪陷入，恐成结胸之证，故以小陷胸合承气汤，涤三焦之邪，一齐俱出。此因病急，故方亦急也，然非审定是证，不可用是方也。

承气合小陷胸汤方（苦辛寒法）

生大黄五钱　厚朴二钱　枳实二钱　半夏三钱　栝蒌三钱　黄连二钱

水八杯，煮取三杯，先服一杯，不下，再服一杯，得快利，止后服，不便再服。

十一、阳明温病，无上焦证，数日不大便，当下之。若其人阴素虚，不可行承气者。增液汤主之。服增液汤已，周十二时观之，若大便不下者，合调胃承气汤微和之。

此方所以代吴又可承气养荣汤法也。妙在寓泻于补，以补药之体，作泻药之用，既可攻实，又可防虚。余治体虚之温病，与前医误伤津液、不大便、半虚半实之证，专以此法救之，无不应手而效。

增液汤方（咸寒苦甘法）

元参一两　麦冬（连心）八钱　细生地八钱

水八杯，煮取三杯，口干则与饮，令尽，不便，再作服。

【方论】 温病之不大便，不出热结液干二者之外。其偏于阳邪炽甚，热结之实证，则从承气法矣；其偏于阴亏液涸之半虚半实证，则不可混施承气，故以此法代之。独取元参为君者，元参味苦咸微寒，壮水制火，通二便，启肾水上潮于天，其能治液干，固不待言，《本经》称其主治腹中寒热积聚，其并能解热结可知。麦冬主治心腹结气，伤中伤饱，胃络脉绝，羸瘦短气，亦系能补能润能通之品，故以为之佐。生地亦主寒热积聚，逐血痹，用细者，取其补而不腻，兼能走络也。三者合用，作增水行舟之计，故汤名增液，但非重用不为功。

本论于阳明下证，峙立三法：热结液干之大实证，则用大承气；偏于热结而液不干者，旁流是也，则用调胃承气；偏于液干多而热结少者，则用增液，所以迴护其虚，务存津液之心法也。

按吴又可纯恃承气以为攻病之具，用之得当则效，用之不当，其弊有三：一则邪在心包、阳明两处，不先开心包，徒攻阳明，下后仍然昏惑谵语，亦将如之何哉？吾知其必不救矣。二则体亏液涸之人，下后作战汗，或随战汗而脱，或不蒸汗徒战而脱。三者下后虽能战汗，以阴气大伤，转成上嗽下泄，夜热早凉之怯证，补阳不可，救阴不可，有延至数月而死者，有延至岁余而死者，其死均也。在又可当日，温疫盛行之际，非寻常温病可比，又初创温病治法，自有矫枉过正不暇详审之处，断不可概施于今日也。本论分别可与不可与、可补不可补之处，以俟明眼裁定，而又为此按语于后，奉商天下之欲救是证者。至若张氏、喻氏，有以甘温辛热立法者，湿温有可用之处，然须兼以苦泄淡渗，盖治外邪，宜通不宜守也，若风温、温热、温疫、温毒，断不可从。

十二、阳明温病，下后汗出，当复其阴，益胃汤主之。

温热本伤阴之病，下后邪解汗出，汗亦津液之化，阴液受伤，不待言矣，故云当复其阴。此阴指胃阴而言，盖十二经皆禀气于胃，胃阴复而气降得食，则十二经之阴皆可复矣。欲复其阴，非甘凉不可。汤名益胃者，胃体阳而用阴，取益胃用之义也。下后急议复阴者，恐将来液亏燥起，而成干咳身热之怯证也。

益胃汤方（甘凉法）

沙参三钱　麦冬五钱　冰糖一钱　细生地五钱　玉竹（炒香）一钱五分

水五杯，煮取二杯，分二次服，渣再煮一杯服。

十三、下后无汗脉浮者，银翘汤主之；脉浮洪者，白虎汤主之；脉洪而芤者，白虎加人参汤主之。

此下后邪气还表之证也。温病之邪，上行极而下，下行极而上，下后里气得通，欲作汗而未能，以脉浮验之，知不在里而在表，逐邪者随其性而宣泄之，就其近而引导之，故主以银翘汤，增液为作汗之具，仍以银花、连翘解毒而轻宣表气，盖亦辛凉合甘寒轻剂法也。若浮而且洪，热气炽甚，津液立见销亡，则非白虎不可。若洪而且芤，金受火克，元气不支，则非加人参不可矣。

银翘汤方（辛凉合甘寒法）

银花五钱　连翘三钱　竹叶二钱　生甘草一钱　麦冬四钱　细生地四钱

白虎汤、白虎加人参汤（方论并见前）

十四、下后无汗，脉不浮而数，清燥汤主之。

无汗而脉数，邪之未解可知，但不浮，无领邪外出之路，既下之后，又无连下之理，故以清燥法，增水敌火，使不致为灾，一半日后相机易法，即吴又可下后间服缓剂之法也。但又可清燥汤中用陈皮之燥，柴胡之升，当归之辛窜，津液何堪！以燥清燥，有是理乎？此条乃用其法而不用其方。

清燥汤方（甘凉法）

麦冬五钱　知母二钱　人中黄一钱五分　细生地五钱　元参三钱

水八杯，煮取三杯。分三次服。

【加减法】咳嗽胶痰，加沙参三钱，桑叶一钱五分，梨汁半酒杯，牡蛎三钱，牛蒡子三钱。

按吴又可咳嗽胶痰之证，而用苏子、橘红、当归，病因于燥而用燥药，非也，在湿温门中不禁。

十五、下后数日，热不退，或退不尽，口燥咽干，舌苔干黑，或金黄色，脉沉而有力者，护胃承气汤微和之；脉沉而弱者，增液汤主之。

温病下后，邪气已净，必然脉静身凉，邪气不净，有延至数日邪气复聚于胃，须再通其里者，甚至屡下而后净者，诚有如吴又可所云。但正气日虚一日，阴津日耗一日，须加意防护其阴，不可稍有卤莽，是在任其责者临时斟酌尽善耳。吴又可于邪气复聚之证，但主以小承气，本论于此处分别立法。

护胃承气汤方（苦甘法）

生大黄三钱　元参三钱　细生地三钱　丹皮二钱　知母二钱　麦冬（连心）三钱

水五杯，煮取二杯，先服一杯，得结粪，止后服，不便，再服。

增液汤（方见前）

十六、阳明温病，下后二、三日，下证复现，脉下甚沉，或沉而无力，

止可与增液，不可与承气。

此恐犯数下之禁也。

十七、阳明温病，下之不通，其证有五：应下失下，正虚不能运药。不运药者死，新加黄龙汤主之。喘促不宁，痰涎壅滞，右寸实大，肺气不降者，宣白承气汤主之。左尺牢坚，小便赤痛，时烦渴甚，导赤承气汤主之。邪闭心包，神昏舌短，内窍不通，饮不解渴者。牛黄承气汤主之。津液不足，无水舟停者，间服增液，再不下者，增液承气汤主之。

《经》谓下不通者死，盖下而至于不通，其为危险可知，不忍因其危险难治而遂弃之。兹按温病中下之不通者共有五因：其因正虚不运药者，正气既虚，邪气复实，勉拟黄龙法，以人参补正，以大黄逐邪，以冬、地增液，邪退正存一线，即可以大队补阴而生，此邪正合治法也。其因肺气不降，而里证又实者，必喘促、寸实，则以杏仁、石膏宣肺气之痹，以大黄逐肠胃之结，此脏腑合治法也。其因火腑不通，左尺必现牢坚之脉（左尺，小肠脉也，俗候于左寸者非，细考《内经》自知），小肠热盛，下注膀胱，小便必涓滴，赤且痛也，则以导赤去淡通之阳药，加连、柏之苦通火腑，大黄、芒硝承胃气而通大肠，此二肠同治法也。其因邪闭心包，内窍不通者，前第五条已有先与牛黄丸，再与承气之法，此条系已下而不通，舌短神昏，闭已甚矣，饮不解渴，消亦甚矣，较前条仅仅谵语，则更急而又急，立刻有闭脱之虞，阳明大实不通，有消亡肾液之虞，其势不可少缓须臾，则以牛黄丸开手少阴之闭，以承气急泻阳明，救足少阴之消，此两少阴合治法也。再此条亦系三焦俱急，当与前第九条用承气、陷胸合法者参看。其因阳明太热，津液枯燥，水不足以行舟，而结粪不下者，非增液不可。服增液两剂，法当自下，其或脏燥太甚之人，竟有不下者，则以增液合调胃承气汤，缓缓与服，约二时服半杯沃之，此一腑中气血合治法也。

新加黄龙汤（苦甘咸法）

细生地五钱　生甘草二钱　人参一钱五分（另煎）　生大黄三钱　芒硝一钱　元参五钱　麦冬（连心）五钱　当归一钱五分　海参（洗）二条　姜汁六匙

水八杯，煮取三杯。先用一杯，冲参汁五分、姜汁二匙，顿服之，如腹中有响声，或转矢气者，为欲便也；候一、二时不便，再如前法服一杯；候二十四刻，不便，再服第三杯；如服一杯，即得便，止后服，酌服益胃汤一剂（益胃汤方见前），余参或可加入。

【方论】此处方于无可处之地，勉尽人力，不肯稍有遗憾之法也。旧方用大承气加参、地、当归，须知正气久耗，而大便不下者，阴阳俱惫，尤重阴液消亡，不得再用枳、朴伤气而耗液，故改用调胃承气，取甘草之缓急，合人参补正，微点姜汁，宣通胃气，代枳、朴之用，合人参最宣胃气，加麦、地、元参，保津液之难保，而又去血结之积聚，姜汁为宣气分之用，当归为宣血中气分之用，再加海参者，海参咸能化坚，甘能补正，按海参之液，数倍于其身，其能补液可知，且蠕动之物，能走络中血分，病久者必入络，故以之为使也。

宣白承气汤方（苦辛淡法）

生石膏五钱　生大黄三钱　杏仁粉二钱　栝蒌皮一钱五分

水五杯，煮取二杯，先服一杯，不知再服。

导赤承气汤

赤芍三钱　细生地五钱　生大黄三钱　黄连二钱　黄柏二钱　芒硝一钱

水五杯，煮取二杯，先服一杯，不下再服。

牛黄承气汤

即用前安宫牛黄丸二丸，化开，调生大黄末三钱，先服一半，不知再服。

增液承气汤

即于增液汤内，加大黄三钱，芒硝一钱五分。

水八杯，煮取三杯，先服一杯，不知再服。

十八、下后虚烦不眠，心中懊憹，甚至反复颠倒，栀子豉汤主之；若少气者，加甘草；若呕者，加姜汁。

邪气半至阳明，半犹在膈，下法能除阳明之邪，不能除膈间之邪，故证现懊憹虚烦。栀子豉汤涌越其在上之邪也。少气加甘草者，误下固能伤阴，此则以误下而伤胸中阳气，甘能益气，故加之。呕加姜汁者，胃中未至甚热燥结，误下伤胃中阳气，木来乘之，故呕，加姜汁，和肝而降胃气也，胃气降，则不呕矣。

栀子豉汤方（见上焦篇）

栀子豉加甘草汤

即于栀子豉汤内，加甘草二钱，煎法如前。

栀子豉加姜汁方

即于栀子豉汤内，加姜汁五匙。

十九、阳明温病，干呕口苦而渴，尚未可下者，黄连黄芩汤主之。不渴而舌滑者属湿温。

温热，燥病也，其呕由于邪热夹秽，扰乱中宫而然，故以黄连、黄芩彻其热，以芳香蒸变化其浊也。

黄连黄芩汤方（苦寒微辛法）

黄连二钱　黄芩二钱　郁金一钱五分　香豆豉二钱

水五杯，煮取二杯，分二次服。

二十、阳明温病，舌黄燥，肉色绛，不渴者，邪在血分，清营汤主之。若滑者，不可与也，当于湿温中求之。

温病传里，理当渴甚，今反不渴者，以邪气深入血分，格阴于外，上潮于口，故反不渴也。曾过气分，故苔黄而燥。邪居血分，故舌之肉色绛也。若舌苔白滑、灰滑、淡黄而滑，不渴者，乃湿气蒸腾之象，不得用清营柔以济柔也。

汪按：此条以舌绛为主（舌绛不渴，夜甚，乃入营的候）。再按：绛而中心黄苔，当气血两清；纯绛鲜红，急涤包络；中心绛干，两清心胃；尖独干绛，专泄火腑；舌绛而光，当濡胃阴；绛而枯痿，急用胶黄；干绛无色，宜投复脉（此二证俱属下焦）。以上俱仍合脉证参详。若舌绛兼有白苔，或黄白相兼，是邪仍在气分；绛而有滑苔者，则为湿热熏蒸，误用血药滋腻，邪必难解，不可不慎也，详见上下二焦。

清营汤方（见上焦篇）

二一、阳明斑者，化斑汤主之。

方义并见上焦篇。

二二、阳明温病，下后疹续出者，银翘散去豆豉，加细生地大青叶元参丹皮汤主之。

方义并见上焦篇。

二三、斑疹，用升提则衄，或厥，或呛咳，或昏痉，用壅补则瞀乱。

此治斑疹之禁也。斑疹之邪在血络，只喜轻宣凉解。（批：尝见小儿，医有过用升提而死者。——朱评）。若用柴胡、升麻辛温之品，直升少阳，使热血上循清道则衄；过升则下竭，下竭者必上厥；肺为华盖，受热毒之熏蒸则呛咳；心位正阳，受升提之摧迫则昏痉。至若壅补，使邪无出路，络道比经道最细，诸疮痛痒，皆属于心，既不得外出，其势必返而归之于心，不瞀乱得乎？

二四、斑疹阳明证悉具，外出不快，内壅特甚者，调胃承气汤微和之，得通则已，不可令大泄，大泄则内陷。

此斑疹下法，微有不同也。斑疹虽宜宣泄，但不可太过，令其内陷。斑疹虽忌升提，亦畏内陷。方用调胃承气者，避枳、朴之温燥，取芒硝之入阴，甘草败毒缓中也。

调胃承气汤（方见前）

二五、阳明温毒发痘者，如斑疹法，随其所在而攻之。

温毒发痘，如小儿痘疮，或多或少，紫黑色，皆秽浊太甚，疗治失宜而然也。虽不多见，间亦有之。随其所在而攻，谓脉浮则用银翘散加生地、元参，渴加花粉，毒重加金汁、人中黄，小便短加芩、连之类，脉沉内壅者，酌轻重下之。

二六、阳明温毒，杨梅疮者，以上法随其所偏而调之，重加败毒，兼与利湿。

此条当入湿温，因上条温痘连类而及，故编于此，可以互证也。杨梅疮者，形似杨梅，轻则红紫，重则紫黑，多现于背部、面部，亦因感受秽浊而然。如上法者，如上条治温痘之法。毒甚故重加败毒。此证毒附湿而为灾，故兼与利湿，如萆薢、土茯苓之类。

二七、阳明温病，不甚渴，腹不满，无汗，小便不利，心中懊憹者，必发黄。黄者，栀子柏皮汤主之。

受邪太重，邪热与胃阳相搏，不得发越，无汗不能自通，热必发黄矣。

栀子柏皮汤方

栀子五钱　生甘草三钱　黄柏五钱

水五杯，煮取二杯，分二次服。

【方论】此湿淫于内，以苦燥之，热淫于内，佐以甘苦法也。栀子清肌表，解五黄，又治内烦。黄柏泻膀胱，疗肌肤间热。甘草协和内外。三者其色皆黄，以黄退黄，同气相求也。按又可但有茵陈大黄汤，而无栀子柏皮汤，温热发黄，岂皆可下者哉！

二八、阳明温病，无汗，或但头汗出，身无汗，渴欲饮水，腹满，舌燥黄，小便不利者，必发黄，茵陈蒿汤主之。

此与上条异者，在口渴腹满耳。上条口不甚渴，腹不满，胃不甚实，故不可下；此则胃家已实而黄不得退，热不得越，无出表之理，故从事于下趋大小便也。

茵陈蒿汤

茵陈蒿六钱　栀子三钱　生大黄三钱

水八杯，先煮茵陈减水之半，再入二味，煮成三杯，分三次服，以小便利为度。

【方论】此纯苦急趋之方也。发黄外闭也，腹满内闭也，内外皆闭，其势不可缓，苦性最急，故以纯苦急趋下焦也。黄因热结，泻热者必泻小肠，小肠丙火，非苦不通。胜火者莫如水，茵陈得水之精；开郁莫如发陈，茵陈生发最速，高出众草，主治热结黄疸，故以之为君。栀子通水源而利三焦，大黄除实热而减腹满，故以之为佐也。

二九、阳明温病，无汗，实证未剧，不可下，小便不利者，甘苦合化，冬地三黄汤主之。

大凡小便不通，有责之膀胱不开者，有责之上游结热者，有责之肺气不化者。温热之小便不通，无膀胱不开证，皆上游（指小肠而言）热结，与肺气不化而然也。小肠火腑，故以三黄苦药通之；热结则液干，故以甘寒润之；金受火刑，化气维艰，故倍用麦冬以化之。

冬地三黄汤方（甘苦合化阴气法）

麦冬八钱　黄连一钱　苇根汁半酒杯（冲）　元参四钱　黄柏一钱　银花露半酒杯（冲）　细生地四钱　黄芩一钱　生甘草三钱

水八杯，煮取三杯，分三次服，以小便得利为度。

三十、温病小便不利者，淡渗不可与也。忌五苓、八正辈。

此用淡渗之禁也。热病有余于火，不足于水，惟以滋水泻火为急务，岂可再以淡渗动阳而烁津乎？奈何吴又可于小便条下，特立猪苓汤，乃去仲景原方之阿胶，反加木通、车前，渗而又渗乎！其治小便血分之桃仁汤中，仍用滑石，不识何解！

三一、温病燥热，欲解燥者，先滋其干，不可纯用苦寒也，服之反燥甚。

此用苦寒之禁也。温病有余于火，不用淡渗犹易明，并苦寒亦设禁条，则未易明也。举世皆以苦能降火，寒能泻热，坦然用之而无疑，不知苦先入心，其化以燥，服之不应，愈化愈燥。宋人以目为火户，设立三黄汤，久服竟至于瞎，非化燥之明征乎？吾见温病而恣用苦寒，津液干涸不救者甚多，盖化气比本气更烈。故前条冬地三黄汤，甘寒十之八、九，苦寒仅十之一、二耳。至茵陈蒿汤之纯苦，止有一用，或者再用，亦无屡用之理。吴又可屡诋用黄连之非，而又恣用大黄，惜乎其未通甘寒一法也。

三二、阳明温病，下后热退，不可即食，食者必复。周十二时后，缓缓与食，先取清者，勿令饱，饱则必复。复必重也。

此下后暴食之禁也。下后虽然热退，余焰尚存，盖无形质之邪，每借有形质者以为依附，必须坚壁清野，勿令即食。一日后，稍可食清而又清之物，若稍重浊，犹必复也。勿者，禁止之词；必者，断然之词也。

三三、阳明温病，下后脉静，身不热，舌上津回，十数日不大便，可与益胃、增液辈，断不可再与承气也。下后舌苔未尽退，口微渴，面微赤，脉微数，身微热。日浅者亦与增液辈；日深舌微干者，属下焦复脉法也（方见下焦）。**勿轻与承气，轻与者肺燥而咳，脾滑而泄，热反不除，渴反甚也，百日死。**

此数下亡阴之大戒也。下后不大便十数日，甚至二十日，乃肠胃津液受伤之故，不可强责其便，但与复阴，自能便也。此条脉静身凉，人犹易解，至脉虽不躁而未静，身虽不壮热而未凉，俗医必谓邪气不尽，必当再下，在又可法中亦必再下。不知大毒治病，十衰其六，但与存阴退热，断不误事（下后邪气复聚，大热大渴，面正赤，脉躁甚．不在此例）。若轻与苦燥，频伤胃阴，肺之母气受伤，阳明化燥，肺无秉气，反为燥逼，焉得不咳。燥咳久者，必身热而渴也。若脾气为快利所伤，必致滑泄，滑泄则阴伤而热渴愈加矣，迁延三月，天道小变之期，其势不能再延，故曰百日死也。

三四、阳明温病，渴甚者，雪梨浆沃之。

雪梨浆（方法见前）

三五、阳明温病，下后微热，舌苔不退者，薄荷末拭之。

以新布蘸新汲凉水，再蘸薄荷细末，频擦舌上。

三六、阳明温病，斑疹，温痘，温疮，温毒，发黄，神昏谵语者，安宫牛黄丸主之。

心居膈上，胃居膈下，虽有膜隔，其浊气太甚，则亦可上干包络，且病自上焦而来，故必以芳香逐秽开窍为要也。

安宫牛黄丸（方见上焦篇）

三七、风温、温热、温疫、温毒、冬温之在中焦，阳明病居多；湿温之在中焦，太阴病居多；暑温则各半也。

此诸温不同之大关键也。温热等皆因于火，以火从火，阳明阳土，以阳从阳，故阳明病居多。湿温则以湿从湿，太阴阴土，以阴从阴，则太阴病居多。暑兼湿热，故各半也。

暑温　伏暑

三八、脉洪滑，面赤身热，头晕，不恶寒，但恶热，舌上黄滑苔，渴欲凉饮，饮不解渴，得水则呕，按之胸下痛，小便短，大便闭者，阳明暑温，水结在胸也，小陷胸汤加枳实主之。

脉洪面赤，不恶寒，病已不在上焦矣。暑兼湿热，热甚则渴，引水求救。湿郁中焦，水不下行，反来上逆，则呕。胃气不降，则大便闭。故以黄连、栝蒌清在里之热痰，半夏除水痰而强胃。加枳实者，取其苦辛通降，开幽门而引水下行也。

小陷胸加枳实汤方（苦辛寒法）

黄连二钱　栝蒌三钱　枳实二钱　半夏五钱

急流水五杯，煮取二杯，分二次服。

三九、阳明暑温，脉滑数，不食不饥不便，浊痰凝聚，心下痞者，半夏泻心汤去人参、干姜、大枣、甘草加枳实、杏仁主之。

不饥不便，而有浊痰，心下痞满，湿热互结而阻中焦气分。故以半夏、枳实开气分之湿结；黄连、黄芩开气分之热结；杏仁开肺与大肠之气痹；暑中热甚，故去干姜；非伤寒误下之虚痞，故去人参、甘草、大枣，且畏其助湿作满也。

半夏泻心汤去干姜甘草加枳实杏仁方（苦辛寒法）

半夏一两　黄连二钱　黄芩三钱　枳实二钱　杏仁三钱

水八杯，煮取三杯，分三次服。虚者复纳人参二钱，大枣三枚。

四十、阳明暑温，湿气已化，热结独存，口燥咽干，渴欲饮水，面目俱赤，舌燥黄。脉沉实者，小承气汤各等分下之。

暑兼湿热，其有体瘦质燥之人，感受热重湿轻之证，湿先从热化尽，只余热结中焦，具诸下证，方可下之。

汪按：湿热入胃腑方可下，虽云化热，究从湿来，故枳、朴、大黄等分用也。大抵温病诊舌为要，痞满之证，见黄燥，方可议下；黄而不燥，仍用宣泄，以驱之入胃，或苦温助之化燥，见黄，方可用苦泄（泻心、陷胸之属）；黄白相兼，或灰白色，仍用开提（三香、杏、蔻、枳、桔之属），以达之于肺，不可误也。又叶天士论伤寒热邪劫烁，下之宜猛；温病多湿邪内搏，下之宜轻；伤寒大便溏为邪尽，不可下；湿温病大便溏为邪未尽，便硬方为无湿，不可攻也。此皆要论，不可不知。

小承气汤（方义并见前。此处不必以大黄为君，三物各等分可也）

四一、暑温蔓延三焦，舌滑微黄，邪在气分者，三石汤主之；邪气久留，舌绛苔少，热搏血分者，加味清宫汤主之；神识不清，热闭内窍者。先与紫雪丹，再与清宫汤。

蔓延三焦，则邪不在一经一脏矣，故以急清三焦为主。然虽云三焦，以手太阴一经为要领。盖肺主一身之气，气化则暑湿俱化，且肺脏受生于阳明，肺之脏象属金色白。阳明之气运亦属金色白，故肺经之药多兼走阳明，阳明之药多兼走肺也。再肺经通调水道，下达膀胱，肺痹开则膀胱亦开，是虽以肺为要领，而胃与膀胱皆在治中，则三焦俱备矣，是邪在气分而主以三石汤之奥义也。若邪气久羁，必归血络，心主血脉，故以加味清宫汤主之。内窍欲闭，则热邪盛矣，紫雪丹开内窍而清热最速者也。

三石汤方

飞滑石三钱　生石膏五钱　寒水石三钱　杏仁三钱　竹茹（炒）二钱　银花三钱（花露更妙）　金汁一酒杯（冲）　白通草二钱

水五杯，煮成二杯，分二次温服。

【方论】此微苦辛寒兼芳香法也。盖肺病治法，微苦则降，过苦反过病所，辛凉所以清热，芳香所以败毒而化浊也。按三石，紫雪丹中之君药，取其得庚金之气，清热退暑利窍，兼走肺胃者也；杏仁、通草为宣气分之用，且通草直达膀胱，杏仁直达大肠；竹茹以竹之脉络，而通人之脉络；金汁、银花，败暑中之热毒。

加味清宫汤方

即于前清宫汤内加知母三钱，银花二钱，竹沥五茶匙冲入。

【方论】此苦辛寒法也。清宫汤前已论之矣，加此三味者：知母泻阳明独胜之热，而保肺清金；银花败毒而清络；竹沥除胸中大热，止烦闷消渴；合清宫汤为暑延三焦血分之治也。

四二、暑温伏暑，三焦均受，舌灰白，胸痞闷，潮热呕恶，烦渴自利，汗出溺短者，杏仁滑石汤主之。

舌白胸痞，自利呕恶，湿为之也。潮热烦渴，汗出溺短，热为之也。热处湿中，湿蕴生热，湿热交混，非偏寒偏热可治，故以杏仁、滑石、通草，先宣肺气，由肺而达膀胱以利湿，厚朴苦温而泻湿满，芩、连清里而止湿热之利，郁金芳香走窍而开闭结，橘、半强胃而宣湿化痰以止呕恶，俾三焦混处之邪，各得分解矣。

杏仁滑石汤方（苦辛寒法）

杏仁三钱　滑石三钱　黄芩二钱　橘红一钱五分　黄连一钱　郁金二钱　通草一钱　厚朴二钱　半夏三钱

水八杯，煮取三杯，分三次服。

寒　湿

四三、湿之入中焦，有寒湿，有热湿，有自表传来，有水谷内蕴，有内外相合。其中伤也，有伤脾阳，有伤脾阴，有伤胃阳，有伤胃阴，有两伤脾胃，伤脾胃之阳者十常八、九，伤脾胃之阴者十居一、二。彼此混淆，治不中窾，遗患无穷，临证细推，不可泛论。

此统言中焦湿证之总纲也。寒湿者，湿与寒水之气相搏也，盖湿水同类，其在天之阳时为雨露，阴时为霜雪，在江河为水，在土中为湿，体本一源，易于相合，最损人之阳气。热湿者，在天时长夏之际，盛热蒸动湿气流行也，在人身湿郁本身阳气，久而生热也，兼损人之阴液。自表传来，一由经络而脏腑，一由肺而脾胃。水谷内蕴，肺虚不能化气，脾虚不能散津，或形寒饮冷，或酒客中虚。内外相合，客邪既从表入，而伏邪又从内发也。伤脾阳，在中则不运痞满，传下则洞泄腹痛。伤胃阳，则呕逆不食，膈胀胸痛。两伤脾胃，既有脾证，又有胃证也。其伤脾胃之阴若何？湿久生热，热必伤阴，古称湿火者是也。伤胃阴，则口渴不饥。伤脾阴，则舌先灰滑，后反黄燥，大便坚结。湿为阴邪，其伤人之阳也，得理之正，故多而常见。其伤人之阴也，乃势之变，故罕而少见。治湿者必须审在何经何脏，兼寒兼热，气分血分，而出辛凉、辛温、甘温、苦温、淡渗、苦渗之治，庶所投必效。若脾病治胃，胃病治脾，兼下焦者，单治中焦，或笼统混治，脾胃不分，阴阳寒热不辨，将见肿胀、黄疸、洞泄、衄血、便血，诸证蜂起矣。惟在临证者细心推求，下手有准的耳。盖土为杂气，兼证甚多，最难分析，岂可泛论湿气而已哉！

四四、足太阴寒湿，痞结胸满，不饥不食。半苓汤主之。

此书以温病名，并列寒湿者，以湿温紧与寒湿相对，言寒湿而湿温更易明析。

痞结胸满，仲景列于太阴篇中，乃湿郁脾阳，足太阴之气，不为鼓动运行。脏病而累及腑，痞结于中，故亦不能食也。故以半夏、茯苓培阳土以吸阴土之湿，厚朴苦温以泻湿满，黄连苦以渗湿，重用通草以利水道，使邪有出路也。

半苓汤方（此苦辛淡渗法也）

半夏五钱　茯苓块五钱　川连一钱　厚朴三钱　通草八钱（煎汤煮前药）

水十二杯，煮通草成八杯，再入余药煮成三杯，分三次服。

四五、足太阴寒湿，腹胀，小便不利，大便溏而不爽，若欲滞下者，四苓加厚朴秦皮汤主之，五苓散亦主之。

《经》谓太阴所至，发为䐜胀，又谓厥阴气至为䐜胀，盖木克土也。太阴之气不运，以致膀胱之气不化，故小便不利。四苓辛淡渗湿，使膀胱开而出邪，以厚朴泻胀，以秦皮洗肝也。其或肝气不热，则不用秦皮，仍用五苓中之桂枝以和肝，通利三焦而行太阳之阳气，故五苓散亦主之。

四苓加厚朴秦皮汤方（苦温淡法）

茅术三钱　厚朴三钱　茯苓块五钱　猪苓四钱　秦皮二钱　泽泻四钱

水八杯，煮成八分三杯，分三次服。

五苓散（甘温淡法）

猪苓一两　赤术一两　茯苓一两　泽泻一两六钱　桂枝五钱

共为细末，百沸汤和服三钱，日三服。

四六、足太阴寒湿，四肢乍冷，自利，目黄，舌白滑。甚则灰。神倦不语，邪阻脾窍，舌謇语重，四苓加木瓜草果厚朴汤主之。

脾主四肢，脾阳郁故四肢乍冷。湿渍脾而脾气下溜，故自利。目白精属肺，足太阴寒则手太阴不能独治，两太阴同气也，且脾主地气，肺主天气，地气上蒸，天气不化，故目睛黄也。白滑与灰，寒湿苔也。湿困中焦，则中气虚寒，中气虚寒，则阳光不治，主正阳者心也，心藏神，故神昏。心主言，心阳虚故不语。脾窍在舌，湿邪阻窍，则舌謇而语声迟重。湿以下行为顺，故以四苓散驱湿下行，加木瓜以平木，治其所不胜也。厚朴以温中行滞，草果温太阴独胜之寒，芳香而达窍，补火以生土，驱浊以生清也。

四苓加木瓜厚朴草果汤方（苦热兼酸淡法）

生于白术三钱　猪苓一钱五分　泽泻一钱五分　赤苓块五钱　木瓜一钱　厚朴一钱　草果八分　半夏三钱

水八杯，煮取八分三杯，分三次服。阳素虚者，加附子二钱。

四七、足太阴寒湿，舌灰滑，中焦滞痞，草果茵陈汤主之；面目俱黄，四肢常厥者，茵陈四逆汤主之。

湿滞痞结，非温通而兼开窍不可，故以草果为君。茵陈因陈生新，生发阳气之机最速，故以之为佐。广皮、大腹、厚朴，共成泻痞之功。猪苓、泽泻，以导湿外出也。若再加面黄肢逆，则非前汤所能济，故以四逆回厥，茵陈宣湿退黄也。

草果茵陈汤方（苦辛温法）

草果一钱　茵陈三钱　茯苓皮三钱　厚朴二钱　广皮一钱五分　猪苓二钱　大腹皮二钱　泽泻一钱五分

水五杯，煮取二杯，分二次服。

茵陈四逆汤方（苦辛甘热复微寒法）

附子三钱（炮）　干姜五钱　炙甘草二钱　茵陈六钱

水五杯，煮取二杯。温服一杯，厥回止后服；仍厥，再服；尽剂，厥不回，再作服。

四八、足太阴寒湿，舌白滑，甚则灰，脉迟，不食，不寐，大便窒塞，浊阴凝聚，阳伤腹痛，痛甚则肢逆，椒附白通汤主之。

此足太阴寒湿，兼足少阴、厥阴证也。白滑灰滑，皆寒湿苔也。脉迟者，阳为寒湿所困，来去俱迟也。不食，胃阳痹也。不寐，中焦湿聚，阻遏阳气不得下交于阴也。大便窒塞，脾与大肠之阳，不能下达也。阳为湿困，返逊位于浊阴，故浊阴得以蟠踞中焦而为痛也。凡痛皆邪正相争之象，虽曰阳困，究竟阳未绝灭，两不相下，故相争而痛也（后凡言痛者仿此）。椒附白通汤，齐通三焦之阳，而急驱浊阴也。

椒附白通汤方

生附子（炒黑）三钱　川椒（炒黑）二钱　淡干姜二钱　葱白三茎　猪胆汁半烧酒杯（去渣后调入）

水五杯，煮成二杯，分二次凉服。

【方论】此苦辛热法复方也。苦与辛合，能降能通，非热不足以胜重寒而回阳。附子益太阳之标阳，补命门之真火，助少阳之火热。盖人之命火，与太阳之阳、少阳之阳旺，行水自速。三焦通利，湿不得停，焉能聚而为痛，故用附子以为君，火旺则土强。干姜温中逐湿痹，太阴经之本药；川椒燥湿除胀消食，治心腹冷痛，故以二物为臣。葱白由内而达外，中空通阳最速，亦主腹痛，故以为之使。浊阴凝聚不散，有格阳之势，故反佐以猪胆汁，猪，水畜，属肾，以阴求阴也；胆乃甲木，从少阳，少阳主开泄，生发之机最速。此用仲景白通汤，与许学士椒附汤，合而裁制者也。

四九、阳明寒湿，舌白腐，肛坠痛，便不爽，不喜食，附子理中汤去甘草加广皮厚朴汤主之。

九窍不和，皆属胃病。胃受寒湿所伤，故肛门坠痛而便不爽；阳明失阖，故不喜食。理中之人参补阳明之正，苍术补太阴而渗湿，姜、附运坤阳以劫寒，盖脾阳转而后湿行，湿行而后胃阳复。去甘草，畏其满中也。加厚朴、广皮，取其行气。合而言之，辛甘为阳，辛苦能通之义也。

附子理中汤去甘草加厚朴广皮汤方（辛甘兼苦法）

生茅术三钱　人参一钱五分　炮干姜一钱五分　厚朴二钱　广皮一钱五分　生附子（炮黑）一钱五分

水五杯，煮取八分二杯，分二次服。

五十、寒湿伤脾胃两阳，寒热，不饥，吞酸，形寒，或脘中痞闷，或酒客湿聚，苓姜术桂汤主之。

此兼运脾胃，宣通阳气之轻剂也。

苓姜术桂汤方（苦辛温法）

茯苓块五钱　生姜三钱　炒白术三钱　桂枝三钱

水五杯，煮取八分二杯，分温再服。

五一、湿伤脾胃两阳，既吐且利，寒热身痛，或不寒热，但腹中痛，名曰霍乱。寒多，不欲饮水者，理中汤主之。热多，欲饮水者，五苓散主之。吐利汗出，发热恶寒，四肢拘急，手足厥冷，四逆汤主之。吐利止而身痛不休者，宜桂枝汤小和之。

按：霍乱一证，长夏最多，本于阳虚寒湿凝聚，关系非轻，伤人于顷刻之间。奈时医不读《金匮》，不识病源，不问轻重，一概主以藿香正气散，轻者原有可愈之理，重者死不旋踵；更可笑者，正气散中加黄连、麦冬，大用西瓜治渴欲饮水之霍乱，病者岂堪命乎！瑭见之屡矣，故将采《金匮》原文，备录于此。胃阳不伤不吐，脾阳不伤不泻，邪正不争不痛，营卫不乖不寒热。以不饮水之故，知其为寒多，主以理中汤（原文系理中丸，方后自注云：然丸不及汤，盖丸缓而汤速也；且恐丸药不精，故直改从汤），温中散寒。人参、甘草，胃之守药；白术、甘草，脾之守药；干姜能通能守，上下两泄者，故脾胃两守之，且守中有通，通中有守，以守药作通用，以通药作守用。苦热欲饮水之证，饮不解渴，而吐泄不止，则主以五苓。邪热须从小便去，膀胱为小肠之下游，小肠，火腑也，五苓通前阴，所以守后阴也。太阳不开，则阳明不阖，开太阳正所以守阳明也。此二汤皆有一举两得之妙。吐利则脾胃之阳虚，汗出则太阳之阳亦虚；发热者，浮阳在外也；恶寒者，实寒在中也；四肢拘急，脾阳不荣四末；手足厥冷，中土湿而厥阴肝木来乘病者，四逆汤善救逆，故名四逆汤。人参、甘草守中阳，干姜、附子通中阳，人参、附子护外阳，干姜、甘草护中阳，中外之阳复回，则群阴退避，而厥回矣。吐利止而身痛不休者，中阳复而表阳不和也，故以桂枝汤温经络而微和之。

理中汤方（甘热微苦法。此方分量以及后加减法，悉照《金匮》原文，用者临时斟酌）

人参、甘草、白术、干姜各三两

水八杯，煮取三杯，温服一杯，日三服。

【加减法】若脐上筑者，肾气动也，去术加桂四两。吐多者，去术加生姜三两。下多者还用术。悸者加茯苓二两。渴欲饮水者，加术足前成四两半。腹中痛者，加人参足前成四两半。寒者，加干姜足前成四两半。腹满者，去术加附子一枚。服汤后，如食顷，饮热粥一升许，微自汗，勿发揭衣服。

五苓散方（见前）

【加减法】腹满者，加厚朴、广皮各一两。渴甚面赤，脉大紧而急，搧扇不知凉，饮冰不知冷，腹痛甚，时时躁烦者，格阳也，加干姜一两五钱（此条非仲景原文，余治验也）。

百沸汤和，每服五钱，日三服。

汪按：湿温、湿疟、寒湿、中寒等证，皆有阴盛格阳。若春温、风温、暑热、温疫、温毒，非犯逆则绝无此证，虽或病前病中，兼犯房劳遗泄，亦断无阴证，而阳盛格阴者，则往往有之。俗医传派不清，临事狐疑，失之毫厘，人命立绝。此条与温热门中，中下焦阳厥数条参看，庶乎临证了然，厥功巨矣。

四逆汤方（辛甘热法。分量临时斟酌）

炙甘草二两　干姜一两半　生附子一枚（去皮）　加人参一两

水五茶碗，煮取二碗，分二次服。

按：原方无人参，此独加人参者，前条寒多不饮水，较厥逆尚轻，仲景已用人参；此条诸阳欲脱，中虚更急，不用人参，何以固内。柯韵伯《伤寒注》云：仲景凡治虚证，以里为重，协热下利，脉微弱者，便用人参；汗后身痛，脉沉迟者，便加人参。此脉迟而利清谷，且不烦不咳，中气大虚，元气已脱，但温不补，何以救逆乎！观茯苓四逆之烦躁，且以人参；况通脉四逆，岂得无参。是必有脱落耳，备录于此存参。

五二、霍乱兼转筋者，五苓散加防己桂枝薏仁主之；寒甚脉紧者，再加附子。

肝藏血，主筋，筋为寒湿搏急而转，故于五苓和霍乱之中，加桂枝温筋，防己急驱下焦血分之寒湿，薏仁主湿痹脚气，扶土抑木，治筋急拘挛。甚寒脉紧，则非纯阳之附子不可。

五苓散加防己桂枝薏仁方

即于前五苓散内，加防己一两，桂枝一两半，足前成二两，薏仁二两。寒甚者，加附子大者一枚。杵为细末，每服五钱，百沸汤和，日三，剧者日三夜一，得卧则勿令服。

五三、卒中寒湿，内挟秽浊，眩冒欲绝。腹中绞痛，脉沉紧而迟，甚则伏，欲吐不得吐，欲利不得利，甚则转筋，四肢欲厥，俗名发痧，又名干霍乱，转筋者，俗名转筋火，古方书不载（不载者，不载上三条之俗名耳；若是证，当于《金匮》腹满、腹痛、心痛、寒疝诸条参看自得）**，蜀椒救中汤主之，九痛丸亦可服；语乱者，先服至宝丹，再与汤药。**

按：此证夏日湿蒸之时最多，故因霍乱而类记于此。中阳本虚，内停寒湿，又为蒸腾秽浊之气所干，由口鼻而直行中道，以致腹中阳气受逼，所以相争而为绞痛；胃阳不转，虽欲吐而不得；脾阳困闭，虽欲利而不能；其或经络亦受寒湿，则筋如转索，而后者向前矣；中阳虚而肝木来乘，则厥。俗名发痧者何？盖以此证病来迅速，或不及延医，或医亦不识，相传以钱，或用磁碗口，蘸姜汤或麻油，刮其关节，刮则其血皆分，住则复合，数数分合，动则生阳，关节通而气得转，往往有随手而愈者，刮处必现血点，红紫如沙，故名痧也。但刮后须十二时不饮水，方不再发。不然则留邪在络，稍受寒发怒，则举发矣。以其欲吐不吐，欲利不利而腹痛，故又名干霍乱。其转筋名转筋火者，以常发于夏月，夏月火令，又病迅速如火也，其实乃伏阴与湿相搏之故。以大建中之蜀椒，急驱阴浊下行；干姜温中；去人参、胶饴者，畏其满而守也；加厚朴以泻湿中浊气；槟榔以散结气，直达下焦；广皮通行十二经之气，改名救中汤，急驱浊阴，所以救中焦之真阳也。九痛丸一面扶正，一面驱邪，其驱邪之功最迅，故亦可服。再按前吐泻之霍乱，有阴阳二证，干霍乱则纯有阴而无阳，所谓天地不通，闭塞而成冬，有若否卦之义。若语言乱者，邪干心包，故先以至宝丹，驱包络之邪也。

救中汤方（苦辛通法）

蜀椒（炒出汗）三钱　淡干姜四钱　厚朴三钱　槟榔二钱　广皮二钱

水五杯，煮取二杯，分二次服。兼转筋者，加桂枝三钱，防己五钱，薏仁三钱。厥者加附子二钱。

九痛丸方（治九种心痛，苦辛甘热法）

附子三两　生狼牙一两　人参一两　干姜一两　吴茱萸一两　巴豆（去皮心熬碾如膏）一两

蜜丸梧子大，酒下，强人初服三丸，日三服；弱者二丸。

兼治卒中恶，腹胀痛，口不能言；又治连年积冷，流注心胸痛，并冷冲上气，落马、坠车、血病等证皆主之。忌口如常法。

【方论】《内经》有五脏胃腑心痛，并痰虫食积，即为九痛也。心痛之因，非风即寒，故以干姜、附子驱寒壮阳，吴茱萸能降肝脏浊阴下行，生狼牙善驱浮风，以巴豆驱逐痰虫陈滞之积，人参养正驱邪，因其药品气血皆入，补泻攻伐皆备，故治中恶腹胀痛等证。

附录《外台》走马汤：治中恶、心痛、腹胀、大便不通，苦辛热法。

沈目南注云：中恶之证，俗谓绞肠乌痧，即秽臭恶毒之气，直从口鼻入于心胸肠胃脏腑，壅塞正气不行，故心痛腹胀，大便不通，是为实证，非似六淫侵入而有表里清浊之分。故用巴豆极热大毒峻猛之剂，急攻其邪，佐杏仁以利肺与大肠之气，使邪从后阴一扫尽除，则病得愈。若缓须臾，正气不通，营卫阴阳机息则死。是取通则不痛之义也。

巴豆（去心皮熬）二枚　杏仁二枚

上二味，以绵缠槌令碎，热汤二合，捻取白汁饮之，当下。老小强弱量之。通治飞尸鬼击病。

按：《医方集解》中，治霍乱用阴阳水一法，有协和阴阳，使不相争之义。又治干霍乱用盐汤探吐一法，盖闭塞至极之证，除针灸之外，莫如吐法通阳最速。夫呕，厥阴气也；寒痛，太阳寒水气也；否，冬象也，冬令太阳寒水，得厥阴气至，风能上升，则一阳开泄，万象皆有生机矣。至针法，治病最速，取祸亦不缓，当于《甲乙经》中求之，非善针者，不可令针也。

湿　温（疟、痢、疸、痹附）

五四、湿热上焦未清，里虚内陷，神识如蒙，舌滑脉缓，人参泻心汤加白芍主之。

湿在上焦，若中阳不虚者，必始终在上焦，断不内陷；或因中阳本虚，或因误伤于药，其势必致内陷。湿之中人也，首如裹，目如蒙，热能令人昏，故神识如蒙，此与热邪直入包络谵语神昏有间。里虚故用人参以护里阳，白芍以护真阴；湿陷于里，故用干姜、枳实之辛通；湿中兼热，故用黄芩、黄连之苦降。此邪已内陷，其势不能还表，法用通降，从里治也。

人参泻心汤方（苦辛寒兼甘法）

人参二钱　干姜二钱　黄连一钱五分　黄芩一钱五分　枳实一钱　生白芍二钱

水五杯，煮取二杯，分二次服，渣再煮一杯服。

五五、湿热受自口鼻。由募原直走中道，不饥不食，机窍不灵，三香汤主之。

此邪从上焦来，还使上焦去法也。

三香汤方（微苦微辛微寒兼芳香法）

栝蒌皮三钱　桔梗三钱　黑山栀二钱　枳壳二钱　郁金二钱　香豉二钱　降香末三钱

水五杯，煮取二杯，分二次温服。

【方论】按此证由上焦而来，其机尚浅，故用蒌皮、桔梗、枳壳微苦微辛开上，山栀轻浮微苦清热，香豉、郁金、降香化中上之秽浊而开郁。上条以下焦为邪之出路，故用重；此条以上焦为邪之出路，故用轻；以下三焦均受者，则用分消。彼此互参，可以知叶氏之因证制方，心灵手巧处矣！惜散见于案中而人多不察，兹特为拈出，以概其余。

五六、吸受秽湿，三焦分布，热蒸头胀，身痛呕逆，小便不通，神识昏迷，舌白，渴不多饮，先宜芳香通神利窍，安宫牛黄丸；继用淡渗分消浊湿，茯苓皮汤。

按此证表里经络脏腑三焦，俱为湿热所困，最畏内闭外脱，故急以牛黄丸宣窍清热而护神明；但牛黄丸不能利湿分消，故继以茯苓皮汤。

安宫牛黄丸（方法见前）

茯苓皮汤（淡渗兼微辛微凉法）

茯苓皮五钱　生薏仁五钱　猪苓三钱　大腹皮三钱　白通草三钱　淡竹叶二钱

水八杯，煮取三杯，分三次服。

五七、阳明湿温，气壅为哕者。新制橘皮竹茹汤主之。

按：《金匮》橘皮竹茹汤，乃胃虚受邪之治，今治湿热壅遏胃气致哕，不宜用参甘峻补，故改用柿蒂。按柿成于秋，得阳明燥金之主气，且其形多方，他果未之有也，故治肺胃之病有独胜（肺之脏象属金，胃之气运属金）。柿蒂乃柿之归束处，凡花皆散，凡子皆降，凡降先收，从生而散而收而降，皆一蒂为之也，治逆呃之能事毕矣（再按：草木一身，芦与蒂为升降之门户，载生气上升者芦也，受阴精归藏者蒂也，格物者不可不于此会心焉）。

新制橘皮竹茹汤（苦辛通降法）

橘皮三钱　竹茹三钱　柿蒂七枚　姜汁三茶匙（冲）

水五杯，煮取二杯，分二次温服，不知，再作服。有痰火者，加竹沥、栝蒌霜。有瘀血者，加桃仁。

五八、三焦湿郁，升降失司，脘连腹胀，大便不爽，一加减正气散主之。

再按：此条与上第五十六条同为三焦受邪，彼以分消开窍为急务，此以升降中焦为定法，各因见证之不同也。

一加减正气散方

藿香梗二钱　厚朴二钱　杏仁二钱　茯苓皮二钱　广皮一钱　神曲一钱五分　麦芽一钱五分　绵茵陈二钱　大腹皮一钱

水五杯，煮二杯，再服。

【方论】正气散本苦辛温兼甘法，今加减之，乃苦辛微寒法也。去原方之紫苏、白芷，无须发表也。去甘、桔，此证以中焦为扼要，不必提上焦也。只以藿香化浊，厚朴、广皮、茯苓、大腹泻湿满，加杏仁利肺与大肠之气，神曲、麦芽升降脾胃之气，茵陈宣湿郁而动生发之气，藿香但用梗，取其走中不走外也。茯苓但用皮，以诸皮皆凉，泻湿热独胜也。

五九、湿郁三焦，脘闷，便溏，身痛，舌白，脉象模糊，二加减正气散主之。

上条中焦病重，故以升降中焦为要。此条脘闷便溏，中焦证也，身痛舌白，脉象模糊，则经络证矣，故加防己急走经络中湿郁；以便溏不比大便不爽，故加通草、薏仁，利小便所以实大便也；大豆黄卷从湿热蒸变而成，能化蕴酿之湿热，而蒸变脾胃之气也。

二加减正气散（苦辛淡法）

藿香梗三钱　广皮二钱　厚朴二钱　茯苓皮三钱　木防己三钱　大豆黄卷

二钱　川通草一钱五分　薏苡仁三钱

水八杯，煮三杯，三次服。

六十、秽湿着里，舌黄脘闷，气机不宣，久则酿热，三加减正气散主之。

前两法，一以升降为主，一以急宣经隧为主；此则以舌黄之故，预知其内已伏热，久必化热，而身亦热矣，故加杏仁利肺气，气化则湿热俱化，滑石辛淡而凉，清湿中之热，合藿香所以宣气机之不宣也。

三加减正气散方（苦辛寒法）

藿香（连梗叶）三钱　茯苓皮三钱　厚朴二钱　广皮一钱五分　杏仁三钱　滑石五钱

水五杯，煮二杯，再服。

六一、秽湿着里，邪阻气分，舌白滑，脉右缓，四加减正气散主之。

以右脉见缓之故，知气分之湿阻，故加草果、楂肉、神曲，急运坤阳，使足太阴之地气不上蒸手太阴之天气也。

四加减正气散方（苦辛温法）

藿香梗三钱　厚朴二钱　茯苓三钱　广皮一钱五分　草果一钱　楂肉（炒）五钱　神曲二钱

水五杯，煮二杯，渣再煮一杯，三次服。

六二、秽湿着里，脘闷便泄，五加减正气散主之。

秽湿而致脘闷，故用正气散之香开；便泄而知脾胃俱伤，故加大腹运脾气，谷芽升胃气也。以上二条，应入前寒湿类中，以同为加减正气散法，欲观者知化裁古方之妙，故列于此。

五加减正气散（苦辛温法）

藿香梗二钱　广皮一钱五分　茯苓块三钱　厚朴二钱　大腹皮一钱五分　谷芽一钱　苍术二钱

水五杯，煮二杯，日再服。

按：今人以藿香正气散统治四时感冒，试问四时止一气行令乎？抑各司一气，且有兼气乎？况受病之身躯脏腑，又各有不等乎？历观前五法，均用正气散，而加法各有不同，亦可知用药非丝丝入扣，不能中病。彼泛论四时不正之气，与统治一切诸病之方，皆未望见轩岐之堂室者也，乌可云医乎！

六三、脉缓身痛，舌淡黄而滑，渴不多饮，或竟不渴，汗出热解。继而复热，内不能运水谷之湿，外复感时令之湿。发表攻里，两不可施，误认伤寒，必转坏证，徒清热则湿不退，徒祛湿则热愈炽。黄芩滑石汤主之。

脉缓身痛，有似中风，但不浮，舌滑不渴饮，则非中风矣。若系中风，汗出则身痛解而热不作矣。今继而复热者，乃湿热相蒸之汗，湿属阴邪，其气留连，不能因汗而退，故继而复热。内不能运水谷之湿，脾胃困于湿也；外复受时令之湿，经络亦困于湿矣。倘以伤寒发表攻里之法施之，发表则诛伐无过之表，阳伤而成痉；攻里则脾胃之阳伤，而成洞泄寒中，故必转坏证也。湿热两伤，不可偏治，故以黄芩、滑石、茯苓皮清湿中之热，蔻仁、猪苓宣湿邪之正，再加腹皮、通草，共成宣气利小便之功，气化则湿化，小便利则火腑通而热自清矣。

黄芩滑石汤方（苦辛寒法）

黄芩三钱　滑石三钱　茯苓皮三钱　大腹皮二钱　白蔻仁一钱　通草一钱　猪苓三钱

水六杯，煮取二杯，渣再煮一杯，分温三服。

六四、阳明湿温，呕而不渴者，小半夏加茯苓汤主之；呕甚而痞者。半夏泻心汤去人参、干姜、大枣、甘草加枳实、生姜主之。

呕而不渴者，饮多热少也，故主以小半夏加茯苓，逐其饮而呕自止。呕而兼痞，热邪内陷，与饮相搏，有固结不通之患，故以半夏泻心去参、姜、甘、枣之补中，加枳实、生姜之宣胃也。

小半夏加茯苓汤

半夏六钱　茯苓六钱　生姜四钱

水五杯，煮取二杯，分二次服。

半夏泻心汤去人参干姜甘草大枣加枳实生姜方

半夏六钱　黄连二钱　黄芩三钱　枳实三钱　生姜三钱

水八杯，煮取三杯，分三次服，虚者复纳人参、大枣。

六五、湿聚热蒸，蕴于经络，寒战热炽，骨骱烦疼，舌色灰滞，面目痿黄，病名湿痹，宣痹汤主之。

《经》谓：风寒湿三者合而为痹。《金匮》谓：经热则痹。盖《金匮》诚补《内经》之不足。痹之因于寒者固多，痹之兼乎热者，亦复不少，合参二经原文，细验于临证之时，自有权衡。本论因载湿温而类及热痹，见湿温门中，原有痹证，不及备载痹证之全，学者欲求全豹，当于《内经》《金匮》、喻氏、叶氏以及宋元诸名家，合而参之自得。大抵不越寒热两条，虚实异治。寒痹势重而治反易，热痹势缓而治反难，实者单病躯壳易治，虚者兼病脏腑夹痰饮腹满等证，则难治矣，犹之伤寒两感也。此条以舌灰目黄，知其为湿中生热；寒战热炽，知其在经络；骨骱疼痛，知其为痹证。若泛用治湿之药，而不知循经入络，则罔效矣。故以防己急走经络之湿，杏仁开肺气之先，连翘清气分之湿热，赤豆清血分之湿热，滑石利窍而清热中之湿，山栀肃肺而泻湿中之热，薏苡淡渗而主挛痹，半夏辛平而主寒热，蚕沙化浊道中清气，痛甚加片子姜黄、海桐皮者，所以宣络而止痛也。

宣痹汤方（苦辛通法）

防己五钱　杏仁五钱　滑石五钱　连翘三钱　山栀三钱　薏苡五钱　半夏（醋炒）三钱　晚蚕沙三钱　赤小豆皮三钱（赤小豆乃五谷中之赤小豆，味酸肉赤，凉水浸，取皮用，非药肆中之赤小豆。药肆中之赤豆乃广中野豆，赤皮蒂黑肉黄，不入药者也）

水八杯，煮取三杯，分温三服。痛甚加片子姜黄二钱，海桐皮三钱。

六六、湿郁经脉，身热身痛，汗多自利，胸腹白疹，内外合邪，纯辛走表，纯苦清热，皆在所忌，辛凉淡法，薏苡竹叶散主之。

上条但痹在经脉，此则脏腑亦有邪矣，故又立一法。汗多则表阳开，身痛则表邪郁，表阳开而不解表邪，其为风湿无疑。盖汗之解者寒邪也，风为阳邪，尚不能以汗解，况湿为重浊之阴邪，故虽有汗不解也。学者于有汗不解之证，当识其非风则湿，或为风湿相搏也。自利者小便必短，白疹者，风湿郁于孙络毛窍。此湿停热郁之证，故主以辛凉解肌表之热，辛淡渗在里之湿，俾表邪从气化而散，里邪从小便而驱，双解表里之妙法也，与下条互斟自明。

薏苡竹叶散方（辛凉淡法，亦轻以去实法）

薏苡五钱　竹叶三钱　飞滑石五钱　白蔻仁一钱五分　连翘三钱　茯苓块五钱　白通草一钱五分

共为细末，每服五钱，日三服。

六七、风暑寒湿，杂感混淆，气不主宣，咳嗽头胀，不饥舌白，肢体若废，杏仁薏苡汤主之。

杂感混淆，病非一端，乃以气不主宣四字为扼要。故以宣气之药为君。既兼雨湿中寒邪，自当变辛凉为辛温。此条应入寒湿类中，列于此者，以其为上条之对待也。

杏仁薏苡汤（苦辛温法）

杏仁三钱　薏苡三钱　桂枝五分　生姜七分　厚朴一钱　半夏一钱五分　防己一钱五分　白蒺藜二钱

水五杯，煮三杯，渣再煮一杯，分温三服。

六八、暑湿痹者，加减木防己汤主之。

此治痹之祖方也。风胜则引，引者（吊痛掣痛之类，或上或下，四肢游走作痛，经谓行痹是也）加桂枝、桑叶。湿胜则肿，肿者（土曰敦阜）加滑石、萆薢、苍术。寒胜则痛，痛者加防己、桂枝、姜黄、海桐皮。面赤口涎自出者（《灵枢》谓：胃热则廉泉开），重加石膏、知母。绝无汗者，加羌活、苍术；汗多者，加黄芪、炙甘草。兼痰饮者，加半夏、厚朴、广皮。因不能备载全文，故以祖方加减如此，聊示门径而已。

加减木防己汤（辛温辛凉复法）

防己六钱　桂枝三钱　石膏六钱　杏仁四钱　滑石四钱　白通草二钱　薏仁三钱

水八杯，煮取三杯，分温三服。见小效不即退者，加重服，日三夜一。

汪按：痹证有周、行、著之分，其原有风、寒、湿、热之异。奈古方多以寒湿论治，且多杂用风药，不知湿家忌汗，圣训昭然，寒湿固有，热湿尤多，误用辛温，其害立见。再外感初伤气分，惟贵宣通，误认虚证，投柔腻补药，其祸尤酷，学者细考本文，可得治热痹之梗概矣。

六九、湿热不解，久酿成疸，古有成法，不及备载，聊列数则，以备规矩（下疟、痢等证仿此）。

本论之作，原补前人之未备，已有成法可循者，安能尽录。因横列四时杂感，不能不列湿温，连类而及，又不能不列黄疸、疟、痢，不过略标法则而已。按湿温门中，其证最多，其方最伙。盖土居中位，秽浊所归，四方皆至，悉可兼证，故错综参伍，无穷极也。即以黄疸一证而言，《金匮》有辨证三十五条，出治一十二方，先审黄之必发不发，在于小便之利与不利；疸之易治难治，在于口之渴与不渴；再察瘀热入胃之因，或因外并，或因内发，或因食谷，或因酣酒，或因劳色，有随经蓄血，入水黄汗；上盛者一身尽热，下郁者小便为难；又有表虚里虚，热除作哕，火劫致黄。知病有不一之因，故治有不紊之法：于是脉弦胁痛，少阳未罢，仍主以和；渴饮水浆，阳明化燥，急当泻热；湿在上，以辛散，以风胜；湿在下，以苦泄，以淡渗；如狂蓄血，势以必攻；汗后溺白，自宜投补；酒客多蕴热，先用清中，加之分利，后必顾其脾阳；女劳有秽浊，始以解毒，继以滑窍，终当峻补真阴；表虚者实卫，里虚者建中；入水火劫，以及治逆变证，各立方论，以为后学津梁。至寒湿在里之治，阳明篇中，惟见一则，不出方论，指人以寒湿中求之。盖脾本畏木而喜风燥，制水而恶寒湿。今阴黄一证，寒湿相搏，譬如卑监之土，须暴风日之阳，纯阴之病，疗以辛热无疑，方虽不出，法已显然。奈丹溪云：不必分五疸，总是如盦酱相似。以为得治黄之扼要，殊不知以之治阳黄，犹嫌其混，以之治阴黄，恶乎可哉！喻嘉言于阴黄一证，竟谓仲景方论亡失，恍若无所循从。惟罗谦甫具有卓识，力辨阴阳，遵仲景寒湿之旨，出茵陈四逆汤之治。瑭于阴黄一证，究心有年，悉用罗氏法而化裁之，无不应手取效。间有始即寒湿，从太阳寒水之化，继因其人阳气尚未十分衰败，得燥热药数帖，阳明转燥金之化而为阳证者，即从阳黄例治之。

七十、夏秋疸病，湿热气蒸，外干时令，内蕴水谷，必以宣通气分为要，失治则为肿胀。由黄疸而肿胀者，苦辛淡法，二金汤主之。

此揭疸病之由与治疸之法，失治之变，又因变制方之法也。

二金汤方（苦辛淡法）

鸡内金五钱　海金沙五钱　厚朴三钱　大腹皮三钱　猪苓三钱　白通草二钱

水八杯，煮取三杯，分三次温服。

七一、诸黄疸小便短者，茵陈五苓散主之。

沈氏目南云：此黄疸气分实证通治之方也。胃为水谷之海，营卫之源，风入胃家气分，风湿相蒸，是为阳黄；湿热流于膀胱，气郁不化，则小便不利，当用五苓散宣通表里之邪，茵陈开郁而清湿热。

茵陈五苓散（五苓散方见前。五苓散系苦辛温法，今茵陈倍五苓，乃苦辛微寒法）

茵陈末十分　五苓散五分

共为细末，和匀，每服三钱，日三服。

《金匮》方不及备载，当于本书研究，独采此方者，以其为实证通治之方，备外风内湿一则也。

七二、黄疸脉沉，中痞恶心，便结溺赤，病属三焦里证，杏仁石膏汤主之。

前条两解表里，此条统治三焦，有一纵一横之义。杏仁、石膏开上焦，姜、半开中焦，枳实则由中驱下矣，山栀通行三焦，黄柏直清下焦。凡通宣三焦之方，皆扼重上焦，以上焦为病之始入，且为气化之先，虽统宣三焦之方，而汤则名杏仁石膏也。

杏仁石膏汤方（苦辛寒法）

杏仁五钱　石膏八钱　半夏五钱　山栀三钱　黄柏三钱　枳实汁每次三茶匙（冲）　姜汁每次三茶匙（冲）

水八杯，煮取三杯，分三次服。

七三、素积劳倦，再感湿温，误用发表，身面俱黄，不饥溺赤，连翘赤豆饮煎送保和丸。

前第七十条，由黄而变他病，此则由他病而变黄，亦遥相对待。证系两感，故方用连翘赤豆饮以解其外，保和丸以和其中，俾湿温、劳倦、治逆，一齐解散矣。保和丸苦温而运脾阳，行在里之湿；陈皮、连翘由中达外，其行湿固然矣。兼治劳倦者何？《经》云：劳者温之。盖人身之动作行为，皆赖阳气为之主张，积劳伤阳。劳倦者，因劳而倦也，倦者，四肢倦怠也。脾主四肢，脾阳伤，则四肢倦而无力也。再肺属金而主气，气者阳也；脾属土而生金，阳气虽分内外，其实特一气之转输耳。劳虽自外而来，外阳既伤，则中阳不能独运，中阳不运，是人之赖食湿以生者，反为食湿所困。脾既困于食湿，安能不失牝马之贞，而上承乾健乎！古人善治劳者，前则有仲景，后则有东垣，均从此处得手。奈之何后世医者，但云劳病，辄用补阴，非惑于丹溪一家之说哉！本论原为外感而设，并不及内伤，兹特因两感而略言之。

连翘赤豆饮方（苦辛微寒法）

连翘二钱　山栀一钱　通草一钱　赤豆二钱　花粉一钱　香豆豉一钱

煎送保和丸三钱。

保和丸方（苦辛温平法）

山楂　神曲　茯苓　陈皮　萷子　连翘　半夏

七四、湿甚为热，疟邪痞结心下。舌白口渴，烦躁自利，初身痛，继则心下亦痛，泻心汤主之。

此疟邪结心下气分之方也。

泻心汤（方法见前）

七五、疮家湿疟，忌用发散，苍术白虎汤加草果主之。

《金匮》谓疮家忌汗，发汗则病痉。盖以疮者血脉间病，心主血脉，血脉必虚而热，然后成疮；既成疮以后，疮脓又系血液所化，汗为心液，由血脉而达毛窍，再发汗以伤其心液，不痉何待！故以白虎辛凉重剂，清阳明之热湿由肺卫而出；加苍术、草果，温散脾中重滞之寒湿，亦由肺卫而出。阳明阳土，清以石膏、知母之辛凉；太阴阴土，温以苍术、草果之苦温，适合其脏腑之宜，矫其一偏之性而已。

苍术白虎汤加草果方（辛凉复苦温法）

即前白虎汤内加苍术、草果。

七六、背寒，胸中痞结，疟来日晏，邪渐入阴。草果知母汤主之。

此素积烦劳，未病先虚，故伏邪不肯解散，正阳馁弱，邪热固结。是以草果温太阴独胜之寒，知母泻阳明独胜之热，厚朴佐草果泻中焦之湿蕴，合姜、半而开痞结，花粉佐知母而生津退热；脾胃兼病，最畏木克，乌梅、黄芩清热而和肝；疟来日晏，邪欲入阴，其所以升之使出者，全赖草果（俗以乌梅、五味等酸敛，是知其一，莫知其他也。酸味秉厥阴之气，居五味之首，与辛味合用，开发阳气最速，观小青龙汤自知）。

草果知母汤方（苦辛寒兼酸法）

草果一钱五分　知母二钱　半夏三钱　厚朴二钱　黄芩一钱五分　乌梅一钱五分　花粉一钱五分　姜汁五匙（冲）

水五杯，煮取二杯，分二次温服。

按：此方即吴又可之达原饮去槟榔，加半夏、乌梅、姜汁。治中焦热结阳陷之证，最为合拍，吴氏乃以治不兼湿邪之温疫初起，其谬甚矣。

再按前贤制方，与集书者选方，不过示学者知法度，为学者立模范而已，未能预测后来之病证，其变幻若何？其兼证若何？其年岁又若何？所谓大匠诲人，能与人规矩，不能使人巧；至于奇巧绝伦之处，不能传，亦不可传，可遇而不可求，可暂而不可常者也。学者当心领神会，先务识其所以然之故，而后增减古方之药品分量，宜重宜轻，宜多宜寡，自有准的，所谓神而明之，存乎其人！

七七、疟伤胃阳，气逆不降，热劫胃液，不饥不饱，不食不便。渴不欲饮，味变酸浊，加减人参泻心汤主之。

此虽阳气受伤，阴汁被劫，恰偏于阳伤为多。故救阳立胃基之药四，存阴泻邪热之药二，喻氏所谓变胃而不受胃变之法也。

加减人参泻心汤（苦辛温复咸寒法）

人参二钱　黄连一钱五分　枳实一钱　干姜一钱五分　生姜二钱　牡蛎二钱

水五杯，煮取二杯，分二次温服。

按：大辛大温，与大苦大寒合方，乃厥阴经之定例。盖别脏之与腑，皆分而为二，或上下，或左右，不过经络贯通，臆膜相连耳。惟肝之与胆，合而为一，胆即居于肝之内，肝动则胆亦动，胆动而肝即随。肝宜温，胆宜凉，仲景乌梅圆、泻心汤，立万世法程矣。于小柴胡，先露其端。此证疟邪扰胃，致令胃气上逆，而亦用此辛温寒苦合法者何？盖胃之为腑，体阳而用阴，本系下降，无上升之理，其呕吐哕痞，有时上逆，升者胃气，所以使胃气上升者，非胃气也，肝与胆也，故古人以呕为肝病，今人则以为胃病已耳。

汪按：古人云：肝为刚脏，能受柔药；胃为柔脏，能受刚药。故胃阳伤者可与刚中之柔，不可与柔中之刚。又云：治肝不效，每以胃药收功。盖土衰木必乘之，扶阳明，所以制厥阴也。再考厥阴为阴阳交际之处，贞下起元，内藏相火，故用寒必复热，用热必复寒，仲景茱萸四逆、当归四逆，不用纯阳；乌梅、泻心，阴阳并用，为此也（先贤于内伤肾肝阴中之阳者，用羊肉、鹿茸等血肉之品，不用姜附；及温肾必助凉肝，皆此义）。至胃为中土，伤阳则为卑监，当用刚远柔；伤阴则为燥亢，当用柔远刚；阳衰者少佐宣畅，权衡在手，斯临证无差矣。

七八、疟伤胃阴，不饥不饱，不便，潮热，得食则烦热愈加，津液不复者，麦冬麻仁汤主之。

暑湿伤气，疟邪伤阴，故见证如是。此条与上条不饥不饱不便相同。上条以气逆味酸不食辨阳伤，此条以潮热得食则烦热愈加定阴伤也。阴伤既定，复胃阴者莫若甘寒，复酸味者，酸甘化阴也。两条胃病，皆有不便者何？九窍不和，皆属胃病也。

麦冬麻仁汤方（酸甘化阴法）

麦冬（连心）五钱　火麻仁四钱　生白芍四钱　何首乌三钱　乌梅肉二钱

知母二钱

水八杯，煮取三杯，分三次温服。

七九、太阴脾疟，寒起四末，不渴多呕，热聚心胸，黄连白芍汤主之；烦躁甚者，可另服牛黄丸一丸。

脾主四肢，寒起四末而不渴，故知其为脾疟也。热聚心胸而多呕，中土病而肝木来乘，故方以两和肝胃为主。此偏于热甚，故清热之品重，而以芍药收脾阴也。

黄连白芍汤方（苦辛寒法）

黄连二钱　黄芩二钱　半夏三钱　枳实一钱五分　白芍三钱　姜汁五匙（冲）

水八杯，煮取三杯，分三次温服。

八十、太阴脾疟，脉濡寒热，疟来日迟，腹微满，四肢不暖，露姜饮主之。

此偏于太阴虚寒，故以甘温补正。其退邪之妙，全在用露，清肃能清邪热，甘润不伤正阴，又得气化之妙谛。

露姜饮方（甘温复甘凉法）

人参一钱　生姜一钱

水两杯半，煮成一杯，露一宿，重汤温服。

八一、太阴脾疟，脉弦而缓，寒战，甚则呕吐噫气，腹鸣溏泄，苦辛寒法不中与也；苦辛温法，加味露姜饮主之。

上条纯是太阴虚寒，此条邪气更甚，脉兼弦则土中有木矣，故加温燥泄木退邪。

加味露姜饮方（苦辛温法）

人参一钱　半夏二钱　草果一钱　生姜二钱　广皮一钱　青皮（醋炒）一钱

水二杯半，煮成一杯，滴荷叶露三匙，温服，渣再煮一杯服。

八二、中焦疟，寒热久不止，气虚留邪，补中益气汤主之。

留邪以气虚之故，自以升阳益气立法。

补中益气汤方

炙黄芪一钱五分　人参一钱　炙甘草一钱　白术（炒）一钱　广皮五分

当归五分　升麻（炙）三分　柴胡（炙）三分　生姜三片　大枣（去核）二枚

水五杯，煮取二杯，渣再煮一杯，分温三服。

八三、脉左弦，暮热早凉，汗解渴饮，少阳疟偏于热重者，青蒿鳖甲汤主之。

少阳切近三阴，立法以一面领邪外出，一面防邪内入为要领。小柴胡汤以柴胡领邪，以人参、大枣、甘草护正；以柴胡清表热，以黄芩、甘草苦甘清里热；半夏、生姜两和肝胃，蠲内饮，宣胃阳，降胃阴，疏肝；用生姜、大枣调和营卫。使表者不争，里者内安，清者清，补者补，升者升，降者降，平者平，故曰和也。青蒿鳖甲汤，用小柴胡法而小变之，却不用小柴胡之药者，小柴胡原为伤寒立方，疟缘于暑湿，其受邪之源，本自不同，故必变通其药味，以同在少阳一经，故不能离其法。青蒿鳖甲汤以青蒿领邪，青蒿较柴胡力软，且芳香逐秽，开络之功则较柴胡有独胜。寒邪伤阳，柴胡汤中之人参、甘草、生姜，皆护阳者也；暑热伤阴，故改用鳖甲护阴，鳖甲乃蠕动之物，且能入阴络搜邪。柴胡汤以胁痛、干呕为饮邪所致，故以姜、半通阳降阴而清饮邪；青蒿鳖甲汤以邪热伤阴，则用知母、花粉以清热邪而止渴，丹皮清少阳血分，桑叶清少阳络中气分。宗古法而变古方者，以邪之偏寒偏热不同也。此叶氏之读古书，善用古方，岂他人之死于句下者，所可同日语哉！

青蒿鳖甲汤方（苦辛咸寒法）

青蒿三钱　知母二钱　桑叶二钱　鳖甲五钱　丹皮二钱　花粉二钱

水五杯，煮取二杯。疟来前，分二次温服。

八四、少阳疟如伤寒证者，小柴胡汤主之。渴甚者去半夏，加栝蒌根；脉弦迟者，小柴胡加干姜陈皮汤主之。

少阳疟如伤寒少阳证，乃偏于寒重而热轻，故仍从小柴胡法。若内躁渴甚，则去半夏之燥，加栝蒌根生津止渴。脉弦迟则寒更重矣，《金匮》谓脉弦迟者，当温之，故于小柴胡汤内，加干姜、陈皮温中，且能由中达外，使中阳得伸，逐邪外出也。

小柴胡汤方（苦辛甘温法）

柴胡三钱　黄芩一钱五分　半夏二钱　人参一钱　炙甘草一钱五分　生姜三片　大枣（去核）二枚

水五杯，煮取二杯，分二次温服。加减如《伤寒论》中法。渴甚者去半夏，加栝蒌根三钱。

小柴胡加干姜陈皮汤方（苦辛温法）

即于小柴胡汤内，加干姜二钱，陈皮二钱。

水八杯，煮取三杯，分三次，温服。

八五、舌白脘闷，寒起四末，渴喜热饮，湿蕴之故，名曰湿疟，厚朴草果汤主之。

此热少湿多之证。舌白脘闷，皆湿为之也；寒起四末，湿郁脾阳，脾主四肢，故寒起于此；渴，热也，当喜凉饮，而反喜热饮者，湿为阴邪，弥漫于中，喜热以开之也。故方法以苦辛通降，纯用温开，而不必苦寒也。

厚朴草果汤方（苦辛温法）

厚朴一钱五分　杏仁一钱五分　草果一钱　半夏二钱　茯苓块三钱　广皮一钱

水五杯，煮取二杯，分二次温服。

按中焦之疟，脾胃正当其冲。偏于热者胃受之，法则偏于救胃；偏于湿者脾受之，法则偏于救脾。胃，阳腑也，救胃必用甘寒苦寒；脾，阴脏也，救脾必用甘温苦辛。两平者，两救之。本论列疟证，寥寥数则，略备大纲，不能遍载。然于此数条反复对勘，彼此互印，再从上焦篇究来路，下焦篇阅归路，其规矩准绳，亦可知其大略矣。

八六、湿温内蕴，夹杂饮食停滞，气不得运，血不得行，遂成滞下，俗名痢疾，古称重证，以其深入脏腑也。初起腹痛胀者易治；日久不痛并不胀者难治。脉小弱者易治：脉实大数者难治。老年久衰，实大小弱并难治；脉调和者易治。日数十行者易治；一、二行或有或无者难治。面色便

色鲜明者易治；秽暗者难治。噤口痢属实者尚可治；属虚者难治。先滞（俗所谓痢疾）**后利**（俗谓之泄泻）**者易治；先利后滞者难治。先滞后疟者易治；先疟后滞者难治。本年新受者易治；上年伏暑，酒客积热，老年阳虚积湿者难治。季胁少腹无动气疝瘕者易治；有者难治。**

此痢疾之大纲。虽罗列难治易治十数条，总不出邪机向外者易治，深入脏络者难治也。谚云：饿不死的伤寒，撑不死的痢疾。时人解云：凡病伤寒者，当禁其食，令病者饿，则不至与外邪相搏而死也。痢疾日下数十行，下者既多，肠胃空虚，必令病者多食，则不至肠胃尽空而死也。不知此二语，乃古之贤医金针度人处，后人不审病情，不识句读，以致妄解耳。按《内经》热病禁食，在少愈之际，不在受病之初。仲景《伤寒论》中，现有食粥却病之条，但不可食重浊肥腻耳。痢疾、暑湿夹饮食内伤，邪非一端，肠胃均受其殃，古人每云淡薄滋味，如何可以恣食，与邪气团成一片，病久不解耶！吾见痢疾不戒口腹而死者，不可胜数。盖此二语，饿字撑字，皆自为一句，谓患伤寒之人，尚知饿而思食，是不死之证；其死者，医杀之也。盖伤寒暴发之病，自外而来，若伤卫而未及于营，病人知饿，病机尚浅，医者助胃气，捍外侮，则愈，故云不死，若不饿则重矣。仲景谓："风病能食，寒病不能食"是也。痢疾久伏之邪，由内下注，若脏气有余，不肯容留邪气，彼此互争则撑，邪机向外，医者顺水推舟则愈，故云不死。若脏气已虚，纯逊邪气，则不撑而寇深矣。

汪按：疟、痢二证，若不能薄味，药虽对证亦不能效，其愈后坚壁清野之法，与伤寒温病相同。但疟疾至正气大衰之时，胃虚不能胜邪，俗人仍令禁食，亦大谬也。丹溪《格致余论》俗言无饱死痢一条，可参看。

八七、自利不爽，欲作滞下，腹中拘急，小便短者，四苓合芩芍汤主之。

既自利（俗谓泄泻）矣，理当快利，而又不爽者何？盖湿中藏热，气为湿热郁伤，而不得畅遂其本性，故滞。脏腑之中，全赖此一气之转输，气既滞矣，焉有不欲作滞下之理乎！曰欲作，作而未遂也；拘急，不爽之象，积滞之情状也；小便短者，湿注大肠，阑门（小肠之末，大肠之始）不分水，膀胱不渗湿也。故以四苓散分阑门，通膀胱，开支河，使邪不直注大肠；合芩芍法宣气分，清积滞，预夺其滞下之路也。此乃初起之方，久痢阴伤，不可分利，故方后云：久利不在用之。

按浙人倪涵初，作疟痢三方，于痢疾条下，先立禁汗、禁分利、禁大下、禁温补之法，是诚见世之妄医者，误汗、误下、误分利、误温补，以致沉疴不起，痛心疾首而有是作也。然一概禁之，未免因噎废食，且其三方，亦何能包括痢门诸证，是安于小成，而不深究大体也。瑭勤求古训，静与心谋，以为可汗则汗，可下则下，可清则清，可补则补，一视其证之所现，而不可先有成见也。至于误之一字，医者时刻留心，犹恐思虑不及，学术不到，岂可谬于见闻而不加察哉！

四苓合芩芍汤方（苦辛寒法）

苍术二钱　猪苓二钱　茯苓二钱　泽泻二钱　白芍二钱　黄芩二钱　广皮一钱五分　厚朴二钱　木香一钱

水五杯，煮取二杯，分二次温服，久痢不在用之。

八八、暑湿风寒杂感，寒热迭作，表证正盛，里证复急，腹不和而滞下者，活人败毒散主之。

此证乃内伤水谷之酿湿，外受时令之风湿，中气本自不足之人，又气为湿伤，内外俱急。立方之法，以人参为君，坐镇中州，为督战之帅；以二活、二胡合芎䓖从半表半里之际领邪出外，喻氏所谓逆流挽舟者此也；以枳壳宣中焦之气，茯苓渗中焦之湿，以桔梗开肺与大肠之痹，甘草和合诸药，乃陷者举之之法，不治痢而治致痢之源，痢之初起，憎寒壮热者，非此不可也。若云统治伤寒、温疫、瘴气则不可。凡病各有所因，岂一方之所得而统之也哉！此方在风湿门中，用处甚多，若湿不兼风而兼热者，即不合拍，奚况温热门乎！世医用此方治温病，已非一日，吾只见其害，未见其利也。

活人败毒散（辛甘温法）

羌活、独活、茯苓、川芎、枳壳、柴胡、人参、前胡、桔梗以上各一两

甘草五钱

共为细末，每服二钱，水一杯，生姜三片，煎至七分，顿服之。热毒冲胃禁口者，本方加陈仓米各等分，名仓廪散，服法如前，加一倍，噤口属虚者勿用之。

汪按：噤口有虚实之分，此方虚者固不可用；即实证亦惟表证重者当用。若中焦湿热壅滞；当用丹溪人参、黄连法；虚者当于理中等法求之。

八九、滞下已成，腹胀痛，加减芩芍汤主之。

此滞下初成之实证，一以疏利肠间湿热为主。

加减芩芍汤方（苦辛寒法）

白芍三钱　黄芩二钱　黄连一钱五分　厚朴二钱　木香（煨）一钱　广皮二钱

水八杯，煮取三杯，分三次温服。忌油腻生冷。

【加减法】肛坠者，加槟榔二钱。腹痛甚欲便，便后痛减，再痛再便者，白滞加附子一钱五分，酒炒大黄三钱；红滞加肉桂一钱五分，酒炒大黄三钱，通爽后即止，不可频下。如积未净，当减其制，红积加归尾一钱五分，红花一钱，桃仁二钱。舌浊脉实有食积者，加楂肉一钱五分，神曲二钱，枳壳一钱五分。湿重者，目黄舌白不渴，加茵陈三钱，白通草一钱，滑石一钱。

九十、滞下湿热内蕴，中焦痞结，神识昏乱，泻心汤主之。

滞下由于湿热内蕴，以致中痞，但以泻心治痞结之所由来，而滞自止矣。

泻心汤（方法并见前）

九一、滞下红白。舌色灰黄，渴不多饮，小溲不利，滑石藿香汤主之。

此暑湿内伏，三焦气机阻窒，故不肯见积治积，乃以辛淡渗湿宣气，芳香利窍，治所以致积之因，庶积滞不期愈而自愈矣。

滑石藿香汤方（辛淡合芳香法）

飞滑石三钱　白通草一钱　猪苓二钱　茯苓皮三钱　藿香梗二钱　厚朴二

钱　白蔻仁一钱　广皮一钱

水五杯，煮取二杯，分二次服。

九二、湿温下利。脱肛，五苓散加寒水石主之。

此急开支河，俾湿去而利自止。

五苓散加寒水石方（辛温淡复寒法）

即于五苓散内加寒水石三钱，如服五苓散法，久痢不在用之。

九三、久痢阳明不阖，人参石脂汤主之。

九窍不和，皆属胃病，久痢胃虚，虚则寒，胃气下溜，故以堵截阳明为法。

人参石脂汤方（辛甘温合涩法，即桃花汤之变法也）

人参三钱　赤石脂（细末）三钱　炮姜二钱　白粳米（炒）一合

水五杯，先煮人参、白米、炮姜令浓，得二杯，后调石脂细末和匀，分二次服。

九四、自利腹满，小便清长，脉濡而小，病在太阴，法当温脏，勿事通腑，加减附子理中汤主之。

此偏于湿，合脏阴无热之证，故以附子理中汤，去甘守之人参、甘草，加通运之茯苓、厚朴。

加减附子理中汤方（苦辛温法）

白术三钱　附子二钱　干姜二钱　茯苓三钱　厚朴二钱

水五杯，煮取二杯，分二次温服。

汪按：理中不独湿困太阴宜用，每见夏日伤冷水瓜果，立时发痢者，止有寒湿，并无热证，小儿尤多此证，小便亦或短赤，不可拘泥，宜用理中，甚则加附子。瓜果积加丁香、草果；下利滞涩者，加当归；其有误用克伐者，则人参又当倍用矣；上焦有暑湿或呕者，反佐姜、连少许。

九五、自利不渴者属太阴，甚则哕（俗名呃忒），冲气逆，急救土败。附子粳米汤主之。

此条较上条更危，上条阴湿与脏阴相合，而脏之真阳未败，此则脏阳结而邪阴与脏阴毫无忌惮，故上条犹系通补，此则纯用守补矣。扶阳抑阴之大法如此。

附子粳米汤方（苦辛热法）

人参三钱　附子二钱　炙甘草二钱　粳米一合　干姜二钱

水五杯，煮取二杯，渣再煮一杯，分三次温服。

九六、疟邪热气，内陷变痢，久延时日，脾胃气衰，面浮腹膨，里急肛坠，中虚伏邪。加减小柴胡汤主之。

疟邪在经者多，较之痢邪在脏腑者浅，痢则深于疟矣。内陷云者，由浅入深也。治之之法，不出喻氏逆流挽舟之议，盖陷而入者，仍提而使之出也。故以柴胡由下而上，入深出浅，合黄芩两和阴阳之邪，以人参合谷芽宣补胃阳，丹皮、归、芍内护三阴，谷芽推气分之滞，山楂推血分之滞。谷芽升气分故推谷滞，山楂降血分故推肉滞也。

加减小柴胡汤（苦辛温法）

柴胡三钱　黄芩二钱　人参一钱　丹皮一钱　白芍（炒）二钱　当归（土炒）一钱五分　谷芽一钱五分　山楂（炒）一钱五分

水八杯，煮取三杯，分三次温服。

九七、春温内陷下痢，最易厥脱，加减黄连阿胶汤主之。

春温内陷，其为热多湿少明矣。热必伤阴，故立法以救阴为主。救阴之法，岂能出育阴坚阴两法外哉！此黄连之坚阴，阿胶之育阴，所以合而名汤也。从黄连者黄芩，从阿胶者生地、白芍也，炙草则统甘苦而并和之。此下三条，应列下焦，以与诸内陷并观，故列于此。

加减黄连阿胶汤（甘寒苦寒合化阴气法）

黄连三钱　阿胶三钱　黄芩二钱　炒生地四钱　生白芍五钱　炙甘草一钱五分

水八杯，煮取三杯，分三次温服。

九八、气虚下陷，门户不藏，加减补中益气汤主之。

此邪少虚多，偏于气分之证，故以升补为主。

加减补中益气汤（甘温法）

人参二钱　黄芪二钱　广皮一钱　炙甘草一钱　归身二钱　炒白芍三钱　防风五分　升麻三分

水八杯，煮取三杯，分三次温服。

九九、内虚下陷，热利下重，腹痛，脉左小右大，加味白头翁汤主之。

此内虚湿热下陷，将成滞下之方。仲景厥阴篇谓热利下重者，白头翁汤主之。按热注下焦，设不差，必圊脓血；脉右大者，邪从上中而来；左小者，下焦受邪，坚结不散之象。故以白头翁无风而摇者，禀甲乙之气，透发下陷之邪，使之上出；又能有风而静，禀庚辛之气，清能除热，燥能除湿，湿热之积滞去而腹痛自止。秦皮得水木相生之气，色碧而气味苦寒，所以能清肝热。黄连得少阴水精，能清肠澼之热。黄柏得水土之精，渗湿而清热。加黄芩、白芍者，内陷之证，由上而中而下，且右手脉大，上中尚有余邪，故以黄芩清肠胃之热，兼清肌表之热；黄连、黄柏但走中下，黄芩则走中上，盖黄芩手足阳明、手太阴药也；白芍去恶血，生新血，且能调血中之气也。按仲景太阳篇，有表证未罢，误下而成协热下利之证，心下痞硬之寒证，则用桂枝人参汤；脉促之热证，则用葛根黄连黄芩汤，与此不同。

加味白头翁汤（苦寒法）

白头翁三钱　秦皮二钱　黄连二钱　黄柏二钱　白芍二钱　黄芩三钱

水八杯，煮取三杯，分三次服。

秋　燥

一百、燥伤胃阴，五汁饮主之，玉竹麦门冬汤亦主之。

五汁饮（方法并见前）

玉竹麦门冬汤（甘寒法）

玉竹三钱　麦冬三钱　沙参二钱　生甘草一钱

水五杯，煮取二杯，分二次服。土虚者，加生扁豆。气虚者，加人参。

一百一、胃液干燥，外感已净者，牛乳饮主之。

此以津血填津血法也。

牛乳饮（甘寒法）

牛乳一杯

重汤炖熟，顿服之，甚者日再服。

一百二、燥证气血两燔者，玉女煎主之。

玉女煎方（见上焦篇）

卷三　下焦篇

风温　温热　温疫　温毒　冬温

一、风温、温热、温疫、温毒、冬温。邪在阳明久羁，或已下，或未下，身热面赤，口干舌燥，甚则齿黑唇裂，脉沉实者，仍可下之；脉虚大，手足心热甚于手足背者，加减复脉汤主之。

温邪久羁中焦阳明阳土，未有不克少阴癸水者，或已下而阴伤，或未下而阴竭。若实证居多，正气未至溃败，脉来沉实有力，尚可假手于一下，即《伤寒论》中急下以存津液之谓。若中无结粪，邪热少而虚热多，其人脉必虚，手足心主里，其热必甚于手足背之主表也。若再下其热，是竭其津而速之死也。故以复脉汤复其津液，阴复则阳留，庶可不至于死也。去参、桂、姜、枣之补阳，加白芍收三阴之阴，故云加减复脉汤。在仲景当日，治伤于寒者之结代，自有取于参、桂、姜、枣，复脉中之阳；今治伤于温者之阳亢阴竭，不得再补其阳也。用古法而不拘用古方，医者之化裁也。

二、温病误表，津液被劫，心中震震，舌强神昏，宜复脉法复其津液，舌上津回则生；汗自出，中无所主者，救逆汤主之。

误表动阳，心气伤则心震，心液伤则舌謇，故宜复脉复其津液也。若伤之太甚，阴阳有脱离之象，复脉亦不胜任，则非救逆不可。

三、温病耳聋，病系少阴，与柴胡汤者必死。六、七日以后，宜复脉辈复其精。

温病无三阳经证，却有阳明腑证（中焦篇已申明腑证之由矣）、三阴脏证。盖脏者藏也，藏精者也。温病最善伤精，三阴实当其冲。如阳明结则脾阴伤而不行，脾胃脏腑切近相连，夫累及妻，理固然也，有急下以存津液一法。土实则水虚，浸假而累及少阴矣，耳聋、不卧等证是也。水虚则木强，浸假而累及厥阴矣，目闭、痉厥等证是也。此由上及下，由阳入阴之道路，学者不可不知。按温病耳聋，《灵》《素》称其必死，岂少阳耳聋，竟至于死耶？《经》谓：肾开窍于耳，脱精者耳聋。盖初则阳火上闭，阴精不得上承，清窍不通，继则阳亢阴竭，若再以小柴胡汤直升少阳，其势必至下竭上厥，不死何待！何时医悉以陶氏《六书》，统治四时一切病证，而不究心于《灵》《素》《难经》也哉！瑭于温病六、七日以外，壮火少减，阴火内炽耳聋者，悉以复阴得效。曰宜复脉辈者，不过立法如此，临时对证，加减尽善，是所望于当其任者。

四、劳倦内伤，复感温病，六、七日以外不解者，宜复脉法。

此两感治法也。甘能益气，凡甘皆补，故宜复脉。服二、三帖后，身不热而倦甚，仍加人参。

五、温病已汗而不得汗，已下而热不退，六、七日以外，脉尚躁盛者，重与复脉汤。

已与发汗而不得汗，已与通里而热不除，其为汗下不当可知。脉尚躁盛，邪固不为药衰，正气亦尚能与邪气分争，故须重与复脉，扶正以敌邪，正胜则生矣。

六、温病误用升散，脉结代，甚则脉两至者，重与复脉，虽有他证，后治之。

此留人治病法也。即仲景里急，急当救里之义。

七、汗下后，口燥咽干，神倦欲眠，舌赤苔老，与复脉汤。

在中焦下后与益胃汤，复胃中津液，以邪气未曾深入下焦。若口燥咽干，乃少阴之液无以上供，神昏欲眠，有少阴但欲寐之象，故与复脉。

八、热邪深入，或在少阴，或在厥阴，均宜复脉。

此言复脉为热邪劫阴之总司也。盖少阴藏精，厥阴必待少阴精足而后能生，二经均可主以复脉者，乙癸同源也。

加减复脉汤方（甘润存津法）

炙甘草六钱　干地黄六钱（按地黄三种用法：生地者，鲜地黄未晒干者也，可入药煮用，可取汁用，其性甘凉，上中焦用以退热存津；干地黄者，乃生地晒干，已为丙火炼过，去其寒凉之性，本草称其甘平；熟地制以酒与砂仁，九蒸九晒而成，是又以丙火、丁火合炼之也，故其性甘温。奈何今人悉以干地黄为生地，北人并不知世有生地，佥谓干地黄为生地，而曰寒凉，指鹿为马，不可不辨） 生白芍六钱 麦冬（不去心）五钱 阿胶三钱 麻仁三钱（按柯韵伯谓：旧传麻仁者误，当系枣仁。彼从心悸动三字中看出传写之误，不为无见。今治温热，有取于麻仁甘益气，润去燥，故仍从麻仁）

水八杯，煮取八分三杯，分三次服。剧者加甘草至一两，地黄、白芍八钱，麦冬七钱，日三，夜一服。

救逆汤方（镇摄法）

即于加减复脉汤内去麻仁，加生龙骨四钱，生牡蛎八钱，煎如复脉法。脉虚大欲散者，加人参二钱。

九、下后大便溏甚，周十二时三、四行，脉仍数者，未可与复脉汤，一甲煎主之；服一二日，大便不溏者，可与一甲复脉汤。

下后法当数日不大便，今反溏而频数，非其人真阳素虚，即下之不得其道，有亡阴之虑。若以复脉滑润，是以存阴之品，反为泻阴之用。故以牡蛎一味，单用则力大，即能存阴，又涩大便，且清在里之余热，一物而三用之。

一甲煎（咸寒兼涩法）

生牡蛎二两（碾细）

水八杯，煮取三杯，分温三服。

一甲复脉汤方

即于加减复脉汤内，去麻仁，加牡蛎一两。

十、下焦温病，但大便溏者。即与一甲复脉汤。

温病深入下焦劫阴，必以救阴为急务。然救阴之药多滑润，但见大便溏，不必待日三、四行，即以一甲复脉法，复阴之中，预防泄阴之弊。

十一、少阴温病，真阴欲竭，壮火复炽，心中烦，不得卧者，黄连阿胶汤主之。

按前复脉法为邪少虚多之治。其有阴既亏而实邪正盛，甘草即不合拍。心中烦，阳邪挟心阳独亢于上，心体之阴，无容留之地，故烦杂无奈；不得卧，阳亢不入于阴，阴虚不受阳纳，虽欲卧得乎！此证阴阳各自为道，不相交互，去死不远，故以黄芩从黄连，外泻壮火而内坚真阴；以芍药从阿胶，内护真阴而外捍亢阳。名黄连阿胶汤者，取一刚以御外侮，一柔以护内主之义也。其交关变化神明不测之妙，全在一鸡子黄，前人训鸡子黄，佥谓鸡为巽木，得心之母气，色赤入心，虚则补母而已，理虽至当，殆未尽其妙。盖鸡子黄有地球之象，为血肉有情，生生不已，乃奠安中焦之圣品，有甘草之功能，而灵于甘草；其正中有孔，故能上通心气，下达肾气，居中以达两头，有莲子之妙用；其性和平，能使亢者不争，弱者得振；其气焦臭，故上补心；其味甘咸，故下补肾；再释家有地水风火之喻，此证大风一起，荡然无余，鸡子黄镇定中焦，通彻上下，合阿胶能预熄内风之震动也。然不知人身阴阳相抱之义，必未能识仲景用鸡子黄之妙，谨将人身阴阳生死寤寐图形，开列于后，以便学者人道有阶也。

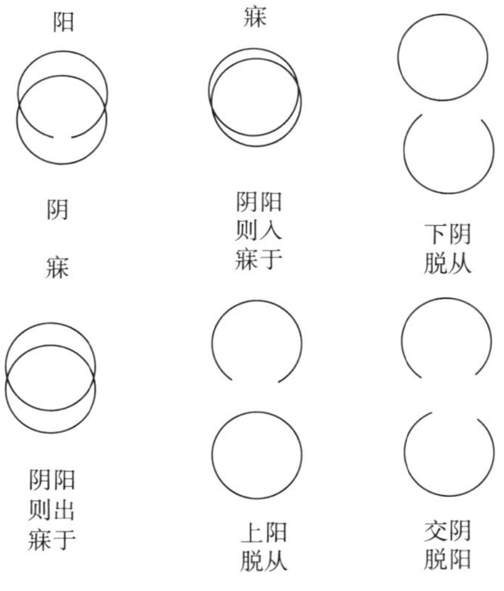

黄连阿胶汤方（苦甘咸寒法）

黄连四钱　黄芩一钱　阿胶三钱　白芍一钱　鸡子黄二枚

水八杯，先煮三物，取三杯，去滓，内胶烊尽，再内鸡子黄，搅令相得，日三服。

十二、夜热早凉，热退无汗，热自阴来者，青蒿鳖甲汤主之。

夜行阴分而热，日行阳分而凉，邪气深伏阴分可知；热退无汗，邪不出表而仍归阴分，更可知矣，故曰热自阴分而来，非上中焦之阳热也。邪气深伏阴分，混处气血之中，不能纯用养阴，又非壮火，更不得任用苦燥。故以鳖甲蠕动之物，入肝经至阴之分，既能养阴，又能入络搜邪；以青蒿芳香透络，从少阳领邪外出；细生地清阴络之热；丹皮泻血中之伏火；知母者，知病之母也，佐鳖甲、青蒿而成搜剔之功焉。再此方有先入后出之妙，青蒿不能直入阴分，有鳖甲领之入也；鳖甲不能独出阳分，有青蒿领之出也。

青蒿鳖甲汤方（辛凉合甘寒法）

青蒿二钱　鳖甲五钱　细生地四钱　知母二钱　丹皮三钱

水五杯，煮取二杯，日再服。

十三、热邪深入下焦，脉沉数。舌干齿黑，手指但觉蠕动，急防痉厥，二甲复脉汤主之。

此示人痉厥之渐也。温病七、八日以后，热深不解，口中津液干涸，但觉手指掣动，即当防其痉厥，不必俟其已厥而后治也。故以复脉育阴，加入介属潜阳，使阴阳交纽，庶厥不可作也。

二甲复脉汤方（咸寒甘润法）

即于加减复脉汤内，加生牡蛎五钱，生鳖甲八钱。

十四、下焦温病，热深厥甚。脉细促，心中憺憺大动，甚则心中痛者，三甲复脉汤主之。

前二甲复脉，防痉厥之渐，即痉厥已作，亦可以二甲复脉止厥。兹又加龟板名三甲者，以心中大动，甚则痛而然也。心中动者，火以水为体，肝风鸱张，立刻有吸尽西江之势，肾水本虚，不能济肝而后发痉，既痉而水难猝补，心之本体欲失，故憺憺然而大动也。（此心动与水停心下者相反。心为丁火，所恶者客水，而所喜者真水，故心与肾并主少阴也。一则水气上凌心，若薪炭之见水而爆沸也；一则水不济火，若游鱼之失水而腾跃也。一则通阳利水，一则潜阳补水，当于脉证辨之。——朱评）。甚则痛者，“阴维为病主心痛”，此证热久伤阴，八脉丽于肝肾，肝肾虚而累及阴维故心痛，非如寒气客于心胸之心痛，可用温通。故以镇肾气、补任脉、通阴维之龟板止心痛，合入肝搜邪之二甲，相济成功也。

三甲复脉汤方（同二甲汤法）

即于二甲复脉汤内，加生龟板一两。

十五、既厥且哕（俗名呃忒）**，脉细而劲。小定风珠主之。**

温邪久踞下焦，烁肝液为厥，扰冲脉为哕，脉阴阳俱减则细，肝木横强则劲。故以鸡子黄实土而定内风；龟板补任（谓任脉）而镇冲脉；阿胶沉降，补液而息肝风；淡菜生于咸水之中而能淡，外偶内奇，有坎卦之象，能补阴中之真阳，其形翕合，故又能潜真阳之上动；童便以浊液仍归浊道，用以为使也。名定风珠者，以鸡子黄宛如珠形，得巽木之精，而能息肝风，肝为巽木，巽为风也。龟亦有珠，具真武之德而镇震木。震为雷，在人为胆，雷动未有无风者，雷静而风亦静矣。亢阳直上巅顶，龙上于天也，制龙者，龟也。古者豢龙御龙之法，失传已久，其大要不出乎此。

小定风珠方（甘寒咸法）

鸡子黄（生用）一枚　真阿胶二钱　生龟板六钱　童便一杯　淡菜三钱

水五杯，先煮龟板、淡菜得二杯，去滓，入阿胶，上火烊化，内鸡子黄，搅令相得，再冲童便，顿服之。

十六、热邪久羁，吸烁真阴，或因误表，或因妄攻，神倦瘛疭，脉气虚弱，舌绛苔少，时时欲脱者，大定风珠主之。

此邪气已去八、九，真阴仅存一、二之治也。观脉虚苔少可知，故以大队浓浊填阴塞隙，介属潜阳镇定。以鸡子黄一味，从足太阴，下安足三阴，上济手三阴，使上下交合，阴得安其位，斯阳可立根基，俾阴阳有眷属一家之义，庶可不致绝脱欤！

大定风珠方（酸甘咸法）

生白芍六钱　阿胶三钱　生龟板四钱　干地黄六钱　麻仁二钱　五味子二钱　生牡蛎四钱　麦冬（连心）六钱　炙甘草四钱　鸡子黄（生）二枚　鳖甲

（生）四钱

水八杯，煮取三杯，去滓，再入鸡子黄，搅令相得，分三次服。喘加人参，自汗者加龙骨、人参、小麦，悸者加茯神、人参、小麦。

十七、壮火尚盛者，不得用定风珠、复脉。邪少虚多者，不得用黄连阿胶汤。阴虚欲痉者，不得用青蒿鳖甲汤。

此诸方之禁也。前数方虽皆为存阴退热而设，其中有以补阴之品，为退热之用者；有一面补阴，一面搜邪者；有一面填阴，一面护阳者；各宜心领神会，不可混也。

十八、痉厥神昏，舌短，烦躁，手少阴证未罢者，先与牛黄、紫雪辈，开窍搜邪；再与复脉汤存阴，三甲潜阳。临证细参，勿致倒乱。

痉厥神昏，舌謇烦躁，统而言之为厥阴证。然有手经、足经之分：在上焦以清邪为主，清邪之后，必继以存阴；在下焦以存阴为主，存阴之先，若邪尚有余，必先以搜邪。手少阴证未罢，如寸脉大，口气重，颧赤，白睛赤，热壮之类。

十九、邪气久羁，肌肤甲错，或因下后邪欲溃。或因存阴得液蒸汗，正气已虚，不能即出，阴阳互争而战者，欲作战汗也，复脉汤热饮之。虚盛者加人参。肌肉尚盛者，但令静，勿妄动也。

按伤寒汗解必在下前，温病多在下后。缚解而后得汗，诚有如吴又可所云者。凡欲汗者，必当先烦，乃有汗而解。若正虚邪重，或邪已深入下焦，得下后里通；或因津液枯燥，服存阴药，液增欲汗，邪正努力纷争，则作战汗，战之得汗则生，汗不得出则死。此系生死关头，在顷刻之间。战者，阳极而似阴也，肌肤业已甲错，其津液之枯燥，固不待言。故以复脉加人参助其一臂之力，送汗出表。若其人肌肤尚厚，未至大虚者，无取复脉之助正，但当听其自然，勿事骚扰可耳，次日再议补阴未迟。

二十、时欲漱口不欲咽，大便黑而易者，有瘀血也。犀角地黄汤主之。

邪在血分，不欲饮水，热邪燥液口干，又欲求救于水，故但欲漱口，不欲咽也。瘀血溢于肠间，血色久瘀则黑，血性柔润，故大便黑而易也。犀角味咸，入下焦血分以清热，地黄去积聚而补阴，白芍去恶血，生新血，丹皮泻血中伏火，此蓄血自得下行，故用此轻剂以调之也。

犀角地黄汤方（甘咸微苦法）

干地黄一两　生白芍三钱　丹皮三钱　犀角三钱

水五杯，煮取二杯，分二次服，渣再煮一杯服

二一、少腹坚满。小便自利，夜热昼凉，大便闭，脉沉实者，蓄血也，桃仁承气汤主之，甚则抵当汤。

少腹坚满，法当小便不利，今反自利，则非膀胱气闭可知。夜热者，阴热也；昼凉者，邪气隐伏阴分也；大便闭者，血分结也。故以桃仁承气通血分之闭结也。若闭结太甚，桃仁承气不得行，则非抵当不可，然不可轻用，不得不备一法耳。

桃仁承气汤方（苦辛咸寒法）

大黄五钱　芒硝二钱　桃仁三钱　当归三钱　芍药三钱　丹皮三钱

水八杯，煮取三杯，先服一杯，得下止后服，不知，再服。

抵当汤方（飞走攻络苦咸法）

大黄五钱　虻虫（炙干为末）二十枚　桃仁五钱　水蛭（炙干为末）五分

水八杯，煮取三杯，先服一杯，得下止后服，不知，再服。

二二、温病脉，法当数，今反不数而濡小者，热撤里虚也。里虚下利稀水，或便脓血者，桃花汤主之。

温病之脉本数，因用清热药撤其热，热撤里虚，脉见濡小，下焦空虚则寒，即不下利，亦当温补，况又下利稀水脓血乎！故用少阴自利，关闸不藏，堵截阳明法。

桃花汤方（甘温兼涩法）

赤石脂一两（半整用煎，半为细末调）　炮姜五钱　白粳米二合

水八杯，煮取三杯，去渣，入石脂末一钱五分，分三次服。若一服愈，余勿服。虚甚者加人参。

二三、温病七、八日以后，脉虚数，舌绛苔少，下利日数十行，完谷不化，身虽热者，桃花粥主之。

上条以脉不数而濡小，下利稀水，定其为虚寒而用温涩。此条脉虽数而日下数十行，至于完谷不化，其里邪已为泄泻下行殆尽。完谷不化，脾阳下陷，火灭之象；脉虽数而虚，苔化而少，身虽余热未退，亦虚热也，纯系关闸不藏见证，补之稍缓则脱。故改桃花汤为粥，取其逗留中焦之意，此条认定完谷不化四字要紧。

桃花粥方（甘温兼涩法）

人参三钱　炙甘草三钱　赤石脂六钱（细末）　白粳米二合

水十杯，先煮参、草得六杯，去渣，再入粳米煮得三杯，纳石脂末三钱，顿服之。利不止，再服第二杯，如上法；利止停后服。或先因过用寒凉脉不数、身不热者，加干姜三钱。

二四、温病少阴下利，咽痛，胸满，心烦者，猪肤汤主之。

此《伤寒论》原文。按温病热入少阴，逼液下走，自利咽痛，亦复不少，故采录于此。柯氏云：少阴下利，下焦虚矣。少阴脉循喉咙，其支者出络心，注胸中，咽痛胸满心烦者，肾火不藏，循经而上走于阳分也；阳并于上，阴并于下，火不下交于肾，水不上承于心，此未济之象。猪为水畜而津液在肤，用其肤以除上浮之虚火，佐白蜜、白粉之甘，泻心润肺而和脾，滋化源，培母气，水升火降，上热自除，而下利自止矣。

猪肤汤方（甘润法）

猪肤一斤（用白皮从内刮去肥，令如纸薄）

上一味，以水一斗，煮取五升，去渣，加白蜜一升，白米粉五合，熬香，和令相得。

二五、温病少阴咽痛者，可与甘草汤；不差者，与桔梗汤。

柯氏云：但咽痛而无下利、胸满、心烦等证，但甘以缓之足矣。不差者，配以桔梗，辛以散之也。其热微，故用此轻剂耳。

甘草汤方（甘缓法）

甘草二两

上一味，以水三升，煮取一升半，去渣，分温再服。

桔梗汤方（苦辛甘开提法）

甘草二两　桔梗二两

法同前。

二六、温病入少阴，呕而咽中伤，生疮不能语，声不出者，苦酒汤主之。

王氏晋三云：苦酒汤治少阴水亏不能上济君火，而咽生疮声不出者。疮者，疳也。半夏之辛滑，佐以鸡子清之甘润，有利窍通声之功，无燥津涸液之虑。然半夏之功能，全赖苦酒，摄入阴分，劫涎敛疮，即阴火沸腾，亦可因苦酒而降矣，故以为名。

苦酒汤方（酸甘微辛法）

半夏（制）二钱　鸡子一枚（去黄．内上苦酒鸡子壳中）

上二味，内半夏着苦酒中，以鸡子壳置刀环中，安火上，令三沸，去渣，少少含咽之。不差，更作三剂。

二七、妇女温病，经水适来，脉数耳聋，干呕烦渴，辛凉退热，兼清血分，甚至十数日不解，邪陷发痉者，竹叶玉女煎主之。

此与两感证同法。辛凉解肌，兼清血分者，所以补上中焦之未备；甚至十数日不解，邪陷发痉，外热未除，里热又急，故以玉女煎加竹叶，两清表里之热。

竹叶玉女煎方（辛凉合甘寒微苦法）

生石膏六钱　干地黄四钱　麦冬四钱　知母二钱　牛膝二钱　竹叶三钱

水八杯，先煮石膏、地黄得五杯，再入余四味，煮成二杯，先服一杯，候六时复之，病解停后服，不解再服（上焦用玉女煎去牛膝者，以牛膝为下焦药，不得引邪深入也。兹在下焦，故仍用之）。

二八、热入血室，医与两清气血，邪去其半。脉数，余邪不解者，护阳和阴汤主之。

此系承上条而言之也。大凡体质素虚之人，驱邪及半，必兼护养元气，仍佐清邪，故以参、甘护元阳，而以白芍、麦冬、生地，和阴清邪也。

护阳和阴汤方（甘凉甘温复法，偏于甘凉，即复脉汤法也）

白芍五钱　炙甘草二钱　人参二钱　麦冬（连心炒）二钱　干地黄（炒）三钱

水五杯，煮取二杯，分二次温服。

二九、热入血室，邪去八、九，右脉虚数，暮微寒热者，加减复脉汤，仍用参主之。

此热入血室之邪少虚多，亦以复脉为主法。脉右虚数，是邪不独在血分，故仍用参以补气。暮微寒热，不可认作邪实，乃气血俱虚，营卫不和之故。

加减复脉汤仍用参方

即于前复脉汤内，加人参三钱。

三十、热病经水适至，十余日不解，舌萎饮冷，心烦热，神气忽清忽乱，脉右长左沉，瘀热在里也。加减桃仁承气汤主之。

前条十数日不解用玉女煎者，以气分之邪尚多，故用气血两解。此条以脉左沉，不与右之长同，而神气忽乱，定其为蓄血，故以逐血分瘀热为急务也。

加减桃仁承气汤方（苦辛走络法）

大黄（制）三钱　桃仁（炒）三钱　细生地六钱　丹皮四钱　泽兰二钱　人中白二钱

水八杯，煮取三杯，先服一杯，候六时，得下黑血，下后神清渴减，止后服。不知，渐进。

按邵新甫云：考热入血室，《金匮》有五法：第一条主小柴胡，因寒热而用，虽经水适断，急提少阳之邪，勿令下陷为最。第二条伤寒发热，经水适来，已现昼明夜剧，谵语见鬼，恐人认阳明实证，故有无犯胃气及上二焦之戒。第三条中风寒热，经水适来，七、八日脉迟身凉，胸胁满如结胸状，谵语者，显无表证，全露热入血室之候，自当急刺期门，使人知针力比药力尤捷。第四条阳明病下血谵语，但头汗出，亦为热入血室，亦刺期门，汗出而愈。第五条明其一证而有别因为害，如痰潮上脘，昏冒不知，当先化其痰，后除其热。仲景教人当知变通，故不厌推广其义，乃今人一遇是证，不辨热入之轻重，血室之盈亏，遽与小柴胡汤，贻害必多。要之热甚而血瘀者，与桃仁承气及山甲、归尾之属；血舍空而热者用犀角地黄汤，加丹参、木通之属；表邪未尽而表证仍兼者，不妨借温通为使；血结胸，有桂枝红花汤，参入海蛤、桃仁之治；昏狂甚，进牛黄膏。调入清气化结之煎。再观叶案中有两解气血燔蒸之玉女煎法；热甚阴伤，有育阴养气之复脉法；又有护阴涤热之缓攻法。先圣后贤，其治条分缕析，学者审证定方，慎毋拘乎柴胡一法也。

三一、温病愈后，嗽稀痰而不咳，彻夜不寐者，半夏汤主之。

此中焦阳气素虚之人，偶感温病，医以辛凉甘寒，或苦寒清温热，不知十衰七、八之戒，用药过剂，以致中焦反停寒饮，令胃不和，故不寐也。《素问》云：胃不和则卧不安，饮以半夏汤，覆杯则寐。盖阳气下交于阴则寐，胃居中焦，为阳气下交之道路，中寒饮聚，致令阳气欲下交而无路可循，故不寐也。半夏逐痰饮而和胃，秫米秉燥金之气而成，故能补阳明燥气之不及而渗其饮，饮退则胃和，寐可立至，故曰覆杯则寐也。

半夏汤（辛甘淡法）

半夏（制）八钱　秫米二两（即俗所谓高粮是也，古人谓之稷，今或名为芦稷，如南方难得，则以薏仁代之。）

水八杯，煮取三杯，分三次温服。

三二、饮退则寐，舌滑，食不进者，半夏桂枝汤主之。

此以胃腑虽和，营卫不和，阳未卒复，故以前半夏汤合桂枝汤，调其营卫，和其中阳，自能食也。

半夏桂枝汤方（辛温甘淡法）

半夏六钱　秫米一两　白芍六钱　桂枝四钱（虽云桂枝汤，却用小建中汤法。桂枝少于白芍者，表里异治也）　炙甘草一钱　生姜三钱　大枣（去核）二枚

水八杯，煮取三杯，分温三服。

三三、温病解后，脉迟，身凉如水，冷汗自出者，桂枝汤主之。

此亦阳气素虚之体质，热邪甫退，即露阳虚，故以桂枝汤复其阳也。

桂枝汤方（见上焦篇。但此处用桂枝，分量与芍药等，不必多于芍药也；亦不必啜粥再令汗出，即仲景以桂枝汤小和之法是也）

粥再令汗出，即仲景以桂枝汤小和之法是也。

三四、温病愈后，面色萎黄，舌淡，不欲饮水，脉迟而弦，不食者，小建中汤主之。

此亦阳虚之质也，故以小建中，小小建其中焦之阳气，中阳复则能食，能食则诸阳皆可复也。

小建中汤方（甘温法）

白芍（酒炒）六钱　桂枝四钱　甘草（炙）三钱　生姜三钱　大枣（去核）二枚　胶饴五钱

水八杯，煮取三杯，去渣，入胶饴，上火烊化，分温三服。

三五、温病愈后，或一月，至一年，面微赤，脉数，暮热，常思饮不欲食者，五汁饮主之，牛乳饮亦主之。病后肌肤枯燥，小便溺管痛，或微燥咳，或不思食，皆胃阴虚也，与益胃、五汁辈。

前复脉等汤，复下焦之阴。此由中焦胃用之阴不降，胃体之阳独亢，故以甘润法救胃用，配胃体，则自然欲食，断不可与俗套开胃健食之辛燥药，致令燥咳成痨也。

五汁饮、牛乳饮方（并见前秋燥门）

益胃汤（见中焦篇）

按吴又可云："病后与其调理不善，莫若静以待动"，是不知要领之言也。夫病后调理，较易于治病，岂有能治病，反不能调理之理乎！但病后调理，不轻于治病，若其治病之初，未曾犯逆，处处得法，轻者三、五日而解，重者七、八日而解，解后无余邪，病者未受大伤，原可不必以药调理，但以饮食调理足矣，《经》所谓食养尽之是也。若病之始受既重，医者又有误表、误攻、误燥、误凉之弊，遗殃于病者之气血，将见外感变而为内伤矣。全赖医者善补其过（谓未犯他医之逆；或其人阳素虚，阴素亏；或前因邪气太盛，故剂不得不重；或本虚邪不能张，须随清随补之类），而补人之过（谓已犯前医之治逆），**退杀气**（谓余邪或药伤），**迎生气**（或养胃阴，或护胃阳，或填肾阴，或兼固。肾阳，以迎其先后天之生气），活人于万全，岂得听之而已哉！万一变生不测，推委于病者之家，能不愧于心乎！至调理大要，温病后一以养阴为主。饮食之坚硬浓厚者，不可骤进。间有阳气素虚之体质，热病一退，即露旧亏，又不可固执养阴之说，而灭其阳火。故本论中焦篇列益胃、增液、清燥等汤，下焦篇列复脉、三甲、五汁等复阴之法，乃热病调理之常理也。下焦篇又列建中、半夏、桂枝数法，以为阳气素虚，或误伤凉药之用，乃其变也。《经》所谓："有者求之，无者求之，微者责之，盛者责之"，全赖司其任者，心诚求之也。

暑温　伏暑

三六、暑邪深入少阴消渴者，连梅汤主之；入厥阴麻痹者，连梅汤主之；心热烦躁神迷甚者，先与紫雪丹，再与连梅汤。

肾主五液而恶燥，暑先入心，助心火独亢于上，肾液不供，故消渴也。再心与肾均为少阴，主火，暑为火邪，以火从火，二火相搏，水难为济，不消渴得乎！以黄连泻壮火，使不烁津，以乌梅之酸以生津，合黄连酸苦为阴；以色黑沉降之阿胶救肾水，麦冬、生地合乌梅酸甘化阴，庶消渴可止也。肝主筋而受液于肾，热邪伤阴，筋经无所秉受，故麻痹也。再包络与肝均为厥阴，主风木，暑先入心，包络代受，风火相搏，不麻痹得乎！以黄连泻克水之火，以乌梅得木气之先，补肝之正，阿胶增液而息肝风，冬、地补水以柔木，庶麻痹可止也。心热烦躁神迷甚，先与紫雪丹者，开暑邪之出路，俾梅、连有入路也。

连梅汤方（酸甘化阴酸苦泄热法）

云连二钱　乌梅（去核）三钱　麦冬（连心）三钱　生地三钱　阿胶二钱

水五杯，煮取二杯，分二次服。脉虚大而芤者，加人参。

三七、暑邪深入厥阴，舌灰，消渴，心下板实，呕恶吐蛔。寒热，下利血水，甚至声音不出，上下格拒者，椒梅汤主之。

此土败木乘，正虚邪炽，最危之候。故以酸苦泄热，辅正驱邪立法，据理制方，冀其转关耳。

椒梅汤方（酸苦复辛甘法，即仲景乌梅圆法也，方义已见中焦篇）。

黄连二钱　黄芩二钱　干姜二钱　白芍（生）三钱　川椒（炒黑）三钱　乌梅（去核）三钱　人参二钱　枳实一钱五分　半夏二钱

水八杯，煮取三杯，分三次服。

三八、暑邪误治，胃口伤残，延及中下，气塞填胸，燥乱口渴，邪结内踞，清浊交混者，来复丹主之。

此正气误伤于药，邪气得以窃据于中，固结而不可解，攻补难施之危证，勉立旋转清浊一法耳。

来复丹方（酸温法）

太阴元精石一两　舶上硫黄一两　硝石一两（同硫黄为末，微火炒结砂子大）　橘红二钱　青皮（去白）二钱　五灵脂二钱（澄去砂，炒令烟尽）

【方论】晋三王氏云：《易》言一阳来复于下，在人则为少阳生气所出之脏。病上盛下虚，则阳气去，生气竭，此丹能复阳于下，故曰来复。元精石乃盐卤至阴之精，硫黄乃纯阳石火之精，寒热相配，阴阳互济，有扶危拯逆之功；硝石化硫为水，亦可佐元、硫以降逆；灵脂引经入肝最速，能引石性内走厥阴，外达少阳，以交阴阳之枢纽；使以橘红、青皮者，纳气必先利气，用以为肝胆之向导也。

三九、暑邪久热，寝不安，食不甘，神识不清，阴液元气两伤者，三才汤主之。

凡热病久入下焦，消烁真阴，必以复阴为主。其或元气亦伤，又必兼护其阳。三才汤两复阴阳，而偏于复阴为多者也。温热、温疫末传，邪退八、九之际，亦有用处。暑温末传，亦有用复脉、三甲、黄连阿胶等汤之处。彼此互参，勿得偏执。盖暑温不列于诸温之内，而另立一门者，以后夏至为病暑，湿气大动，不兼湿不得名暑温，仍归温热门矣。既兼湿，则受病之初，自不得与诸温同法，若病至末传，湿邪已化，惟余热伤之际，其大略多与诸温同法，其不同者，前后数条，已另立法矣。

三才汤方（甘凉法）

人参三钱　天冬二钱　干地黄五钱

水五杯，浓煎两杯，分二次温服。欲复阴者，加麦冬、五味子。欲复阳者，加茯苓、炙甘草。

四十、蓄血，热入血室，与温热同法。

四一、伏暑、湿温胁痛，或咳，或不咳，无寒，但潮热，或竟寒热如疟状，不可误认柴胡证，香附旋覆花汤主之；久不解者。间用控涎丹。

按伏暑、湿温，积留支饮，悬于胁下，而成胁痛之证甚多，即《金匮》水在肝而用十枣之证。彼因里水久积，非峻攻不可；此因时令之邪，与里水新搏，其根不固，不必用十枣之太峻。只以香附、旋覆，善通肝络而逐胁下之饮；苏子、杏仁，降肺气而化饮；所谓建金以平木；广皮、半夏消痰饮之正；茯苓、薏仁开太阳而合阳明，所谓治水者必实土，中流涨者开支河之法也。用之得当，不过三、五日自愈。其或前医不识病因，不合治法，致使水无出路，久居胁下，恐成悬饮内痛之证，为患非轻，虽不必用十枣之峻，然不能出其范围，故改用陈无择之控涎丹，缓攻其饮。

香附旋覆花汤方（苦辛淡合芳香开络法）

生香附三钱　旋覆花（绢包）三钱　苏子霜三钱　广皮二钱　半夏五钱　茯苓块三钱　薏仁五钱

水八杯，煮取三杯，分三次温服。腹满者，加厚朴；痛甚者，加降香末。

控涎丹方（苦寒从治法）

痰饮，阴病也。以苦寒治阴病，所谓求其属以衰之是也。按肾经以脏而言，属水，其味咸，其气寒；以经而言，属少阴，主火，其味苦，其气化燥热。肾主水，故苦寒为水之属，不独咸寒为水之属也，盖真阳藏之于肾，故肾心并称少阴，而并主火也，知此理则知用苦寒、咸寒之法矣。泻火之有余用苦寒，寒能制火，苦从火化，正治之中，亦有从治；泻水之太过，亦用苦寒，寒从水气，苦从火味，从治之中，亦有正治，所谓水火各造其偏之极，皆相似也。苦咸寒治火之有余、水之不足为正治，亦有治水之有余、火之不足者，如介属芒硝并能行水，水行则火复，乃从治也。

甘遂（去心制）　大戟（去皮制）　白芥子

上等分为细末，神曲糊为丸，梧子大，每服九丸，姜汤下，壮者加之，羸者减之，以知为度。

寒　湿

（便血、咳嗽、疝瘕附）

四二、湿之为物也，在天之阳时为雨露，阴时为霜雪，在山为泉，在川为水，包含于土中者为湿。其在人身也，上焦与肺合，中焦与脾合，其流于下焦也。与少阴癸水合。

此统举湿在天地人身之大纲，异出同源，以明土为杂气，水为天一所生，无处不合者也。上焦与肺合者，肺主太阴湿土之气，肺病湿则气不得化，有霜雾之象，向之火制金者，今反水克火矣，故肺病而心亦病也。观《素问》寒水司天之年，则曰阳气不令，湿土司天之年，则曰阳光不治自知，故上焦一以开肺气救心阳为治。中焦与脾合者，脾主湿土之质，为受湿之区，故中焦湿证最多；脾与胃为夫妻，脾病而胃不能独治，再胃之脏象为土，土恶湿也，故开沟渠，运中阳，崇刚土，作堤防之治，悉载中焦。上中不治，其势必流于下焦。《易》曰：水流湿，《素问》曰：湿伤于下。下焦乃少阴癸水，湿之质即水也，焉得不与。肾水相合。吾见湿流下焦，邪水旺一分，正水反亏一分，正愈亏而邪愈旺，不可为矣。夫肾之真水，生于一阳，坎中满也，故治少阴之湿，一以护肾阳，使火能生土为主；肾与膀胱为夫妻，泄膀胱之积水，从下治，亦所以安肾中真阳也。脾为肾之上游，升脾阳，从上治，亦所以使水不没肾中真阳也。其病厥阴也奈何？盖水能生木，水太过，木反不生，木无生气，自失其疏泄之任，《经》有“风湿交争，风不胜湿”之文，可知湿土太过，则风木亦有不胜之时，故治厥阴之湿，以复其风木之本性，使能疏泄为主也。

本论原以温热为主，而类及于四时杂感。以宋元以来，不明仲景伤寒一书专为伤寒而设，乃以伤寒一书，应四时无穷之变，殊不合拍，遂至人著一书，而悉以伤寒名书。陶氏则以一人而屡著伤寒书，且多立妄诞不经名色，使后世学者，如行昏雾之中，渺不自觉其身之坠于渊也。今胪列四时杂感，春温、夏热、长夏暑湿、秋燥、冬寒，得其要领，效如反掌。夫春温、夏热、秋燥，所伤皆阴液也，学者苟能时时预护，处处堤防，岂复有精竭人亡之虑。伤寒所伤者阳气也，学者诚能保护得法，自无寒化热而伤阴，水负火而难救之虞。即使有受伤处，临证者知何者当护阳，何者当救阴，何者当先护阳，何者当先救阴，因端竞委，可备知终始而超道妙之神。瑭所以三致意者，乃在湿温一证。盖土为杂气，寄旺四时，藏垢纳污，无所不受，其间错综变化，不可枚举。其在上焦也，如伤寒；其在下焦也，如内伤；其在中焦也，或如外感，或如内伤。至人之受病也，亦有外感，亦有内伤，使学者心摇目眩，无从捉摸。其变证也，则有湿痹、水气、咳嗽、痰饮、黄汗、黄瘅、肿胀、疟疾、痢疾、淋症、带症、便血、疝气、痔疮、痈脓等证，较之风火燥寒四门之中，倍而又倍，苟非条分缕析，体贴入微，未有不张冠李戴者。

汪案：近代俗医，皆以伤寒法治温、热、暑、燥，入手妄用表散，末后又误认虚劳，妄行补阴补阳，以至生民夭枉，此书所为作也。若湿温之症，则又不然。世有粗工，稍知热病，一遇湿温，亦以温热之法施之，较之误认温热为伤寒者，厥罪惟均（学者宜细心分别。——朱评）。盖湿温一证，半阴半阳，其反复变迁，不可穷极，而又氤氲黏腻，不似伤寒之一表即解，温热之一清即愈。施治之法，万绪千端，无容一毫执著。篇中所述，亦只举其一隅，学者务宜勤求古训，精研理气，而后能贯通融会，泛应不穷。经云："知其要者，一言而终；不知其要，流散无穷"，是在潜心深造者矣。

四三、湿久不治，伏足少阴，舌白身痛，足跗浮肿，鹿附汤主之。

湿伏少阴，故以鹿茸补督脉之阳。督脉根于少阴，所谓八脉丽于肝肾也；督脉总督诸阳，此阳一升，则诸阳听令。附子补肾中真阳，通行十二经，佐之以菟丝，凭空行气而升发少阴，则身痛可休。独以一味草果，温太阴独胜之寒以醒脾阳，则地气上蒸天气之白苔可除；且草果，子也，凡子皆达下焦。以茯苓淡渗，佐附子开膀胱，小便得利，而跗肿可愈矣。

鹿附汤方（苦辛咸法）

鹿茸五钱　附子三钱　草果一钱　菟丝子三钱　茯苓五钱

水五杯，煮取二杯，日再服，渣再煮一杯服。

四四、湿久，脾阳消乏，肾阳亦惫者，安肾汤主之。

凡肾阳惫者，必补督脉，故以鹿茸为君，附子、韭子等补肾中真阳；但以苓、术二味，渗湿而补脾阳，釜底增薪法也（其曰安肾者，肾以阳为体，体立而用安矣）。

安肾汤方（辛甘温法）

鹿茸三钱　胡芦巴三钱　补骨脂三钱　韭子一钱　大茴香二钱　附子二钱　茅术二钱　茯苓三钱　菟丝子三钱

水八杯，煮取三杯，分三次服。大便溏者，加赤石脂。久病恶汤者，可用贰拾分作丸。

四五、湿久伤阳，痿弱不振，肢体麻痹，痔疮下血，术附姜苓汤主之。

按痔疮有寒湿、热湿之分，下血亦有寒湿、热湿之分，本论不及备载，但载寒湿痔疮下血者，以世医但知有热湿痔疮下血，悉以槐花、地榆从事，并不知有寒湿之因，畏姜、附如虎，故因下焦寒湿而类及之，方则两补脾肾两阳也。

术附姜苓汤方（辛温苦淡法）

生白术五钱　附子三钱　干姜三钱　茯苓五钱

水五杯，煮取二杯，日再服。

四六、先便后血，小肠寒湿，黄土汤主之。

此因上条而类及，以补偏救弊也，义见前条注下。前方纯用刚者，此方则以刚药健脾而渗湿，柔药保肝肾之阴，而补丧失之血，刚柔相济，又立一法，以开学者门径。后世黑地黄丸法，盖仿诸此。

黄土汤方（甘苦合用刚柔互济法）

甘草三两　干地黄三两　白术三两　附子（炮）三两　阿胶三两　黄芩三两　灶中黄土半斤

水八升，煮取二升，分温二服（分量服法，悉录古方，未敢增减，用者自行斟酌可也）。

四七、秋湿内伏，冬寒外加。脉紧无汗，恶寒身痛，喘咳稀痰，胸满，舌白滑，恶水不欲饮，甚则倚息不得卧，腹中微胀，小青龙汤主之；脉数有汗，小青龙去麻、辛主之；大汗出者，倍桂枝，减干姜，加麻黄根。

此条以《经》有“秋伤于湿，冬生咳嗽”之明文，故补三焦饮症数则，略示门径。按《经》谓“秋伤于湿”者，以长夏湿土之气，介在夏秋之间，七月大火西流，月建申，申者，阳气毕伸也，湿无阳气不发，阳伸之极，湿发亦重．人感此而至冬日寒水司令，湿水同体相搏而病矣。喻氏擅改经文，谓湿曰燥者，不明六气运行之道。如大寒，冬令也，厥阴气至而纸鸢起矣。四月，夏令也，古谓首夏犹清和，俗谓四月为麦秀寒，均谓时虽夏令，风木之气犹未尽灭也。他令仿此。至于湿土寄旺四时，虽在冬令，朱子谓“将大雨雪，必先微温”，盖微温则阳气通，阳通则湿行，湿行而雪势成矣，况秋日竟无湿气乎！此其间有说焉，《经》所言之秋，指中秋以前而言，秋之前半截也；喻氏所指之秋，指秋分以后而言，秋之后半截也。古脱燥论，盖世远年湮，残缺脱简耳。喻氏补论诚是，但不应擅改经文，竟崇已说，而不体之日月运行，寒暑倚伏之理与气也。喻氏学问诚高，特霸气未消，其温病论亦犯此病。学者遇咳嗽之证，兼合脉色，以详察其何因，为湿，为燥，为风，为火，为阴虚，为阳弱，为前候伏气，为现行时令，为外感而发动内伤，为内伤而招引外感，历历分明。或当用温用凉，用补用泻，或寓补于泻，或寓泻于补，择用先师何法何方，妙手空空，毫无成见，因物付物，自无差忒矣。即如此症，以喘咳痰稀，不欲饮水，胸满腹胀，舌白，定其为伏湿痰饮所致。以脉紧无汗，为遇寒而发，故用仲景先师辛温甘酸之小青龙，外发寒而内蠲饮，龙行而火随，故寒可去；龙动而水行，故饮可蠲。以自汗脉数（此因饮邪上冲肺气之数，不可认为火数），为遇风而发，不可再行误汗伤阳．使饮无畏忌．故去汤中之麻黄、细辛，发太阳、少阴之表者。倍桂枝以安其表。汗甚则以麻黄根收表疏之汗。夫根有归束之义，麻黄能行太阳之表，即以其根归束太阳之气也。大汗出减干姜者，畏其辛而致汗也。有汗去麻、辛不去干姜者，干姜根而中实，色黄而圆（土象也，土性缓），不比麻黄干而中空，色青而直（木象也，木性急，干姜岂性缓药哉！较之麻黄为缓耳。且干姜得丙火煅炼而成，能守中阳；麻黄则纯行卫阳，故其慓急之性，远甚于干姜也），细辛细而辛窜，走络最急也（且少阴经之报使，误发少阴汗者，必伐血）。

小青龙汤方（辛甘复酸法）

麻黄（去节）三钱　甘草（炙）三钱　桂枝（去皮）五钱　芍药三钱　五味二钱　干姜三钱　半夏五钱　细辛二钱

水八碗，先煮麻黄减一碗许，去上沫，内诸药，煮取三碗，去滓，温服一碗。得效，缓后服，不知，再服。

四八、喘咳息促，吐稀涎，脉洪数，右大于左。喉哑，是为热饮，麻杏石甘汤主之。

《金匮》谓病痰饮者，当以温药和之。盖饮属阴邪，非温不化，故饮病当温者，十有八、九，然当清者，亦有一、二。如此证息促，知在上焦；涎稀，知非劳伤之咳，亦非火邪之但咳无痰而喉哑者可比；右大于左，纯然肺病，此乃饮邪隔拒，心火壅遏，肺气不能下达。音出于肺，金实不鸣。故以麻黄中空而达外，杏仁中实而降里，石膏辛淡性寒，质重而气清轻，合麻杏而宣气分之郁热，甘草之甘以缓急，补土以生金也。按此方，即大青龙之去桂枝、姜、枣者也。

麻杏石甘汤方（辛凉甘淡法）

麻黄（去节）三钱　杏仁（去皮尖碾细）三钱　石膏（碾）三钱　甘草（炙）二钱

水八杯，先煮麻黄，减二杯，去沫，内诸药，煮取三杯，先服一杯，以喉亮为度。

四九、支饮不得息，葶苈大枣泻肺汤主之。

支饮上壅胸膈，直阻肺气，不令下降，呼息难通，非用急法不可。故以禀金火之气，破癥瘕积聚，通利水道，性急之葶苈，急泻肺中之壅塞；

然其性慓悍，药必入胃过脾，恐伤脾胃中和之气，故以守中缓中之大枣，护脾胃而监制之，使不旁伤他脏，一急一缓，一苦一甘，相须成功也。

葶苈大枣泻肺汤（苦辛甘法）

苦葶苈（炒香碾细）三钱　大枣（去核）五枚

水五杯，煮成二杯，分二次服，得效，减其制，不效，再作服，衰其大半而止。

五十、饮家反渴，必重用辛，上焦加干姜、桂枝，中焦加枳实、橘皮，下焦加附子、生姜。

《金匮》谓干姜、桂枝为热药也，服之当遂渴，今反不渴者，饮也。是以不渴定其为饮，人所易知也。又云："水在肺，其人渴"，是饮家亦有渴症，人所不知。今人见渴投凉，轻则用花粉、冬、地，重则用石膏、知母，全然不识病情。盖火咳无痰，劳咳胶痰，饮咳稀痰，兼风寒则难出，不兼风寒则易出，深则难出，浅则易出。其在上焦也，郁遏肺气，不能清肃下降，反挟心火上升烁咽，渴欲饮水，愈饮愈渴，饮后水不得行，则愈饮愈咳，愈咳愈渴，明知其为饮而渴也，用辛何妨，《内经》所谓辛能润是也。以干姜峻散肺中寒水之气，而补肺金之体，使肺气得宣，而渴止咳定矣。其在中焦也，水停心下，郁遏心气不得下降，反来上烁咽喉，又格拒肾中真液，不得上潮于喉，故嗌干而渴也。重用枳实急通幽门，使水得下行而脏气各安其位，各司其事，不渴不咳矣。其在下焦也，水郁膀胱，格拒真水不得外滋上潮，且邪水旺一分，真水反亏一分，藏真水者，肾也，肾恶燥，又肾脉入心，由心入肺，从肺系上循喉咙，平人之不渴者，全赖此脉之通调，开窍于舌下玉英、廉泉，今下焦水积而肾脉不得通调，故亦渴也。附子合生姜为真武法，补北方司水之神，使邪水畅流，而真水滋生矣。大抵饮家当恶水，不渴者其病犹轻，渴者其病必重。如温热应渴，渴者犹轻，不渴者甚重，反象也。所谓加者，于应用方中，重加之也。

五一、饮家阴吹，脉弦而迟，不得固执《金匮》法，当反用之，橘半桂苓枳姜汤主之

《金匮》谓阴吹正喧，猪膏发煎主之。盖以胃中津液不足，大肠津液枯槁，气不后行，逼走前阴，故重用润法，俾津液充足流行，浊气仍归旧路矣。若饮家之阴吹，则大不然。盖痰饮蟠踞中焦，必有不寐、不食、不饥、不便、恶水等证，脉不数而迟弦，其为非津液之枯槁，乃津液之积聚胃口可知。故用九窍不和，皆属胃病例，峻通胃液下行，使大肠得胃中津液滋润而病如失矣。此证系余治验，故附录于此，以开一条门径。

橘半桂苓枳姜汤（苦辛淡法）。

半夏二两　小枳实一两　橘皮六钱　桂枝一两　茯苓块六钱　生姜六钱

甘澜水十碗，煮成四碗，分四次，日三夜一服，以愈为度。愈后以温中补脾，使饮不聚为要。其下焦虚寒者，温下焦。肥人用温燥法，瘦人用温平法。

按痰饮有四，除久留之伏饮，非因暑湿暴得者不议外；悬饮已见于伏暑例中，暑饮相搏，见上焦篇第二十九条；兹特补支饮、溢饮之由，及暑湿暴得者，望医者及时去病，以免留伏之患。并补《金匮》所未及者二条，以开后学读书之法。《金匮》溢饮条下，谓大青龙汤主之，小青龙汤亦主之。注家俱不甚晰，何以同一溢饮，而用寒用热，两不相侔哉？按大青龙有石膏、杏仁、生姜、大枣，而无干姜、细辛、五味、半夏、白芍，盖大青龙主脉洪数、面赤、喉哑之热饮，小青龙主脉弦紧、不渴之寒饮也。由此类推，“胸中有微饮，苓桂术甘汤主之，肾气丸亦主之，”苓桂术甘，外饮治脾也；肾气丸，内饮治肾也。再胸痹门中，“胸痹心中痞，留气结在胸，胸满，胁下逆抢心，枳实薤白汤主之，人参汤亦主之，”又何以一通一补，而主一胸痹乎？盖胸痹因寒湿痰饮之实证，则宜通阳，补之不惟不愈，人参增气且致喘满；若无风寒痰饮之外因、不内外因，但系胸中清阳之气不足而痹痛者，如苦读书而妄想，好歌曲而无度，重伤胸中阳气者，老人清阳日薄者，若再以薤白、栝蒌、枳实，滑之，泻之，通之，是速之成劳也，断非人参汤不可。学者能从此类推，方不死于句下，方可与言读书也。

五二、暴感寒湿成疝，寒热往来，脉弦反数，舌白滑，或无苔不渴，当脐痛，或胁下痛，椒桂汤主之。

此小邪中里证也。疝，气结如山也。此肝脏本虚，或素有肝郁，或因暴怒，又猝感寒湿，秋月多得之。既有寒热之表证，又有脐痛之里证，表里俱急，不得不用两解。方以川椒、吴萸、小茴香直入肝脏之里，又芳香化浊流气；以柴胡从少阳领邪出表，病在肝治胆也；又以桂枝协济柴胡者，病在少阴，治在太阳也，《经》所谓病在脏治其腑之义也，况又有寒热之表证乎！佐以青皮、广皮，从中达外，峻伐肝邪也；使以良姜，温下焦之里也；水用急流，驱浊阴使无留滞也。

椒桂汤方（苦辛通法）

川椒（炒黑）六钱　桂枝六钱　良姜三钱　柴胡六钱　小茴香四钱　广皮三钱　吴茱萸（泡淡）四钱　青皮三钱

急流水八碗，煮成三碗，温服一碗，覆被令微汗佳；不汗，服第二碗，接饮生姜汤促之；得汗，次早服第三碗，不必覆被再令汗。

五三、寒疝脉弦紧，胁下偏痛，发热，大黄附子汤主之。

此邪居厥阴，表里俱急，故用温下法以两解之也。脉弦为肝郁，紧，里寒也；胁下偏痛，肝胆经络为寒湿所搏，郁于血分而为痛也；发热者，胆因肝而郁也。故用附子温里通阳，细辛暖水脏而散寒湿之邪；肝胆无出路，故用大黄，借胃腑以为出路也；大黄之苦，合附子、细辛之辛，苦与辛合，能降能通，通则不痛也。

大黄附子汤方（苦辛温下法）

大黄五钱　熟附子五钱　细辛三钱

水五杯，煮取两杯，分温二服（原方分量甚重，此则从时改轻，临时对证斟酌）。

五四、寒疝，少腹或脐旁，下引睾丸，或掣胁，下掣腰，痛不可忍者，天台乌药散主之。

此寒湿客于肝肾小肠而为病，故方用温通足厥阴、手太阳之药也。乌药祛膀胱冷气，能消肿止痛；木香透络定痛；青皮行气伐肝；良姜温脏劫寒；茴香温关元，暖腰肾，又能透络定痛；槟榔至坚，直达肛门散结气，使坚者溃，聚者散，引诸药逐浊气，由肛门而出；川楝导小肠湿热，由小便下行，炒以斩关夺门之巴豆，用气味而不用形质，使巴豆帅气药散无形之寒，随槟榔下出肛门；川楝得巴豆迅烈之气，逐有形之湿，从小便而去，俾有形无形之结邪，一齐解散而病根拔矣。

按疝瘕之证尚多，以其因于寒湿，故因下焦寒湿而类及三条，略示门径，直接中焦篇腹满腹痛等证。古人良法甚伙，而张子和专主于下，本之《金匮》病至其年月日时复发者当下之例，而方则从大黄附子汤悟入，并将淋、带、痔疮、癃闭等证，悉收入疝门，盖皆下焦寒湿湿热居多。而叶氏于妇科久病癥瘕，则以通补奇经，温养肝肾为主，盖本之《内经》"任脉为病，男子七疝，女子带下瘕聚"也。此外良法甚多，学者当于各家求之，兹不备载。

天台乌药散方（苦辛热急通法）

乌药五钱　木香五钱　小茴香（炒黑）五钱　良姜（炒）五钱　青皮五钱　川楝子十枚　巴豆七十二粒　槟榔五钱

先以巴豆微打破，加麸数合，炒川楝子，以巴豆黑透为度，去巴豆、麸子不用，但以川楝同前药为极细末，黄酒和服一钱。不能饮者，姜汤代之。重者日再服，痛不可忍者，日三服。

湿　温（疟、痢附）

五五、湿温久羁，三焦弥漫，神昏窍阻。少腹硬满，大便不下，宣清导浊汤主之。

此湿久郁结于下焦气分，闭塞不通之象，故用能升、能降、苦泄滞、淡渗湿之猪苓，合甘少淡多之茯苓，以渗湿利气；寒水石色白性寒，由肺直达肛门，宣湿清热，盖膀胱主气化，肺开气化之源，肺藏魄，肛门曰魄门，肺与大肠相表里之义也；晚蚕砂化浊中清气，大凡肉体未有死而不腐者，蚕则僵而不腐，得清气之纯粹者也，故其粪不臭不变色，得蚕之纯清，虽走浊道而清气独全，既能下走少腹之浊部，又能化浊湿而使之归清，以己之正，正人之不正也，用晚者，本年再生之蚕，取其生化最速也；皂荚辛咸性燥，入肺与大肠，金能退暑，燥能除湿，辛能通上下关窍，子更直达下焦，通大便之虚闭，合之前药，俾郁结之湿邪，由大便而一齐解散矣。

二苓、寒石，化无形之气；蚕砂、皂子，逐有形之湿也。

宣清导浊汤（苦辛淡法）

猪苓五钱　茯苓五钱　寒水石六钱　晚蚕砂四钱　皂荚子（去皮）三钱

水五杯，煮成两杯，分二次服，以大便通快为度。

五六、湿凝气阻，三焦俱闭，二便不通，半硫丸主之。

热伤气，湿亦伤气者何？热伤气者，肺主气而属金，火克金则肺所主之气伤矣。湿伤气者，肺主天气。脾主地气，俱属太阴湿土，湿气太过，反伤本脏化气，湿久浊凝，至于下焦，气不惟伤而且阻矣。气为湿阻，故二便不通，今人之通大便，悉用大黄，不知大黄性寒，主热结有形之燥粪；若湿阻无形之气，气既伤而且阻，非温补真阳不可。硫黄热而不燥，能疏利大肠，半夏能入阴，燥胜湿，辛下气，温开郁，三焦通而二便利矣。按上条之便闭，偏于湿重，故以行湿为主；此条之便闭，偏于气虚，故以补气为主。盖肾司二便，肾中真阳为湿所困，久而弥虚，失其本然之职，故助之以硫黄；肝主疏泄，风湿相为胜负，风胜则湿行，湿凝则风息，而失其疏泄之能，故通之以半夏。若湿尽热结，实有燥粪不下，则又不能不用大黄矣。学者详审其证可也。

半硫丸（酸辛温法）

石硫黄（硫黄有三种：土黄、水黄、石黄也。入药必须用产于石者。土黄土纹，水黄直丝，色皆滞暗而臭；惟石硫黄方棱石纹而有宝光不臭，仙家谓之黄矾，其形大势如矾。按硫黄感日之精．聚土之液，相结而成。生于艮土者佳，艮土者，少土也，其色晶莹，其气清而毒小。生于坤土者恶，坤土者，老土也，秽浊之所归也，其色板滞，其气浊而毒重，不堪入药，只可作火药用。石黄产于外洋，来自舶上，所谓倭黄是也。入莱菔内煮六时则毒去）　半夏（制）

上二味，各等分为细末，蒸饼为丸梧子大，每服一、二钱，白开水送下（按半硫丸通虚闭，若久久便溏，服半硫丸亦能成条，皆其补肾燥湿之功也）。

五七、浊湿久留，下注于肛，气闭，肛门坠痛，胃不喜食，舌苔腐白，术附汤主之。

此浊湿久留肠胃，致肾阳亦困，而肛门坠痛也。肛门之脉曰尻，肾虚则痛，气结亦痛。但气结之痛有二：寒湿、热湿也。热湿气实之坠痛，如滞下门中用黄连、槟榔之证是也。此则气虚而为寒湿所闭，故以参、附峻补肾中元阳之气，姜、术补脾中健运之气，朴、橘行浊湿之滞气，俾虚者充，闭者通，浊者行，而坠痛自止，胃开进食矣。按肛痛有得之大恐或房劳者，治以参、鹿之属，证属虚劳，与此对勘，故并及之。再此条应入寒湿门，以与上三条有互相发明之妙，故列于此，以便学者之触悟也。

术附汤方（苦辛温法）

生茅术五钱　人参二钱　厚朴三钱　生附子三钱　炮姜三钱　广皮三钱

水五杯，煮成两杯，先服一杯；约三时，再服一杯，以肛痛愈为度。

五八、疟邪久羁，因疟成劳，谓之劳疟；络虚而痛，阳虚而胀。胁有疟母，邪留正伤，加味异功汤主之。

此证气血两伤。《经》云：劳者温之，故以异功温补中焦之气，归、桂合异功温养下焦之血，以姜、枣调和营卫，使气血相生而劳疟自愈。此方补气，人所易见，补血人所不知，《经》谓：中焦受气，取汁变化而赤是谓血。凡阴阳两伤者，必于气中补血，定例也。

加味异功汤方（辛甘温阳法）

人参三钱　当归一钱五分　肉桂一钱五分　炙甘草二钱　茯苓三钱　于术（炒焦）三钱　生姜三钱　大枣（去核）二枚　广皮二钱

水五杯，煮成两杯，渣再煮一杯，分三次服。

五九、疟久不解，胁下成块，谓之疟母，鳖甲煎丸主之。

疟邪久扰，正气必虚，清阳失转运之机，浊阴生窃踞之渐，气闭则痰凝血滞，而块势成矣。胁下乃少阳、厥阴所过之地，按少阳、厥阴为枢，疟不离乎肝胆，久扰则脏腑皆困，转枢失职，故结成积块，居于所部之分。谓之疟母者，以其由疟而成，且无已时也。按《金匮》原文："病疟以月一日发，当以十五日愈；设不瘥，当月尽解；如其不瘥，当云何？此结为癥瘕，名曰疟母，急治之，宜鳖甲煎丸"。盖人身之气血与天地相应，故疟邪之着于人身也，其盈缩进退，亦必与天地相应。如月一日发者，发于黑昼月廓空时，气之虚也，当俟十五日愈。五者，生数之终；十者，成数之极；生成之盈数相会，五日一元，十五日三元一周；一气来复，白昼月廓满之时，天气实而人气复，邪气退而病当愈。设不瘥，必俟天气再转，当于月尽解。如其不瘥，又当云何？然月自亏而满，阴已盈而阳已缩；自满而亏，阳已长而阴已消；天地阴阳之盈缩消长已周，病尚不愈，是本身之气血，不能与天地之化机相为流转，日久根深，牢不可破，故宜急治也。

鳖甲煎丸方

鳖甲（炙）十二分　乌扇（烧）三分　黄芩三分　柴胡六分　鼠妇（熬）三分　干姜三分　大黄三分　芍药五分　桂枝三分　葶苈（熬）一分　石韦（去毛）三分　厚朴三分　牡丹皮五分　瞿麦二分　紫葳三分　半夏一分　人参一分　䗪虫（熬）五分　阿胶（炒）三分　蜂窝（炙）四分　赤硝十二分　蜣螂（熬）六分　桃仁二分

上二十三味，为细末。取煅灶下灰一斗，清酒一斛五斗，浸灰，俟酒尽一半，煮鳖甲于中，煮令泛烂如胶漆，绞取汁，纳诸药煎为丸，如梧子大。空心服七丸，日三服。

【方论】此辛苦通降，咸走络法。鳖甲煎丸者，君鳖甲而以煎成丸也，与他丸法迥异，故曰煎丸。方以鳖甲为君者，以鳖甲守神入里，专入肝经血分，能消癥瘕，领带四虫，深入脏络，飞者升，走者降，飞者兼走络中气分，走者纯走络中血分。助以桃仁、丹皮、紫葳之破满行血，副以葶苈、石韦、瞿麦之行气渗湿，臣以小柴胡、桂枝二汤，总去三阳经未结之邪；大承气急驱入腑已结之渣滓；佐以人参、干姜、阿胶，护养鼓荡气血之正，俾邪无容留之地，而深入脏络之病根拔矣。按小柴胡汤中有甘草，大承气汤中有枳实，仲景之所以去甘草，畏其太缓，凡走络药不须守法；去枳实，畏其太急而直走肠胃，亦非络药所宜也。

六十、太阴三疟，腹胀不渴，呕水，温脾汤主之。

三疟本系深入脏真之痼疾，往往经年不愈，现脾胃症，犹属稍轻。腹胀不渴，脾寒也，故以草果温太阴独胜之寒，辅以厚朴消胀。呕水者，胃寒也，故以生姜降逆，辅以茯苓渗湿而养正。蜀漆乃常山苗，其性急走疟邪，导以桂枝，外达太阳也。

温脾汤方（苦辛温里法）

草果二钱　桂枝三钱　生姜五钱　茯苓五钱　蜀漆（炒）三钱　厚朴三钱

水五杯，煮取两杯，分三次温服。

六一、少阴三疟，久而不愈，形寒嗜卧，舌淡脉微，发时不渴，气血两虚，扶阳汤主之。

《疟论》篇：黄帝问曰：时有间二日，或至数日发，或渴或不渴，其故何也？岐伯曰：其间日者，邪气客于六腑，而有时与卫气相失，不能相得，故休数日乃作也。疟者，阴阳更胜也。或甚或不甚，故或渴或不渴。《刺疟》篇曰：足少阴之疟，令人呕吐甚，多寒热，热多寒少，欲闭户牖而处，其病难已。夫少阴疟，邪入至深，本难速已；三疟又系积重难反，与卫气相失之证，久不愈，其常也。既已久不愈矣，气也、血也，有不随时日耗散也哉！形寒嗜卧，少阴本证，舌淡脉微不渴，阳微之象。故以鹿茸为君，峻补督脉。一者八脉丽于肝肾，少阴虚，则八脉亦虚；一者督脉总督诸阳，为卫气之根本。人参、附子、桂枝，随鹿茸而峻补太阳，以实卫气；当归随鹿茸以补血中之气，通阴中之阳；单以蜀漆一味，急提难出之疟邪，随诸阳药努力奋争，由卫而出。阴脏阴证，故汤以扶阳为名。

扶阳汤（辛甘温阳法）

鹿茸（生锉末，先用黄酒煎得）五钱　熟附子三钱　人参二钱　粗桂枝三钱　当归二钱　蜀漆（炒黑）三钱

水八杯，加入鹿茸酒，煎成三小杯，日三服。

六二、厥阴三疟，日久不已，劳则发热，或有痞结，气逆欲呕，减味乌梅圆法主之。

凡厥阴病甚，未有不犯阳明者。邪不深不成三疟。三疟本有难已之势，既久不已，阴阳两伤。劳则内发热者，阴气伤也；痞结者，阴邪也；气逆欲呕者，厥阴犯阳明，而阳明之阳将惫也。故以乌梅圆法之刚柔并用，柔以救阴，而顺厥阴刚脏之体，刚以救阳，而充阳明阳腑之体也。

减味乌梅圆法（酸苦为阴，辛甘为阳复法）

（以下方中多无分量，以分量本难预定，用者临时斟酌可也）

半夏　黄连　干姜　吴萸　茯苓　桂枝　白芍　川椒（炒黑）　乌梅

按疟痢两门，日久不治，暑湿之邪，与下焦气血混处者，或偏阴、偏阳，偏刚、偏柔；或宜补、宜泻，宜通、宜涩；或从太阴，或从少阴，或从厥阴，或护阳明，其证至杂至多，不及备载。本论原为温暑而设，附录数条于湿温门中者，以见疟痢之原起于暑湿，俾学者识得源头，使杂症有所统属，粗具规模而已。欲求美备，勤绎各家。

六三、酒客久痢，饮食不减，茵陈白芷汤主之。

久痢无他证，而且能饮食如故，知其病之未伤脏真胃土，而在肠中也；痢久不止者，酒客湿热下注，故以风药之辛，佐以苦味入肠，芳香凉淡也。盖辛能胜湿而升脾阳，苦能渗湿清热，芳香悦脾而燥湿，凉能清热，淡能渗湿也，俾湿热去而脾阳升，痢自止矣。

茵陈白芷汤方（苦辛淡法）

绵茵陈　白芷　北秦皮　茯苓皮　黄柏　藿香

六四、老年久痢，脾阳受伤，食滑便溏，肾阳亦衰，双补汤主之。

老年下虚久痢，伤脾而及肾，食滑便溏，亦系脾肾两伤。无腹痛、肛坠、气胀等证，邪少虚多矣。故以人参、山药、茯苓、莲子、芡实甘温而淡者补脾渗湿，再莲子、芡实水中之谷，补土而不克水者也；以补骨、苁蓉、巴戟、菟丝、覆盆、萸肉、五味酸甘微辛者，升补肾脏阴中之阳，而兼能益精气安五脏者也。此条与上条当对看：上条以酒客久痢，脏真未伤而湿热尚重，故虽日久仍以清热渗湿为主；此条以老年久痢，湿热无多而脏真已歉，故虽滞下不净，一以补脏固正，立法于此，亦可以悟治病之必先识证也。

双补汤方（复方也，法见注中）

人参　山药　茯苓　莲子　芡实　补骨脂　苁蓉萸肉　五味子　巴戟天　菟丝子　覆盆子

六五、久痢小便不通，厌食欲呕，加减理阴煎主之。

此由阳而伤及阴也。小便不通，阴液涸矣；厌食欲呕，脾胃两阳败矣。故以熟地、白芍、五味收三阴之阴，附子通肾阳，炮姜理脾阳，茯苓理胃阳也。按原方通守兼施，刚柔互用，而名理阴煎者，意在偏护阴也。熟地守下焦血分，甘草守中焦气分，当归通下焦血分，炮姜通中焦气分，盖气能统血，由气分之通，及血分之守，此其所以为理也。此方去甘草、当归，加白芍、五味、附子、茯苓者，为其厌食欲呕也。若久痢阳不见伤，无食少欲呕之象，但阴伤甚者，又可以去刚增柔矣。用成方总以活泼流动，对症审药为要。

加减理阴煎方（辛淡为阳，酸甘化阴复法。凡复法，皆久病未可以一法了事者）

熟地　白芍　附子　五味　炮姜　茯苓

六六、久痢带瘀血。肛中气坠，腹中不痛，断下渗湿汤主之。

此涩血分之法也。腹不痛，无积滞可知，无积滞，故用涩也。然腹中虽无积滞，而肛门下坠，痢带瘀血，是气分之湿热久而入于血分，故重用樗根皮之苦燥湿、寒胜热、涩以断下，专入血分而涩血为君；地榆得先春之气，木火之精，去瘀生新；茅术、黄柏、赤苓、猪苓开膀胱，使气分之湿热，由前阴而去，不致遗留于血分也；楂肉亦为化瘀而设，银花为败毒而然。

断下渗湿汤方（苦辛淡法）

樗根皮（炒黑）一两　生茅术一钱　生黄柏一钱　地榆（炒黑）一钱五分　楂肉（炒黑）三钱　银花（炒黑）一钱五分　赤苓三钱　猪苓一钱五分

水八杯，煮成三杯，分三次服。

六七、下痢无度。脉微细，肢厥，不进食，桃花汤主之。

此涩阳明阳分法也。下痢无度，关闸不藏；脉微细，肢厥，阳欲脱也。故以赤石脂急涩下焦，粳米合石脂堵截阳明，干姜温里而回阳，俾痢止则阴留，阴留则阳斯恋矣。

桃花汤（方法见温热下焦篇）

六八、久痢。阴伤气陷，肛坠尻痠。地黄余粮汤主之。

此涩少阴阴分法也。肛门坠而尻脉痠，肾虚而津液消亡之象。故以熟地、五味补肾而酸甘化阴；余粮固涩下焦，而痠可除，坠可止。痢可愈也（按石脂、余粮，皆系石药而性涩，桃花汤用石脂不用余粮，此则用余粮而不用石脂。盖石脂甘温，桃花温剂也；余粮甘平，此方救阴剂也，无取乎温，而有取乎平也）。

地黄余粮汤方（酸甘兼涩法）

熟地黄　禹余粮　五味子

六九、久痢伤肾，下焦不固，肠腻滑下，纳谷运迟，三神丸主之。

此涩少阴阴中之阳法也。肠腻滑下，知下焦之不固；纳谷运迟，在久痢之后，不惟脾阳不运，而肾中真阳亦衰矣。故用三神丸温补肾阳，五味兼收其阴，肉果涩自滑之脱也。

三神丸方（酸甘辛温兼涩法，亦复方也）

五味子　补骨脂　肉果（去净油）

七十、久痢伤阴，口渴舌干，微热微咳，人参乌梅汤主之。

口渴微咳于久痢之后，无湿热客邪款证，故知其阴液太伤，热病液涸，急以救阴为务。

人参乌梅汤（酸甘化阴法）

人参　莲子（炒）　炙甘草　乌梅　木瓜　山药

按此方于救阴之中，仍然兼护脾胃。若液亏甚而土无他病者，则去山药、莲子，加生地、麦冬，又一法也。

七一、痢久阴阳两伤，少腹肛坠，腰胯脊髀痠痛。由脏腑伤及奇经，参茸汤主之。

少腹坠，冲脉虚也；肛坠，下焦之阴虚也；腰，肾之腑也；胯，胆之穴也（谓环跳）；脊，太阳夹督脉之部也；髀，阳明部也；俱痠痛者，由阴络而伤及奇经也。参补阳明，鹿补督脉，归、茴补冲脉，菟丝、附子升少阴，杜仲主腰痛，俾八脉有权，肝肾有养，而痛可止，坠可升提也。

按环跳本穴属胆，太阳少阴之络实会于此。

参茸汤（辛甘温法）

人参　鹿茸　附子　当归（炒）　茴香（炒）　菟丝子　杜仲

按此方虽曰阴阳两补，而偏于阳。若其人但坠而不腰脊痛，偏于阴伤多者，可于本方去附子加补骨脂，又一法也。

七二、久痢伤及厥阴，上犯阳明，气上撞心，饥不欲食，干呕腹痛，乌梅圆主之。

肝为刚脏，内寄相火，非纯刚所能折；阳明腑，非刚药不复其体。仲景厥阴篇中，列乌梅圆治木犯阳明之吐蛔，自注曰：又主久痢方。然久痢之症不一，亦非可一概用之者也。叶氏于木犯阳明之疟痢，必用其法而化裁之，大抵柔则加白芍、木瓜之类，刚则加吴萸、香附之类，多不用桂枝、细辛、黄柏，其与久痢纯然厥阴见证，而无犯阳明之呕而不食撞心者，则又纯乎用柔，是治厥阴久痢之又一法也。按泻心寒热并用，而乌梅圆则又寒热刚柔并用矣。盖泻心治胸膈间病，犹非纯在厥阴也，不过肝脉络胸耳。若乌梅圆则治厥阴、防少阳、护阳明之全剂。

乌梅丸方（酸甘辛苦复法。酸甘化阴，辛苦通降，又辛甘为阳，酸苦为阴）

乌梅　细辛　干姜　黄连　当归　附子　蜀椒（炒焦去汗）　桂枝　人参　黄柏

此乌梅圆本方也。独无论者，以前贤名注林立，兹不再赘。分量制法，悉载《伤寒论》中。

七三、休息痢经年不愈，下焦阴阳皆虚，不能收摄，少腹气结。有似癥瘕，参芍汤主之。

休息痢者，或作或止，止而复作，故名休息，古称难治。所以然者，正气尚旺之人，即受暑、湿、水、谷、血、食之邪太重，必日数十行，而为胀、为痛、为里急后重等证，必不或作或辍也。其成休息证者，大抵有二，皆以正虚之故。一则正虚留邪在络，至其年月日时复发，而见积滞腹痛之实证者，可遵仲景凡病至其年月日时复发者当下之例，而用少少温下法，兼通络脉，以去其隐伏之邪；或丸药缓攻，俟积尽而即补之；或攻补兼施，中下并治，此虚中之实证也。一则纯然虚证，以痢久滑泄太过，下焦阴阳两伤，气结似乎癥瘕，而实非癥瘕，舍温补其何从！故以参、苓、炙草守补中焦，参、附固下焦之阳，白芍、五味收三阴之阴，而以少阴为主，盖肾司二便也。汤名参芍者，取阴阳兼固之义也。

参芍汤方（辛甘为阳酸甘化阴复法）

人参　白芍　附子　茯苓　炙甘草　五味子

七四、噤口痢。热气上冲，肠中逆阻似闭，腹痛在下尤甚者，白头翁汤主之。

此噤口痢之实证，而偏于热重之方也。

白头翁汤（方注见前）

七五、噤口痢，左脉细数，右手脉弦，干呕腹痛，里急后重，积下不爽，加减泻心汤主之。

此亦噤口痢之实证，而偏于湿热太重者也。脉细数，温热著里之象；右手弦者，木入土中之象也。故以泻心去守中之品，而补以运之，辛以开之，苦以降之；加银花之败热毒，楂炭之克血积，木香之通气积，白芍以收阴气，更能于土中拔木也。

加减泻心汤方（苦辛寒法）

川连　黄芩　干姜　银花　楂炭　白芍　木香汁

七六、噤口痢，呕恶不饥，积少痛缓。形衰脉弦，舌白不渴，加味参苓白术散主之。

此噤口痢邪少虚多，治中焦之法也。积少痛缓，则知邪少；舌白者无热；形衰不渴，不饥不食，则知胃关欲闭矣；脉弦者，《金匮》谓：弦则为减，盖谓阴精阳气俱不足也。《灵枢》谓：诸小脉者，阴阳形气俱不足，勿取以针，调以甘药也。仲景实本于此而作建中汤，治诸虚不足，为一切虚劳之祖方。李东垣又从此化出补中益气、升阳益气、清暑益气等汤，皆甘温除大热法，究不若建中之纯，盖建中以德胜，而补中以才胜者也。调以甘药者，十二经皆秉气于胃，胃复则十二经之诸虚不足，皆可复也。叶氏治虚多脉弦之噤口痢，仿古之参苓白术散而加之者，亦同诸虚不足调以甘药之义，又从仲景、东垣两法化出，而以急复胃气为要者也。

加味参苓白术散方（本方甘淡微苦法，加则辛甘化阳，芳香悦脾，微辛以通，微苦以降也。）

人参二钱　白术（炒焦）一钱五分　茯苓一钱五分　扁豆（炒）二钱　薏仁一钱五分　桔梗一钱　砂仁（炒）七分　炮姜一钱　肉豆蔻一钱　炙甘草五分

共为极细末，每服一钱五分，香粳米汤调服，日二次。

【方论】参苓白术散原方，兼治脾胃，而以胃为主者也，其功但止土虚无邪之泄泻而已。此方则通宣三焦，提上焦，涩下焦，而以醒中焦为要者也。参、苓、白术加炙草，则成四君矣。按四君以参、苓为胃中通药，胃者腑也，腑以通为补也；白术、炙草，为脾经守药，脾者脏也，脏以守为补也。茯苓淡渗，下达膀胱，为通中之通；人参甘苦，益肺胃之气，为通中之守；白术苦能渗湿，为守中之通；甘草纯甘，不兼他味，又为守中之守也，合四君为脾胃两补之方。加扁豆、薏仁以补肺胃之体，炮姜以补脾肾之用；桔梗从上焦开提清气，砂仁、肉蔻从下焦固涩浊气，二物皆芳香能涩滑脱，而又能通下焦之郁滞，兼醒脾阳也，为末，取其留中也；引以香粳米，亦以其芳香悦土，以胃所喜为补也。上下斡旋，无非冀胃气渐醒，可以转危为安也。

七七、噤口痢，胃关不开，由于肾关不开者，肉苁蓉汤主之。

此噤口痢邪少虚多，治下焦之法也。盖噤口日久，有责在胃者，上条是也；亦有由于肾关不开，而胃关愈闭者，则当以下焦为主。方之重用苁蓉者，以苁蓉感马精而生，精血所生之草而有肉者也。马为火畜，精为水阴，禀少阴水火之气而归于太阴坤土之药，其性温润平和，有从容之意，故得从容之名，补下焦阳中之阴有殊功。《本经》称其强阴益精，消癥瘕。强阴者，火气也，益精者，水气也，癥瘕乃气血积聚有形之邪，水火既济，中土气盛，而积聚自消。兹以噤口痢阴阳俱损，水土两伤，而又滞下之积聚未清，苁蓉乃确当之品也；佐以附子补阴中之阳，人参、干姜补土，当归、白芍补肝肾，芍用桂制者，恐其呆滞，且束入少阴血分也。

肉苁蓉汤（辛甘法）

肉苁蓉（泡淡）一两　附子二钱　人参二钱　干姜炭二钱　当归二钱　白芍（肉桂汤浸炒）三钱

水八杯，煮取三杯，分三次缓缓服，胃稍开，再作服。

秋　燥

七八、燥久伤及肝肾之阴，上盛下虚，昼凉夜热，或干咳，或不咳，甚则痉厥者，三甲复脉汤主之，定风珠亦主之，专翕大生膏亦主之。

肾主五液而恶燥，或由外感邪气久羁而伤及肾阴，或不由外感而内伤致燥，均以培养津液为主。肝木全赖肾水滋养，肾水枯竭，肝断不能独治，所谓乙癸同源，故肝肾并称也。三方由浅入深，定风浓于复脉，皆用汤，从急治。专翕取乾坤之静，多用血肉之品，熬膏为丸，从缓治。盖下焦深远，草木无情，故用有情缓治。再暴虚易复者，则用二汤；久虚难复者，则用专翕。专翕之妙，以下焦丧失皆腥臭脂膏，即以腥臭脂膏补之，较之丹溪之知柏地黄，云治雷龙之火而安肾燥，明眼自能辨之。盖凡甘能补，凡苦能泻，独不知苦先入心，其化以燥乎！再雷龙不能以刚药直折也，肾水足则静，自能安其专翕之性；肾水亏则动而躁，因燥而躁也。善安雷龙者，莫如专翕，观者察之。

三甲复脉汤、定风珠（并见前）

专翕大生膏（酸甘咸法）

人参二斤（无力者以制洋参代之）　茯苓二斤　龟板（另熬胶）一斤　乌骨鸡一对　鳖甲一斤（另熬胶）　牡蛎一斤　鲍鱼二斤　海参二斤　白芍二斤　五味子半斤　萸肉半斤　羊腰子八对　猪脊髓一斤　鸡子黄二十圆　阿胶二斤　莲子二斤　芡实三斤　熟地黄三斤　沙苑蒺藜一斤　白蜜一斤　枸杞子（炒黑）一斤

上药分四铜锅（忌铁器，搅用铜勺），以有情归有情者二，无情归无情者二，文火细炼三昼夜，去渣，再熬六昼夜，陆续合为一锅，煎炼成膏，末下三胶，合蜜和匀，以方中有粉无汁之茯苓、白芍、莲子、芡实为细末，合膏为丸。每服二钱，渐加至三钱，日三服，约一日一两，期年为度。每殒胎必三月，肝虚而热者，加天冬一斤，桑寄生一斤，同熬膏，再加鹿茸二十四两为末（本方以阴生于八，成于七，故用三七二十一之奇方，守阴也。加方用阳生于七，成于八，三八二十四之偶方，以生胎之阳也。古法通方多用偶，守法多用奇，阴阳互也）。

征按：此集始于银翘散之清芬，终于专翕膏之浊臭，本乎天者亲上，本乎地者亲下，则各从其类也。后之览者，亦可以悟三焦大意矣。

卷四　杂　说

汗　论

汗也者，合阳气阴精蒸化而出者也。《内经》云：人之汗，以天地之雨名之。盖汗之为物，以阳气为运用，以阴精为材料。阴精有余，阳气不足，则汗不能自出，不出则死；阳气有余，阴精不足，多能自出，再发则痉，痉亦死；或熏灼而不出，不出亦死也。其有阴精有余，阳气不足，又为寒邪肃杀之气所搏，不能自出者，必用辛温味薄急走之药，以运用其阳气，仲景之治伤寒是也。《伤寒》一书，始终以救阳气为主。其有阳气有余，阴精不足，又为温热升发之气所铄，而汗自出，或不出者，必用辛凉以止其自出之汗，用甘凉甘润培养其阴精为材料，以为正汗之地，本论之治温热是也。本论始终以救阴精为主。此伤寒所以不可不发汗，温热病断不可发汗之大较也。唐宋以来，多昧于此，是以人各著一伤寒书，而病温热者之祸亟矣。呜呼！天道欤？抑人事欤？

方中行先生或问六气论

原文云：或问天有六气——风、寒、暑、湿、燥、火。风、寒、暑、湿，《经》皆揭病出条例以立论，而不揭燥、火，燥、火无病可论乎？曰：《素问》言“春伤于风，夏伤于暑，秋伤于湿，冬伤于寒”者，盖以四气之在四时，各有专令，故皆专病也。燥、火无专令，故不专病，而寄病于百病之中；犹土无正位，而寄王于四时辰戌丑未之末。不揭者，无病无燥、火也。愚按此论，牵强臆断，不足取信，盖信经太过则凿之病也。春风，夏火，长夏湿土，秋燥，冬寒，此所谓播五行于四时也。《经》言先夏至为病温，即火之谓；夏伤于暑，指长夏中央土而言也；秋伤于湿，指初秋而言，乃上令湿土之气，流行未尽。盖天之行令，每微于令之初，而盛于令之末；至正秋伤燥，想代远年湮，脱简故耳。喻氏补之诚是，但不当硬改经文，已详论于下焦寒湿第四十七条中。今乃以土寄王四时比燥、火，则谬甚矣。夫寄王者，湿土也，岂燥、火哉！以先生之高明，而于六气乃昧昧焉，亦千虑之失矣。

伤寒注论

仲祖《伤寒论》，诚为金科玉律，奈注解甚难。盖代远年湮，中间不无脱简，又为后人妄增，断不能起仲景于九原而问之，何条在先，何条在后，何处尚有若干文字，何处系后人伪增，惟有阙疑阙殆，择其可信者而从之，不可信者而考之已尔。创斯注者，则有林氏、成氏，大抵随文顺解，不能透发精义，然创始实难，不为无功。有明中行方先生，实能苦心力索，畅所欲言，溯本探微，阐幽发秘，虽未能处处合拍，而大端已具。喻氏起而作《尚论》，补其阙略，发其所未发，亦诚仲景之功臣也；然除却心解数处，其大端亦从方论中来，不应力诋方氏。北海林先生，刻方氏前条辨，附刻《尚论篇》，历数喻氏僭窃之罪，条分而畅评之。喻氏之后，又有高氏，注《尚论》发明，亦有心得可取处，其大端暗窃方氏，明尊喻氏，而又力诋喻氏，亦如喻氏之于方氏也。北平刘觉葊先生起而证之，亦如林北海之证《尚论》者然，公道自在人心也。其他如郑氏、程氏之后条辨，无足取者，明眼人自识之。舒驰远之集注，一以喻氏为主，兼引程郊倩之《后条辨》，杂以及门之论断，若不知有方氏之《前条辨》者，遂以喻氏窃方氏之论，直谓为喻氏书矣。此外有沈目南注，张隐庵集注，程云来集注，皆可阅。至慈溪柯韵伯注《伤寒论》著《来苏集》，聪明才辩，不无发明，可供采择。然其自序中谓大青龙一证，方、喻之注大错，目之曰郑声，曰杨墨，及取三注对勘，虚中切理而细绎之。柯注谓风有阴阳：汗出脉缓之桂枝证，是中鼓动之阳风；汗不出脉紧烦躁之大青龙证，是中凛冽之阴风。试问中鼓动之阳风者，而主以桂枝辛甘温法，置《内经》“风淫于内，治以辛凉，佐以苦甘”之正法于何地？仲景自序云：“撰用《素问》《九卷》”，反背《素问》而立法耶？且以中鼓动之阳风者，主以甘温之桂枝，中凛冽之阴风者，反主以寒凉之石膏，有是理乎？其注烦躁，又曰热淫于内，则心神烦扰；风淫于内，故手足躁乱（方先生原注：风为烦，寒则躁）。既曰凛冽阴风，又曰热淫于内，有是理乎？种种矛盾，不可枚举。方氏立风伤卫，寒伤营，风寒两伤营卫，吾不敢谓即仲景之本来面目，然欲使后学眉目清楚，不为无见。如柯氏之所序，亦未必即仲景之心法，而高于方氏也。其删改原文处，多逞臆说，不若方氏之纯正矣。且方氏创通大义，其功不可没也。喻氏、高氏、柯氏，三子之于方氏，补偏救弊，其卓识妙悟，不无可取，而独恶其自高己见，各立门户，务掩前人之善耳。后之学者，其各以明道济世为急，毋以争名竞胜为心，民生幸甚。

风　论

《内经》曰：“风为百病之长”。又曰：“风者善行而数变”。夫风何以为百病之长乎？《大易》曰：“元者，善之长也”。盖冬至四十五日，以后夜半少阳起而立春，于立春前十五日交大寒节，而厥阴风木行令，所以疏泄一年之阳气，以布德行仁，生养万物者也。故王者功德既成以后，制礼作乐，舞八佾而宣八风，所谓四时和，八风理，而民不夭折。风非害人者也，人之腠理密而精气足者，岂以是而病哉！而不然者，则病斯起矣。以天地生生之具，反为人受害之物，恩极大而害亦广矣。盖风之体不一，而风之用有殊。春风自下而上，夏风横行空中，秋风自上而下，冬风刮地而行。其方位也，则有四正四隅，此方位之合于四时八节也。立春起艮方，从东北隅而来，名之曰条风，八节各随其方而起，常理也。如立春起坤方，谓之冲风，又谓之虚邪贼风，为其乘月建之虚，则其变也。春初之风，则夹寒水之母气；春末之风，则带火热之子气；夏初之风，则木气未尽，而炎火渐生；长夏之风，则挟暑气、湿气、木气（未为木库），大雨而后暴凉，则挟寒水之气；久晴不雨，以其近秋也，而先行燥气，是长夏之风，无所不兼，而人则无所不病矣。初秋则挟湿气，季秋则兼寒水之气，所以报冬气也。初冬犹兼燥金之气，正冬则寒水本令，而季冬又报来春风木之气，纸鸢起矣。再由五运六气而推，大运如甲己之岁，其风多兼湿气；一年六气中，客气所加何气，则风亦兼其气而行令焉。然则五运六气非风不行，风也者，六气之帅也，诸病之领袖也，故曰：百病之长也。其数变也奈何？如夏日早南风，少移时则由西而北而东，方南风之时，则晴而热，由北而东，则雨而寒矣。四时皆有早暮之变，不若夏日之数而易见耳。夫夏日曰长曰化，以盛万物也，而病亦因之而盛，《阴符》所谓害生于恩也。无论四时之风，皆带凉气者，木以水为母也；转化转热者，木生火也；且其体无微不入，其用无处不有，学者诚能体察风之体用，而于六淫之病，思过半矣。前人多守定一桂枝，以为治风之祖方，下此则以羌、防、柴、葛为治风之要药，皆未体风之情与《内经》之精义者也。桂枝汤在伤寒书内，所治之风，风兼寒者也，治风之变法也。若风之不兼寒者，则从《内经》风淫于内，治以辛凉，佐以苦甘，治风之正法也。以辛凉为正而甘温为变者何？风者，木也，辛凉者，金气，金能制木故也。风转化转热，辛凉苦甘则化凉气也。

医书亦有经子史集论

儒书有经子史集，医书亦有经子史集。《灵枢》《素问》《神农本经》《难经》《伤寒论》《金匮玉函经》，为医门之经；而诸家注论、治验、类案、本草、方书等，则医之子、史、集也。经细而子、史、集粗，经纯而子、史、集杂，理固然也。学者必不可不尊经，不尊经则学无根柢，或流于异端；然尊经太过，死于句下，则为贤者过之，《孟子》所谓：尽信书，则不如无书也。不肖者不知有经，仲景先师所谓：各承家技，终始顺旧，省疾问病，务在口给，相对斯须，便处汤药。自汉时而已然矣，遑问后世，此道之所以常不明而常不行也。

本论起银翘散论

本论第一方用桂枝汤者，以初春余寒之气未消，虽曰风温（系少阳之气），少阳紧承厥阴，厥阴根乎寒水，初起恶寒之证尚多，故仍以桂枝为首，犹时文之领上文来脉也。本论方法之始，实始于银翘散。

吴按：六气播于四时，常理也。诊病者，要知夏日亦有寒病，冬日亦有温病，次年春夏尚有上年伏暑，错综变化，不可枚举，全在测证的确。本论凡例内云：除伤寒宗仲景法外，俾四时杂感，朗若列眉，后世学者，察证之时，若真知确见其为伤寒，无论何时，自当仍宗仲景；若真知六气中为何气，非伤寒者，则于本论中求之。上焦篇辨伤寒、温暑疑似之间最详。

本论粗具规模论

本论以前人信经太过，（《经》谓热病者，伤寒之类也；又以《伤寒论》为方法之祖，故前人遂于伤寒法中求温热，中行且犯此病。）混六气于一《伤寒论》中，治法悉用辛温，其明者亦自觉不合，而未能自立模范。瑭哀道之不明，人之不得其死，不自揣度而作是书，非与人争名，亦毫无求胜前贤之私心也。至其序论采录处，粗陈大略，未能细详，如暑证中之大顺散、冷香饮子、浆水散之类，俱未收录。一以前人已有，不必屋上架屋，一以卷帙纷繁，作者既苦日力无多，观者反畏繁而不览，是以本论不过粗具三焦六淫之大概规模而已。惟望后之贤者，进而求之，引而伸之，斯愚者之大幸耳。

寒疫论

世多言寒疫者，究其病状，则憎寒壮热，头痛骨节烦疼，虽发热而不甚渴，时行则里巷之中，病俱相类，若役使者然，非若温病之不甚头痛骨痛而渴甚，故名曰寒疫耳。盖六气寒水司天在泉，或五运寒水太过之岁，或六气中加临之客气为寒水，不论四时，或有是证。其未化热而恶寒之时，则用辛温解肌；既化热之后，如风温证者，则用辛凉清热，无二理也。

伪病名论

病有一定之名，近有古无今有之伪名，盖因俗人不识本病之名而伪造者，因而乱治，以致误人性命。如滞下、肠澼，下便脓血，古有之矣，今则反名曰痢疾。盖利者，滑利之义，古称自利者，皆泄泻通利太过之证也。滞者，淤涩不通之象，二义正相反矣，然治法尚无大疵谬也。至妇人阴挺、阴蚀、阴痒、阴菌等证，古有明文，大抵多因于肝经郁结，湿热下注，浸淫而成，近日北人名之曰癗，历考古文，并无是字，焉有是病！而治法则用一种恶劣妇人，以针刺之，或用细钩勾之，利刀割之．十割九死，哀哉！其或间有一、二刀伤不重，去血不多，病本轻微者，得愈，则恣索重谢。试思前阴乃肾之部，肝经蟠结之地，冲任督三脉由此而分走前后，岂可肆用刀钩之所。甚则肝郁胁痛，经闭寒热等证，而亦名之曰癗，无形可割，则以大针针之。在妇人犹可借口曰：妇人隐疾，以妇人治之。甚至数岁之男孩，痔疮、疝、瘕、疳疾，外感之遗邪，总而名之曰癗，而针之，割之，更属可恶。在庸俗乡愚信而用之，犹可说也，竟有读书明理之文人，而亦为之蛊惑，不亦怪哉！又如暑月中恶腹痛，若霍乱而不得吐泻，烦闷欲死，阴凝之痞证也，治以苦辛芳热则愈，成霍乱则轻，论在中焦寒湿门中，乃今世相传谓之痧证，又有绞肠痧、乌痧之名，遂至方书中亦有此等名目矣。俗治以钱刮关节，使血气一分一合，数分数合而阳气行，行则通，通则痞开痛减而愈。但愈后周十二时不可饮水，饮水得阴气之凝，则留邪在络，遇寒或怒（动厥阴），则不时举发，发则必刮痧也。是则痧固伪名，刮痧乃通阳之法，虽流俗之治，颇能救急，犹可也。但禁水甚难，最易留邪。无奈近日以刮痧之法刮温病，夫温病，阳邪也，刮则通阳太急，阴液立见消亡，虽后来医治得法，百无一生。吾亲见有痉而死者，有痒不可忍而死者，庸俗之习，牢不可破，岂不哀哉！此外伪名妄治颇多，兹特举其尤者耳。若时医随口捏造伪名，南北皆有，不胜指屈矣。呜呼！名不正，必害于事，学者可不察乎！

温病起手太阴论

四时温病，多似伤寒；伤寒起足太阳，今谓温病起手太阴，何以手太阴亦主外感乎？手太阴之见证，何以大略似足太阳乎？手足有上下之分，阴阳有反正之义，庸可混乎！《素问·平人气象论》曰：藏真高于肺，以行营卫阴阳也。《伤寒论》中，分营分卫，言阴言阳，以外感初起，必由卫而营，由阳而阴。足太阳如人家大门，由外以统内，主营卫阴阳；手太阴为华盖，三才之天，由上以统下，亦由外以包内，亦主营卫阴阳，故大略相同也。大虽同而细终异，异者何？如太阳之窍主出，太阴之窍兼主出入；太阳之窍开于下，太阴之窍开于上之类，学者须于同中求异，异中验同，同异互参，真诠自见。

燥气论

前三焦篇所序之燥气，皆言化热伤津之证，治以辛甘微凉（金必克木，木受克，则子为母复仇，火来胜复矣），未及寒化。盖燥气寒化，乃燥气之正，《素问》谓“阳明所至为清劲”是也。《素问》又谓“燥极而泽”（土为金母，水为金子也），本论多类及于寒湿、伏暑门中，如腹痛呕吐之类，《经》谓“燥淫所胜，民病善呕，心胁痛不能转侧”者是也。治以苦温，《内经》治燥之正法也。前人有六气之中，惟燥不为病之说。盖以燥统于寒（吴氏《素问》注云：寒统燥湿，暑统风火，故云寒暑六入也），而近于寒，凡见燥病，只以为寒，而不知其为燥也。合六气而观之，余俱主生，独燥主杀，岂不为病者乎！细读《素问》自知。再前三篇原为温病而设，而类及于暑温、湿温，其于伏暑、湿温门中，尤必三致意者，盖以秋日暑湿踞于内，新凉燥气加于外，燥湿兼至，最难界限清楚，稍不确当，其败坏不可胜言。《经》谓粗工治病，湿证未已，燥证复起，盖谓此也（湿有兼热兼寒，暑有兼风兼燥，燥有寒化热化。先将暑湿燥分开，再将寒热辨明，自有准的）。

外感总数论

天以六气生万物，其错综变化无形之妙用，愚者未易窥测，而人之受病，即从此而来。近人止知六气太过曰六淫之邪，《内经》亦未穷极其变。夫六气伤人，岂界限清楚毫无兼气也哉！以六乘六，盖三十六病也。夫天地大道之数，无不始于一，而成于三，如一三为三，三三如九，九九八十一，而黄钟始备。六气为病，必再以三十六数，乘三十六，得一千二百九十六条，而外感之数始穷。此中犹不兼内伤，若兼内伤，则靡可纪极矣。呜呼！近人凡见外感，主以一柴葛解肌汤，岂不谬哉！

治病法论

治外感如将（兵贵神速，机圆法活，去邪务尽，善后务细，盖早平一日，则人少受一日之害）；治内伤如相（坐镇从容，神机默运，无功可言，无德可见，而人登寿域）。治上焦如羽（非轻不举）；治中焦如衡（非平不安）；治下焦如权（非重不沉）。

吴又可温病禁黄连论

唐宋以来，治温热病者，初用辛温发表，见病不为药衰，则恣用苦寒，大队芩、连、知、柏，愈服愈燥，河间且犯此弊。盖苦先入心，其化以燥，燥气化火，反见齿板黑，舌短黑，唇裂黑之象，火极而似水也。吴又可非之诚是，但又不识苦寒化燥之理，以为黄连守而不走，大黄走而不守。夫黄连不可轻用，大黄与黄连同一苦寒药，迅利于黄连百倍，反可轻用哉？余用普济消毒饮于温病初起，必去芩、连，畏其入里而犯中下焦也。于应用芩、连方内，必大队甘寒以监之，但令清热化阴，不令化燥。如阳亢不寐，火腑不通等证，于酒客便溏频数者，则重用之。湿温门则不惟不忌芩、连，仍重赖之，盖欲其化燥也。语云："药用当而通神"，医者之于药，何好何恶，惟当之是求。

风温、温热气复论

仲景谓腰以上肿当发汗，腰以下肿当利小便，盖指湿家风水、皮水之肿而言。又谓无水虚肿，当发其汗，盖指阳气闭结而阴不虚者言也。若温热大伤阴气之后，由阴精损及阳气，愈后阳气暴复，阴尚亏歉之至，岂可发汗利小便哉！吴又可于气复条下，谓血乃气之依归，气先血而生，无所依归，故暂浮肿，但静养节饮食自愈。余见世人每遇浮肿，便与淡渗利小便方法，岂不畏津液消亡而成三消证，快利津液为肺痈、肺痿证与阴虚、咳嗽身热之劳损证哉！余治是证，悉用复脉汤，重加甘草，只补其未足之阴，以配其已复之阳，而肿自消。千治千得，无少差谬，敢以告后之治温热气复者，暑温、湿温不在此例。

治血论

人之血，即天地之水也，在卦为坎（坎为血卦）。治水者不求之水之所以治，而但曰治水，吾未见其能治也。盖善治水者，不治水而治气。坎之上下两阴爻，水也；坎之中阳，气也；其原分自乾之中阳。乾之上下两阳，臣与民也；乾之中阳，在上为君，在下为师；天下有君师各行其道于天下，而彝伦不叙者乎？天下有彝伦攸叙，而水不治者乎？此《洪范》所以归本皇极，而与《禹贡》相为表里者也。故善治血者，不求之有形之血，而求之无形之气。盖阳能统阴，阴不能统阳；气能生血，血不能生气。倘气有未和，如男子不能正家而责之无知之妇人，不亦拙乎？至于治之之法，上焦之血，责之肺气，或心气；中焦之血，责之胃气，或脾气；下焦之血，责之肝气、肾气、八脉之气。治水与血之法，间亦有用通者，开支河也；有用塞者，崇堤防也。然皆已病之后，不得不与治其末；而非未病之先，专治其本之道也。

九窍论

人身九窍，上窍七，下窍二，上窍为阳，下窍为阴，尽人而知之也。其中阴阳奇偶生成之妙谛，《内经》未言，兹特补而论之。阳窍反用偶，阴窍反用奇。上窍统为阳，耳目视听，其气清为阳；鼻嗅口食，其气浊则阴也。耳听无形之声，为上窍阳中之至阳，中虚而形纵，两开相离甚远。目视有形之色，为上窍阳中之阴，中实而横，两开相离较近。鼻嗅无形之气，为上窍阴中之阳，虚而形纵，虽亦两窍，外则仍统于一。口食有形之五味，为上窍阴中之阴，中又虚又实，有出有纳，而形横，外虽一窍，而中仍二。合上窍观之，阳者偏，阴者正，土居中位也；阳者纵，阴者横，纵走气，而横走血，血阴而气阳也。虽曰七窍，实则八也。阳窍外阳（七数）而内阴（八数），外奇而内偶，阳生于七，成于八也。生数，阳也；成数，阴也。阳窍用成数，七、八成数也。下窍能生化之前阴，阴中之阳也；外虽一窍而内实二，阳窍用偶也。后阴但主出浊，为阴中之至阴，内外皆一而已，阴窍用奇也。合下窍观之，虽曰二窍，暗则三也。阴窍外阴（二数）而内阳（三数），外偶而内奇；阴窍用生数，二、三生数也。上窍明七，阳也；暗八，阴也。下窍明二，阴也；暗三，阳也。合上下窍而论之，明九，暗十一。十一者，一也；九为老，一为少，老成而少生也。九为阳数之终，一为阳数之始，始终上下，一阳气之循环也。开窍者，运阳气也。妙谛无穷，一互字而已。但互中之互，最为难识，余尝叹曰：修身者，是字难；格致者，互字难。

形体论

《内经》之论形体，头足腹背、经络脏腑，详矣，而独未总论夫形体之大纲，不揣鄙陋补之。人之形体，顶天立地，端直以长，不偏不倚，木之象也。在天为元，在五常为仁。是天以仁付之人也，故使其体直而麟凤龟龙之属莫与焉。孔子曰：人之生也直，罔之生也幸而免，蘧蒢戚施，直之对也。程子谓：生理本直，味本字之义。盖言天以本直之理，生此端直之形，人自当行公直之行也。人之形体，无鳞介毛羽，谓之倮虫，倮者，土也，主信，是地以信付之人也。人受天之仁，受地之信，备建顺五常之德而有精、神、魂、魄、心、意、志、思、智、虑，以行孝悌忠信，以期不负天地付畀之重。自别于麟凤龟龙之属，故孟子曰：万物皆备于我矣，又曰：惟圣人然后可以践形。《孝经》曰：“天地之道，人为贵，”人可不识人之形体以为生哉？医可不识人之形体以为治哉？

卷五 解产难

解产难题词

天地化生万物，人为至贵，四海之大，林林总总，孰非母产。然则母之产子也，得天地、四时、日月、水火自然之气化，而亦有难云乎哉？曰：人为之也。产后偶有疾病，不能不有赖于医。无如医者不识病，亦不识药；而又相沿故习，伪立病名；或有成法可守者而不守，或无成法可守者，而妄生议论；或固执古人一偏之论，而不知所变通；种种遗患，不可以更仆数。夫以不识之药，处于不识之病，有不死之理乎？其死也，病家不知其所以然，死者更不知其所以然，而医者亦复不知其所以然，呜呼冤哉！瑭目击神伤，作解产难。

产后总论

产后治法，前人颇多，非如温病混入伤寒论中，毫无尺度者也。奈前人亦不无间有偏见，且散见于诸书之中，今人读书不能搜求拣择，以致因陋就简，相习成风。兹特指出路头，学者随其所指而进步焉，当不岐于路矣。本论不及备录，古法之阙略者补之，偏胜者论之，流俗之坏乱者正之，治验之可法者表之。

产后三大征论一

产后惊风之说，由来已久，方中行先生驳之最详，兹不复议。《金匮》谓新产妇人有三病：一者病痉，二者病郁冒，三者大便难。新产血虚，多汗出，喜中风，故令人病痉；亡血复汗，故令郁冒；亡津液胃燥，故大便难。产妇郁冒，其脉微弱，呕不能食，大便反坚，但头汗出，所以然者，血虚而厥，厥而必冒，冒家欲解，必大汗出，以血虚下厥，孤阳上出，故头汗出。所以产妇喜汗出者，亡阴血虚，阳气独盛，故当汗出，阴阳乃复。大便坚，呕不能食，小柴胡汤主之。病解能食，七、八日复发热者，此为胃实，大承气汤主之。按此论乃产后大势之全体也，而方则为汗出中风一偏之证而设；故沈目南谓仲景本意，发明产后气血虽虚，然有实证，即当治实，不可顾虑其虚，反致病剧也。

产后三大征论二

按产后亦有不因中风，而本脏自病郁冒、痉厥、大便难三大证者。盖血虚则厥，阳孤则冒，液短则大便难。冒者汗者，脉多洪大而芤；痉者厥者，脉则弦数，叶氏谓之肝风内动，余每用三甲复脉，大小定风珠及专翕大生膏而愈（方法注论，悉载下焦篇）。浅深次第，临时斟酌。

产后三大征论三

《心典》云："血虚汗出，筋脉失养，风入而益其劲，此筋病也；亡阴血虚，阳气遂厥，而寒复郁之，则头眩而目瞀，此神病也；胃藏津液而灌溉诸阳，亡津液胃燥，则大肠失其润而大便难，此液病也。三者不同，其为亡血伤津则一，故皆为产后所有之病"。即此推之，凡产后血虚诸证，可心领而神会矣。按以上三大证，皆可用三甲复脉、大小定风珠、专翕膏主之。盖此六方，皆能润筋，皆能守神，皆能增液故也，但有浅深次第之不同耳。产后无他病，但大便难者，可与增液汤（方注并见中焦篇温热门）。以上七方，产后血虚液短，虽微有外感，或外感已去大半，邪少虚多者，便可选用，不必俟外感尽净而后用之也。再产后误用风药，误用辛温刚燥，致令津液受伤者，并可以前七方斟酌救之。余制此七方，实从《金匮》原文体会而来，用之无不应手而效，故敢以告来者。

产后瘀血论

张石顽云："产后元气亏损，恶露乘虚上攻，眼花头眩，或心下满闷，神昏口噤，或痰涎壅盛者，急用热童便主之。或血下多而晕，或神昏烦乱，芎归汤加人参、泽兰、童便，兼补而散之（此条极须斟酌，血下多而晕，血虚可知，岂有再用芎、归、泽兰辛窜走血中气分之品，以益其虚哉！其方全赖人参固之，然人参在今日，值重难办，方既不善，人参又不易得，莫若用三甲复脉、大小定风珠之为愈也，明者悟之）。又败血上冲有三：或歌舞谈笑，或怒骂坐卧，甚则逾墙上屋，此败血冲心多死，用花蕊石散，或琥珀黑龙丹，如虽闷乱，不至癫狂者，失笑散加郁金；若饱闷呕恶腹满胀痛者，此败血冲胃，五积散或平胃加姜、桂，不应，送来复丹，呕逆腹胀，血化为水者，《金匮》下瘀血汤；若面赤呕逆欲死，或喘急者，此败血冲肺，人参、苏木，甚则加芒硝荡涤之。大抵冲心者，十难救一，冲胃者五死五生，冲肺者十全一、二。又产后口鼻起黑色而鼻衄者，是胃气虚败而血滞也，急用人参、苏木，稍迟不救。愚按：产后原有瘀血上冲等证，张氏论之详矣。产后瘀血实证，必有腹痛拒按情形，如果痛处拒按，轻者用生化汤，重者用回生丹最妙。盖回生丹以醋煮大黄，直入病所而不伤他脏，内多飞走有情食血之虫，又有人参护正，何瘀不破，何正能伤。近见产妇腹痛，医者并不问拒按喜按，一概以生化汤从事，甚至病家亦不延医，每至产后，必服生化汤十数帖，成阴虚劳病，可胜悼哉！余见古本《达生篇》中，生化汤方下注云：专治产后瘀血腹痛、儿枕痛，能化瘀生新也。方与病对，确有所据。近日刻本，直云："治产后诸病"，甚至有注"产下即服者"，不通已极，可恶可恨。再《达生篇》一书，大要教人静镇，待造化之自然，妙不可言，而所用方药，则未可尽信。如达生汤下，"怀孕九月后服，多服尤妙"，所谓天下本无事，庸人自扰之矣。岂有不问孕妇之身体脉象，一概投药之理乎？假如沉涩之脉，服达生汤则可，若流利洪滑之脉，血中之气本旺，血分温暖，何可再用辛走气乎？必致产后下血过多而成痉厥矣。如此等不通之语，辨之不胜其辨，可为长太息也！

产后宜补宜泻论

朱丹溪云："产后当大补气血，即有杂病，从末治之；一切病多是血虚，皆不可发表"。张景岳云："产后既有表邪，不得不解；既有火邪，不得不清；既有内伤停滞，不得不开通消导，不可偏执。如产后外感风寒，头痛身热，便实中满，脉紧数洪大有力，此表邪实病也。又火盛者，必热渴躁烦，或便结腹胀，口鼻舌焦黑，酷喜冷饮，眼眵尿痛，溺赤，脉洪滑，此内热实病也。又或因产过食，致停蓄不散，此内伤实病也。又或郁怒动肝，胸胁胀痛，大便不利，脉弦滑，此气逆实病也。又或恶露未尽，瘀血上冲，心腹胀满，疼痛拒按，大便难，小便利，此血逆实证也。遇此等实证，若用大补，是养虎为患，误矣"。愚按：二子之说，各有见地，不可偏废，亦不可偏听。如丹溪谓产后不可发表，仲景先师原有亡血禁汗之条，盖汗之则痉也。产后气血诚虚，不可不补，然杂证一概置之不问，则亦不可，张氏驳之，诚是。但治产后之实证，自有妙法，妙法为何？手挥目送是也。手下所治系实证，目中、心中、意中注定是产后。识证真，对病确，一击而罢。治上不犯中，治中不犯下，目中清楚，指下清楚，笔下再清楚，治产后之能事毕矣。如外感自上焦而来，固云治上不犯中，然药反不可过轻，须用多备少服法，中病即已，外感已即复其虚，所谓无粮之兵，贵在速战；若畏产后虚怯，用药过轻，延至三、四日后，反不能胜药矣。余治产后温暑，每用此法。如腹痛拒按则化瘀，喜按即补络，快如转丸，总要医者平日用功参悟古书，临证不可有丝毫成见而已。

产后六气为病论

产后六气为病，除伤寒遵仲景师外（孕妇伤寒，后人有六合汤法），当于前三焦篇中求之。斟酌轻重，或速去其邪，所谓无粮之师，贵在速战者是也。或兼护其虚，一面扶正，一面驱邪。大抵初起以速清为要，重证亦必用攻。余治黄氏温热，妊娠七月，胎已欲动，大实大热，目突舌烂，乃前医过于瞻顾所致，用大承气一服，热退胎安，今所生子二十一岁矣。如果六气与痉瘛之因，皦然心目，俗传产后惊风之说可息矣。

产后不可用白芍辨

朱丹溪谓产后不可用白芍，恐伐生生之气，则大谬不然，但视其为虚寒虚热耳。若系虚寒，虽非产后，亦不可用，如仲景有桂枝汤去芍药法，小青龙去芍药法。若系虚热，必宜用之收阴。后世不善读书者，古人良法不知守，此等偏谬处，偏牢记在心，误尽大事，可发一叹。按白芍花开春末夏初，禀厥阴风木之全体，得少阴君火之气化，炎上作苦，故气味苦平（《本经》芍药并无酸字，但云苦平无毒，酸字后世妄加者也）。主治邪气腹痛，除血痹，破坚积，寒热疝瘕，止痛，利小便，益气，岂伐生生之气者乎？使伐生气，仲景小建中汤，补诸虚不足而以之为君乎？张隐庵《本草崇原》中论之最详。

产后误用归芎亦能致瘛论

当归、川芎，为产后要药，然惟血寒而滞者为宜，若血虚而热者断不可用。盖当归秋分始开花，得燥金辛烈之气，香窜异常，甚于麻、辛，不过麻、辛无汁而味薄，当归多汁而味厚耳。用之得当，功力最速，用之不当，为害亦不浅。如亡血液亏，孤阳上冒等证，而欲望其补血，不亦愚哉！盖当归止能运血，裒多益寡，急走善窜，不能静守，误服致瘛，瘛甚则脱。川芎有车轮纹，其性更急于当归，盖物性之偏长于通者，必不长于守也。世人不敢用白芍，而恣用当归、川芎，何其颠倒哉！

产后当究奇经论

产后虚在八脉，孙真人创论于前，叶天士畅明于后，妇科所当首识者也。盖八脉丽于肝肾，如树木之有本也，阴阳交构，胎前产后，生生化化，全赖乎此。古语云：医道通乎仙道者，此其大门也。

下死胎不可拘执论

死胎不下，不可拘执成方而悉用通法，当求其不下之故，参之临时所现之证若何，补偏救弊，而胎自下也。余治一妇，死胎不下二日矣，诊其脉则洪大而芤，问其证则大汗不止，精神恍惚欲脱。余曰：此心气太虚，不能固胎，不问胎死与否，先固心气，用救逆汤加人参，煮三杯，服一杯而汗敛，服二杯而神清气宁，三杯未服而死胎下矣。下后补肝肾之阴，以配心阳之用而愈。若执成方而用平胃、朴硝，有生理乎？

催生不可拘执论

催生亦不可拘执一辙，阳虚者补阳，阴损者翕阴，血滞者通血。余治一妇素日脉迟，而有癥瘕寒积厥痛，余用通补八脉大剂丸料，服半载而成胎，产时五日不下，是夕方延余诊视。余视其面青，诊其脉再至，用安边桂五钱，加入温经补气之品，作三杯，服二杯而生矣，亦未曾服第三杯也。次日诊其脉涩，腹痛甚拒按，仍令其服第三杯，又减其制，用一帖，下癥块长七、八寸，宽二三寸，其人腹中癥块本有二枚，兹下其一，不敢再通矣。仍用温通八脉由渐而愈。其他治验甚多，略举一、二，以见门径耳。

产后当补心气论

产后心虚一证，最为吃紧。盖小儿禀父之肾气、母之心气而成，胞宫之脉，上系心包，产后心气十有九虚，故产后补心气亦大扼要。再水火各自为用，互相为体，产后肾液虚，则心体亦虚，补肾阴以配心阳，取坎填离法也。余每于产后惊悸脉芤者，用加味大定风珠，获效多矣（方见温热下焦篇，即大定风珠，加人参、龙骨、浮小麦、茯神者）。产后一切外感，当于本论三焦篇中求之，再细参叶案则备矣。

产后虚寒虚热分别论治论

产后虚热，前则有三甲复脉三方，大小定风珠二方。专翕膏一方，增液汤一方。三甲、增液，原为温病善后而设；定风珠、专翕膏，则为产后虚损，无力服人参而设者也。古人谓产后不怕虚寒，单怕虚热。盖温经之药，多能补虚，向补虚之品，难以清热也。故本论详立补阴七法，所以补丹溪之未备。又立通补奇经丸，为下焦虚寒而设。又立天根月窟膏，为产后及劳伤下焦阴阳两伤而设也，乃从阳补阴，从阴补阳互法，所谓天根月窟间来往，三十六宫都是春也。

保胎论一

每殒胎五、六月者，责之中焦不能荫胎，宜平日常服小建中汤；下焦不足者，天根月窟膏，蒸动命门真火，上蒸脾阳，下固八脉，真精充足，自能固胎矣。

保胎论二

每殒胎必三月者，肝虚而热，古人主以桑寄生汤。夫寄生临时保胎，多有鞭长莫及之患，且方中重用人参合天冬，岂尽人而能用者哉！莫若平时长服二十四味专翕膏（方见下焦篇秋燥门），轻者一料，即能大生，重者两料（滑过三、四次者），永不堕胎。每一料得干丸药二十斤，每日早中晚服三次，每次三钱，约服一年。必须戒房事，毋令速速成胎方妙。盖肝热者成胎甚易，虚者又不能保，速成速堕，速堕速成，尝见一年内二、三次堕者，不死不休，仍未曾育一子也。专翕纯静，翕摄阳动之太过（肝虚热易成易堕，岂非动之太过乎），药用有情者半，以补下焦精血之损；以洋参数斤代人参，九制以去其苦寒之性，炼九日以合其纯一之体，约费不过三、四钱人参之价可办矣。愚制二十一味专翕膏，原为产后亡血过多，虚不肯复，痉厥心悸等证而设，后加鹿茸、桑寄生、天冬三味，保三月殒胎三、四次者，获效多矣，故敢以告来者。

通补奇经丸方（甘咸微辛法）

鹿茸八两（力不能者以嫩毛角代之）　紫石英（生研极细）二两　龟板（炙）四两　枸杞子四两　当归（炒黑）四两　肉苁蓉六两　小茴香（炒黑）四两　鹿角胶六两　沙苑蒺藜二两　补骨脂四两　人参（力绵者以九制洋参代之，人参用二两，洋参用四两）　杜仲二两

上为极细末，炼蜜为丸，小梧子大，每服二钱，渐加至三钱。大便溏者加莲子、芡实、牡蛎各四两，以蒺藜、洋参熬膏法丸。淋带者加桑螵蛸、菟丝子各四两。癥瘕久聚少腹痛者，去补骨、蒺藜、杜仲，加肉桂、丁香各二两。

天根月窟膏方（酸甘咸微辛法，阴阳两补、通守兼施复法也）

鹿茸一斤　乌骨鸡一对　鲍鱼二斤　鹿角胶一斤　鸡子黄十六枚　海参二斤　龟板二斤　羊腰子十六枚　桑螵蛸一斤　乌贼骨一斤　茯苓二斤　牡蛎二斤　洋参三斤　菟丝子一斤　龙骨二斤　莲子三斤　桂元肉一斤　熟地四斤　沙苑蒺藜二斤　白芍二斤　芡实二斤　归身一斤　小茴香一斤　补骨脂二斤　枸杞子二斤　肉苁蓉二斤　萸肉一斤　紫石英一斤　生杜仲一斤　牛膝一斤　萆薢一斤　白蜜三斤

上三十二味，熬如专翕膏法。用铜锅四口，以有情归有情者二，无情归无情者二，文火次第煎炼取汁，另入一净锅内，细炼九昼夜成膏；后下胶、蜜，以方中有粉无汁之茯苓、莲子、芡实、牡蛎、龙骨、鹿茸、白芍、乌贼骨八味为极细末，和前膏为丸梧子大。每服三钱，日三服。

此方治下焦阴阳两伤，八脉告损，急不能复，胃气尚健（胃弱者不可与，恐不能传化重浊之药也），无湿热证者；男子遗精滑泄，精寒无子，腰膝痠痛之属肾虚者（以上数条，有湿热皆不可服也）；老年体瘦痱中，头晕耳鸣，左肢麻痹，缓纵不收，属下焦阴阳两虚者（以上诸证有单属下焦阴虚者，宜专翕膏，不宜此方）；妇人产后下亏，淋带癥瘕，胞宫虚寒无子，数数殒胎，或少年生育过多，年老腰膝尻胯痠痛者。

卷六　解儿难

解儿难题词

儿曷为乎有难？曰：天时人事为之也，难于天者一，难于人者二。天之大德曰生，曷为乎难儿也？曰：天不能不以阴阳五行化生万物，五行之运，不能不少有所偏，在天原所以相制，在儿任其气则生，不任其气则难，虽天亦莫可如何也，此儿之难于天者也。其难于人者奈何？曰：一难于儿之父母，一难于庸陋之医。天下之儿皆天下父母所生，天下父母有不欲其儿之生者乎？曷为乎难于父母耶？曰：即难于父母欲其儿之生也。父母曰：人生于温，死于寒。故父母惟恐其儿之寒也。父母曰：人以食为天，饥则死。故父母惟恐其儿之饥也。天下之儿，得全其生者，此也；天下之儿，或受其难者，亦此也。谚有之曰：小儿无冻饿之患，有饱暖之灾。此发乎情，不能止乎义礼，止知以慈为慈，不知以不慈为慈，此儿之难于父母者也。天下之医，操生人之术，未有不欲天下之儿之生，未有不利天下之儿之生，天下之儿之难，未有不赖天下之医之有以生之也。然则医也者，所以补天与父母之不逮以生儿者也，曷为乎天下之儿，难于天下之医也？曰：天下若无医，则天下之儿难犹少，且难于天与父母无怨也。人受生于天与父母，即难于天与父母，又何怨乎？自天下之医愈多，斯天下之儿难愈广，以受生于天于父母之儿，而难于天下之医，能无怨乎？曷为乎医愈多，而儿之难愈广也？曰：医也者，顺天之时，测气之偏，适人之情，体物之理，名也，物也，象也，数也，无所不通，而受之以谦，而后可以言医，尤必上与天地呼吸相通，下与小儿呼吸相通，而守之以诚，而后可以为医。奈何挟生人之名，为利己之术，不求岁气，不畏天和，统举四时，率投三法，毫无知识，囿于见闻，并不知察色之谓何，闻声之谓何，朝微夕甚之谓何，或轻或重之谓何。甚至一方之中，外自太阳，内至厥阴，既与发表，又与攻里；且坚执小儿纯阳之说，无论何气使然，一以寒凉为准，无论何邪为病，一以攻伐为先；谬造惊风之说，惑世诬民；妄为疳疾之丸，戕生伐性；天下之儿之难，宁有终穷乎？前代贤医，历有辨难，而未成书。瑭虽不才，愿解儿难。

儿科总论

古称难治者，莫如小儿，名之曰哑科。以其疾痛烦苦，不能自达；且其脏腑薄，藩篱疏，易于传变；肌肤嫩，神气怯，易于感触；其用药也，稍呆则滞，稍重则伤，稍不对证，则莫知其乡，捉风捕影，转救转剧，转去转远；惟较之成人，无七情六欲之伤，外不过六淫，内不过饮食胎毒而已。然不精于方脉妇科，透彻生化之源者，断不能作儿科也。

俗传儿科为纯阳辨

古称小儿纯阳，此丹灶家言，谓其未曾破身耳，非盛阳之谓。小儿稚阳未充，稚阴未长者也。男子生于七，成于八；故八月生乳牙，少有知识；八岁换食牙，渐开智慧；十六而精通，可以有子；三八二十四岁真牙生（俗谓尽根牙）而精足，筋骨坚强，可以任事，盖阴气长而阳亦充矣。女子生于八，成于七；故七月生乳牙，知提携；七岁换食牙，知识开，不令与男子同席；二七十四而天癸至；三七二十一岁而真牙生，阴始足，阴足而阳充也，命之嫁。小儿岂盛阳者哉！俗谓女子知识恒早于男子者，阳进阴退故也。

儿科用药论

世人以小儿为纯阳也，故重用苦寒。夫苦寒药，儿科之大禁也。丹溪谓产妇用白芍，伐生生之气，不知儿科用苦寒，最伐生生之气也。小儿，春令也，东方也，木德也，其味酸甘。酸味人或知之，甘则人多不识。盖弦脉者，木脉也，《经》谓弦无胃气者死。胃气者，甘味也，木离土则死，再验之木实，则更知其所以然矣，木实惟初春之梅子，酸多甘少，其他皆甘多酸少者也。故调小儿之味，宜甘多酸少，如钱仲阳之六味丸是也。苦寒之所以不可轻用者何？炎上作苦，万物见火而化，苦能渗湿。人，倮虫也，体属湿土，湿淫固为人害，人无湿则死。故湿重者肥，湿少者瘦；小儿之湿，可尽渗哉！在用药者以为泻火，不知愈泻愈瘦，愈化愈燥。苦先入心，其化以燥也，而且重伐胃汁，直致痉厥而死者有之。小儿之火，惟壮火可减；若少火则所赖以生者，何可恣用苦寒以清之哉！故存阴退热为第一妙法，存阴退热，莫过六味之酸甘化阴也。惟湿温门中，与辛淡合用，燥火则不可也。余前序温热，虽在大人，凡用苦寒，必多用甘寒监之，惟酒客不禁。

儿科风药禁

近日行方脉者，无论四时所感为何气，一概羌、防、柴、葛。不知仲景先师，有风家禁汗，亡血家禁汗，湿家禁汗，疮家禁汗四条，皆为其血虚致痉也。然则小儿痉病，多半为医所造，皆不识六气之故。

痉因质疑

痉病之因，《素问》曰："诸痉项强，皆属于湿"。此湿字，大有可疑，盖风字误传为湿字也。余少读方中行先生《痉书》，一生治病，留心痉证，觉六气皆能致痉。风为百病之长，六气莫不由风而伤人，所有痉病现证，皆风木刚强屈拗之象。湿性下行而柔，木性上行而刚，单一湿字，似难包得诸痉。且湿字与项强字即不对，中行《痉书》一十八条，除引《素问》《千金》二条，余十六条内，脉二条，证十四条，俱无湿字证据。如脉二条：一曰：夫痉脉按之紧如弦，直上下行；二曰：《脉经》云：痉家，其脉伏坚，直上下。皆风木之象，湿之反面也。余十四条：风寒致痉居其十，风家禁下一条，疮家禁汗一条，新产亡血二条，皆无所谓湿也者。即《千金》一条，曰：太阳中风，重感于寒湿则变痉也。上下文义不续，亦不可以为据。中行注云：痉，自《素问》以来，其见于《伤寒论》者，乃叔和所述《金匮》之略也；《千金》虽有此言，未见其精悉。可见中行亦疑之。且《千金》一书，杂乱无章，多有后人搀杂，难以为据。《灵枢》《素问》二书，非神圣不能道，然多述于战国汉人之笔，可信者十之八、九，其不可信者一、二。如其中多有后世官名地名，岂轩岐逆料后世之语，而先言之哉？且代远年湮，不无脱简错误之处。瑭学述浅陋，不敢信此湿字，亦不敢直断其非，阙疑以俟来者。

湿痉或问

或问：子疑《素问》痉因于湿，而又谓六淫之邪皆能致痉，亦复有湿痉一条，岂不自相矛盾乎？曰：吾所疑者“诸”字、“皆”字，似“湿”之一字，不能包括诸痉，惟风可以该括，一也；再者湿性柔，不能致强，初起之湿痉，必兼风而后成也。且俗名痉为惊风，原有急慢二条。所谓急者，一感即痉，先痉而后病；所谓慢者，病久而致痉者也。一感即痉者，只要认证真，用药确，一二帖即愈，易治也。病久而痉者，非伤脾阳，肝木来乘；即伤胃汁肝阴，肝风鸱张，一虚寒，一虚热，为难治也。吾见湿因致痉，先病后痉者多，如夏月小儿暑湿泄泻暴注，一昼夜百数十行，下多亡阴，肝乘致痉之类，霍乱最能致痉，皆先病后痉者也。当合之杂说中《风论》一条参看。以卒得痉病而论，风为百病之长，六淫之邪，皆因风而入。以久病致痉而论，其强直背反瘛疭之状，皆肝风内动为之也。似“风”之一字，可以包得诸痉。要知痉者筋病也，知痉之为筋病，思过半矣。

痉有寒热虚实四大纲论

六淫致痉，实证也；产妇亡血，病久致痉，风家误下，温病误汗，疮家发汗者，虚痉也。风寒、风湿致痉者，寒证也；风温、风热、风暑、燥火致痉者，热痉也（按此皆瘛证属火，后世统谓之痉矣，后另有论）。俗称慢脾风者，虚寒痉也；本论后述本脏自病者，虚热痉也（亦系瘛证）。

小儿痉病瘛病共有九大纲论

寒痉

仲景先师所述方法具在，但须对证细加寻绎，如所云太阳证体强，几几然，脉沉迟之类，有汗为柔痉，为风多寒少，而用桂枝汤加法；无汗为刚痉，为寒痉，而用葛根汤，汤内有麻黄，乃不以桂枝立名，亦不以麻黄立名者，以其病已至阳明也。诸如此类，须平时熟读其书，临时再加谨慎，手下自有准的矣。

风寒咳嗽致痉者，用杏苏散辛温例，自当附入寒门。

风温痉（按此即瘛证，少阳之气为之也，下温热、暑温、秋燥，皆同此例）

乃风之正令，阳气发泄之候，君火主气之时，宜用辛凉正法。轻者用辛凉轻剂，重者用辛凉重剂，如本论上焦篇银翘散、白虎汤之类；伤津液者加甘凉，如银翘加生地、麦冬，玉女煎以白虎合冬、地之类；神昏谵语，兼用芳香以开膻中，如清宫汤、牛黄丸、紫雪丹之类；愈后用六味、三才、复脉辈，以复其丧失之津液。

风温咳嗽致痉者，用桑菊饮（方见上焦篇），银翘散辛凉例，与风寒咳嗽迥别，断不可一概用杏苏辛温也。

温热痉（即六淫之火气，消铄真阴者也，《内经》谓先夏至为病温者是也）

即同上风温论治。但风温之病痉者轻而少，温热之致痉者多而重也。药之轻重浅深，视病之轻重浅深而已。

暑痉（暑兼湿热，后有湿痉一条，此则偏于热多湿少之病，去温热不远，《经》谓后夏至为病暑者是也）

按俗名小儿急惊风者，惟暑月最多，而兼证最杂，非心如澄潭，目如智珠，笔如分水犀者，未易辨此。盖小儿肤薄神怯，经络脏腑嫩小，不奈三气发泄。邪之来也，势如奔马，其传变也，急如掣电，岂粗疏者所能当此任哉！如夏月小儿身热头痛，项强无汗，此暑兼风寒者也，宜新加香薷饮；有汗则仍用银翘散，重加桑叶；咳嗽则用桑菊饮；汗多则用白虎，脉芤而喘，则用人参白虎；身重汗少，则用苍术白虎；脉芤面赤多言，喘喝欲脱者，即用生脉散；神识不清者，即用清营汤加钩藤、丹皮、羚羊角；神昏者，兼用紫雪丹、牛黄丸等；病势轻微者，用清络饮之类，方法悉载上焦篇，学者当与前三焦篇暑门中细心求之。但分量或用四之一，或用四之二，量儿之壮弱大小加减之。痉因于暑，只治致痉之因，而痉自止，不必沾沾但于痉中求之。若执痉以求痉，吾不知痉为何物。夫痉，病名也，头痛亦病名也。善治头痛者必问致头痛之因，盖头痛有伤寒头痛，伤风头痛，暑头痛，热头痛，湿头痛，燥头痛，痰厥头痛，阳虚头痛，阴虚头痛，跌扑头痛，心火欲作痫脓之头痛，肝风内动上窜少阳胆络之偏头痛，朝发暮死之真头痛，若不问其致病之因，如时人但见头痛，一以羌活、藁本从事，何头痛之能愈哉！况痉病之难治者乎！

湿痉（按此一条，瘛痉兼有，其因于寒湿者，则兼太阳寒水气，其泄泻太甚，下多亡阴者，木气来乘，则瘛矣）

按中湿即痉者少，盖湿性柔而下行，不似风刚而上升也。其间有兼风之痉，《名医类案》中有一条云："小儿吐哯欲作痫者，五苓散最妙"；本论湿温上焦篇，有三仁汤一法；邪入心包，用清宫汤去莲心、麦冬，加银花、赤小豆皮一法；用紫雪丹一法；银翘马勃散一法；千金苇茎汤加滑石、杏仁一法；而寒湿例中，有形似伤寒，舌白不渴，经络拘急，桂枝姜附汤一法，凡此非必皆现痉病而后治。盖既感外邪，久则致痉，于其未痉之先，知系感受何邪，以法治之，而痉病之源绝矣，岂不愈于见痉治痉哉！若儿科能于六淫之邪，见几于早，吾知小儿之痉病必少。湿久致痉者多，盖湿为浊邪，最善弥漫三焦，上蔽清窍，内蒙膻中，学者当于前中焦、下焦篇中求之。由疟、痢而致痉者，见其所伤之偏阴、偏阳而补救之，于疟、痢门中求之。

燥痉

燥气化火，消铄津液，亦能致痉，其治略似风温，学者当于本论前三焦篇秋燥门中求之。但正秋之时，有伏暑内发，新凉外加之证，燥者宜辛凉甘润，有伏暑则兼湿矣，兼湿则宜苦辛淡，甚则苦辛寒矣，不可不细加察焉。燥气化寒，胁痛呕吐，法用苦温，佐以甘辛。

内伤饮食痉（俗所谓慢脾风者是也）

按此证必先由于吐泻，有脾胃两伤者，有专伤脾阳者，有专伤胃阳者，有伤及肾阳者，参苓白术散、四君、六君、异功、补中益气、理中等汤，皆可选用。虚寒甚者，理中加丁香、肉桂、肉果、诃子之类，因他病伤寒凉药者，亦同此例。叶案中有阴风入脾络一条，方在小儿痫痉厥门中，其小儿吐泻门中，言此证最为详细。案后华岫云驳俗论最妙，学者不可不静心体察焉！再参之钱仲阳、薛立斋、李东垣、张景岳诸家，可无余蕴矣。再按此证最险，最为难治，世之讹传妄治已久，四海同风，历有年所，方中行驳之于前，诸君子畅论于后，至今日而其伪风不息，是所望于后之强有力者，悉取其伪书而焚耳。细观叶案治法之妙，全在见吐泻时，先防其痉，非于既痉而后设法也。故余前治六淫之痉，亦同此法，所谓上工不治已病治未病，圣人不治已乱治未乱也。

客忤痉（俗所谓惊吓是也）

按小儿神怯气弱，或见非常之物，听非常之响，或失足落空，跌扑之类，百证中或有一、二，非小儿所有痉病，皆因于惊吓也。证现发热，或有汗，或无汗，面时青时赤，梦中呓语，手足蠕动，宜复脉汤去参、桂、姜、枣，加丹参、丹皮、犀角，补心之体，以配心之用。大便结者，加元参，溏者加牡蛎；汗多神不宁有恐惧之象者，加龙骨、整琥珀、整朱砂块（取其气而不用其质，自无流弊），必细询病家确有所见者，方用此例。若语涉支离，猜疑不定者，静心再诊，必得确情，而后用药。

愚儿三岁，六月初九日辰时，倚门落空，少时发热，随热随痉，昏不知人，手足如冰，无脉，至戌时而痉止，身热神昏无汗。次日早，余方与复脉汤去参、桂、姜、枣，每日一帖，服三、四杯。不饮不食，至十四日巳时，得战汗而愈。若当痉厥神昏之际，妄动乱治，岂有生理乎！盖痉厥则阴阳逆乱，少不合拍则不可救，病家情急，因乱投药饵，胡针乱灸而死者，不可胜纪。病家中无主宰，医者又无主宰，儿命其何堪哉！如包络热重，唇舌燥，目白睛有赤缕者，牛黄清心丸，本论牛黄安宫丸、紫雪丹辈，亦可酌而用之。

本脏自病痉（此证则瘛病也）

按此证由于平日儿之父母恐儿之受寒，覆被过多，着衣过厚，或冬日房屋热炕过暖，以致小儿每日出汗，汗多亡血，亦如产妇亡血致痉一理。肝主血，肝以血为自养，血足则柔，血虚则强，故曰本脏自病。然此一痉也，又实为六淫致痉之根。盖汗多亡血者，本脏自病，汗多亡卫外之阳，则易感六淫之邪也。全赖明医参透此理，于平日预先告谕小儿之父母，勿令过暖汗多亡血，暗中少却无穷之病矣，所谓治未病也。治本脏自病法，一以育阴柔肝为主，即同产后血亡致痉一例，所谓血足风自灭也。六味丸、复脉汤、三甲复脉三方、大小定风珠二方、专翕膏，皆可选用。专翕膏为痉止后，每日服四、五钱，分二次，为填阴善后计也。六淫误汗致痉者，亦同此例。救风温、温热误汗者，先与存阴，不比伤寒误汗者急与护阳也，盖寒病不足在阳，温病不足在阴也。

小儿易痉总论

按小儿易痉之故，一由于肌肤薄弱，脏腑嫩小，传变最速；一由近世不明六气感人之理，一见外感，无论何邪，即与发表。既痉之后，重用苦寒，虽在壮男壮女，二、三十岁，误汗致痉而死者，何可胜数！小儿薄弱，则更多矣。余于医学，不敢自信，然留心此证几三十年，自觉洞彻此理，尝谓六气明而痉必少，敢以质之明贤，共商救世之术也。

痉病瘛病总论

《素问》谓太阳所至为痉，少阳所至为瘛。盖痉者，水也；瘛者，火也；又有寒厥、热厥之论最详。后人不分痉、瘛、厥为三病，统言曰惊风痰热，曰角弓反张，曰搐搦，曰抽掣，曰痫、痉、厥。方中行作《痉书》，其或问中所论，亦混瘛而为痉，笼统议论。叶案中治痫、痉、厥最详，而统称痉厥，无瘛之名目，亦混瘛为痉。考之他书，更无分别，前痉病论因之，从时人所易知也。谨按痉者，强直之谓，后人所谓角弓反张，古人所谓痉也。瘛者，蠕动引缩之谓，后人所谓抽掣、搐搦，古人所谓瘛也。抽掣搐搦不止者，瘛也。时作时止，止后或数日，或数月复发，发亦不待治而自止者，痫也。四肢冷如冰者，厥也；四肢热如火者，厥也；有时而冷如冰，有时而热如火者，亦厥也。大抵痉、瘛、痫、厥四门，当以寒热虚实辨之，自无差错。仲景刚痉、柔痉之论，为伤寒而设，未尝议及瘛病，故总在寒水一门，兼风则有有汗之柔痉，盖寒而实者也。除寒痉外，皆瘛病之实而热者也。湿门则有寒痉，有热瘛，有实有虚。热病久耗其液，则成虚热之瘛矣。前列小儿本脏自病一条，则虚热也。产后惊风之痉，有寒痉，仲景所云是也；有热瘛，本论所补是也。总之，痉病宜用刚而温，瘛病宜用柔而凉。又有痉而兼瘛，瘛而兼痉，所谓水极而似火，火极而似水也。至于痫证，亦有虚有实，有留邪在络之客邪，有五志过极之脏气，叶案中辨之最详，分别治之可也。瑭因前辈混瘛与痉为一证，故分晰而详论之，以备裁采。

六气当汗不当汗论

六气六门，止有寒水一门，断不可不发汗者。伤寒脉紧无汗，用麻黄汤正条；风寒挟痰饮，用大小青龙一条。饮者，寒水也，水气无汗，用麻黄甘草、附子麻黄等汤。水者，寒水也，有汗者即与护阳。湿门亦有发汗之条，兼寒者也；其不兼寒而汗自出者则多护阳之方。其他风温禁汗，暑门禁汗，亡血禁汗，疮家禁汗，禁汗之条颇多，前已言之矣。盖伤于寒者，必入太阳，寒邪与寒水一家，同类相从也。其不可不发者何？太阳本寒标热，寒邪内合寒水之气，止有寒水之本，而无标热之阳，不成其为太阳矣。水来克火，如一阳陷于二阴之中，故急用辛温发汗，提阳外出。欲提阳者，乌得不用辛温哉！若温暑伤手太阴，火克金也，太阴本燥标湿，若再用辛温，外助温暑之火，内助脏气之燥，两燥相合，而土之气化无从，不成其为太阴矣，津液消亡，不痉何待！故初用辛凉以救本脏之燥，而外退温暑之热；继用甘润，内救本脏之湿，外敌温暑之火，而脏象化气，本来面目可不失矣。此温暑之断不可发汗，即不发汗之辛甘，亦在所当禁也。且伤寒门中，兼风而自汗者，即禁汗，所谓有汗不得用麻黄。无奈近世以羌活代麻黄，不知羌活之更烈于麻黄也。盖麻黄之发汗，中空而通，色青而疏泄，生于内地，去节方发汗，不去节尚能通能留，其气味亦薄；若羌活乃羌地所生之独活，气味雄烈不可当。试以麻黄一两，煮于一室之内，两三人坐于其侧，无所苦也。以羌活一两，煮于一室内，两三人坐于其侧，则其气味之发泄，弱者即不能受矣。温暑门之用羌、防、柴、葛，产后亡血家之用当归、川芎、泽兰、炮姜，同一杀人利剑，有心者共筹之。

疳疾论

疳者，干也，人所共知。不知干生于湿，湿生于土虚，土虚生于饮食不节，饮食不节，生于儿之父母之爱其子，惟恐其儿之饥渴也。盖小儿之脏腑薄弱，能化一合者，与一合有半，即不能化，而脾气郁矣。再小儿初能饮食，见食即爱，不择精粗，不知满足，及脾气已郁而不舒，有拘急之象，儿之父母，犹认为饥渴而强与之。日复一日，脾因郁而水谷之气不化，水谷之气不化而脾愈郁，不为胃行津液，湿斯停矣。土恶湿，湿停而脾胃俱病矣。中焦受气，取汁变化而赤，是谓血，中焦不受水谷之气，无以生血而血干矣。再水谷之精气，内入五脏，为五脏之汁；水谷之悍气，循太阳外出，捍卫外侮之邪而为卫气。中焦受伤，无以散精气，则五脏之汁亦干；无以行悍气，而卫气亦馁，卫气馁故多汗，汗多而营血愈虚，血虚故肢体日瘦；中焦湿聚不化而腹满，腹日满而肢愈瘦，故曰干生于湿也。医者诚能识得干生于湿，湿生于土虚，且扶土之不暇，犹敢恣用苦寒，峻伤其胃气，重泄其脾气哉！治法允推东垣、钱氏、陈氏、薛氏、叶氏，诚得仲景之心法者也。疏补中焦，第一妙法；升降胃气，第二妙法；升陷下之脾阳，第三妙法；甘淡养胃，第四妙法；调和营卫，第五妙法；食后击鼓，以鼓动脾阳，第六妙法（即古者以乐侑食之义，鼓荡阳气，使之运用也）；《难经》谓伤其脾胃者，调其饮食，第七妙法；如果生有疳虫，再少用苦寒酸辛，如芦荟、胡黄连、乌梅、使君、川椒之类，此第八妙法，若见疳即与苦寒杀虫便误矣；考洁古、东垣，每用丸药缓运脾阳，缓宣胃气，盖有取乎渣质有形，与汤药异岐，亦第九妙法也。

近日都下相传一方，以全蝎三钱，烘干为末，每用精牛肉四两，作肉团数枚，加蝎末少许，蒸熟令儿逐日食之，以全蝎末完为度，治疳疾有殊功。愚思蝎色青，属木，肝经之虫，善窜而疏土，其性阴，兼通阴络，疏脾郁之久病在络者最良，然其性慓悍有毒。牛肉甘温，得坤土之精，最善补土，禀牡马之贞，其性健顺，既能补脾之体，又能运脾之用。牛肉得全蝎而愈健，全蝎得牛肉而不悍，一通一补，相需成功，亦可备用。一味金鸡散亦妙（用鸡内金不经水洗者，不拘多少，烘干为末，不拘何食物皆加之，性能杀虫磨积，即鸡之脾，能复脾之本性）。小儿疳疾，有爱食生米、黄土、石灰、纸、布之类者，皆因小儿无知，初饮食时，不拘何物即食之，脾不能运，久而生虫，愈爱食之矣。全在提携之者，有以谨之于先，若既病治法，亦惟有暂运脾阳，有虫者兼与杀虫，断勿令再食，以新推陈，换其脏腑之性，复其本来之真方妙。

痘证总论

《素问》曰：治病必求其本。盖不知其本，举手便误，后虽有锦绣心思，皆鞭长莫及矣。治痘明家，古来不下数十，可称尽善，不比温病毫无把握，尚俟愚陋之鄙论也。但古人治法良多，而议病究未透彻来路，皆由不明六气为病，与温病之源。故论痘发之源者，只及其半，谓痘证为先天胎毒，由肝肾而脾胃而心肺，是矣。总未议及发于子午卯酉之年，而他年罕发者何故。盖子午者，君火司天；卯酉者，君火在泉；人身之司君火者，少阴也。少阴有两脏，心与肾也。先天之毒，藏于肾脏，肾者，坎也，有二阴以恋一阳，又以太阳寒水为腑，故不发也，必待君火之年，与人身君火之气相搏，激而后发也。故北口外寒水凝结之所，永不发痘。盖人生之胎毒如火药，岁气之君火如火线，非此引之不发。以是知痘证与温病之发同一类也。试观《六元正纪》所载温厉大行，民病温厉之处，皆君相两火加临之候，未有寒水湿土加临而病温者，亦可知愚之非臆说矣。

痘证禁表药论

表药者，为寒水之气郁于人之皮肤经络，与人身寒水之气相结，不能自出而设者也。痘证由君火温气而发，要表药何用？以寒水应用之药，而用之君火之证，是犹缘木而求鱼也。缘木求鱼，无后灾；以表药治痘疮，后必有大灾。盖痘以筋骨为根本，以肌肉为战场，以皮肤结痂为成功之地。用表药虚表，先坏其立功之地，故八、九朝灰白塌陷，咬牙寒战，倒靥黑陷之证蜂起矣。古方精妙不可胜数，惟用表药之方，吾不敢信。今人且恣用羌、防、柴、葛、升麻、紫苏矣。更有愚之愚者，用表药以发闷证是也。痘发内由肝肾，外由血络，闷证有紫白之分：紫闷者，枭毒把持太过，法宜清凉败毒，古用枣变百祥丸，从肝。肾之阴内透，用紫雪芳凉，从心包之阳外透；白闷则本身虚寒，气血不支之证，峻用温补气血，托之外出，按理立方，以尽人力，病在里而责之表，不亦愚哉！

痘证初起用药论

痘证初起，用药甚难，难者何？预护之为难也。盖痘之放肥，灌浆，结痂，总从见点之初立根基，非深思远虑者不能也。且其形势未曾显张，大约辛凉解肌，芳香透络，化浊解毒者，十之七、八；本身气血虚寒，用温煦保元者，十之二、三。尤必审定儿之壮弱肥瘦，黑白青黄，所偏者何在？所不足者何在？审视体质明白，再看已未见点，所出何苗？参之春夏秋冬，天气寒热燥湿，所病何时？而后定方。务于七日前先清其所感之外邪，七日后只有胎毒，便不夹杂矣。

治痘明家论

治痘之明家甚多，皆不可偏废者也。若专主于寒、热、温、凉一家之论，希图省事，祸斯亟矣。痘科首推钱仲阳、陈文中二家，钱主寒凉，陈主温热，在二家不无偏胜，在后学实不可偏废。盖二家犹水火也，似乎极不同性，宗此则害彼，宗彼则害此。然万物莫不成于水火，使天时有暑而无寒，万物焦矣，有寒而无暑，万物冰矣，一阴一阳之谓道，二家之学，似乎相背，其实相需，实为万世治痘立宗旨。宗之若何？大约七日以前，外感用事，痘发由温气之行，用钱之凉者十之八、九，用陈之温者一、二。七日以后，本身气血用事，纯赖脏真之火，炼毒成浆，此火不外鼓，必致内陷，用陈之温者多，而用钱之凉者少也。若始终实热者，则始终用钱；始终虚寒者，则始终用陈。痘科无一定之证，故无一定之方也。丹溪立解毒、和中、安表之说，亦最为扼要。痘本有毒可解，但须解之于七日之前，有毒郁而不放肥，不上浆者，乌得不解毒哉！如天之亢阳不雨，万物不生矣。痘证必须和中，盖脾胃最为吃紧，前所谓以中焦作战场也。安表之论，更为妙谛，表不安，虽至将成犹败也，前所谓以皮肤结痂，为成功之地，而可不安之也哉！安之不暇，而可混发以伤之也哉！至其宗钱而非陈，则其偏也。万氏以脾胃为主，魏氏以保元为主，亦确有见识，虽皆从二家脱化，而稍偏于陈。费建中《救偏琐言》，盖救世人不明痘之全体大用，偏用陈文中之辛热者也；书名救偏，其意可知，若专主其法，悉以大黄、石膏从事，则救偏而反偏矣。胡氏辄投汗下，下法犹有用处，汗法则不可也。翁仲仁《金镜录》一书，诚为痘科宝筏，其妙处全在于看，认证真确，治之自效。初学必须先熟读其书，而后历求诸家，方不误事。后此翟氏、聂氏，深以气血盈亏，解毒化毒，分晰阐扬钱氏、陈氏底蕴，超出诸家之上，然分别太多，恐读者目眩。愚谓看法必宗翁氏，叶氏有补翁仲仁不及之条；治法兼用钱、陈，以翟氏、聂氏，为钱、陈之注，参考诸家可也。近日都下盛行《正宗》一书，大抵用费氏、胡氏之法而推广之，恣用大汗大下，名归宗汤，石膏、大黄始终重用，此在枭毒太过者则可，岂可以概治天下之小儿哉！南方江西江南等省，全恃种痘，一遇自出之痘，全无治法，医者无论何痘，概禁寒凉，以致有毒火者，轻者重，重者死，此皆偏之为害也。

痘疮稀少不可恃论

相传痘疮稀少，不过数十粒，或百余粒，根颗圆绽者，以为状元痘，可不服药。愚则以为三、四日间，亦须用辛凉解毒药一帖，无庸多服；七、八日间，亦宜用甘温托浆药一帖，多不过二帖，务令浆行满足。所以然者何？愚尝见稀少之痘，竟有浆行不足，结痂后患目，毒流心肝二经，或数月，或半年后，烦躁而死，不可救药者。

痘证限期论

痘证限期，近日时医，以为十二日结痂之后，便云收功。古传百日内，皆痘科事也。愚有表侄女，于三、四月间出痘，浆行不足，百日内患目，目珠高出眼外，延至次年二月方死，死时面现五色，忽而青而赤而黄而白而黑，盖毒气遍历五脏，三昼夜而后气绝。至今思之，犹觉惨甚，医者可不慎哉！十二日者，结痂之限也，况结痂之限，亦无定期。儿生三岁以后者，方以十二日为准；若初周以后，只九日限耳；未周一岁之孩，不过七日限。

行浆务令满足论

近时人心不古，竞尚粉饰，草草了事。痘顶初浑，便云浆足，病家不知，惟医是听。浆不足者，发痘毒犹可医治；若发于关节隐处，亦致丧命，或成废人；患目烦躁者，百无一生，即不死而双目失明矣。愚经历不少，浆色大约以黄豆色为准，痘多者腿脚稍清犹可。愚一生所治之痘，痘后毫无遗患，无他谬巧，行浆足也。近时之弊，大约有三：一由于七日前过用寒凉，七日后又不知补托，畏温药如虎，甚至一以大黄从事，此用药之不精也；二由于不识浆色，此目力之不精也；三由于存心粉饰，心地之不慈也。余存心不敢粉饰，不忍粉饰，口过直而心过慈，以致与世不合，目击儿之颠连疾苦而莫能救，不亦大可哀哉！今作此论，力矫时弊，实从数十年经历中得来。见痘后之证，百难于痘前。盖痘前有浆可上，痘后无浆可行；痘前自内而外出，外出者顺，痘后自外而内陷，内陷者逆也。毒陷于络，犹可以法救之；毒陷于脏而脏真伤，考古竟无良法可救。由逆痘而死者，医可以对儿；由治法不精，而遗毒死者，其何以对小儿哉？阅是论者，其思慎之于始乎！

疹　论

若明六气为病，疹不难治。但疹之限期最迫，只有三日。一以辛凉为主，如俗所用防风、广皮、升麻、柴胡之类，皆在所禁。俗见疹必表，外道也。大约先用辛凉清解，后用甘凉收功。赤疹误用麻黄、三春柳等辛温伤肺，以致喘咳欲厥者，初用辛凉加苦梗、旋覆花，上提下降；甚则用白虎加旋覆、杏仁；继用甘凉加旋覆花以救之；咳大减者去之。凡小儿连咳数十声不能回转，半日方回如鸡声者，千金苇茎汤合葶苈大枣泻肺汤主之；近世用大黄者，杀之也。盖葶苈走肺经气分，虽兼走大肠，然从上下降，而又有大枣以载之缓之，使不急于趋下；大黄则纯走肠胃血分，下有形之滞，并不走肺，徒伤其无过之地故也。若固执病在脏泻其腑之法，则误矣。

泻白散不可妄用论

钱氏制泻白散，方用桑白皮、地骨皮、甘草、粳米，治肺火皮肤蒸热，日晡尤甚，喘咳气急，面肿热郁肺逆等证。历来注此方者，只言其功，不知其弊。如李时珍以为泻肺诸方之准绳，虽明如王晋三、叶天士，犹率意用之。愚按此方治热病后与小儿痘后，外感已尽真气不得归元，咳嗽上气，身虚热者，甚良；若兼一毫外感，即不可用。如风寒、风温正盛之时，而用桑皮、地骨，或于别方中加桑皮，或加地骨，如油入面，锢结而不可解矣。考《金匮》金疮门中王不留行散，取用桑东南根白皮以引生气，烧灰存性以止血，仲景方后自注云：小疮即粉之，大疮但服之，产后亦可服，如风寒，桑根勿取之。沈目南注云：风寒表邪在经络，桑根下降，故勿取之。愚按：桑白皮虽色白入肺，然桑得箕星之精，箕好风，风气通于肝，实肝经之本药也。且桑叶横纹最多而主络，故蚕食桑叶而成丝，丝，络象也；桑皮纯丝结成象筋，亦主络；肝主筋，主血，络亦主血，象筋与络者，必走肝，同类相从也。肝经下络阴器，如树根之蟠结于土中；桑根最为坚结，《诗》称："彻彼桑土"，《易》言："系于苞桑"是也。再按：肾脉之直者，从肾上贯肝膈，入肺中，循喉咙，挟舌本；其支者，从肺出络心，注胸中。肺与肾为子母，金下生水。桑根之性，下达而坚结，由肺下走肝肾者也。内伤不妨用之，外感则引邪入肝肾之阴，而咳嗽永不愈矣。吾从妹八、九岁时，春日患伤风咳嗽，医用杏苏散加桑白皮，至今将五十岁，咳嗽永无愈期，年重一年，试思如不可治之嗽，当早死矣，如可治之嗽，何以至四十年不愈哉？亦可以知其故矣。愚见小儿久嗽不愈者，多因桑皮、地骨，凡服过桑皮、地骨而嗽不愈者，即不可治，伏陷之邪，无法使之上出也。至于地骨皮之不可用者，余因仲景先师风寒禁桑皮而悟人者也。盖凡树木之根，皆生地中，而独枸杞之根，名地骨者何？盖枸杞之根，深入黄泉，无所终极，古又名之曰仙人杖，盖言凡人莫得而知其所终也。木本之入下最深者，未有如地骨者，故独异众根，而独得地骨之名。凡药有独异之形，独异之性，得独异之名者，必有独异之功能，亦必有独异之偏胜也。地骨入下最深，禀少阴水阴之气，主骨蒸之劳热，力能至骨，有风寒外感者，而可用之哉！或曰：桑皮、地骨，良药也，子何畏之若是？余曰：人参、甘草，非良药耶？实证用人参，中满用甘草，外感用桑皮、地骨，同一弊也。

万物各有偏胜论

无不偏之药，则无统治之方。如方书内所云：某方统治四时不正之气，甚至有兼治内伤产妇者，皆不通之论也。近日方书盛行者，莫过汪讱庵《医方集解》一书，其中此类甚多，以其书文理颇通，世多读之而不知其非也。天下有一方而可以统治四时者乎？宜春者即不宜夏，宜春夏者更不宜秋冬。余一生体认物情，只有五谷作饭，可以统治四时饿病，其他未之闻也。在五谷中尚有偏胜，最中和者莫过饮食，且有冬日饮汤，夏日饮水之别，况于药乎！得天地五运六气之全者，莫如人，人之本源虽一，而人之气质，其偏胜为何如者？人之中最中和者，莫如圣人，而圣人之中，且有偏于任，偏于清，偏于和之异。千古以来不偏者，数人而已。常人则各有其偏，如《灵枢》所载阴阳五等可知也。降人一等，禽与兽也；降禽兽一等，木也；降木一等，草也；降草一等，金与石也；用药治病者，用偏以矫其偏。以药之偏胜太过，故有宜用，有宜避者，合病情者用之，不合者避之而已。无好尚，无畏忌，惟病是从。医者性情中正和平，然后可以用药，自不犯偏于寒热温凉一家之固执，而亦无笼统治病之弊矣。

草木各得一太极论

古来著本草者，皆逐论其气味性情，未尝总论夫形体之大纲，生长化收藏之运用，兹特补之。盖芦主生，干与枝叶主长，花主化，子主收，根主藏，木也；草则收藏皆在子。凡干皆升，芦胜于干；凡叶皆散，花胜于叶；凡枝皆走络，须胜于枝；凡根皆降，子胜于根；由芦之升而长而化而收，子则复降而升而化而收矣。此草木各得一太极之理也。

愚之学，实不足以著书，是编之作，补苴罅漏而已。末附二卷，解儿难、解产难，简之又简，只摘其吃紧大端，与近时流弊，约略言之耳。览者谅之。

出版说明

中医古籍文献是中医药学继承、发展、创新的源泉，然而，中医古籍文献的整理研究工作，特别是对珍本古医籍全面系统的挖掘、整理研究工作一直较为薄弱。所以，《中医药事业发展“十一五”规划》明确提出：“系统开展文献整理研究，重点对500种中医药古籍文献进行整理与研究。”基于此，我社策划了“100种珍本古医籍校注集成”项目，重点筛选出学术价值、文献价值、版本价值较高的100种亟待抢救的濒危版本，珍稀版本以及中医古籍中未经整理排印的有价值的，或者有过流传但未经整理或现在已难买到的版本，进行点、校、注的工作，进而集成出版。

珍本古医籍整理出版是中医药继承创新的基础，是行业发展的必需。对中医古籍文献的整理出版工作既可以保存珍贵的中医典籍，又可以使前人丰富的知识财富得以充分的研究与利用，广泛流传，服务于现代临床、科研及教学工作。为了给读者呈献最优秀的中医古籍整理作品，我社组织权威的中医文献专家组成专家委员会，选编拟定出版书目；遴选文献整理者对所选古籍进行精心校勘注释；成立编辑委员会对书稿认真编辑加工、校对。希望我们辛勤的工作能够给您带来满意的古籍整理作品。

“100种珍本古医籍校注集成”项目得到了国家中医药管理局、中国中医科学院有关领导和全国各地的古籍文献整理者的大力支持，并被列入“十二五”国家重点图书出版规划项目。该项目历时两年，所整理古医籍即将陆续与读者见面。在这套集成付梓之际，我社全体工作人员对给予项目关心、支持和帮助的所有领导、专家、学者表示最真诚的谢意。

中医古籍出版社

2012年3月